妇产科疾病临床诊疗学

刘万梅等◎编著

U0321822

吉林科学技术出版社

图书在版编目（CIP）数据

妇产科疾病临床诊疗学/刘万梅等编著.--长春:
吉林科学技术出版社,2017.5
ISBN 978-7-5578-2447-1

Ⅰ.①妇…Ⅱ.①刘…Ⅲ.①妇产科病-诊疗Ⅳ.
①R71

中国版本图书馆CIP数据核字(2017)第119325号

妇产科疾病临床诊疗学
FUCHANKE JIBING LINCHUANG ZHENLIAO XUE

编　　著　刘万梅等
出 版 人　李　梁
责任编辑　刘建民　韩志刚
封面设计　长春创意广告图文制作有限责任公司
制　　版　长春创意广告图文制作有限责任公司
开　　本　889mm×1194mm　1/16
字　　数　820千字
印　　张　25.5
印　　数　1—1000册
版　　次　2017年5月第1版
印　　次　2018年3月第1版第2次印刷

出　　版　吉林科学技术出版社
发　　行　吉林科学技术出版社
地　　址　长春市人民大街4646号
邮　　编　130021
发行部电话/传真　0431-85635177　85651759　85651628
　　　　　　　　　　　　　85652585　85635176
储运部电话　0431-86059116
编辑部电话　0431-86037565
网　　址　www.jlstp.net
印　　刷　永清县晔盛亚胶印有限公司

书　　号　ISBN 978-7-5578-2447-1
定　　价　78.00元

前　言

近年来,我国妇产科事业发展迅猛,保护妇女健康、防治妇产科疾病已成为医学上重大的攻坚任务,从事相关学科工作的医务人员大量增加。广大妇产科医务人员在日常繁忙的医疗工作中,迫切需要一本内容齐全、便于查阅的临床诊疗手册。为此,我们编撰了《妇产科疾病临床诊疗学》一书。

本书由众多在妇产科领域有着丰富理论知识和临床实践经验的专家精心编写而成,具有很强的指导性和实用性。全书共二十二章,全面系统地描述了与妇产科相关的基础理论和基本技能,重点阐述了当代妇产科相关诊疗方面的最新进展。在编写过程中,既注重基础理论和基本技能的阐述,又集中反映了近年来与妇产科诊疗技术相关的新观点、新技术,并结合编者们的临床实践经验,力求使内容更深入、更具体。希望广大医护工作者能够从本书中获益,充分吸取经验,不断总结提高,为保障人民群众健康权益做出更大的贡献。

由于编写经验和水平有限,书中难免会有不足之处,在此诚挚地期盼广大师生及妇产科同道们提出宝贵意见。

《妇产科疾病临床诊疗学》编委会

2017 年 2 月

目　录

第一章

女性生殖系统解剖

第一节　外生殖器

女性外生殖器指生殖器官的外露部分,位于两股内侧间,前为耻骨联合,后为会阴,包括阴阜、大阴唇、小阴唇、阴蒂和阴道前庭,统称外阴(图 1-1)。

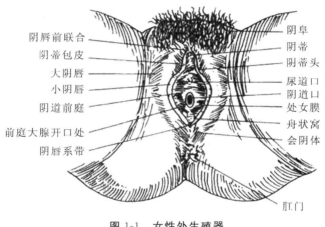

阴唇前联合　　　　　　　　　　　　　　　　阴阜
阴蒂包皮　　　　　　　　　　　　　　　　　阴蒂
大阴唇　　　　　　　　　　　　　　　　　阴蒂头
小阴唇　　　　　　　　　　　　　　　　　尿道口
阴道前庭　　　　　　　　　　　　　　　　阴道口
　　　　　　　　　　　　　　　　　　　处女膜
前庭大腺开口处　　　　　　　　　　　　　舟状窝
阴唇系带　　　　　　　　　　　　　　　　会阴体

肛门

图 1-1　女性外生殖器

一、阴阜

阴阜为耻骨联合前面的皮肤隆起,皮下脂肪组织丰富。青春期该部开始生长阴毛,分布呈倒三角形,阴毛为女性第二性征之一。

二、大阴唇

大阴唇为两股内侧一对纵行隆起的皮肤皱襞,起于阴阜,止于会阴。大阴唇外侧面为皮肤,有色素沉着和阴毛,皮层内有皮脂腺和汗腺;大阴唇内侧面湿润似黏膜。皮下为疏松结缔组织和脂肪组织,内含丰富的血管、淋巴管和神经。外伤出血时易形成大阴唇血肿。未产妇女两侧大阴唇自然合拢,遮盖尿道口和阴道口;经产妇大阴唇向两侧分开;绝经后大阴唇可萎缩。

三、小阴唇

小阴唇系位于两侧大阴唇内侧的一对薄皮肤皱襞。表面湿润、色褐、无毛,富含神经末梢。两侧小阴唇前端融合,并分为前后两叶,前叶形成阴蒂包皮,后叶形成阴唇系带。大小阴唇后端会合,在正中线形成一条横皱襞,称为阴唇系带。

四、阴蒂

阴蒂位于两侧小阴唇之间顶端的联合处,它与男性阴茎海绵体的组织相似,有勃起性。分为阴蒂头、阴蒂体和阴蒂脚3部分,阴蒂头暴露于外阴,富含神经末梢,为性反应器官,极为敏感;阴蒂体和阴蒂脚附着于两侧耻骨支上。

五、阴道前庭

阴道前庭为两侧小阴唇之间的菱形区。其前为阴蒂,后为阴唇系带。此区域内有以下结构。

（一）前庭大腺

前庭大腺又称巴多林腺,位于大阴唇后部,如黄豆大,左右各一。向内侧开口于阴道前庭后方小阴唇与处女膜之间的沟内。性兴奋时分泌黄白色黏液,起润滑作用。正常情况下检查时不能触及此腺,如因感染腺管口闭塞,形成前庭大腺脓肿或前庭大腺囊肿。

（二）尿道口

尿道口位于阴蒂头的后下方阴道口上方,其后壁上有一对并列腺体,称为尿道旁腺,其分泌物有润滑尿道口的作用。尿道旁腺开口小,容易有细菌潜伏。

（三）阴道口及处女膜

阴道口位于尿道口的后方,前庭的后部。处女膜为覆盖在阴道口的较薄的一层黏膜皱襞,内含结缔组织、血管及神经末梢。处女膜中央有一孔,孔的大小、形状及膜的厚薄因人而异,处女膜多于初次性交或剧烈运动时破裂,分娩后仅留有处女膜痕。

（刘万梅）

第二节　内生殖器

女性内生殖器位于真骨盆内,包括阴道、子宫、输卵管和卵巢,后两者又称子宫附件(图1-2)。

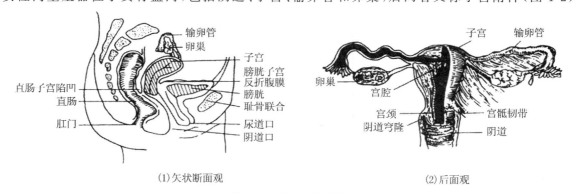

(1)矢状断面观　　　　　　　　(2)后面观

图 1-2　女性内生殖器

一、阴道

阴道为性交器官,也是月经血排出及胎儿娩出的通道。

（一）位置和形态

阴道位于真骨盆下部中央,呈上宽下窄的肌性管道,前壁长 7～9 cm,与膀胱和尿道相邻,后壁长

10～12 cm,与直肠贴近。其上端包绕宫颈阴道部,下端开口于阴道前庭后部。环绕子宫颈周围的部分称为阴道穹隆,按其位置分为前、后、左、右 4 部分。后穹隆较前穹隆深,后穹隆顶端与直肠之间是盆腔最低的部位,称直肠子宫陷凹,临床上可经此穿刺或引流。

(二)组织结构

阴道壁自内向外由黏膜、肌层和纤维组织膜构成,有很多横纹皱襞,故有很大的伸展性。阴道黏膜由复层鳞状上皮覆盖,无腺体,淡红色,受性激素影响有周期性变化。幼女、绝经后的妇女阴道黏膜上皮菲薄,皱襞少,伸展性小,容易受到创伤而感染。阴道壁富有静脉丛,损伤后易出血或形成血肿。

二、子宫

子宫是孕育胚胎、胎儿和产生月经的器官。青春期后受性激素影响发生周期性的改变并产生月经;性交后,子宫为精子到达输卵管的通道;孕期为胎儿发育、成长的部位;分娩时子宫收缩促使胎儿及其附属物娩出。

(一)位置和形态

子宫位于骨盆中央,呈倒置的梨形,前面扁平,后面略突出。成年女性非孕时子宫长 7～8 cm,宽 4～5 cm,厚 2～3 cm,宫腔容量约 5 mL,重约 50 g。子宫上部较宽称子宫体,其上端隆突部分为子宫底,宫底位于骨盆入口平面以下,子宫底的两侧为子宫角,与输卵管相通。子宫下部较窄呈圆柱形称子宫颈。子宫体与子宫颈的比例,婴儿期为 1∶2,成年女性为 2∶1,老年期为 1∶1。

宫腔为上宽下窄的三角形。在宫体与宫颈之间形成最狭窄的部分,称子宫峡部,在非孕期长 1 cm,其上端因解剖上狭窄称解剖学内口;其下端因黏膜在此由宫腔黏膜转变为宫颈管黏膜称为组织学内口。子宫颈内腔呈梭形称宫颈管,成年女性长 2.5～3 cm,其下端称宫颈外口,宫颈外口位于坐骨棘水平稍上方。未产妇的宫颈外口呈圆形,已产妇的宫颈外口呈"一"字形横裂。阴道顶端包绕在宫颈周围,以阴道附着处为界将宫颈分为两部分,其上为宫颈阴道上部,其下为宫颈阴道部。

(二)组织结构

1.子宫体

子宫体壁由 3 层组织构成,由内向外分为子宫内膜层、子宫肌层和子宫浆膜层。

(1)子宫内膜层:为粉红色黏膜组织,从青春期开始受卵巢激素的影响,其表面 2/3 发生周期性变化称功能层(包括致密层及海绵层),剩余 1/3 靠近子宫肌层的内膜无周期性变化称基底层。

(2)子宫肌层:较厚,由大量平滑肌束和少量弹性纤维组成。肌束纵横交错如网状,分为 3 层:内层环行,中层肌纤维交错,外层纵行。子宫收缩时贯穿于肌纤维之间的血管被压迫,有效地控制子宫出血。

(3)子宫浆膜层:为覆盖宫体底部及前、后面的脏层腹膜,与肌层紧贴,在子宫膀胱面近子宫峡部处的腹膜向前反折覆盖膀胱,形成膀胱子宫陷凹;在子宫肠面,腹膜沿子宫壁向下,至子宫颈后方及阴道后穹隆再折向直肠,形成直肠子宫陷凹(也称 Douglas 陷凹)。

2.子宫颈

子宫颈主要由结缔组织构成,含少量平滑肌纤维、血管及弹性纤维。子宫颈管黏膜呈单层高柱状上皮,黏膜层有腺体,能分泌碱性黏液形成黏液栓堵塞宫颈管。黏液栓成分及性状受性激素影响,发生周期性变化。宫颈阴道部由复层鳞状上皮覆盖,表面光滑。宫颈外口柱状上皮与鳞状上皮交接处是宫颈癌的好发部位。

3.子宫韧带

其共有 4 对。韧带与骨盆底肌肉和筋膜共同维持子宫的位置。

(1)圆韧带:其起自子宫角的前面、输卵管近端的下方,然后向前下方伸展达两侧骨盆壁,再穿过腹股沟管止于大阴唇前端。其作用是使子宫保持前倾位置。

(2)阔韧带:其由覆盖子宫前后壁的腹膜自子宫侧缘向两侧骨盆壁延伸而成。阔韧带分前后两叶,其上缘游离,内侧2/3包裹输卵管,外侧1/3自输卵管伞部下方向外延伸至盆壁,称为骨盆漏斗韧带或称卵巢悬韧带,卵巢动静脉由此穿过。卵巢与阔韧带后叶相连处称卵巢系膜。卵巢内侧与子宫角之间的阔韧带稍增厚称卵巢固有韧带。在宫体两侧的阔韧带中有丰富的血管、神经、淋巴管及大量疏松结缔组织,称为宫旁组织。子宫动静脉和输尿管均从阔韧带基底部穿过。阔韧带维持子宫于盆腔正中的位置。

(3)主韧带:其又称宫颈横韧带。在阔韧带的基底部,自宫颈两旁延伸达骨盆壁,由结缔组织和平滑肌构成。为固定子宫颈、防止子宫下垂的重要结构。

(4)宫骶韧带:自相当于组织学内口处的子宫后侧壁开始,绕过直肠两侧,附着于第2、第3骶椎前面的筋膜,将宫颈向后向上牵引,间接维持子宫前倾位置。

三、输卵管

输卵管是一对细长弯曲的肌性管道,位于阔韧带上缘内,全长8～14 cm,内侧与子宫角相连,外端游离开口于腹腔并与卵巢接近,是精子与卵子相遇结合成受精卵的场所。输卵管外层为浆膜层,为腹膜的一部分;中层为平滑肌层;内层为黏膜层,由单层高柱状上皮覆盖。输卵管自内向外分为间质部、峡部、壶腹部和伞部,伞部又称漏斗部,有"拾卵"作用。输卵管肌层的蠕动将受精卵运送到宫腔。输卵管也受卵巢激素的影响有周期性的变化,但不如子宫内膜明显。

四、卵巢

卵巢为一对扁椭圆形的性腺,可产生卵子、分泌激素。卵巢位于输卵管的后下方,其外侧以骨盆漏斗韧带连接于骨盆壁,内侧以卵巢固有韧带与子宫相连,上缘以卵巢系膜连接于阔韧带后叶,下缘游离。青春期前卵巢表面光滑,青春期开始排卵后,表面逐渐凹凸不平。成年女性卵巢大小约4 cm×3 cm×1 cm,重5～6 g,灰白色,绝经后萎缩。

卵巢表面无腹膜,由单层立方上皮覆盖,称为生发上皮。上皮的深面有一层致密纤维组织,称为卵巢白膜。再往内为卵巢实质,分为皮质和髓质两部分,皮质在外层,是卵巢的主体,有数以万计的原始卵泡及致密结缔组织;髓质在卵巢的中心,无卵泡,但有疏松的结缔组织及丰富的血管、神经和淋巴管等。

(刘万梅)

第三节 血管、淋巴及神经

女性生殖系统的血管、淋巴及神经,大多是互相平行,且左右对称。

一、血管系统

女性内外生殖器的血液,主要来自卵巢动脉、子宫动脉、阴道动脉及阴部内动脉。

(一)卵巢动脉

卵巢动脉是由腹主动脉分出(左侧可来自左肾动脉),向下行至骨盆腔,并跨越输尿管,经骨盆漏斗韧带,向内再经卵巢系膜入卵巢门而达卵巢。卵巢动脉在输卵管系膜内分出若干分支供应输卵管,其末梢则在子宫角附近与子宫动脉上行支相吻合。

(二)子宫动脉

子宫动脉系髂内动脉的分支,下行不远即伸入阔韧带边缘内,再经子宫旁组织到达子宫外侧,在离子宫颈约2 cm处跨越输尿管。在达阴道上子宫颈部即分成两支,较小者下行为子宫颈—阴道支,以供给子宫颈、阴道上部及膀胱的一部分血液;较大者上行为子宫体支,沿子宫侧缘上行,当上行至子宫角时,又分为3支:一支与卵巢动脉末梢吻合,称为卵巢支;一支分布于子宫底部,称为子宫底支;另一支则分布于输卵管,称为输卵管支。

（三）阴道动脉

阴道动脉系髂内动脉前干分支,它与子宫动脉的阴道支不同,但亦有许多小分支分布在膀胱顶部、颈部及阴道。

（四）阴部内动脉

阴部内动脉为髂内动脉前干终支。它从坐骨大孔穿出骨盆腔,绕过坐骨棘,再经坐骨小孔而进入会阴肛门部,并达到坐骨直肠窝的筋膜。它分出痔下动脉,供给直肠下段及肛门部,在尿生殖膈处,又分出阴唇动脉,分布在阴唇以及会阴动脉,分布在会阴浅部。它的总支成为阴蒂动脉,供给阴蒂及前庭球以血液。盆腔内的静脉部与它们的同名动脉伴行,并在各器官周围形成静脉丛,这些静脉丛均互相吻合。

二、淋巴系统

生殖系统的淋巴管及淋巴结也是伴随相应血管而行。它们首先汇入沿髂动脉的各淋巴结内,然后转入腹主动脉旁淋巴结,最后在第二腰椎部再汇入胸导管的乳糜池中。

生殖系统的淋巴主要分为二组:外生殖器淋巴组与内生殖器淋巴组。

（一）外生殖器淋巴组

其分为深浅两部,均输入髂外淋巴结组。

1.腹股沟浅淋巴结

其居腹股沟韧带之下方,收容阴道下部、阴唇、会阴、肛门部及下肢的淋巴,输出管归入腹股沟深淋巴结。

2.腹股沟深淋巴结

其位于股静脉内侧,阴蒂部淋巴管、股静脉区的淋巴管及腹股沟浅淋巴结之输出管汇入此组淋巴结。

（二）内生殖器淋巴组

1.髂总、髂外及髂内淋巴结

收集阴道上部、子宫颈、子宫及膀胱的淋巴。

2.腰淋巴结

收集卵巢、输卵管、子宫底及自髂淋巴结而来的淋巴。

3.骶淋巴结

收集直肠、阴道及子宫颈等的淋巴。

三、神经系统

内生殖器官主要由交感神经与副交感神经所控制。交感神经在腹主动脉前面,形成含有神经结的腹主动脉丛。由腹主动脉丛再分出卵巢丛,经卵巢门而入卵巢,并将其分支分布到输卵管。腹主动脉丛的主要部分形成骶前神经丛,或称上腹下神经丛。此丛在骶骨岬前方下行而进入骨盆,在直肠壶腹后面,又分为左右两束下腹下神经丛,它除了少量纤维分布于子宫体,主要形成骨盆神经丛。骨盆神经丛除由交感神经纤维组成外,还含有来自第Ⅰ、Ⅱ、Ⅳ骶神经的副交感神经纤维。骨盆神经丛分出的神经支配着子宫体、子宫颈、阴道及膀胱上部。在这些神经中,除了有向外传导的交感神经和副交感神经外,也有向上传导的感觉神经。感觉神经的感受器将子宫内的冲动传向中枢,是引起子宫反射性收缩的重要环节,使分娩时子宫体部很好的收缩及子宫颈部顺利的扩张。外阴部的肌肉及皮肤,系由阴部神经所支配。阴部神经为体干神经(包括运动神经与感觉神经)。它是由第Ⅱ、Ⅲ、Ⅳ骶神经的分支所组成,而与阴部内动脉取同一途径,在坐骨结节内侧下方分成三支,即痔下支、阴唇后神经及会阴神经。

（刘万梅）

第四节　骨盆及骨盆底

骨盆是胎儿经阴道娩出时必经的骨性产道,其大小、形状及其与胎儿的比例直接影响胎位与产力,关系到分娩能否顺利进行。

一、骨盆

(一)骨盆的组成

1.骨盆的骨骼

骨盆由骶骨、尾骨及左右髋骨组成。骶骨一般由5～6块骶椎合成;尾骨由4～5块尾椎合成;髋骨由髂骨、坐骨及耻骨组成(图1-3),成年后三者融合在一起,界限不明显。

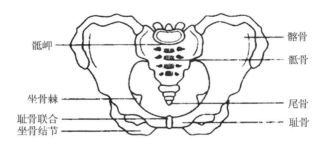

图1-3　骨盆的组成

2.骨盆的关节及韧带

骶骨与髂骨相接处为骶髂关节;骶骨与尾骨连接处为骶尾关节;两侧耻骨中间为耻骨联合。在骶、尾骨与坐骨结节之间有骶结节韧带,骶、尾骨与坐骨棘之间有骶棘韧带,骶棘韧带即坐骨切迹宽度,是判断中骨盆是否狭窄的重要指标。妊娠期受激素影响,韧带较松弛,各关节的活动性亦稍有增加,骶尾关节妊娠期活动度较大,尾骨可向后活动约2 cm,使骨盆出口前后径增大。此关节如不活动,尾骨又向内弯曲,则影响胎先露娩出。

(二)骨盆的分界

以耻骨联合上缘、髂耻缘及骶岬上缘为界将骨盆分为假骨盆和真骨盆。假骨盆在分娩过程中虽无实际意义,但其径线与真骨盆的相应径线大小有一定比例关系。真骨盆与分娩关系密切,上部为骨盆入口,下部为骨盆出口,两者之间为骨盆腔,其前壁为耻骨联合及其两侧耻骨降支,后壁为骶骨和尾骨。耻骨联合全长约4.2 cm,骶骨全长平均为11.8 cm,高平均为9.8 cm,故骨盆腔呈前短后长的弯圆柱形。

(三)骨盆的类型

现国际上仍沿用1933年Caldwell-Moloy分类法,将骨盆分为四种基本类型:女型、男型、扁平型、类人猿型(图1-4)。

1.女型骨盆

其最常见,骨盆入口为圆形或横椭圆形,横径较前后径略长,骨盆腔宽阔;坐骨棘间径达到10 cm,耻骨弓较宽,骨盆出口不狭窄。为女性正常骨盆,占52%～58.9%,最适宜分娩。

2.男型骨盆

其入口略呈三角形,骶骨前表面较直,两侧壁内聚,坐骨棘突出,坐骨切迹窄。出口后矢状径亦缩短,耻骨弓呈锐角。整个盆腔呈漏斗形,亦称漏斗状骨盆,占1%～3.7%。此种类型骨盆阴道分娩会遇到困难,一般不宜试产。

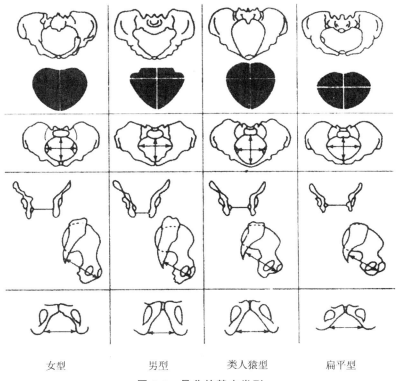

| 女型 | 男型 | 类人猿型 | 扁平型 |

图 1-4　骨盆的基本类型

3.扁平型骨盆

其占 23.2%～29%。入口前后径短,横径相对较长,呈横扁椭圆形。坐骨切迹较窄,骶骨变直后翘,骶骨短而骨盆浅。胎头常呈不均倾式嵌入骨盆入口,易发生前或后不均倾位。

4.类人猿型骨盆

其占 14.29%～18%。骨盆入口呈卵圆形,各平面前后径长,横径短。骶坐切迹较宽,两侧壁内聚,坐骨棘突出,耻骨弓较窄,骶骨向后倾斜,故骨盆前部较窄而后部较宽。骶骨常有 6 节且较直,故骨盆腔较深,因前后径长而横径短,易发生胎头高直位或持续性枕后位。

上述 4 种骨盆,为典型的基本类型,而临床上遇到的多为各种类型的混合。

二、骨盆底

骨盆底是封闭骨盆出口的软组织,由多层肌肉及筋膜所组成,以承载和支持盆腔内的器官。盆底前方为耻骨联合,后方为尾骨尖,两侧为耻骨降支、坐骨升支及坐骨结节。坐骨结节前缘的连线将骨盆底分为前、后两部:前部为尿生殖三角,又称尿生殖区,有尿道和阴道通过,后部为肛门三角,又称肛区,有直肠穿过。分娩时,骨盆底可向前伸展,成为软产道的一部分,与子宫收缩有机地协调,使胎先露在产道内旋转及下降。如分娩时受损伤,则可因松弛而影响盆腔器官的位置和功能。骨盆底从外向内分为三层。

(一)外层

外层由会阴浅筋膜及其深面的三对肌肉和一对括约肌组成,包括球海绵体肌、坐骨海绵体肌、会阴浅横肌和肛门外括约肌。这层肌肉的肌腱会合于阴道外口和肛门之间,形成中心腱(图 1-5)。

(二)中层

中层即泌尿生殖膈,由两层筋膜和其间的一对会阴深横肌及尿道括约肌组成(图 1-6)。

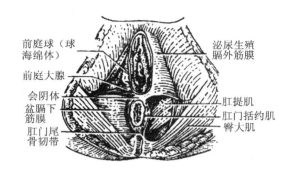

图 1-5　盆底浅层解剖

前庭球（球海绵体）
前庭大腺
会阴体
盆膈下筋膜
肛门尾骨韧带
泌尿生殖膈外筋膜
肛提肌
肛门括约肌
臀大肌

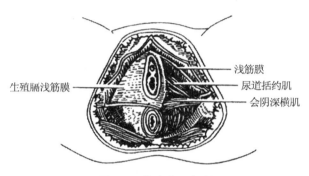

图 1-6　盆底中层解剖

生殖膈浅筋膜
浅筋膜
尿道括约肌
会阴深横肌

(三)内层

内层即盆膈,由肛提肌及其内、外筋膜所组成,其间有尿道、阴道及直肠贯穿,每侧肛提肌由内至外由三部分组成(图 1-7、图 1-8)。

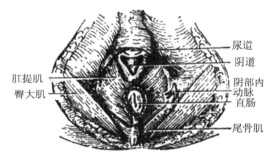

图 1-7　盆底深层解剖

肛提肌
臀大肌
尿道
阴道
阴部内动脉
直肠
尾骨肌

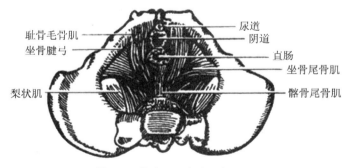

图 1-8　盆底深层解剖(内面观)

耻骨尾骨肌
坐骨腱弓
梨状肌
尿道
阴道
直肠
坐骨尾骨肌
髂骨尾骨肌

1.耻骨尾骨肌

其位于最内侧,是肛提肌的主要组成部分,肌纤维从耻骨降支内面及覆盖闭孔内肌膜构成的腱弓前部分开始,沿阴道、直肠向后终止于骶骨下部及尾骨,其中有小部分肌纤维止于阴道和直肠周围,分娩时容易裂伤,导致膀胱及直肠膨出。

2.髂尾肌

其在中间,形成肛提肌大部分,从闭孔内肌上的白线后部起,向中间及向后走行,与对侧肌纤维会合于直肠,部分肌束跨过耻尾肌而加强阴道直肠隔。

3.坐尾肌

其在外侧后方,自两侧坐骨棘开始止于尾骨与骶骨。

广义的会阴是指封闭骨盆出口的所有软组织,狭义的会阴是指阴道口与肛门之间的软组织,由外向内逐渐变狭窄,呈楔形,为盆底承受压力最大的部分。表面为皮肤及皮下脂肪,内层为会阴中心腱,又称会阴体。会阴体长 3~4 cm,如在第二产程伸展超过 6 cm,则为会阴体过长,可影响儿头娩出,是会阴切开指征。

（刘万梅）

第五节　邻近器官

盆腔内其他器官与生殖器官在位置上相互邻接,且血管、淋巴及神经系统也有密切的联系。

一、尿道

女性尿道长 2~4 cm,以膀胱三角尖端开始,于阴道前方、耻骨联合后面向前下走行,穿过泌尿生殖隔至阴蒂下方,形成尿道外口,由随意肌构成外括约肌,尿道内口括约肌由不随意肌构成。

二、膀胱

膀胱为一壁薄的空腔器官,成人正常容量 350~500 mL,位于小骨盆内,耻骨宫颈韧带的上部,它的大小及形状随本身盈虚及临近器官的状况而不同。分为膀胱顶、膀胱底两部。膀胱底部形成三角区,称为膀胱三角。尖端及尿道内口,三角底的两后上角为输尿管口,在膀胱内,两侧输尿管口相距约2.5 cm。膀胱顶部被腹膜覆盖,向后移行至子宫前壁,形成膀胱腹膜反折。

三、输尿管

输尿管始于肾盂止于膀胱,为一对肌性的圆索状长管,长约 30 cm,分为腰段、骨盆段及膀胱壁段,其上段在腹膜后,沿腰大肌前侧下降,在骶髂关节处,从髂外动脉前跨过,进入盆腔,下行达阔韧带底部,再向前内走行,于近宫颈约 2 cm 处,在子宫动脉后方与之交叉,经阴道侧穹隆绕向前,穿过膀胱宫颈韧带前后叶,最后进入膀胱壁。

四、直肠

直肠位于小骨内,全长 15~20 cm,前面与子宫及阴道后壁相邻。后面为骶骨,上接乙状结肠,下连肛管。

五、阑尾

阑尾位于右髂窝内,长短粗细不一,长 7~9 cm。过长者能降至小骨盆腔,且仅达右侧输卵管及卵巢。

（刘万梅）

第二章

女性生殖系统生理

第一节　妇女一生各阶段的生理特点

女性从胎儿形成到衰老是一个渐进的生理过程。根据妇女一生年龄和生殖内分泌变化,分为7个阶段,但没有明显界限。各阶段生理特点受遗传、环境、营养、心理因素的影响而有个体差异。

一、胎儿期

精子、卵子结合时性染色体 X 与 Y 已决定了胎儿的遗传性别,即 XX 合子发育为女性,XY 合子发育为男性。胚胎 6 周后原始性腺开始分化。若胚胎细胞不含 Y 染色体即无 H-Y 抗原时,性腺分化缓慢,至胚胎 8～10 周性腺组织才出现卵巢的结构。原始生殖细胞分化为初级卵母细胞,性索皮质的扁平细胞围绕卵母细胞构成原始卵泡。女性胎儿体内无睾酮及副中肾管抑制因子,中肾管于第10周退化,两条副中肾管发育成为女性生殖道。

二、新生儿期

胎儿娩出至 4 周内为新生儿期。女性胎儿在母体内由于受卵巢、胎盘所产生的女性激素的影响,子宫、卵巢及乳房均有一定程度的发育,出生后新生儿血液中的女性激素水平迅速下降。可出现乳房略增大或少量乳汁分泌、少量阴道流血,均属生理现象,数日内自然消退。

三、儿童期

从出生 4 周后到 12 岁左右为儿童期。在 8 岁以前,儿童身体持续发育,下丘脑—垂体—卵巢轴的功能处于抑制状态,卵泡无雌激素分泌,生殖器仍为幼稚型。阴道上皮薄,细胞内缺乏糖原,阴道酸度低,抗感染能力弱,容易发生炎症;8 岁以后下丘脑促性腺激素释放激素抑制状态解除,垂体开始分泌促性腺激素,卵巢内的卵泡受促性腺激素的影响,有一定发育并分泌性激素,女性特征开始出现,皮下脂肪在胸、髋、肩部及耻骨前面堆积,子宫、输卵管及卵巢逐渐向骨盆腔内下降,乳房开始发育,逐渐向青春期过渡。

四、青春期

从月经初潮至生殖器官逐渐发育成熟的过渡时期称青春期,世界卫生组织(WHO)规定青春期为 10～19 岁。这一时期的生理特点有以下几点。

(一)第一性征发育

第一性征发育即生殖器官的发育。阴阜隆起,大、小阴唇变肥厚并有色素沉着;阴道长度及宽度增加,阴道黏膜变厚并出现皱襞;子宫增大,尤其宫体明显增大,使宫体占子宫全长的 2/3;输卵管变粗;卵巢增大,卵巢皮质内有不同发育阶段的卵泡。生殖器官从幼稚型变为成年型。此时虽已初步具有生育能力,但整个生殖系统的功能尚未完善。

(二)第二性征出现

第二性征发育包括音调变高,乳房发育,出现阴毛及腋毛,骨盆横径发育大于前后径,胸、肩、髋部皮下脂肪增多,形成女性特有体态。其中乳房发育是女性第二性征的最初特征,为女性青春期发育的标志。

(三)生长加速

青春期少女体格加速生长,月经初潮后增长速度减缓。

(四)月经来潮

第一次月经来潮,称为月经初潮,为青春期的重要标志。此时由于中枢系统对雌激素的正反馈机制尚未成熟,有时即使卵泡发育成熟也不能排卵,发生无排卵性功能失调性子宫出血,此时月经周期常不规则。

五、性成熟期

性成熟期又称生育期,一般自 18 岁左右开始持续约 30 年,是卵巢生殖功能与内分泌功能最旺盛的时期。该期卵巢有周期性排卵和分泌性激素,月经规则,乳房和生殖器官在卵巢分泌的性激素作用下发生周期性的变化。

六、绝经过渡期

绝经过渡期指卵巢功能开始衰退直至最后一次月经的时期。一般始于 40 岁以后,历时短则1~2 年,长至 10 余年。由于卵巢功能逐渐衰退,卵泡不能成熟及排卵,因而常出现无排卵性“月经”。此期雌激素水平降低,出现血管舒缩障碍和神经精神症状,表现为潮热、出汗,情绪不稳定、不安,抑郁或烦躁、失眠等,称为绝经期综合征。妇女一生中最后一次月经称为绝经。世界卫生组织(WHO)将卵巢功能开始衰退直至绝经后 1 年内的时期称为围绝经期。

七、绝经后期

绝经后期指绝经后的生命时期。绝经后期初期卵巢内卵泡耗竭,分泌雌激素功能停止,卵巢间质有分泌雄激素功能,雄激素在外周组织转化为雌酮,成为绝经后期血液循环中的主要雌激素。妇女 60 岁以后称为老年期。此期卵巢间质的内分泌功能逐渐衰退,体内雌激素明显下降,整个机体发生衰老改变,生殖器官进一步萎缩,易发生萎缩性阴道炎;骨代谢失常引起骨质疏松,易发生骨折。

(杨秀玮)

第二节 月经及月经期临床表现

女性自青春期到绝经期,生殖器官出现周期性变化,称性周期或生殖周期。由于最明显的外在表现为周而复始的月经,因而女性生殖周期又称“月经周期”。这种周期性的变化,是通过在中枢神经系统控制下的下丘脑、垂体、卵巢(称为下丘脑－垂体－卵巢轴)内分泌系统的兴奋和抑制作用来调节的。哺乳动物也有类似周期,称为动情周期。

一、月经

月经是指伴随卵巢周期性排卵,卵巢分泌雌、孕激素的周期性变化所引起的子宫内膜周期性脱落及出血。

二、月经初潮

第一次月经来潮称月经初潮。初潮年龄可受多种因素的影响,如环境、气候及健康状况等,一般在13~15 岁,也有早到 10~12 岁或迟到 17~18 岁的。

三、正常月经的临床表现

从来潮的第 1 d 算起,到下次月经来潮的第 1 d,其间隔称为月经周期,一般 24~35 d,平均 28 d;每次月经持续出血的时间称经期,多数为 2~6 d;经血量通常以用多少纸垫及浸透程度来做粗略的估计,月经开始的第 1 d 一般月经量少,第 2~3 d 出血量最多,第 3 d 后经量迅速减少;一般认为正常月经量为30~50 mL,总失血量超过 80 mL 者为病理状态。经期一般无特殊症状,由于体内激素变化,有些妇女可有全身不适、困乏、乳房胀痛、手足发胀、下腹及背部酸胀下坠等症状,还可有便秘、腹泻及纳差,个别人有头痛、失眠、心悸、精神抑郁或易激动等,多在月经后自然消失。

四、经血特点

经血是由子宫内膜动静脉血、子宫内膜组织碎片、前列腺素及子宫内膜的大量纤维蛋白溶解酶组成。当雌激素和孕激素减少时,子宫内膜基底层血管收缩、痉挛,子宫内膜塌陷脱落,内膜基底层血管残端暴露,此时出血量最多。随着内膜血管残端血栓形成及内膜修复,出血迅速减少并停止。由于纤维蛋白酶的溶解作用,经血是不凝的,偶有小凝血块,当出血量较多时出现较大血块。

(杨秀玮)

第三节　卵巢的功能及周期性变化

卵巢是由具有不同生物学功能的多种成分所构成的组织,是女性的生殖腺。在下丘脑-垂体周期性分泌的促性腺激素的调节下,卵巢的各成分间互相高度协调发挥作用,分泌类固醇激素及肽类物质,产生并排出卵子。

一、卵巢的功能

卵巢产生卵子并排卵,合成并分泌甾体激素和多肽激素。

二、卵巢的周期性变化

从青春期开始到绝经前,卵巢在形态和功能上发生周期性变化称卵巢周期,其主要变化如下。

(一)卵泡的发育及成熟

卵巢原始的生殖细胞来源于卵黄囊的内胚层,发育并处在减数分裂前期的生殖细胞称为卵原细胞,直到排卵前 LH 峰,完成第一次减数分裂。妊娠 20 周时,生殖细胞数达高峰 600 万~700 万个,其中 2/3 是处于减数分裂的初级卵母细胞,1/3 是卵原细胞。从妊娠中期开始,生殖细胞数目发生迅速和不可逆转的减少,到出生时耗尽约 80%,到青春期时生殖细胞进一步减少,到了 30 万~40 万个,其中仅 400~500 个卵泡将发生排卵。卵泡自胚胎期形成后的发育过程中,一部分在促性腺激素的刺激下自主发育并成熟排卵,一部分闭锁,自主发育和闭锁的机制尚不很清楚。

1.始基卵泡

始基卵泡也称原始卵泡,直径约 50 μm,是由停留在减数分裂前期的初级卵母细胞及包绕其外的一层梭形前颗粒细胞组成,每个始基卵泡中含有一个卵母细胞。这是女性的基本生殖单位,亦是卵细胞储备的唯一形式。

2.窦前卵泡

卵母细胞有丝分裂,其包绕的前颗粒细胞变为柱状颗粒细胞,称为初级卵泡。初级卵泡发育完全,直径约 $200~\mu m$,即称为窦前卵泡,此时卵母细胞增大,其外形成透明带,颗粒细胞增殖为多层,同时周围的间质细胞包绕形成卵泡膜层,卵泡膜层和颗粒细胞层间有一基底膜相隔,称基底层。

该期卵泡的颗粒细胞出现 FSH 受体。FSH 一方面刺激颗粒细胞的增殖,另一方面诱导颗粒细胞合成芳香化酶,并激活此酶活性。芳香化酶的产生意味着卵巢具备将雄激素转化为雌激素的能力。

3.窦状卵泡

在雌激素和 FSH 的协同作用下,颗粒细胞增殖,并分泌大量卵泡液,最终形成一个卵泡腔,此时卵泡增大达 $500~\mu m$,称窦状卵泡,也称为次级卵泡。

4.排卵前卵泡

排卵前卵泡也称成熟卵泡,格拉夫卵泡。卵泡发育成熟,卵泡液急剧增加,卵泡腔进一步增大,卵泡直径达15～20 mm,卵泡突出于卵巢表面。成熟卵泡所具备的结构由外向内依次为:①卵泡外膜,为致密的卵巢间质组织,与卵巢间质无明显界限。②卵泡内膜,血管丰富,细胞呈多边形,较颗粒细胞大,这种细胞亦从卵巢皮质层间质细胞衍化而来。③颗粒细胞,无血管存在,其营养来自外围的卵泡内膜,细胞呈立方形,在颗粒细胞层与卵泡内膜层间有一基底膜。④卵泡腔,增大,腔内充满大量的清澈的卵泡液和雌激素。⑤卵丘,突出于卵泡腔,卵细胞深藏颗粒细胞中。⑥放射冠,是直接围绕卵细胞的一层颗粒细胞,呈放射状排列而得名。在放射冠与卵细胞之间还有一层很薄的透明膜,称透明带。

成熟卵泡在 LH 排卵峰的作用下,颗粒细胞获得脂质,卵泡膜细胞空泡形成,卵泡膜血管丰富,使排卵前卵泡呈充血表现;卵母细胞减数分裂。卵泡成熟的标志是分泌雌激素增加,并开始产生孕酮,使排卵前循环中孕酮呈幅度不大但显著性增长。

在正常成年妇女的卵巢中,每月有若干个始基卵泡发育,但只有 1 个(亦可能有 2 个)卵泡发育成熟,其余卵泡均闭锁。自月经第一日至卵泡成熟的卵泡发育期称为卵泡期,一般需 14 d。

(二)排卵

排卵是体内多种激素协同作用的结果。成熟卵泡产生的雌激素在循环中达到下丘脑起正反馈调节作用的峰值,促使下丘脑 GnRH 的大量释放,继而引起垂体释放 LH/FSH 排卵峰,在 LH 作用下排卵前卵泡黄素化,其颗粒细胞产生少量孕酮对 E_2 的中枢正反馈作用具有协同作用。

LH 排卵峰解除了卵母细胞减数分裂遏制,完成第一次减数分裂并排除第一极体;此时初级卵母细胞转变为次级卵母细胞,此过程称为卵母细胞的成熟。

卵泡壁胶原的分解是 LH、FSH 和孕酮的协同结果。孕酮可增加卵泡壁的膨胀性,排卵前卵泡液增加时并不伴有卵泡内压力改变,仅有卵泡壁的变薄和伸展;在 LH、FSH 和孕酮的联合作用下激活蛋白水解酶的活性,使卵泡壁隆起的部分胶原消化形成小孔,称排卵孔。

卵泡液中的前列腺素 E 及 F 显著增加,排卵时达高峰,促使卵巢内平滑肌收缩帮助排卵。排卵多发生在下次月经来潮前的 14 d 左右。

(三)黄体形成与退化

成熟卵泡排出卵子后,残余的卵泡壁内陷,在 LH 排卵峰的作用下,卵泡壁黄素化,颗粒细胞和内膜细胞分别转化为粒黄体细胞和膜黄体细胞。在血管内皮生长因子(VEGF)、碱性成纤维细胞生长因子(bFGF)等的作用下,基底膜外的毛细血管、纤维母细胞迅速增殖,并穿入基底膜内,注入血液,此时外观呈暗红色,称为血体,其血流速度在各种腺体中居首位,因此会引起黄体期出血。至大量新生血管长入,血体转变为一个血管丰富的内分泌腺细胞团,外观呈黄色,故称为黄体。黄体细胞体积由原来的12～14 μm增大到35～50 μm,排卵后7～8 d(相当于月经周期第21d左右)黄体体积达最高峰,直径为1～2 cm,外观色黄,血管丰富。

LH 通过 cAMP 使黄体细胞分泌大量的雌、孕激素,血中雌激素和孕激素的浓度因此大幅度提高。对雌激素来说,这是第二次升高,但升高的程度稍低于第一次。在黄体期,较高水平的雌激素有增加黄体细胞上 LH 受体的作用,故有利于 LH 促进孕激素的合成,使孕激素维持在高水平。雌、孕激素浓度的增加将使下丘脑和腺垂体受体抑制,GnRH 释放减少,FSH 与 LH 在血中浓度亦下降。若卵子未受精,黄体在排卵后 9~10 d 开始退化,细胞逐渐萎缩变小,周围的结缔组织及成纤维细胞侵入黄体,组织逐渐纤维化,形成白体。排卵日至月经来潮第 1d 称为黄体期。黄体衰退后月经来潮,卵巢中又出现新的卵泡发育,重复新的周期。

(四)卵泡闭锁

在性成熟期,除妊娠及哺乳期外,卵巢经常不断地重复上述周期变化,但在妇女一生中,仅有 400 个左右的原始卵泡发育到排卵,其余绝大多数卵泡均在发育过程中退化,成为闭锁卵泡。闭锁卵泡的组织学特性为卵母细胞退化坏死,被吞噬细胞清除,颗粒细胞层分解,细胞脂肪变性,卵泡塌陷最后纤维化。有关卵泡闭锁的机制迄今尚无一致看法。

三、卵巢分泌的甾体激素

在垂体促性腺激素的影响下,卵巢主要合成并分泌雌激素、孕激素和雄激素等甾体激素。卵泡期的卵泡内膜细胞为合成雌激素和雄激素的主要场所,其酶系统能将雄激素部分地转化为雌激素。黄体期上述细胞的性激素合成更为活跃,卵泡膜黄体细胞主要产生雌激素,也分泌孕激素;黄体细胞的 LH 受体量大为增加,主要分泌孕激素。除卵巢外,胎盘可产生大量雌激素与孕激素,肾上腺皮质及睾丸也能产生极少量雌激素与孕激素。卵泡外膜细胞和卵巢间质细胞,正常能合成极少量的雄激素。

(一)雌激素

卵泡开始发育时雌激素的分泌较少,至月经第 7d 分泌量迅速增加,于排卵前达高峰;排卵后由于卵泡液中的雌激素释放至腹腔中,循环中的雌激素水平暂时下降,排卵后 1~2 d,黄体形成并分泌雌激素,此时循环中的雌激素水平第二次达高峰,但高峰均值低于第一峰;至黄体萎缩,雌激素水平急剧下降,在月经期达最低水平。

"双重细胞学说":卵泡期开始时,血中雌激素与孕激素浓度均处于低水平,对垂体 FSH 与 LH 的反馈抑制作用较弱,血中 FSH 表现逐渐增高的趋势,1~2 d 后 LH 也有所增加。近来发现,卵泡液中存在一种促进 FSH 分泌蛋白质,称为 FSH 释放蛋白,可能对 FSH 的增加起到一定的作用。生长发育的卵泡颗粒细胞上,除 FSH 受体增多外,还出现 IGF(胰岛素样生长因子)、EGF(表皮生长因子)及 TGF(转化生长因子)等与细胞增殖有关的因子的受体。在 FSH 与各生长因子的作用下,颗粒细胞明显发育与分化,并产生芳香化酶,可将内膜细胞产生并弥散转动至颗粒细胞内的雄激素,主要是雄烯二酮,转变为雌激素。增长的 LH 则与内膜细胞上的 LH 受体结合,通过 Camp-蛋白激素系统,使胆固醇转变为雄激素,内膜细胞产生雄激素,而颗粒细胞将雄激素转变为雌激素,称为雌激素分泌的"双重细胞学说"。

(二)孕激素

卵泡在卵泡期不分泌孕酮,排卵前成熟卵泡的颗粒细胞在 LH 排卵峰作用下黄素化,开始分泌少量孕酮,排卵后黄体分泌孕酮逐渐增加,至排卵后 7~8 d 黄体成熟时,分泌量达高峰,以后逐渐下降,至月经来潮时降到最低。

(三)雄激素

女性体内雄激素主要由肾上腺皮质分泌,少量来源于卵巢,由卵泡膜和卵巢间质合成。月经周期中排卵前循环中的雄激素升高,与女性排卵前性欲增加有关。

四、卵巢分泌多肽激素及细胞因子

(一)抑制素、激活素、卵泡抑制素

其均为卵巢颗粒细胞产生,这些多肽一方面分泌到卵巢静脉进入血液循环,对垂体 FSH 的合成和分泌产生反馈作用,一方面在卵巢局部通过自分泌和(或)旁分泌调节卵泡膜细胞对促性腺激素的反应,从而发挥对生殖过程的调节。

(二)胰岛素样生长因子(IGF)

卵泡颗粒细胞产生,IGF-1 是介导 FSH 作用的重要因子,并且对卵巢自身产生放大促性腺激素的作用。

(三)其他生长因子

表皮生长因子(EGF)、转化生长因子(TGF)、成纤维细胞生长因子、血小板衍生生长因子(PDGF)、碱性纤维母细胞生长因子(bFGF)、血管生长因子、血管内皮生长因子(VEGF)及白细胞介素-1 系统(IL-1)、肿瘤坏死因子-α(TNF-α)等生长因子通过自分泌或旁分泌的形式参加卵巢生长发育分化的调节。

(杨秀玮)

第四节　月经周期的调节

性成熟以后,由于卵巢周期性变化,使其他生殖器官也产生相应的周期性变化,这种周期性变化也称为性周期。月经周期的调节是一个比较复杂的过程,主要由下丘脑、脑垂体和卵巢控制。下丘脑分泌促性腺激素释放激素,调节垂体促性腺激素的分泌,调控卵巢功能。卵巢分泌的性激素对下丘脑、垂体又有反馈调节作用。使下丘脑兴奋,分泌性激素增多称为正反馈;使下丘脑抑制,分泌性激素减少称为负反馈。下丘脑、垂体、卵巢之间的这种相互调节,也称下丘脑-垂体-卵巢轴,此轴受中枢神经系统的控制。月经只是性周期的重要标志,它正常是否可以反映整个神经内分泌系统的调节功能。

一、丘脑下部对脑垂体的调节

下丘脑是下丘脑垂体卵巢轴的启动中心。下丘脑某些神经细胞具有内分泌功能,产生促性腺激素释放激素(GnRH)。GnRH 通过门脉循环到达并作用于垂体前叶,调节垂体两种激素即促卵泡素和黄体生成素的合成与释放,使垂体的两种促性腺激素离开细胞,进入血循环。下丘脑的 GnRH 呈脉冲式分泌。除此之外,下丘脑还产生生乳素抑制激素(PIH),调节垂体的生乳激素分泌和释放。

二、脑垂体对卵巢的调节

脑垂体在 GnRH 作用下产生的两种促性腺激素:促卵泡素(FSH)和黄体生成素(LH),它们都是糖蛋白激素,能互相协同并直接影响卵巢的周期活动。促进卵泡发育,刺激成熟卵泡排卵,促进排卵后的卵泡变成黄体,并产生孕激素和雌激素。脑垂体的 FSH 和 LH 也呈脉冲式分泌。

三、卵巢激素的反馈作用

卵巢主要分泌雌激素和孕激素两种性激素。卵巢激素分泌量对下丘脑和脑垂体产生和释放内分泌激素产生反馈作用。如果产生促进作用则称为正反馈;反之,产生抑制作用则称为负反馈。性激素有反馈作用是因为丘脑下部、脑垂体的功能细胞上有相应的受体。性激素作用于子宫内膜及其他生殖器官使其发生周期性变化。

四、月经周期的调节机制

下丘脑-垂体-卵巢轴在大脑皮质控制下,通过调节与反馈。保持着内分泌的动态平衡,使育龄妇女的生殖器官发生周而复始的周期性变化。

前一次月经周期卵巢黄体萎缩后,月经来潮,雌、孕激素水平降至最低,解除了对下丘脑、垂体的抑制,下丘脑开始分泌 GnRH,垂体分泌促性腺激素(FSH、LH),使卵泡逐渐发育并开始分泌雌激素。在雌激素的作用下,子宫内膜发生增生期变化。随着雌激素逐渐增多,对下丘脑的负反馈作用增强,抑制下丘脑 GnRH 的分泌和垂体促性腺激素的分泌。随着卵泡的发育成熟,雌激素分泌出现第一次高峰,对下丘脑产生正反馈作用,促使垂体释放大量黄体生成素并出现高峰,促卵泡素同时也形成一个较低的峰。在垂体激素的作用下,使成熟卵泡排卵。

排卵后,卵泡刺激素、LH 急速下降,在少量 FSH 和 LH 作用下,卵巢黄体形成并逐渐发育成熟。黄体主要分泌孕激素,使子宫内膜由增生期变为分泌期,黄体也分泌雌激素并形成第二次高峰。在大量雌激素和孕激素的共同作用下,通过负反馈作用,垂体分泌的卵泡雌激素、LH 相应减少,黄体开始萎缩,卵巢激素也分泌减少。子宫内膜失去性激素支持发生坏死、脱落,从而月经来潮。同时,对下丘脑和垂体的抑制作用被解除,下丘脑又开始分泌 GnRH,使得垂体 FSH 和 LH 的分泌也增加,卵巢中新的卵泡开始发育,下一个月经周期再次开始。

(杨秀玮)

第五节　子宫内及其他生殖器官的周期性变化

卵巢周期中,卵巢分泌的雌、孕激素作用于子宫内膜及其他生殖器官,使其发生支持生殖的周期性变化。尤以子宫内膜的周期性变化最显著。

一、子宫内膜的周期性变化

(一)子宫内膜的组织学变化

子宫内膜分为基底层和功能层。基底层靠近子宫肌层,不受卵巢激素周期性变化的影响,在月经期不发生脱落;功能层由基底层再生而来,受卵巢性激素的影响出现周期性变化,若未受孕功能层则坏死脱落,形成月经。正常一个月经周期以 28d 为例,其组织形态的周期性变化分为 3 期。

1.增殖期

月经周期第 5~14d,相当于卵泡发育成熟阶段。在雌激素作用下,子宫内膜腺体和间质细胞呈增殖状态。

2.分泌期

月经周期第 15~28d,相当于黄体期。雌激素的存在使内膜继续增厚;在孕激素作用下,子宫内膜呈分泌反应,血管迅速增加,更加弯曲,间质疏松水肿。此时内膜厚且松软,含丰富的营养物质,有利于受精卵着床。

3.月经期

月经周期第 1~4d。子宫内膜功能层从基底层崩解脱离,这是孕酮和雌激素撤退的最后结果。月经来潮前 24 h,子宫肌层收缩引起内膜功能层的螺旋小动脉持续痉挛,内膜血流减少,组织变性、坏死,血管壁通透性增加,使血管破裂导致内膜底部血肿形成,促使组织坏死剥脱。变性、坏死的内膜与血液相混排出,形成月经血。

(二)子宫内膜的生物化学变化

1.酸性黏多糖

在雌激素作用下,子宫内膜间质细胞能产生和蛋白质结合的糖类,称为酸性黏多糖类物质(acid mucopolysaccharides,AMPS)。雌激素能促使 AMPS 在间质中浓缩聚合,成为内膜间质的基础物质,对增殖期子宫内膜的生长起支架作用。排卵后,孕激案可抑制 AMPS 的生成和聚合,促使其降解,致使子宫内膜黏稠的基质减少,血管壁的通透性增加,有利于营养及代谢产物的交换,并为受精卵着床和发育做好准备。

2.血管收缩因子

月经来潮前24 h,子宫内膜缺血、坏死,释放前列腺素(PGF2α)和内皮素-1(ET-1)等血管收缩因子,使其在月经期达最高水平。另外,血小板聚集产生的血栓素 A2 也具有血管收缩作用,从而引起子宫血管和肌层节律性收缩,导致子宫内膜功能层迅速缺血坏死、崩解脱落。

3.甾体激素受体

增殖期子宫内膜腺细胞和间质细胞富含雌、孕激素受体。雌激素受体在增殖期子宫内膜含量最高,排卵后明显减少。孕激素受体在排卵时达高峰,随后腺上皮孕激素受体逐渐减少,而间质细胞孕激素受体含量相对增加。

4.水解酶

在子宫内膜溶解酶中含有多种水解酶,如酸性磷酸酶、β-葡萄糖醛酸酶等,能使蛋白、核酸和黏多糖分解。雌、孕激素能促进这些水解酶的合成。

二、生殖器其他部分的周期性变化

(一)宫颈黏液周期性变化

在卵巢性激素的影响下,宫颈腺细胞分泌黏藏,其物理、化学性质及其分泌量均有明显的周期性改变。月经来潮后,体内雌激素浓度降低,宫颈管分泌的黏液量很少,随着雌激素浓度不断增多,宫颈黏液分泌最不断增加,至排卵期变得稀薄、透明,拉丝度可选 10 cm 以上。这时宫颈外口变圆,增大约为3 mm,呈"瞳孔"样。若将黏液行涂片检查,干燥后镜下可见羊齿植物叶状结晶,这种结晶在月经周期第6～7d开始出现,到排卵期最典型。排卵后受孕激素影响,黏液分泌量逐渐减少,质地变黏稠且浑浊,拉丝度差,易断裂。涂片检查发现结晶逐渐模糊,至月经周期第22d左右结晶完全消失,代之以排列成行的椭圆体。临床上检查宫颈黏液,可以了解卵巢功能状态。

(二)阴道黏膜的周期性变化

阴道上皮是复层扁平上皮,分为底层、中层和表层。排卵前,阴道上皮在雌激素作用下,底层细胞增生,逐渐演变为中层细胞与表层细胞,使阴道上皮变厚,表层细胞角化,其程度在排卵期最明显。阴道上皮细胞内富含糖原,糖原经寄生在阴道内的乳杆菌分解为乳酸,使阴道内保持一定的酸度,防止致病菌的繁殖。排卵后,在孕激素的作用下,表层细胞脱落,阴道上段黏膜对性激素最敏感,临床上检查阴道上 1/3 段阴道侧壁脱落的变化,了解体内雌激素浓度和有无排卵。

(三)输卵管的周期性变化

输卵管内衬上皮由非纤毛和纤毛细胞组成,月经周期中,在雌激素作用下,其形态和功能发生与子宫内膜相似的变化。输卵管黏膜上皮纤毛细胞生长,体积增大非纤毛细胞分泌增加,为卵子提供运输和种植前的营养物质。雌激素还促进输卵管发育及输卵管肌层的节律性收缩。孕激素能增加输卵管收缩速度,减少输卵管收缩频率。孕激素与雌激素间有许多相互制约的作用,孕激素可抑制轴卵管黏膜上皮纤毛细胞的生长,减低分泌细胞的功能。雌、孕激素的协同作用,保证受精卵在输卵管内的正常运行。

(杨秀玮)

第六节　卵巢性激素的生理作用

一、雌激素的生理作用

雌激素作用广泛。雌激素受体除分布在生殖道及乳腺外,还存在于肝脏、骨骼、心血管等器官。

（一）生殖系统

1.子宫肌

雌激素可促进子宫肌细胞增生和肥大,使肌层增厚;增进血运,促使和维持子宫发育;增加子宫平滑肌对缩宫素的敏感性。

2.子宫内膜

雌激素可使子宫内膜腺体和间质增殖、修复。

3.宫颈

雌激素可使宫颈口松弛、扩张;宫颈黏液分泌增加,性状变稀薄,富有弹性,易拉成丝状。

4.输卵管

雌激素可促进输卵管肌层发育及上皮分泌活动,并能加强输卵管平滑肌节律性收缩振幅。

5.阴道上皮

雌激素可使阴道上皮细胞增生和角化,黏膜变厚;增加细胞内糖原含量,使阴道维持酸性环境。

6.外生殖器

雌激素可使阴唇发育丰满,色素加深。

7.卵巢

雌激素可协同 FSH 促进卵泡发育。

8.下丘脑、垂体

雌激素可通过对下丘脑和垂体的正负反馈调节,控制促性腺激素的分泌。

（二）乳房

雌激素可促使乳腺管增生,乳头、乳晕着色。

（三）代谢作用

雌激素可促进水钠潴留;促进肝脏高密度脂蛋白合成,抑制低密度脂蛋白合成,降低循环中胆固醇水平;维持和促进骨基质代谢。

二、孕激素的生理作用

孕激素通常在雌激素作用的基础上发挥作用。

（一）生殖系统

1.子宫肌

孕激素可降低子宫肌平滑肌兴奋性及其对缩宫素的敏感性,抑制子宫收缩,有利于胚胎及胎儿在宫内生长发育。

2.子宫内膜

孕激素可使子宫内膜从增殖期转化为分泌期,为受精卵着床做准备。

3.宫颈

孕激素可使宫颈口闭合,黏液分泌减少,性状变黏稠。

4.输卵管

孕激素可抑制输卵管平滑肌节律性收缩频率和振幅。

5.阴道上皮

孕激素可加快阴道上皮细胞脱落。

6.下丘脑、垂体

孕激素在月经中期具有增强雌激素对垂体 LH 频率峰释放的正反馈作用;在黄体期对下丘脑、垂体有负反馈作用,抑制促性腺激素的分泌。

（二）乳房

孕激素可促进乳腺小叶及腺泡发育。

（三）体温

孕激素对下丘脑体温调节中枢有兴奋作用,可使基础体温(basal body temperature,BBT)在排卵后升高 0.3 ℃～0.5 ℃。临床上可以此作为判定排卵日期的标志之一。

（四）代谢作用

孕激素可促进水钠排泄。

三、孕激素与雌激素的协同和拮抗作用

孕激素在雌激素作用的基础上进一步促进女性生殖器和乳房的发育,为妊娠准备条件,两者有协同作用;雌激素和孕激素又有拮抗作用,雌激素促进子宫内膜增殖和修复,孕激素则限制子宫内膜增殖,并使增殖期子宫内膜转化为分泌期。其他拮抗作用表现在子宫收缩、输卵管蠕动、宫颈黏液变化、阴道上皮细胞角化脱落以及水钠代谢等方面。

四、雄激素的生理作用

（一）对女性生殖系统的影响

自青春期开始,雄激素分泌增加,促使阴蒂、阴唇和阴阜的发育,促进阴毛、腋毛的生长。但雄激素过多会对雌激素产生拮抗作用,可减缓子宫及子宫内膜的生长及增殖,抑制阴道上皮的增生和角化。

（二）对机体代谢功能的影响

雄激素能促进蛋白合成,促进肌肉生长,并刺激骨髓中红细胞增生。在性成熟期前,促使长骨骨基质生长和钙的保留;性成熟后可导致骨骺关闭,使生长停止。雄激素还与性欲有关,可使成年女性性欲增加。

（杨秀玮）

第七节 其他内分泌腺对女性生殖系统的影响

H-P-O 轴也受其他内分泌腺功能的影响,如甲状腺、肾上腺及胰腺的功能异常均可导致月经失调。

一、甲状腺

甲状腺分泌的甲状腺素(thyroxine,T_4)和三碘甲状腺原氨酸(triiodothyroxine,T_3)不仅参与机体各种物质的新陈代谢,还对性腺的发育成熟、维持正常月经和生殖功能具有重要影响。甲状腺功能减退发生在青春期以前,可出现性发育障碍,使青春期延迟;发生在青春期出现月经失调,临床表现为月经过少、稀发,甚至闭经,且多合并不孕,自然流产和畸胎发病率增加。甲状腺功能亢进时,甲状腺素分泌与释放增多,子宫内膜过度增殖,临床表现为月经过多、频发、不规则子宫出血。当甲状腺功能亢进进一步加重时,甾体激素的分泌、释放及代谢等过程均受到抑制,临床表现为月经稀发、月经减少,甚至闭经。

二、肾上腺

肾上腺不仅具有合成和分泌糖皮质激素、盐皮质激素的功能,还能合成和分泌少量性激素和极微量雌激素、孕激素。肾上腺皮质是女性雄激素的主要来源。适量雄激素为正常妇女的阴毛、腋毛、肌肉和全身发育所需。若雄激素过多,可抑制下丘脑分泌 GnRH,并对抗雌激素,使卵巢功能受抑制而出现闭经,甚至出现男性化表现。多囊卵巢综合征的病因之一就是肾上腺来源的雄激素过多。先天性肾上腺皮质增生

是由于 21-羟化酶缺陷,导致皮质激素合成不足,引起促肾上腺皮质激素代偿性增加,促使肾上腺皮质网状带雄激素分泌过多,临床可导致女性假两性畸形或女性男性化的表现。

三、胰腺

胰岛分泌的胰岛素不仅参与糖代谢,而且对维持正常的卵巢功能有重要影响。1 型糖尿病 DM1 患者常伴有卵巢功能低下。在胰岛素拮抗的高胰岛素血症患者中,过多的胰岛素将促进卵巢产生过多雄激素,从而发生高雄激素血症,导致月经失调,甚至闭经。

（杨秀玮）

第三章

妊娠生理

妊娠是胚胎和胎儿在母体内发育成长的过程。卵子受精即为妊娠开始,胎儿及其附属物自母体排出是妊娠的终止。妊娠生理包括胚胎形成、胎儿发育及其附属物的形成,以及母体各系统的适应性变化。从卵细胞受精到胎儿的出生,是整个人生阶段发展最快速的时期。临床上是将末次月经第1天作为妊娠的开始,全程约40周。

第一节　受精与着床

一、受精

精子和卵子的结合过程称为受精。受精发生在排卵后的12h数内。整个受精过程约需24h。排卵后次级卵母细胞进入输卵管壶腹部与峡部交界处等待受精。解除精子顶体外膜的"去获能因子",使精子获得受精的能力。当获能精子与卵子相遇,精子顶体外膜与精细胞膜顶端破裂形成小孔释放出顶体酶。溶解卵子外围的放射冠和透明带的过程,称为顶体反应。已获能的精子穿过次级卵母细胞透明带为受精的开始,卵原核与精原核融合为受精的完成。受精后的卵子称为受精卵或孕卵,标志诞生新生命。

二、受精卵的发育与输送

输卵管的蠕动和纤毛的摆动使受精卵向子宫腔移动,同时受精卵不断进行有丝分裂。受精后30小时约开始第一次卵裂,受精后72h分裂成由16个细胞组成的实心细胞团,称为桑葚胚,也称早期囊胚。受精后第4d,桑椹胚进入子宫腔并继续分裂发育成晚期囊胚。在宫腔内游离1～2d,晚期囊胚外层的细胞称为滋养层,中间的腔称为囊胚腔,腔内一侧的细胞团称为内细胞团。

三、着床

晚期囊胚侵入到子宫内膜的过程,称为孕卵植入,也称着床。在受精后第6～7d开始,晚期囊胚透明带消失之后开始着床,11～12d结束。着床部位位于宫腔上部前、后、侧壁,通常在宫腔后壁的上部。正常植入应在子宫腔的上部,深达子宫内膜的功能层。否则,便形成异常植入如子宫外孕、前置胎盘。着床必须具备的条件有:①透明带消失。②囊胚细胞滋养细胞分化出合体滋养层细胞。③囊胚和子宫内膜同步发育并相互配合。④孕妇体内有足够数量的孕酮,子宫有一个极短的敏感期允许受精卵着床。受精24h的受精卵产生的早孕因子→防止囊胚被排斥;环磷酸腺苷(cAMP)促子宫内膜合成DNA利于着床。

四、蜕膜形成

受精卵着床后,子宫内膜迅速发生蜕膜变,致密层蜕膜样细胞增大变成蜕膜细胞。蜕膜:孕卵植入分泌期的子宫内膜后,进一步增厚子宫内膜。按蜕膜与受精卵的部位关系,将蜕膜分为底蜕膜、包蜕膜和真蜕膜3部分(图3-1)。

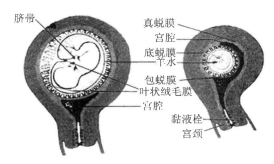

图3-1 蜕膜模式图

(一)底蜕膜

底蜕膜是指与囊胚极滋养层接触的子宫肌层之间的蜕膜,以后发育成为胎盘的母体部分。

(二)包蜕膜

包蜕膜是指覆盖在囊胚上面的蜕膜,为胎膜的一部分。约在妊娠12周因羊膜腔明显增大,使包蜕膜和真蜕膜相贴近,子宫腔消失。

(三)真蜕膜(壁蜕膜)

真蜕膜是指底蜕膜及包蜕膜以外覆盖子宫腔表面的蜕膜。

(董永莉)

第二节 胎儿附属物的形成及其功能

胎儿附属物是指胎儿以外的组织,包括胎盘、胎膜、脐带和羊水。

一、胎盘

胎盘是母体与胎儿之间进行物质交换的重要器官,是胚胎与母体组织的结合体。胎盘由羊膜、叶状绒毛膜(也称丛密绒毛膜)和底蜕膜构成。结构形状为圆形或椭圆,重量450～650 g,直径16～20 cm,厚度约2.5 cm,有两个面:母面及子面。

(一)胎盘的形成

1.羊膜

羊膜是构成胎盘的胎儿部分,是胎盘的最内层,附着在绒毛膜板表面。羊膜为半透叫光滑薄膜,无血管、神经及淋巴,具有一定的弹性。羊膜是羊水的保护膜,它与胚胎之间的空间称为羊膜腔。在妊娠最初的几个月,羊膜会分泌羊水,为发育中的胎儿提供安全的环境,以避免其受伤。

2.叶状绒毛膜

叶状绒毛膜是构成胎盘的胎儿部分,是胎盘的主要部分。囊胚着床后,其外层细胞及滋养层增厚,表面形成许多毛状突起称为绒毛,此时的滋养层称为绒毛膜。胚胎发育至13～21d时,胎盘的主要结构—绒毛逐渐形成。绒毛的形成经历有3个阶段。

(1)一级绒毛:绒毛膜周围长出不规则突起的合体滋养细胞小梁,呈放射状排列,绒毛膜深部增生活跃的细胞滋养细胞也伸入进去。形成合体滋养细胞小梁的细胞中心索,初具绒毛形态。

(2)二级绒毛:胚胎发育至第2周末或第3周初时,胚外中胚层逐渐深入绒毛干内,形成绒毛间质中心索。

（3）三级绒毛：指胚胎血管长入间质中心索(图 3-2)。约在受精后第 3 周末，绒毛内的间质分化出毛细血管，此时胎儿胎盘循环建立。由于滋养细胞不断增殖、扩展，与合体滋养细胞共同形成绒毛膜干，绒毛膜干之间的间隙称为绒毛间隙。

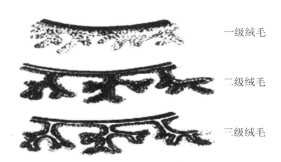

一级绒毛

二级绒毛

三级绒毛

图 3-2　绒毛发育 3 阶段的模式图

孕妇子宫螺旋动脉(也称子宫胎盘动脉)穿过蜕膜板进入母体叶，胎儿和母体间的物质交换均作胎儿小叶的绒毛处进行，说明胎儿血液是经脐动脉直至绒毛毛细血管，经与绒毛间隙中的母血进行物质交换，两者并不直接相通。

3.底蜕膜

底蜕膜构成胎盘的母体部分。底蜕膜的螺旋小动脉和小静脉受滋养层合体细胞的侵蚀而直接开口于绒毛间隙，借动脉压差将动脉血注入绒毛间隙，再经蜕膜小静脉开口回流母体血液循环，胎儿血自动脉流入绒毛毛细血管网，再经脐静脉流入胎儿体内。绒毛间隙中的母血与绒毛血管内的胎血不接相通，中间隔着绒毛中的毛细血管壁、绒毛间质及绒毛上皮，主要靠渗透、扩散作用进行物质交换。

（二）胎盘的功能

胎盘是维持胎儿在子宫内营养发育的重要器官，物质交换的部位主要在血管合体膜，胎盘功能包括气体交换、营养物质供应、排除胎儿代谢产物、防御功能，以及合成激素的功能等。

1.气体交换

气体交换包括简单扩散，O_2、CO_2 的交换。维持胎儿生命最重要的物质是 O_2。在母体与胎儿之间，O_2 及 CO_2 以简单扩散方式进行交换，可替代胎儿呼吸系统的功能。CO_2 通过血管合体膜的速度比 O_2 通过快 20 倍左右，故 CO_2 容易自胎儿通过绒毛间隙直接向母体迅速扩散。

2.营养物质供应

通过主动转运、异化扩散将来自母体的葡萄糖、氨基酸、脂肪酸、水、电解质、水溶性维生素等物质供给胎儿，可替代胎儿消化系统的功能。

（1）葡萄糖是胎儿热能的主要来源，以易化扩散方式通过胎盘。

（2）氨基酸浓度胎儿高于母血，以主动运输方式通过胎盘。

（3）电解质及维生素多数以主动运输方式通过胎盘。

（4）胎盘中含有多种酶，如氧化酶、还原酶、水解酶等，可将复杂化合物分解为简单物质，也可将简单物质合成后供给胎儿。

3.排除胎代谢产物

胎儿代谢产物如尿素、尿酸、肌酐、肌酸等，经胎盘送入母血，由母体排出体外。故可替代胎儿泌尿系统的功能。

4.防御功能

母血中免疫球蛋白如 IgG 能通过胎盘，胎盘的屏障作用极有限。各种病毒(如风疹病毒、巨细胞病毒等)、病原体、血型抗体和某些对胎儿有害的相对分子质量小的药物,均可通过胎盘影响胎儿,致畸甚至死亡。细菌、弓形体、衣原体、螺旋体可在胎盘部位形成病灶,破坏绒毛结构进入胎体感染胎儿。

5.合成功能

胎盘具有活跃的合成物质的能力,主要合成激素(蛋白激素和类固醇激素)与酶。蛋白激素有绒毛膜促性腺激素、胎盘生乳素、妊娠特异性 β_1 糖蛋白、绒毛膜促甲状腺激素等,类固醇激素有雌激素、孕激素等。合成的酶有缩宫素酶、耐热性碱性磷酸酶等。

(1)绒毛膜促性腺激素(HCG):HCG 由合体滋养细胞产生,是一种糖蛋白激素。至妊娠 8~10 周血清浓度达最高峰,持续 1~2 周后迅速下降,持续至分娩。约于产后 2 周内消失。HCG 在受精后 10d 左右即可用放射免疫测定法(RIA)自母体血清中测出,成为诊断早孕最敏感方法之一。

(2)胎盘生乳素(HPL):HPL 由合体滋养细胞产生。于妊娠的第 8 周开始分泌,第 36 周达高峰,直至分娩。产后 HPL 迅速下降,约产后 7h 即不能测出。HPL 的主要功能为促进乳腺腺泡发育,刺激其合成功能,为产后泌乳做准备。另外能使胎儿获得更多的蛋白质、葡萄糖及矿物质。

(3)雌激素:主要来自胎盘及卵巢。于妊娠早期,主要由黄体产生雌二醇和雌酮。于妊娠 10 后,胎盘接替卵巢产生更多雌激素,至妊娠末期雌三醇值为非孕妇女的 1 000 倍,雌二醇及雌酮为非孕妇女的100 倍。

(4)孕激素:妊娠甲期由妊娠黄体产生,自妊娠 8~10 周合体滋养细胞是产生孕激素的主要来源。随妊娠进展,母血中孕酮值逐渐增高,并与雌激素共同参与妊娠母体各系统的生理变化。

二、胎膜及脐带

(一)胎膜

胎膜由绒毛膜和羊膜组成。胎膜的外层为平滑绒毛膜,胎膜的内层为羊膜。胎膜有防止病原体进入宫腔,避免感染的作用;参与物质交换;参与羊水循环。胎膜在分娩发动上可能有一定作用。

(二)脐带

脐带一端连于胎儿腹壁脐轮,另一端附着于胎盘胎儿面。妊娠足月胎儿的脐带长 30~70 cm,平均约50 cm,直径 1.0~2.5 cm,脐带断面中央有一条脐静脉、两条脐动脉。胎儿通过脐带血循环与母体进行营养和代谢物质的交换。脐带是母儿循环的重要通道,受压可危及胎儿的生命(图 3-3)。

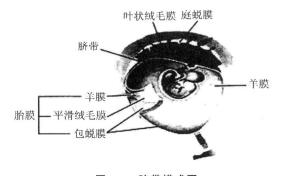

图 3-3　脐带模式图

三、羊水

(一)羊水的来源

妊娠早期的羊水,主要是母体血清经胎膜进入羊膜腔的透析液。妊娠中期后,胎儿尿液成为羊水的重要来源。妊娠 11~14 周时,胎儿肾脏即有排泄功能,于妊娠 14 周发现胎儿膀胱内已有尿液,胎儿尿液排至羊膜腔中,使羊水的渗透压逐渐降低。妊娠足月胎儿通过吞咽羊水使羊水量趋于平衡,起保护胎儿和母体的作用。

（二）母体、胎儿、羊水三者间的液体平衡

羊水在羊膜腔内不断进行液体交换，以保持羊水量相对定。母体、胎儿间的液体交换，主要通过胎盘，每小时约交换 3 600 mL。母体与羊水的交换，主要通过胎膜。羊水与胎儿的交换，主要通过胎儿消化管、呼吸道、泌尿道以及角化前皮肤等。

（三）羊水量、性状及成分

1.羊水量

妊娠 38 周时约 1 000 mL，此后羊水量逐渐减少，妊娠足月时羊水量约 800 mL。

2.羊水性状及成分

妊娠早期羊水为无色透明液体；妊娠足月羊水呈弱碱性，则略显混浊，不透明，可见羊水内悬有小片状物，包括胎脂、胎儿脱落上皮细胞、毳毛、毛发、少量白细胞、清蛋白和尿酸盐等。羊水中含有大量激素（包括雌三醇、孕酮、前列腺素、胎盘生乳素、绒毛膜促性腺激素等）。

（四）羊水的功能

1.保护胎儿

胎儿在羊水中自由活动，防止胎体畸形及胎肢粘连；保持子宫腔内温度恒定；适量羊水可避免子宫肌壁或胎儿对脐带的直接压迫所致的胎儿窘迫；有利于胎儿体液平衡，如胎儿体内水分过多可以胎尿方式排至羊水中；临产宫缩时，在第一产程初期，羊水直接受宫缩压力能使压力均匀分布，避免胎儿局部受压。

2.保护母体

减少胎动所致的不适感；临产后，前羊水囊扩张子宫颈口及阴道；破膜后羊水冲洗阴道减少感染。

（董永莉）

第三节　妊娠期母体变化

熟悉妊娠期母体的变化，有助于护理人员帮助孕妇了解妊娠期的解剖及生理方面的变化，如许多实验室指标较非孕期发生明显改变，认识妊娠导致的生理变化是正确理解妊娠行发症的基础，帮助孕妇识别潜在的或现存的非正常的生理性变化。

一、生理变化

（一）生殖器官的变化

妊娠期母体为适应胎儿生长的需要，并为分娩准备条件，各个系统和器官均发生一系列的变化；妊娠后，生殖器官的变化最为明显，具有以下共性：组织增生、肥大、充血、水肿、松软及呈蓝色。

1.子宫

（1）子宫体：妊娠时子宫变化最大。肌纤维肥大、变长、增生至宫体逐渐增大。妊娠早期子宫呈球形或椭圆形且不对称，受精卵着床部位的子宫壁明显突出。自妊娠 12～14 周起，子宫出现不规则无痛性收缩，增大的子宫渐呈均匀对称并超出盆腔，妊娠晚期的子宫呈不同程度右旋，孕妇有时自己也能感觉到。妊娠末期，由未孕期时的 40～50 g 增至约 1 100 g，容量增加约 1 000 倍。血流量逐渐增加，足月妊娠时每分钟达 450～650 mL，其中 80%～85% 供应胎盘。

（2）子宫峡部：子宫峡部位于子宫体与子宫颈之间最狭窄部位。非孕时长约 1 cm，妊娠后变软，妊娠10 周时子宫峡部明显变软。妊娠 12 周后，子宫峡部不断伸展，至妊娠末期可达 7～10 cm。峡部的肌纤维增生，但不如子宫体明显。分娩时，峡部继续伸展，成为软产道的一部分，称为"子宫下段"。妊娠期间，子宫经常有不规则的间歇性收缩，以促进胎盘血循环。妊娠后半期，子宫兴奋性增高。收缩加频，足月时变为有规律的收缩,称为"阵缩",是分娩的主要动力。

(3)子宫颈:于妊娠早期,由于血管及淋巴管的增加及结缔组织的增生、水肿等,致宫颈肥大变软、内膜增厚、腺体增生、黏液分泌量增多,在颈管内形成黏液塞,可防止细菌进入宫腔。临产时,宫颈管变短并出现轻度扩张。由于宫颈鳞状柱状上皮交接部外移,宫颈表面出现糜烂面,称为假性糜烂。

2.卵巢

此期卵巢略增大,不排卵。在一侧卵巢中有妊娠黄体继续生长并分泌雌激素和孕激素,以维持妊娠的继续。妊娠黄体一般在妊娠10周后开始萎缩,由胎盘替代卵巢分泌激素。

3.输卵管

妊娠期输卵管伸长,血运增加,组织变软,黏膜有时呈类似蜕膜样变。

4.阴道

此期肌纤维及弹力纤维增生,易于扩张。黏膜变厚变软,充血、水肿呈紫蓝色。皱襞增多,结缔组织变松软,伸展性增加。阴道上皮细胞含糖原增加,乳酸含量增多,使阴道分泌物增多,呈酸性,可抑制致病菌生长。

5.会阴

会阴皮肤色素沉着,血管增多、充血,淋巴管扩张,结缔组织变软,故伸展性增大,有利于分娩时胎儿娩出。

6.乳房的变化

妊娠最早几周感乳房发胀,或有刺痛感及触痛,妊娠8周后乳房明显增大。由于雌激素及孕激素的增加,乳房腺管与腺体皆增生,脂肪沉积,乳头很快增大、着色,乳晕颜色加深,其外围的皮脂腺肥大形成散在的结节状隆起,称为蒙氏结节。此外,乳腺发育完善还需垂体催乳激素、胎盘生乳素、胰岛素、皮质醇、甲状腺素等的参与。妊娠后期可由乳头挤出少量黄色液体溢出,称为"初乳",当分娩后新生儿吸吮乳头后即可泌乳。

(二)循环系统的变化

1.心脏

由于新陈代谢和循环血量的增加,以及为了适应胎盘循环的需要,母体心脏负担加重。妊娠后期因膈肌升高,心脏向左、向上、向前移位更贴近胸壁,心尖搏动左移1～2 cm,心浊音界稍扩大。正常心脏具有代偿功能,故能胜任孕期的负担,产后逐渐消失。心脏容量从妊娠早期至妊娠末期约增加10%,心率每分钟增加10～15次,以适应妊娠的需要。

2.心搏量

心搏量增加对维持胎儿生长发育极为重要。心搏量约自妊娠10周开始增加,至妊娠32～34周达高峰。左侧卧位测量心搏量较未孕时增加35%。持续此水平直至分娩。孕妇心搏量对活动的反应较未孕妇女明显。临产后,特别在第二产程期间,心搏量显著增加。

3.血压

在妊娠早期及中期血压偏低,在妊娠晚期血压轻度升高。孕早期一般收缩压无变化,舒张压轻度降低,使脉压稍增大。若比原有水平升高3 kPa(约20 mmHg)以上或达17.4/12 kPa(130/90 mmHg)以上者,则为病理现象。

4.静脉压

因妊娠子宫压迫盆腔静脉,使下肢血液回流受阻,股静脉压升高,致妊娠后期常出现腿踝及小腿水肿,少数可出现下肢、会阴部静脉曲张和痔。

(三)血液的变化

1.血容量

从孕6周起开始增加,至妊娠32～34周达高峰,约增加35%,平均增加约1 500 mL,维持此水平至分娩。血容量增加包括血浆及红细胞增加,血浆增加多于红细胞增加,血浆约增加 1 000 mL,红细胞容量约增加 500 mL,出现血液稀释。

2.血液成分

(1)红细胞:妊娠期骨髓不断产生红细胞,网织红细胞轻度增生,红细胞总量到足月时增加 33%,血容量约增加 48%,血容量增加至孕 32 周时达高峰。由于血浆容量增加多于红细胞增加,血液稀释,红细胞计数约为 $3.6 \times 10^{12}/L$,血红蛋白值为 110 g/L,血细胞比容降至 31%~34%。孕妇储备铁约 500 mg,为适应红细胞增生及胎儿成长和孕妇各器官生理变化的需要,容易缺铁,应在孕晚期补充铁剂,以防血红蛋白值下降。凝血方面血小板计数无改变,凝血因子 Ⅱ、Ⅶ、Ⅷ、Ⅸ、Ⅹ 增加,纤维蛋白原增加 50%,凝血因子 Ⅺ、Ⅷ 由于血液稀释而减少,血液呈高凝状态。

(2)白细胞:从孕 7 周起开始增加,至妊娠 30 周时达高峰,约 $10 \times 10^{12}/L$,有时可达 $15 \times 10^{12}/L$。主要为中性粒细胞增加,淋巴细胞增加不多,而单核细胞和嗜酸性细胞几乎无改变。

(3)凝血因子:妊娠期血液处于高凝状态。凝血因子 Ⅱ、Ⅴ、Ⅶ、Ⅸ、Ⅹ 均增加,仅凝血因子 Ⅺ、Ⅻ 由于血液稀释而降低。血浆纤维蛋白原比非孕期增加约 50%,孕末期可达 4 000~5 000 mg/L。妊娠末期红细胞沉降率(血沉)加快,妊娠期纤维蛋白溶酶增加,优球蛋白溶解出现延长,表明妊娠期间纤溶活性降低,分娩后纤溶活性迅速增高,血液呈高凝状态。

(4)血浆蛋白:血浆蛋白由于血液稀释从孕早期即下降,至妊娠中期为 60~65 g/L,主要是白蛋白减少,约为 35 g/L,以后持续此水平直至分娩。

(四)泌尿系统的变化

从孕早期开始,肾脏体积增大较明显,肾脏的改变与血容量及心输出量增加并行。肾血流量到孕 24 周时增加 50%,而 30%~40% 是由于心输出量增加所致。代谢产物尿素、尿酸、肌酸、肌酐等排泄增多,由于肾小管对葡萄糖再吸收能力不能相应增加,孕妇餐后可能出现糖尿,应注意与真性糖尿病相鉴别。早孕时增大的子宫及妊娠末期下降的胎头,可压迫膀胱而引起尿频。妊娠中期以后,在孕激素的影响下,输尿管蠕动减弱,加以输尿管常在骨盆入口处受妊娠子宫的压迫,致尿流迟缓,易引起泌尿系的感染。孕妇易患急性肾盂肾炎,以右侧多见。

(五)呼吸系统的变化

晚期妊娠以胸式呼吸为主。妊娠子宫增大,挤压横膈使之上升,最高可达 4 cm,胸廓周径增加 5~10 cm,呼吸频率增加 2~4 次/分,换气量每分钟增加 40%。孕晚期肺底部可能听到肺不张性细湿性啰音,在深呼吸或用力咳嗽后消失。孕妇有过度换气,血中 CO_2 排出增加,CO_2 分压降低,较非妊娠期减少 6%~10%,但血浆 PH 仍保持正常。

(六)消化系统的变化

早孕期常有食欲缺乏、恶心、呕吐、选食及唾液分泌增多,易出现齿龈出血、牙齿松动及龋齿等现象,数周后多自愈。妊娠子宫增大,迫使胃向上移位,阑尾向右上方移位。受孕激素影响,胃肠蠕动减少、排空时间减慢,易有上腹部饱满感、胃肠胀气与便秘。因胃液分泌减少、胃酸减少,可影响铁的吸收,故孕妇易患贫血。妊娠后期子宫压迫直肠,可加重便秘,并可因静脉血流郁滞而出现痔疮。

(七)物质代谢

1.体重

早孕期因反应及食欲缺乏,体重可下降,随着妊娠月份的增长、胎儿的发育、体内水分的潴留、血液总量的增加,以及蛋白质和脂肪的储存等,孕妇体重逐渐增加。一般从妊娠第 5 个月开始,每周增加约 0.5 kg,到足月时共增加约 12.5 kg,主要在孕后半期,如体重增加过快,应考虑有病理情况。

2.糖代谢

进餐后血糖维持在较平时为高的水平,容易通过胎盘到达胎儿,并以脂肪形式储存于母体,较少量以糖原形式储存于母体肝脏及肌组织内。

3.蛋白质代谢

孕期都是正氮平衡,于孕 28 周时达顶峰,此后保持该水平。孕末期储存的蛋白质达 500 g,50%供给胎儿胎盘的生长发育需要,50%用于母体的子宫、乳腺及血液成分增长等方面。

4.脂类代谢

脂肪是母体储藏能量的主要方式,在孕 30 周时约储存 4 kg,以后储仔的量较少,孕妇血中总类脂质与胆固醇均高于平时,孕妇容易发生酮血症,与糖原储存较少直接有关。

5.电解质改变

母体血循环中电解质的减少是相对的,是指浓度的下降,而循环中电解质的总量足增多的。铁是血红蛋白及多种氧化酶的组成部分,与血氧运输和细胞内氧化过程关系密切。孕期母体储存铁供不应求,不补充外铁易发生缺铁性贫血。胎儿骨骼及胎盘形成需较多的钙,孕末期体内含钙 25 g、磷14 g。绝大多数孕妇在孕末 2 个月储存,因此在孕术期需补充钙及维生素 D。

6.水代谢

孕妇体内钠盐潴留较多,除供胎儿需要外,也分布在母体的细胞外液内。随着钠的潴留,体内水分亦相应增加。钠和水的潴留与体内醛固酮及雌激素有关,而其排出则与孕激素及肾脏功能有密切关系。潴留的水分,产后迅速以尿及汗液形式排出。

(八)内分泌系统的变化

孕期母体内分泌功能有显著改变,一是母体原有内分泌腺功能活动增强,二是胎儿与胎盘在发育期间逐渐发展自身的内分泌系统(胎儿胎盘单位)与功能。胎儿胎盘单位的功能又影响母体内分泌系统的结构与功能,两者共同担负着维持整个妊娠过程的激素调控任务。

(九)骨骼系统的变化

骨骼一般无变化,孕期因骨盆关节及椎骨间关节韧带松弛,孕妇可感腰骶部、耻骨联合及(或)肢体疼痛不适,这可能和松弛素有关。

(十)皮肤的变化

皮肤常有色素加深沉着,在面部、脐下正中线、乳头、乳晕及外阴等处较显著。由于伸展过度,腹壁、乳房以及大腿处侧面和臀部的皮肤可因弹力纤维断裂而出现斑纹,称为"妊娠纹"。新的妊娠纹为紫红色,见于初孕妇;陈旧性妊娠纹呈白色,多见于经产妇。

二、妊娠期的心理和社会因素变化

妊娠不仅会造成身体各系统的生理改变,随之经受着生理、心理、家庭和社会环境的一些变化,对其身心健康影响很大。妊娠期良好的心理调适有助于产后亲子关系的建立及母亲角色的完善。因此妊娠期的心理评估是产前护理极为重要的内容。护理人员要了解妊娠期孕妇及家庭成员的心理变化,给予适当的护理照顾,使孕妇及家庭能妥当地调适,迎接新生命的来临。孕妇常见的心理反应有以下几种。

(一)惊讶和震惊

在怀孕初期,不管是否是计划中的妊娠,几乎所有的孕妇都会产生惊讶和震惊的反应,这也表明着一种心理的变化。

(二)矛盾心理

在惊讶和震惊的同时,孕妇可能会出现思绪焦虑的矛盾心理,尤其是针对未计划怀孕的孕妇此心理更显突出。孕前可能会觉得自己还没做好准备,是否择期妊娠会更好、是否影响工作,或许自己的能力不足,以及缺乏可以利用的社会支持系统或经济负担过重,有时因第一次妊娠对恶心、呕吐等生理变化无法适应等问题。这种"矛盾心理"可能正常地出现于孕早期或整个妊娠的过程中,但当孕妇自觉胎儿在腹中活动时,多数孕妇会改变当初对怀孕的态度。

（三）接受

妊娠早期，某些孕妇因为妊娠引起的各种不适应，并未真实感受"胎儿"的存在。随着妊娠进展，尤其是胎动的出现，孕妇真正感受到"孩子"的存在。出现"筑巢反应"，计划为孩子购买衣服、睡床等日常用品，学习关心孩子的喂养和生活护理等方面的知识，给未出生的孩子起名字、猜测性别等，甚至有些孕妇在计划着孩子未来的教育和谋职。妊娠晚期，由于胎儿不断长大，孕妇体重增加，开始感觉行动不便，非常容易疲倦、劳累和身体不适，期盼分娩日期的到来。同时，随着预产期的临近，孕妇一方面害怕、担心分娩的过程是否顺利。自己能否耐受分娩的疼痛；另一方面又期盼见到自己的宝宝，为分娩做好心理和物质上的准备。随着预产期的临近，有的孕妇个性固执，焦虑、紧张、恐惧的情绪会加剧，往往延续至分娩期。

（四）情绪波动

孕妇的情绪波动起伏较大，可能由于体内内分泌激素的改变而引起。尤其是存雌激素和黄体素持续升高时，孕妇往往会变得非常敏感。常常为了一些小事而生气、哭泣，追问其原因时，又很难说出理由。所以，丈夫需在妻子妊娠前或妊娠早期就预先了解外注意这些情绪上的变化，调节此时的情绪变化，避免成为妊娠期的压力来源。但大多数孕妇会随着体内激素分泌增加和对未来生活的期望，使大多数孕妇情绪逐步变得愉快、稳定。

（五）内省

孕妇在妊娠时往往表现出以自我为中心的倾向，专注于自己及身体。关心自己的一日三餐、体重、穿着，也关心自己的休息，喜欢独处。这种专注使孕妇能计划、调节、适应，以迎接新生命的到来。内省行为可能会使配偶及其家庭成员受到冷落而影响家庭关系。

（董永莉）

第四章

妊娠诊断

胚胎和胎儿在母体内生长发育的过程称为妊娠。卵子受精是妊娠的开始,胎儿及附属物自母体排出是妊娠的终止。临床上一般以末次月经的第一天作为妊娠的开始。临床上为了掌握妊娠不同阶段的特点,将妊娠全过程分为3个时期:12周以内为早期妊娠,13～27周末为中期妊娠,28～40周为晚期妊娠。

第一节　早期妊娠的诊断

一、病史

(一)停经

生育年龄有过性生活史的健康妇女,平时月经规律,此次月经过期10d以上。停经是妊娠最早和最重要的症状,哺乳期妇女月经虽未恢复但仍可能再次妊娠。少数孕妇于孕卵着床时,可有少量阴道出血。

(二)早孕反应

约半数以上妇女停经6周出现畏寒、嗜睡、食欲缺乏、挑食、喜欢吃酸食,怕闻油腻味,早起恶心,甚至呕吐,严重者还有头晕、乏力、倦怠等症状。6周开始,8～10周达高峰,12周消退。恶心、呕吐与体内HCG增多、胃酸分泌减少,以及胃排空时间延长可能有关,对孕妇身体健康无明显影响。

(三)尿频

妊娠早期出现尿频,由于怀孕后子宫逐渐增大,压迫膀胱而引起小便次数增多。但并没有尿路感染时出现的尿急、尿痛症状。当子宫出盆腔进腹腔后,约妊娠12周以后症状消失。

二、临床表现

(一)乳房的变化

乳房胀痛,因雌激素、孕激素的增加,促进乳腺的发育。妊娠后受雌激素和孕激素的影响。乳腺细胞和乳腺小叶增生,乳房逐渐长大,孕妇感觉有轻度腹胀和乳头疼痛。检查时,可见乳头及乳晕着色加深,其乳晕周围出现蒙氏结节。

(二)生殖系统的变化

于妊娠6～8周内,行窥阴器检查可发现阴道黏膜以及宫颈充血呈紫蓝色。双合诊触及子宫颈变软,可见黑加征,即宫颈与宫体似不相联。孕8周时宫体是非孕时的2倍,孕12周时是非孕时的3倍,此时在耻骨联合上多能触及宫底。

（三）其他

1.皮肤色素沉着

皮肤色素沉着主要表现在脸颊部以及额部出现褐色斑点，又称妊娠斑，典型者呈蝴蝶样。

2.基础体温升高

当出现上述某些症状时，可每天测定基础体温，怀孕者基础体温往往升高。

三、辅助检查

（一）黄体酮试验

目前不建议使用。

（二）妊娠试验

妊娠后胚胎的绒毛滋养层细胞产生大量绒毛膜促性腺激素（HCG），该激素存在于孕妇体液中，通过检测血、尿标本中 HCG，可作为早孕的辅助诊断。

（三）超声检查

1.B 型断层显像法

在增大子宫的轮廓中可见到圆形妊娠环，其内为液性暗区。液性暗区内可见胚芽或胎儿，同时可见胎心搏动或胎动。最早在 5 周时，即可在妊娠环中见到有节律的胚胎原始心管搏动。

2.超声多普勒法

用超声多普勒在子宫位置可听到有节律的单一高调胎心率 150～160 次/分，可确诊为早孕。最早可在孕 7 周测出。

3.A 型示波法

A 型示波法现少采用，主要以出现宫腔分离波、液平段、子宫体增大及胎心搏动 4 项指标诊断妊娠。

（四）基础体温（BBT）测定

BBT 具有双相型的妇女，停经后体温升高相持续 18d 不下降者，早孕的可能性很大，体温升高持续 3 周以上，早孕可能性大（图 4-1）。

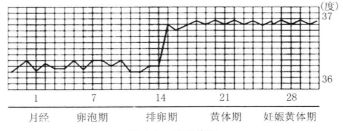

图 4-1　基础体温

（五）宫颈黏液的检查

早孕时量少质稠，涂片干燥后镜检视野内全为成行排列的椭圆体。

（于　燕）

第二节　中、晚期妊娠的诊断

一、病史

有早期妊娠的经过，且子宫明显增大，可感觉到胎动，触及胎体，听诊有胎心，容易确诊。

二、临床表现

(一)子宫增大

随着妊娠的发展子宫逐渐增大,孕妇也自觉腹部逐渐膨胀,并可根据子宫底高度判断妊娠月份,一般妊娠16周子宫底约达脐与耻骨联合中间,妊娠24周约在脐稍上,妊娠36周约近剑突,妊娠40周反而稍降低(图4-2,表4-1)。

表 4-1 不同孕周的宫高及子宫长度

妊娠周数(周)	手测宫底高度	尺侧耻上宫底长度(cm)
12	耻上 2~3 横指	
16	脐耻之间	
20	脐下 1 横指	18
24	脐上 1 横指	24
28	脐下 3 横指	26
32	脐和剑突之间	29
36	剑突下 2 横指	32
40	剑突水平或略高	33

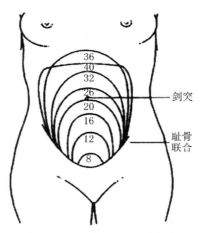

图 4-2 妊娠周数与宫底高度

(二)胎动

妊娠18~20周孕妇可自觉胎儿在子宫内活动,称为胎动,3~5次/h,检查时也可扪及或用听诊器听到。

(三)胎心

妊娠20周左右可经孕妇腹壁听到胎儿心音,如钟表的"滴答"声,每分钟120~160次,以在胎儿背部听诊最清楚。但需与子宫杂音、腹主动脉音相区别,子宫杂音为吹风样低响。腹主动脉音为"咚咚"样强音,均与孕妇脉搏一致。

(四)胎体

妊娠20周后,可经腹壁触到胎体,妊娠24周后更为清楚,可区分圆而硬的胎头具有浮球感,宽而软的胎臀形状不规则,以及宽而平坦的胎背和小而不规则的四肢。

(五)皮肤的变化

妊娠中期以后在面部、乳头乳晕、腹壁正中线和会阴部等处可有明显的色素沉着,下腹部以至大腿上

1/3 外侧可见紫红色或粉红色的斑纹。

三、辅助检查

（一）X 线摄片检查

妊娠 18 周后，X 线摄片检查可见到胎儿骨骼阴影，对多胎、畸形胎儿、死胎及可疑头盆不称的诊断有参考价值。但不宜多做，以免影响胎儿发育。

（二）超声检查

A 型示波法可探及胎心及胎动反射；B 型显像法可显示胎体、胎动、胎心搏动、胎头及胎盘等完整图像，可确诊为妊娠，并证实为活胎。

（于　燕）

第三节　胎产式、胎先露、胎方位

胎姿势即胎儿在子宫内的姿势。胎头俯屈，颏部贴近胸壁，脊柱略前弯，四肢屈曲交叉下胸腹前，其体积及体表面积均明显缩小，整个胎体成为头端小、臀端大的椭圆形，以适应妊娠晚期椭圆形宫腔的形状。

一、胎产式

胎体纵轴与母体纵轴的关系称为胎产式。两纵轴平行者称为纵产式，两纵轴垂直者称为横产式。两纵轴交叉呈角度者称为斜产式。属暂时性，在分娩过程中多数转为纵产式，偶尔转成横产式。

二、胎先露

最先进入骨盆入口的胎儿部分称为胎先露。纵产式有头先露及臀先露，横产式为肩先露。头先露因胎头屈伸程度不同，又分为枕先露、前囟先露、额先露及面先露。臀先露因入盆的先露部分不同，又分为混合臀先露、单臀先露、单足先露和双足先露。偶见头先露或臀先露与胎手或胎足同时入盆者，称为复合先露。

三、胎方位

胎儿先露部的指示点与母体骨盆的胎位称为胎方位（简称胎位）。枕先露以枕骨、面先露以颏骨、臀先露以骶骨、肩先露以肩胛骨为指示点。根据指示点与母体骨盆左、右、前、后、横的关系而有不同的胎位（表 4-2）。

表 4-2　胎产式、胎先露和胎片位的关系及种类

纵产式（99.75%）
- 头先露（95.75%～97.75%）
  - 枕先露（95.55%～97.55%）
    - 枕左前（LOA）、枕左横（LOT）、枕左后（LOP）
    - 枕右前（ROA）、枕右横（ROT）、枕右后（ROP）
  - 面先露（0.2%）
    - 颏左前（LMA）、颏左横（LMT）、颏左后（LMP）
    - 颏右前（RMA）、颏右横（RMT）、颏右后（RMP）
- 臀先露（2%～4%）
  - 骶左前（LSA）、骶左横（LST）、骶左后（LSP）
  - 骶右前（RSA）、骶右横（RST）、骶右后（RSP）

横产式—肩先露（0.25%）
- 肩左前（LScA）　肩左后（LScP）
- 肩右前（RScA）　肩右后（RScP）

（于　燕）

第五章

孕期监护

第一节　孕期管理

孕产妇系统管理是指从怀孕开始,直至产后 42d 为止,以母体为中心的系统医学检查、观察和保健指导,围生期保健是其中的重点内容。国际上依据各国的社会发展水平不同设定了 4 个围生期标准,围生Ⅰ,从 28 孕周至出生后 7d;围生Ⅱ,从 20 孕周至出生后 28d;围生Ⅲ,从 28 孕周至出生后 28d;围生Ⅳ,从受精卵着床和胚胎形成至产后 7d,我国目前采用的是围生期Ⅰ的标准。

在我国,目前已全面实行孕产妇系统保健 3 级管理制度,推广使用孕产妇联系卡,强化对高危妊娠的筛查、监护和管理。通过 3 级分工,由基层负责对孕产妇定期检查,发现孕产异常立即将具有高危因素的孕妇或胎儿转送上级医院监护处理。在城市,由市、区、街道妇幼保健院(站);在农村,由县医院和妇幼保健站、乡卫生院、村妇幼保健员构成 3 级保健系统,这个系统的工作内容是基本一致的。

一、孕妇登记、建立孕产妇健康手册

孕妇应从怀孕 3 个月开始登记建立孕产妇健康手册,由建册单位的医护人员详细询问孕产、病史,进行全面体检,并记录在孕产妇健康手册上。孕产妇健康手册上系统记录了全部的孕产过程、主要病史、症状、体征及处理情况,包括 3 级保健体系中各级医疗机构的检查、处理过程和结果。孕妇被要求在赴任何医疗机构检查时随身携带其孕产妇健康手册,方便医护人员记录。孕产期健康手册是孕妇在整个孕产期的指导和记录手册,医护人员要全面记录每项检查结果和孕产经过。分娩后,医院应将分娩经过、新生儿情况完整记录在手册上。产妇出院后,该手册应集中到妇保机构,便于基层妇保机构组织产后三访。结束三访后,即可纳入统计,并按期上报省、市妇幼处,作为人口统计的信息数据。

二、孕妇按期产前检查及产后随访

产前检查及产后随访的目的是及时发现孕产妇的生理异常改变,及时将高危孕产妇置于可靠的医学监护之下。其要点如下。

(1)孕产妇的严格按期就诊。

(2)医护人员的认真、全面、规范的检查。

(3)不同的患者应在适宜、可靠的医疗机构得到与其高危程度相应的医学监护。

产前检查及产后随访绝不能流于形式,要从制度上、落实上、监管上保证孕产妇和医护人员的有效执行。孕期检查的时间从确定妊娠之日开始,可进行孕期检查,整个孕期需检查 10～12 次。通常,孕早期(前 3 个月)检查一次,确定妊娠。情况正常者,妊娠 20 周时检查一次;妊娠 28 周以前,每 4 周检查一次,共 4 次,妊娠 28 周以后,每 2 周一次,妊娠 36 周以后每周检查一次,如妊娠过程正常且往来不便者,次数可酌减。如有异常发现,应随时进行检查。出院后产妇所在医疗保健组织接卡后要进行产后访视,共 4 次,第 1 次于产妇出院 3d 内,第 2 次于产后 7d,第 3 次于产后 14d,第 4 次于产后 28d。

三、对高危妊娠的筛查、监护和管理

通过确诊早孕的初筛和每次产前检查,及时筛查出高危孕妇。基层医疗保健机构要专册登记,做好标记。对高危因素复杂或病情严重者,应及早转送上一级医疗机构诊治。此外,对高危妊娠应考虑适时计划分娩。妊娠晚期,除妊娠并发症外,妊娠合并心、肝、肾等主要脏器疾病亦会加重,这些都属高危妊娠,应选择适当时机,并对高危妊娠进行适时计划分娩,适时终止妊娠。减少母婴的围生病率及死亡率,高危妊娠适时计划分娩非常重要。

(袁运水)

第二节　胎儿宫内监护及胎儿宫内诊断

一、胎儿宫内监护

(一)妊娠早期

B型超声检查最早在妊娠第 5 周时即可见到妊娠囊,多普勒超声法在妊娠第 7 周时方能探测到胎心音。

(二)妊娠中期

(1)借助手测宫底高度或尺测耻上子宫长度以及腹围,协助判断胎儿大小及是否与妊娠周数相符。

(2)B型超声检查胎头双顶径值。进行胎心率的监测。

(三)妊娠晚期

(1)手测宫底高度或尺测耻上子宫长度,测量腹用值,胎动计数,胎心监测,B型超声检查不仅能测得胎头双顶径值,且能判定胎位及胎盘位置、胎盘成熟度等。

(2)羊膜镜检查:①利用羊膜镜透过完整胎膜,观察妊娠末期或分娩期羊水颜色。②正常者见透明淡青色或乳白色及胎发、漂浮胎脂片。③若混有胎粪者呈黄色、黄绿色甚至深绿色。

(3)胎儿心电图监测:临床上多采用经腹壁的外监护法,对母儿均无损伤,可在不同孕周多次监测。

(4)胎儿监护仪对胎心曲线和子宫收缩曲线的监护。

(四)胎儿成熟度检查

(1)正确推算妊娠周数。

(2)尺测耻上子宫长度及腹围以估算胎儿大小。

(3)B型超声检查测得胎头双顶径值>0.5 cm,提示胎儿已成熟;观察胎盘成熟度,根据绒毛膜板、基底板、胎盘光点加以判定。

(4)检测羊水中卵磷脂,鞘磷脂比值若该值>2,提示胎儿肺已成熟。

(5)检测羊水中肌酐值若该值≥176.8 μmol/L(2 mg/dL),提示胎儿肾已成熟。

(6)检测羊水中胆红素类物质值若用△OD450 测该值<0.02,提示胎儿肝已成熟。

(7)检测羊水中淀粉酶值若以碘显色法测陔值≥450 U/L,提示胎儿唾液腺已成熟。

(8)检测羊水中含脂肪细胞出现率若该值达 20%,提示胎儿皮肤已成熟。

二、胎盘功能检查

胎盘功能检查包括胎盘功能和胎儿胎盘单位功能的检查。

(一)孕妇尿中雌三醇值

(1)正常值为 15 mg/24 h 尿,10~15 mg/24 h 尿为警戒值,<10 mg/24 h 尿为危险值。

(2)若于妊娠晚期连续多次测得雌三醇值<10 mg/24 h 尿,表示胎盘功能低下。

(3)也可用孕妇随意尿测得雌激素/肌酐(E/C)比值,以估计胎儿胎盘单位功能。

(二)孕妇血清游离雌三醇值

(1)采用放射免疫法。

(2)妊娠足月该值的下限为 40 nmol/L。

(3)若低于此值,表示胎儿胎盘单位功能低下。

(三)孕妇血清胎盘生乳素(HPL)值

若该值于妊娠足月$<4~\mu g/L$,提示胎盘功能低下。

(四)测定孕妇血清催产素酶值

(1)5 mg/(dL·h)为警戒值,<25 mg/(dL·h)为危险值。

(2)若测得的数值急剧降低 50%时,提示胎盘有急性功能障碍。

(五)催产素激惹试验

无应激试验无反应(阴性),催产素激惹试验阳性提示胎盘功能减退。

(六)阴道脱落细胞检查

(1)舟状细胞成堆、无表层细胞、嗜酸粒细胞指数(EI)$<10\%$、致密核少者,提示胎盘功能良好。

(2)此外,胎动计数、B 型超声进行生物物理相检测,均有实用价值。

三、胎儿宫内诊断

(一)胎儿先天畸形的宫内诊断

(1)B 型超声检查无脑儿、脑积水、脊柱裂、连体儿等。

(2)检测羊水中甲胎蛋白值,诊断开放性神经管异常。

(3)检测羊水中乙酰胆碱酯酶值与甲胎蛋白测定合用,诊断开放性神经管异常的准确度增加。

(4)胎儿镜能直接窥视胎儿体表畸形。

(二)胎儿遗传性疾病的宫内诊断

(1)妊娠早期绒毛活检做染色体核型分析。

(2)羊水细胞培养作染色体核型分析。

(3)测定羊水中的酶诊断代谢缺陷病。

(袁运水)

第三节 遗传咨询、遗传筛查与产前诊断

一、遗传咨询的目的、对象和程序

(一)遗传咨询的目的

由专业医师及时确定遗传性疾病的患者和携带者,并对其生育患病后代的发生危险性进行预测,商讨应该采取的预防措施,从而减少遗传病儿出生,降低遗传性疾病发生率,提高人群遗传素质和人口质量,取得优生效果。

(二)遗传咨询的对象

(1)夫妇双方或家系成员患有某些遗传病或先天畸形者,或曾生育过遗传病患儿的夫妇。

(2)不明原因智力低下或先天畸形儿的父母。

(3)不明原因的反复流产或有死胎、死产等情况的夫妇。

(4)孕期接触不良环境因素以及患有某些慢性病的孕妇。

(5)常规检查或常见遗传病筛查发现异常者。

(6)其他需要咨询者,婚后多年不育的夫妇及 35 岁以上的高龄孕妇。

(三)遗传咨询的程序

1.明确诊断

首先对来咨询者的临床表现、病史及体征进行认真分析,必要时对其进行家系调查、家谱分析及实验室检查,明确是否是遗传性疾病。

2.确定遗传方式,预测子代再现风险

可以根据遗传性疾病类型和遗传方式估计子代再现风险;根据被咨询者接触致畸因子的毒性、接触方式、剂量、持续时间以及胎龄等因素,综合分析其对胚胎、胎儿的影响。

3.提出医学建议

发现影响婚育的先天畸形或遗传性疾病时,通常有以下选择。

(1)暂缓结婚:可以矫正的生殖器畸形。在矫正之前暂缓结婚,畸形矫正后再结婚。

(2)可以结婚,但禁止生育:①男女一方患严重的常染色体显性遗传病,子女发病几率高,且不能作产前诊断,可以结婚,但不能生育。②男女双方均患严重的相同的常染色体隐性遗传病,如男女均患白化病,其子女发病概率几乎是 100%。再如遗传性聋哑,其子女发病概率也极高。③男女一方患严重的多基因遗传病,如精神分裂症、躁狂抑郁型精神病、原发性癫痫等,又属于该病的高发家系,后代再现风险率高,若病情稳定,可以结婚,但不能生育。

(3)限制生育:对于能够作出准确产前诊断或植入前诊断的遗传病可在获得确诊报告后对健康胎儿作选择性生育。对不能作出产前诊断的 X 连锁隐性遗传可在作出性别产前诊断后,选择性生育。

(4)不能结婚:①直系血亲和三代以内旁系血亲。②男女双方均患有相同的遗传性疾病,或男女双方家系中患相同的遗传性疾病。③严重智力低下者,男女双方均患病无法承担家庭义务及养育子女;其子女智力低下概率也大,故不能结婚。

(5)根据夫妇各方的遗传疾病,可采用健康捐精者的精液人工授精,或捐卵者卵子体外受精后子宫内植入技术。

二、产前筛查常用方法

对胎儿的遗传性疾病进行筛查,又称产前筛查。主要是检出子代具有患遗传性疾病风险性增加的个体或夫妇,或对发病率高的遗传性疾病、严重遗传性疾病(如唐氏综合征)、先天畸形(神经管畸形等)采用简便、可行、无创检查方法进行产前筛查,筛查出可疑者再进一步确诊,是预防遗传性疾病发生的重要步骤。产前筛查不是确诊,筛查结果阳性者需进一步行确诊试验。

遗传筛查方案应符合以下标准:①被筛查疾病在被筛查人群中应有较高的发病率;严重影响健康;筛查出后,有治疗或预防的方法。②筛查方法应是非创伤性的、容易实施、且价格便宜。③筛查方法应统一,易于推广;易于为被筛查者接受;被筛查者应自愿参与,做到知情选择;并为被筛查者提供全部有关医学信息和咨询服务。

目前广泛应用产前筛查的疾病有唐氏综合征和神经管畸形的筛查。

产前筛查常用的方法有:羊膜腔穿刺行羊水检查、绒毛活检、羊膜腔胎儿造影、胎儿镜检查、超声检查、经皮脐静脉穿刺取胎血监测、胎儿心动图。

三、产前诊断的适应证和方法

产前诊断又称宫内诊断或出生前诊断,是指在胎儿出生之前应用各种先进的影像学、生物化学、细胞遗传学及分子生物学等技术,了解胎儿在宫内的发育状况,分析胎儿染色体核型有无异常,检测胎儿细胞的生化项目和基因等,对先天性和遗传性疾病作出诊断,为胎儿宫内治疗(手术、药物、基因治疗等)及选择性流产创造条件。

(一)产前诊断的适应证

(1)35 岁以上的高龄孕妇胎儿染色体畸变几率增高,例如,21-三体综合征(唐氏综合征,先天愚型)发生率可达 1%。

（2）生育过染色体异常儿的孕妇再生染色体异常儿（如 21、18、13-三体综合征）的机会，比正常孕妇高10 倍。

（3）夫妇一方有染色体平衡易位者。

（4）生育过无脑儿、脑积水、脊柱裂、唇裂、腭裂、先天性心脏病儿者。

（5）性连锁隐性遗传病基因携带者。其男胎有 1/2 发病，女胎有 1/2 携带者，应行胎儿性别预测。

（6）夫妇一方有先天性代谢疾病，或已生育过病儿的孕妇。

（7）在妊娠早期接受较大剂量化学毒剂、辐射或严重病毒感染的孕妇。

（8）有遗传性家族史或近亲婚配史的孕妇。

（9）原因不明的流产、死产、畸胎和有新生儿死亡史的孕妇。

（10）本次妊娠羊水过多，疑有畸胎的孕妇。

（二）产前诊断常用方法

（1）B 型超声、X 线检查、胎儿镜、磁共振等观察胎儿的结构。

（2）利用羊水、绒毛细胞和胎儿血行细胞培养，进行染色体核型分析。

（3）利用 DNA 分子杂交、限制性内切酶、聚合酶链反应技术、原位荧光杂交等技术，进行胎儿基因检测。

（4）检测羊水、羊水细胞、绒毛细胞或血液中的基因产物，诊断胎儿神经管畸形、先天性代谢疾病等。

（袁运水）

第四节　孕期营养

宝宝体魄要健壮，孕妇必需营养足，孕期营养是优生的基础。所以孕妇不要偏食、挑食，要保证充足的营养。妊娠 2 个月内，胎儿生长缓慢，需要的营养不多，孕妇无需特殊的营养。不过，多数孕妇有早期反应，常恶心、呕吐，影响进食，这时饭菜要做得清淡爽口，富有营养，以补充母体的自身需要。妊娠 3～7 个月，胎儿增大速度加快，到 8～10 个月，增长更加迅速，需要的营养也逐渐增多。这个时期给孕妇加强营养甚为重要，尤其是蛋白质、维生素和矿物质。蛋白质是人体组成的最主要成分，胎儿要不断从母体中摄取蛋白质来构成自身组织细胞。逐渐长大的子宫、胎盘及乳房发育都需要蛋白质，乃至分娩时失血，也需要蛋白质来弥补。孕妇还要贮存一定的蛋白质，供产后哺乳的需要。

各种维生素是孕妇不可缺少的物质，如严重缺乏，可导致流产、死胎以及妊娠晚期发生胎儿宫内窘迫，影响胎儿大脑发育。要多吃新鲜蔬菜、瓜果、鲜枣、木耳、紫菜、核桃仁、动物肝脏等食品，它们含有丰富的多种维生素。蔬菜最好每天吃 500g 左右，品种可依季节、地区而定。烹调蔬菜不要久煮，不要挤去菜汁，也不要把青菜的叶子扔掉，因为叶子所含的营养成分更高。就矿物质来说，胎儿骨骼、牙齿的发育，需要大量的钙和磷，若供应不足，胎儿发育不好，出生后易患佝偻病。孕妇钙和磷缺乏，则易患软化症以及牙齿脱落、腰腿痛、手足抽搐症等。

另外，孕妇和胎儿还需要大量的铁质，缺铁易患缺铁性贫血，影响胎儿发育和孕妇健康。所以，孕妇要多吃富含蛋白质的豆类制品、蛋类、瘦肉、鱼类，以及含有丰富钙、磷、铁等矿物质的虾皮、芝麻酱、花生仁、海藻、紫菜、发菜、海带、荠菜、香菇、木耳、动物肝脏等等。

（袁运水）

第五节　孕期常见症状及其处理

孕妇在妊娠过程中会出现一些轻重程度不同的不适症状,症状较轻者,通过休息和饮食调理,可自行缓解;较重者,可随着妊娠月份的增加会逐渐加重,甚至发生并发症,给孕妇生活及心理造成不适应。所以孕妇在妊娠过程中要定期检查,在医护人员的正确指导及护理下,采取各种预防措施,避免或减轻各种症状的发生。

一、消化道症状

妊娠早期由于胃肠道平滑肌张力降低,贲门括约肌松弛,胃内容物反流至食管,出现烧心感。胃排空时间延长,胃酸及蛋白酶减少而出现恶心、晨起呕吐症状。大约半数以上孕妇在此期间有轻度恶心、呕吐。症状轻者,不必处理;症状明显者可口服维生素 B_6 $10\sim20$ mg,每天 3 次;伴消化不良者,可给予维生素 B_1 20 mg,酵母片 3 片及胃蛋白酶 0.3 g,每天 3 次,吃饭时与 1 mL 稀盐酸同服;也可服用开胃健脾理气中药。若属妊娠剧吐,则按妊娠剧吐进行处理。

二、尿频

妊娠期代谢旺盛,排尿量也相应增加。妊娠早期,可因增大的子宫压迫膀胱而出现尿频;妊娠末期,由于胎儿先露部下降,压迫膀胱使其容量减少,再度出现尿频。尿频不需处理,但应保持外阴部清洁卫生。

三、下肢肌肉痉挛

妊娠期钙及其他矿物质需求量明显增多,如孕妇摄入钙量不足,则可出现下肢肌肉痉挛表现。痉挛部位多在足拇趾或小腿腓肠肌,常于夜间发作。痉挛发作时,应将痉挛下肢伸直,使腓肠肌紧张,进行局部按摩,痉挛常能迅速缓解。平时可给予乳酸钙 1 g,维生素 AD 丸 1 丸,每天 3 次,口服。

四、贫血

妊娠后期胎儿生长迅速,尤其是最后 2 个月,对铁需求量明显增多,孕妇仅靠饮食补充明显不足,应适时补充铁剂预防贫血,如富马酸亚铁 0.2 g 或硫酸亚铁 0.3 g,每天 1 次,口服。如发生缺铁性贫血,可给予富马酸亚铁 0.4 g 或硫酸亚铁 0.6 g,维生素 C 300 mg,乳酸钙 1 g,每天 3 次,口服。若非缺铁性贫血,应查明原因再治疗。

五、腰腿痛

妊娠末期,孕妇身体重心前移,为了保持平衡,肩、胸后仰,腰椎前突,有时可出现腰部疼痛。另外,关节韧带松弛,可出现骶髂关节及髋关节等处疼痛。症状多不严重,一般不需处理。疼痛严重时,应找出原因后治疗。无明显原因者,可卧床休息,口服钙剂和维生素 D 等。

六、仰卧位低血压综合征

妊娠后期,孕妇较长时间取仰卧位姿势,增大的子宫可压迫下腔静脉,使回心血量及心排血量骤然减少,出现一过性低血压。一旦发生,立即改为侧卧位,便可迅速恢复。

七、下肢、外阴及痔静脉曲张

妊娠期由于血容量增加及增大子宫的压迫,下腔静脉压力明显增高,部分孕妇可出现下肢、外阴及痔静脉曲张,静脉曲张因妊娠次数增多而逐渐加重。在妊娠后期应避免长时间站立;下肢静脉曲张严重者,下肢可绑弹性绷带;睡眠时应适当垫高下肢以利静脉回流。痔静脉曲张者应多吃蔬菜,少食辛辣食物,如有痔核水肿、出血,便后可温水坐浴等。

八、便秘

孕妇活动少,肠蠕动及肠张力减弱,容易出现便秘。由于增大子宫及胎先露部压迫,孕妇也常会感到排便困难。应鼓励多喝水,可每天清晨喝一杯开水,养成每天定时排便的良好习惯。多食含纤维素多的新鲜蔬菜和水果,必要时服用缓泻剂,或用开塞露、甘油栓,使大便滑润容易排出。但禁用促泻剂,以免引起流产或早产。

九、下肢水肿

妊娠晚期由于增大子宫压迫下腔静脉,使下腔静脉回流受阻,孕妇下肢常出现踝部及小腿以下轻度水肿,休息后可消退,属于生理性水肿,不必处理。必要时给低盐饮食,睡眠时抬高下肢15°,以利下肢血液回流,可减轻水肿。若孕妇下肢水肿明显,休息后不消退,应想到有妊娠合并症(如妊娠高血压疾病、妊娠合并肾脏疾病等),应针对病因给予及时治疗。

十、阴道分泌物增多

妊娠期间,由于激素的作用,新陈代谢旺盛,阴道上皮细胞及宫颈腺体分泌旺盛,致阴道分泌物增多。通常为乳白色,属于正常的生理现象,不过常会给孕妇带来不适。当发现阴道分泌物增多时,要善于识别异常情况。如分泌物为黄绿色或带血伴难闻的臭味,以及孕妇反映外阴有明显刺激、瘙痒等症状,需及时检查,明确炎症的性质,并予以治疗;如属于生理现象,需勤淋浴、常换内裤、保持外阴部的清洁、促进舒适等有效措施,并告诫孕妇应该避免穿尼龙质料内裤,推荐使用吸水性好、质地柔软的棉质内裤。

(袁运水)

第六章

病理妊娠

第一节　流　产

一、概述

妊娠不足 28 周、胎儿体重不足 1000 g 而终止者,称为流产。妊娠 12 周前终止者,称为早期流产,妊娠 12 周至不足 28 周终止者,称为晚期流产。流产分为自然流产和人工流产。自然流产占妊娠总数的 10%～15%,其中早期流产占 80% 以上。

二、病因

(一)胚胎因素

染色体异常是早期流产最常见的原因。半数以上与胚胎染色体异常有关。染色体异常包括数目异常和结构异常。数目异常以三体居首位,其次为 X 单体,三倍体及四倍体少见。结构异常主要是染色体易位、嵌合体等,染色体倒置、缺失和重叠也有报道。除遗传因素外,感染、药物等因素也可引起胚胎染色体异常。若发生流产,多为空孕囊或已退化的胚胎。少数至妊娠足月可能娩出畸形儿,或有代谢及功能缺陷。

(二)母体因素

1.全身性疾病

孕妇患全身性疾病(如严重感染、高热等)刺激子宫强烈收缩导致流产;引发胎儿缺氧(如严重贫血或心力衰竭)、胎儿死亡(如细菌毒素和某些病毒,如巨细胞病毒、单纯疱疹病毒经胎盘进入胎儿血循环)或胎盘梗死(如孕妇患慢性肾炎或高血压)均可导致流产。

2.生殖器官异常

子宫畸形(如子宫发育不良、双子宫、子宫纵隔等)、子宫肿瘤(如黏膜下肌瘤等),均可影响胚胎着床发育而导致流产。宫颈重度裂伤、宫颈内口松弛引发胎膜早破而发生晚期自然流产。

3.内分泌异常

黄体功能不足、甲状腺功能减退、严重糖尿病血糖未能控制等,均可导致流产。

4.强烈应激与不良习惯

妊娠期无论严重的躯体(如手术、直接撞击腹部、性交过频)或心理(过度紧张、焦虑、恐惧、忧伤等精神创伤)的不良刺激均可导致流产。孕妇过量吸烟、酗酒、饮咖啡、吸食二醋吗啡(海洛因)等毒品,均可导致流产。

(三)免疫功能异常

胚胎及胎儿属于同种异体移生物。母体对胚胎及胎儿的免疫耐受是使胎儿在母体内得以生存的基础。若孕妇于妊娠期间对胎儿免疫耐受降低可致流产,如父方的人白细胞抗原(HLA)、胎儿抗原、母胎血型抗原不合、母体抗磷脂抗体过多、抗精子抗体存在、封闭抗体不足等,均可引发流产。已知调节性 T 细胞(Tr)与效应性 T 细胞(Te)的平衡是维系免疫反应的关键所在。某些特发性流产与调节性 T 细胞功能相对或绝对低下存在明显的相关性,可能是导致孕妇对胎儿免疫耐受性降低的主要原因。

(四)环境因素

过多地接触放射线和砷、铅、甲醛、苯、氯丁二烯、氧化乙烯等化学物质,均可能引起流产。

三、临床表现

临床表现主要是停经后阴道流血和腹痛。

(一)孕 12 周前的早期流产

开始时绒毛与蜕膜剥离,血窦开放,出现阴道流血,剥离的胚胎和血液刺激子宫收缩,排出胚胎或胎儿,产生阵发性下腹部疼痛。胚胎或胎儿及其附属物完全排出后,子宫收缩,血窦闭合,出血停止。

(二)孕 12 周后的晚期流产

晚期流产的临床过程与早产和足月产相似,胎儿娩出后胎盘娩出,出血不多。

可以看出,早期流产的临床全过程表现为先出现阴道流血,而后出现腹痛。晚期流产的临床全过程表现为先出现腹痛(阵发性子宫收缩),而后出现阴道流血。

四、实验室检查

(一)血、尿绒毛膜促性腺激素含量测定

低于正常参考值表示未孕或胚胎死亡。

(二)尿中雌激素含量测定

先兆流产、不可避免流产和习惯性流产,孕酮、雌二醇低于正常,雌三醇仍在正常范围,先兆流产和习惯性流产,雌二醇排出量一般在参考值低限,但必须连续测定才有诊断价值,一般认为,雌二醇 24 h 尿值低于 15.6 μmol/L,则可能有 95% 的孕妇将流产。

(三)胎盘泌乳素(HPL)测定

测定孕妇血中 HPL 含量,可迅速反映胎盘功能状态,在血浆 HPL 连续测定时,若发现 HPL 急剧上升,预示胎儿即将死亡,如下降为 4 μg/L 以下,则常有胎儿宫内窒息,可能导致流产。

五、治疗

(一)先兆流产

卧床休息,禁性生活,必要时给予对胎儿危害小的镇静剂。黄体功能不足者可给予黄体酮 10～20 mg,每日或隔日肌注 1 次,或 HCG 2 000～3 000 U 隔日肌内注射 1 次。其次,维生素 E 及小剂量甲状腺片也可应用。经过治疗,如阴道流血停止,B 超提示胚胎存活,可继续妊娠。若临床症状加重,B 超发现胚胎发育不良,HCG 持续不长或下降表明流产不可避免,应终止妊娠。

(二)难免流产

一旦确诊,应尽早使胚胎及胎盘组织完全排出。早期流产应及时行刮宫并对刮出物仔细检查,并送病理检查。晚期流产时,子宫较大,出血较多,可用缩宫素 10～20 U 加入 5% 葡萄糖液 500 mL 中静脉滴注,促进子宫收缩。当胎儿及胎盘排出后检查是否完全,心要时刮宫清除宫腔内残留的妊娠物。

(三)不全流产

一经确诊,应及时行刮宫术或钳刮术,以清除宫腔内残留组织。出血多或伴有休克者应同时输血输液,并给予抗生素预防感染。

（四）完全流产

症状消失，B超检查宫腔内无残留物，如无感染、一般不需特殊处理。

（五）稽留流产

处理较困难。处理前应检查血常规、出凝血时间、血小板计数、血纤维蛋白原、凝血酶原时间、凝血块收缩试验及血浆鱼精蛋白副凝试验等，并做好输血准备。口服炔雌醇 1 mg 每日 2 次，或己烯雌酚 5 mg 每日 3 次，连用 5 d 以提高子宫肌对缩宫素的敏感性。子宫小于 12 周者，可行刮宫术，术中肌注缩宫素，若胎盘机化并与宫壁粘连较紧，手术应特别小心，防止子宫穿孔，一次不能刮净，可于 5～7 d 后再次刮宫。如凝血功能障碍，应尽早使用肝素、纤维蛋白原及输新鲜血等，待凝血功能好转后，再行引产或刮宫。

（六）习惯性流产

染色体异常夫妇应于孕前进行遗传咨询，确定是否可以妊娠，在孕前应进行卵巢功能检查、夫妇双方染色体检查与血型鉴定及其丈夫的精液检查，女方尚需进行生殖道检查，包括有无肿瘤、宫腔粘连，并作子宫输卵管造影或（及）宫腔镜检查，以确定子宫有无畸形与病变，有无宫颈内口松弛等。子宫有纵隔的患者，可于宫腔镜下行子宫纵隔切除术；有宫腔粘连者可用探针横向钝性分离粘连；宫颈内口松弛者应在妊娠前行宫颈内口修补术，或于孕 14～18 周行宫颈内口环扎术，术后定期随诊，提前住院，待分娩发动前拆除缝线，若环扎术后有流产征象，应及时拆除缝线，以免造成宫颈撕裂；黄体功能不足或原因不明的习惯性流产妇女当有怀孕征兆时，可按黄体功能不足给以黄体酮治疗，每日 10～20 mg 肌注，或 HCG 3 000 U，隔日肌注 1 次，确诊妊娠后继续给药直至妊娠 10 周或超过以往发生流产的月份，并嘱其卧床休息，禁性生活，补充维生素 E，注意心理疏导，安定患者情绪。对不明原因的习惯性流产患者，可予免疫治疗。

（七）流产感染

治疗原则为积极控制感染，尽快清除宫内残留物。若阴道流血不多，应用广谱抗生素 2～3 d，待控制感染后再刮宫。若阴道流血量多，静脉滴注抗生素及输血的同时，用卵圆钳将宫腔内残留组织夹出，使出血减少，切不可用刮匙全面搔刮宫腔，以免造成感染扩散，术后应继续给予广谱抗生素，待感染控制后再行彻底刮宫。若已合并感染性休克者，在抗感染同时，应积极抢救休克。若感染严重或腹盆腔有脓肿形成。应予手术引流，必要时切除子宫。

（彭 玲）

第二节 异位妊娠

当正常妊娠时，受精卵着床于子宫体腔内膜。但是，当受精卵于子宫体腔以外的部位着床时，亦称异位妊娠，习惯称为宫外孕。异位妊娠根据受精卵在子宫体腔外种植部位的不同而分为输卵管妊娠、卵巢妊娠、腹腔妊娠、阔韧带妊娠、宫颈妊娠等。其中，输卵管妊娠约占异位妊娠 95% 左右，尤以壶腹部妊娠最多见，约占 78%，其次为峡部、伞部，间质部妊娠较少见，此节仅描述输卵管妊娠病因、症状和治疗。

一、病因

（一）输卵管炎症

其可分为输卵管黏膜炎和输卵管周围炎，两者均为输卵管妊娠的常见病因。输卵管黏膜炎严重者可引起管腔完全阻塞而致不孕，轻者输卵管黏膜粘连和纤毛缺损影响受精卵的运行受阻而在该处着床。输卵管周围炎病变主要在输卵管的浆膜层或浆肌层，常造成输卵管周围粘连，输卵管扭曲、管腔狭窄、管壁肌蠕动减弱，影响受精卵的运行。淋菌及沙眼衣原体所致的输卵管炎常累及黏膜，而流产或分娩后感染往往引起输卵管周围炎。

（二）输卵管手术史

输卵管绝育术后若形成输卵管再通或瘘管，均有导致输卵管妊娠可能，尤其是腹腔镜下电凝输卵管绝育及硅胶环套术绝育；因不孕经接受过输卵管粘连分离术、输卵管成形术，如输卵管吻合术、输卵管开口术者，再次发生输卵管妊娠可能性亦增加。

（三）放置宫内节育器（IUD）

IUD与异位妊娠发生的关系，已引起国内外重视。一方面，随着IUD的广泛应用，异位妊娠发生率增高，其原因可能是由于使用IUD后的输卵管炎所致。另一方面，由于放置宫内节育环的异物反应，引起宫内白细胞及巨噬细胞大量聚集，改变了宫内环境，妨碍了孕卵着床，但不能完全阻止卵子在输卵管内的受精和着床，因此使用IUD者一旦妊娠，则异位妊娠机会相对增加。

（四）输卵管发育不良或功能异常

输卵管发育不良常表现为输卵管过长，肌层发育差、黏膜纤毛缺乏。其他还有双输卵管、憩室或有副伞等，均可成为输卵管妊娠的原因。输卵管功能受雌、孕激素的调节。若雌孕激素分泌失常，可影响受精卵的正常运行。此外，精神因素也可引起输卵管痉挛和蠕动异常，干扰受精卵的运送。

（五）辅助生育技术

从最早的人工授精到目前常用促排卵药物应用，以及体外受精-胚胎移植（IVF-ET）或配子输卵管内移植（GIFT）等，均有异位妊娠发生，且发生率为5%左右，比一般原因异位妊娠发生率为高。其相关易患的因素有术前输卵管病变、盆腔手术史、移植胚胎的技术因素、置入胚胎的数量和质量、激素环境、胚胎移植时移植液过多等。

（六）其他

子宫肌瘤或卵巢肿瘤压迫输卵管，影响输卵管宫腔通畅，使受精卵运行受阻。

二、病理

（一）输卵管妊娠的特点

由于输卵管管腔狭小，管壁薄且缺乏黏膜下组织，其肌层远不如子宫肌壁厚和坚韧，妊娠时不能形成完好的蜕膜，不能适应胚胎的生长发育。因此，当输卵管妊娠发展到一定时期，将发生以下结局。

1.输卵管妊娠流产

其多见于输卵管壶腹部妊娠，发病多在妊娠8周以后。受精卵种植在输卵管黏膜皱襞内，由于输卵管妊娠时管壁蜕膜形成不完整，常易发生流产。若形成输卵管完全流产，出血一般不多。若形成输卵管不全流产，导致反复出血，形成输卵管血肿或输卵管周围血肿或盆腔积血，量多时流入腹腔。

2.输卵管妊娠破裂

其多见于输卵管峡部妊娠，发病多在妊娠6周左右。短期内即可发生大量腹腔内出血使患者陷于休克，亦可反复出血，在盆腔内与腹腔内形成血肿。输卵管间质部妊娠虽少见，但后果严重，其结局几乎全为输卵管妊娠破裂。由于此处血运丰富，其破裂犹如子宫破裂，症状极为严重，往往在短时期内发作，致大量的腹腔内出血。

3.陈旧性宫外孕

输卵管妊娠流产或破裂，若内出血停止，病情稳定，胚胎死亡可逐渐吸收。但反复内出血所形成的盆腔血肿不能及时消散，血肿机化变硬并与周围组织粘连，则形成陈旧性宫外孕。

4.继发性腹腔妊娠

输卵管妊娠流产或破裂，一般囊胚从输卵管排出到腹腔内，多数死亡，但偶尔也有存活者，若存活的胚胎绒毛组织排至腹腔后重新种植而获得营养，可继续生长发育，继发腹腔妊娠。

（二）子宫的变化

输卵管妊娠和正常妊娠一样，胎盘滋养细胞产生的绒毛膜促性腺激素（HCG）维持黄体生长，使留体激素分泌增加。因此，月经停止来潮，子宫增大变软，子宫内膜出现蜕膜反应。若胚胎死亡，滋养细胞活力消失，蜕膜自宫壁剥离而发生阴道流血或阴道排出蜕膜管型；子宫内膜的形态学改变呈多样性，除内膜呈蜕膜改变外，若胚胎死亡已久，内膜可呈增生期改变，有时可见 Arias-stella 反应，即大量 HCG 和其他激素促使子宫内膜腺上皮增生，形成乳头突入腔内，胞核较肥大的反应现象。虽对诊断有一定价值，但并非输卵管妊娠时所特有。此外，胚胎死亡后，部分深入肌层的绒毛仍存活，黄体退化迟缓，内膜仍可呈分泌反应。

三、临床表现

（一）症状

输卵管妊娠典型症状为停经后腹痛与阴道流血。

1.停经

除输卵管间质部妊娠停经时间较长外，多有 6～8 周停经史。有 20％～30％患者无明显停经史，或月经仅过期数日而不认为是停经。

2.腹痛

腹痛是输卵管妊娠患者的主要症状。腹痛是由于输卵管膨大、破裂及血液刺激腹膜等多种因素引起，常为突发性下腹一侧有撕裂样或阵发性疼痛，并伴有恶心呕吐。

3.阴道流血

胚胎死亡后，常有不规则阴道流血，色暗红量少，一般不超过月经量，少数患者阴道流血量较多，类似月经，阴道流血可伴有蜕膜碎片排小。

4.晕厥与休克

由于腹腔急性内出血及剧烈腹痛，轻者出现晕厥，严重者出现失血性休克。出血量越多越快，症状出现也越迅速越严重，但与阴道流血量不成正比。

5.腹部包块

输卵管妊娠流产或破裂时所形成的血肿时间较久者，由于血液凝固并与周围组织或器官发生粘连形成包块，包块较大或位置较高者，腹部可扪及。

（二）体征

1.全身检查

体温一般正常，休克时可能略低，当内出血吸收时，体温可稍高，而一般不超过 38 ℃。内出血时血压下降，脉搏变快，变弱，面色苍白。

2.腹部检查

腹部有压痛，明显的反跳痛，以病侧最为显著。腹肌强直较一般腹膜炎为轻，显示内出血所产生的血性腹膜刺激与一般感染性腹膜炎不同。腹腔内出血量多时可出现移动性浊音体征。出血缓慢者或就诊较晚者形成血肿，可在腹部摸到半实质感、有压痛的包块。

3.盆腔检查

阴道内常有少量出血，来自子宫腔。阴道后穹隆常常饱满，触痛。子宫颈有明显的抬举痛，即将子宫颈向上或向左、右轻轻触动时，患者即感剧烈疼痛。在内出血多者，检查时常觉子宫有飘浮感。子宫正常大或稍大，稍软。子宫之一侧可触及胀大的输卵管。就诊时间较迟者，可在子宫直肠窝处触到半实质包块，时间越长，则血包机化变硬。

四、诊断

(一)测定绒毛膜促性腺激素

测定绒毛膜促性腺激素的技术近 10 多年来有了较大的改进。应用 HCG β 亚单位放射免疫法能正确地测定早期妊娠,为诊断异位妊娠的较好方法。绒毛中的合体细胞,分泌绒毛膜促性腺激素,由于输卵管黏膜、肌层极薄,不能供给绒毛细胞所需的营养,异位妊娠在血浆中的 β-hCG 浓度较低,β-hCG 放免法可测出第九天孕卵存在与否。在正常妊娠早期,每 $1.2 \sim 2.2 d \beta$-hCG 量增加 1 倍,而 86.6% 的异位妊娠,其倍增时间缓慢,且其 β-hCG 的绝对值亦低于正常妊娠。

(二)B 型超声

超声检查作为一种影像诊断技术,具有操作简便、直观性强、对人体无损伤、可反复检查等优点,但超声图像复杂,检查人员的技术与经验有较大悬殊,误诊率可达 9.1%。异位妊娠的声像特点:子宫虽增大但宫腔内空虚无孕囊;宫旁出现低回声区,该区若查出胚芽及原始心管搏动,便可诊断异位妊娠。

(三)阴道后穹隆穿刺或腹腔穿刺

其为目前诊断异位妊娠应用比较广的方法。用于疑有盆腹腔内出血的患者。经阴道后穹隆穿刺抽出血液,为暗红色不凝固血液,说明内出血存在。内出血量多,腹部检查有移动性浊音,可经下腹一侧作腹腔穿刺。

(四)腹腔镜检查

镜下观察输卵管局部肿大,表面呈紫蓝色,腹腔内多有积血。内出血较大或有血液动力学改变者禁做腹腔镜检查。

(五)诊断性刮宫

诊断性刮宫的主要目的是排除宫内妊娠流产。标本仅见蜕膜未见绒毛,即可排除宫内妊娠;另外,蜕膜出现 AS 反应也有助于异位妊娠的诊断。

五、治疗

(一)期待疗法

少数输卵管妊娠可能发生自然流产或被吸收,症状较轻而无需手术或药物治疗。在期待过程中应注意生命体征、腹痛变化、并进行 B 型超声和血 β-hCG 监测。

(二)药物治疗

对于要求保留生育能力的年轻妇女可以考虑使用化学药物治疗。患者需符合以下条件:①诊断为未破裂或未流产型的早期输卵管妊娠。②输卵管妊娠包块直径<4 cm。③明显腹腔内出血或出血量<100 mL,生命体征稳定。④血 β-hCG 值<1 000 U/L。⑤常用药物主要为甲氨蝶呤(MTX),MTX 是目前治疗异位妊娠使用最多的药物。MTX 属于叶酸类似物,可以抑制叶酸的合成,干扰 DNA 代谢,抑制细胞增殖。MTX 可以经口服、肌注或静脉注射途径给药,也有采用 B 超或腹腔镜监视下局部穿刺注射用药。平均治疗成功率为 82.6%。

中药治疗仍是我国目前治疗输卵管妊娠的方法之一,其优点是免除手术创伤,保持输卵管的解剖形态和生理功能。以活血化瘀为原则。

(三)手术治疗

(1)保守性手术:所谓保守性手术,原则上是去除异位妊娠物,尽可能保留输卵管的解剖结构和生理功能。保守性手术适用于有生育要求的年轻妇女,特别是对侧输卵管已切除或有病变的患者。根据妊娠部位及输卵管病变情况选择具体术式。若为伞部妊娠,可行挤压术,将妊娠产物挤出。壶腹部妊娠可行切开清除胚胎术,在患侧输卵管膨大部位与纵轴平行切开系膜 $1 \sim 2$ cm,将胚胎组织挤出,然后用无损伤丝线在显微镜下缝合。若为峡部妊娠,可行病灶切除输卵管端端吻合术,离宫角近者可行输卵管宫角植入术。术后可在腹腔放置中分子右旋糖苷 250～300 mL,预防术后粘连。保守性手术也可在腹腔镜下进行。

(2)输卵管切除术:输卵管妊娠一般采用输卵管切除术。切除输卵管可以迅速止血,手术可在硬膜外麻醉下进行。休克患者可在抗休克同时局麻下施术,进腹后首先用卵圆钳夹住出血点,暂时止血,并加快补液及输血速度,休克好转后再做输卵管切除;输卵管妊娠的病因往往是双侧同时存在的,一侧输卵管切除后,另一侧输卵管有再次发病的危险。输卵管间质部妊娠应争取在破裂之前手术,以免可能造成生命危险,手术可采用宫角楔形切除或全子宫切除。

(3)腹腔镜手术:其是今年来治疗异位妊娠的主要方法,多数输卵管妊娠可在腹腔镜直视下穿刺输卵管的妊娠囊,吸出部分囊液后将氨甲碟啶(MTX)和四氢叶酸;5-氟尿嘧啶药物注入。　　　　　　　**(彭　玲)**

第三节　早　产

满 28 周至不足 37 周(196～258 日)间分娩者称早产。此时娩出的新生儿称早产儿,出生体重多在 2 500 g 以下,由于各器官发育尚不够健全,易于死亡,出生孕周越小,体重越轻,预后越差。早产儿死亡率在发达国家与发展中国家有较大差异,国内报道为 12.7%～20.8%。早产约占分娩总数的 5%～15%。近年来由于早产儿治疗学及监护手段的进步,早产儿的生存率明显提高。

一、原因

1.感染

绒毛膜羊膜炎是早产的重要原因。感染的来源是宫颈及阴道的微生物,部分来自宫内感染。病原微生物包括需氧菌及厌氧菌、沙眼衣原体、支原体等。

2.胎膜早破

胎膜早破是造成早产的重要原因。在早产的产妇中,约 1/3 并发胎膜早破。

3.子宫过度膨胀

双胎或多胎,羊水过多等均可使宫腔内压力升高,以至提早临产而发生早产。

4.生殖器官异常

如子宫畸形、宫颈内口松弛、子宫肌瘤等。

5.妊娠并发症

常见的有流感、肺炎、病毒性肝炎、急性肾盂肾炎、慢性肾炎、严重贫血、急性阑尾炎等。有时因医源性因素,必须提前终止妊娠,如妊娠期高血压疾病、妊娠期肝内胆汁淤积症、前置胎盘及胎盘早剥、心脏病、母儿血型不合等。

6.其他

如外伤、过劳、性生活不当、每日吸烟≥10 支、酗酒等。

二、临床表现

早产的主要临床表现是先有不规律宫缩,伴少量阴道血性分泌物,以后可发展为规律宫缩,其过程与足月分娩过程相似。若胎膜早破则出现阴道流水,往往不能继续妊娠。

三、诊断

早产的主要临床表现是子宫收缩,最初为不规则宫缩,常伴有少许阴道流血或血性分泌物,以后可发展为规则宫缩,其过程与足月临产相似,胎膜早破较足月临产多。宫颈管先逐渐消退,然后扩张。妊娠满 28 周至不足 37 周出现至少 10min 一次的规则宫缩,伴宫颈管缩短,可诊断先兆早产。妊娠满 28 周至不足 37 周出现规则宫缩(20min≥4 次,或 60min≥8 次),伴宫颈缩短≥80%,宫颈扩张 1 cm 以上,诊断为早产临产。部分患者可伴有少量阴道流血或阴道流液。以往有晚期流产、早产史及产伤史的孕妇容易发生早产。诊断早产一般并不困难,但应与妊娠晚期出现的生理性子宫收缩相区别。生理性子宫收缩一般不规则、无痛感,且不伴有宫颈管消退和宫口扩张等改变。

四、预防

预防早产是降低围产儿死亡率的重要措施之一。

(1)加强营养,避免精神创伤,保持身心健康。妊娠晚期禁止性交。

(2)注意休息,宜侧卧位,一般取左侧卧位,可减少子宫自发性收缩,并增加子宫胎盘血流量,改善胎儿的氧气和营养供给。

(3)宫颈内口松弛者应在 14～18 周时作宫颈内口环扎术。

(4)加强对高危妊娠的管理,积极治疗妊娠并发症。

(5)加强产前保健,及早诊断和治疗产道感染。

(6)减少人工流产和宫腔操作的次数,进行宫腔操作时,也要避免对宫颈内口的损伤。

五、处理

根据不同情况决定处理方法。

对先兆早产及早产临产孕妇中无继续妊娠禁忌证、胎膜未破、初产妇宫颈扩张在 2 cm 以内、胎儿存活、无宫内窘迫,应设法抑制宫缩,尽可能使妊娠继续维持。除卧床休息外,给予宫缩抑制剂为主的药物。

(1)β-肾上腺受体兴奋剂:此类药物作用于子宫平滑肌的 β_2 受体,抑制子宫平滑肌收缩,减少子宫的活动而延长妊娠期。但心血管不良反应较为突出,如心跳加快、血压下降、血糖增高、恶心、出汗、头痛等。故有糖尿病、心血管器质性病变、心动过速者禁用或慎用。目前常用药物有利托君(ritodrine):近年该药渐成为国内首选、有效药物,100 mg 加于 5 %葡萄糖液 500 mL 静脉滴注,初始剂量为 5 滴/分,根据宫缩调节,每 10 min 增加 5 滴,最大量至 35 滴/分,待宫缩抑制后持续滴注 12 h,停止静脉滴注前 30 min 改为口服 10 mg,每 4～6min 一次。用药过程中宜左侧卧位,减少低血压危险,同时密切注意孕妇主诉及心率、血压、宫缩变化,并限制静脉输液量(每日不超过 2 000 mL),以防肺水肿。如患者心率>120 次/分,应减滴数,如心率>140 次/分,应停药;如出现胸痛,应立即停药并行心电监护。长期用药者应监测血钾、血糖、肝功能和超声心动图。

(2)硫酸镁:镁离子对促进子宫收缩的钙离子有拮抗作用,从而抑制子宫收缩。一般采用 25%硫酸镁 16 mL 加于 5%葡萄糖液 100～250 mL 中,在 30～60 分钟内缓慢静脉滴注,然后维持硫酸镁 1～2 g/h 滴速至宫缩<6 次/小时,每日总量不超过 30 g。用药过程中膝腱反射存在、呼吸≥16 次/分及尿量≥17 mL/h 或≥400 mL/24 h。因抑制宫缩所需要的血镁浓度与中毒浓度接近,故肾功能不良、肌无力、心脏病患者禁用或慎用。

(3)前列腺素合成酶抑制剂:前列腺素有刺激子宫收缩、软化宫颈和维持胎儿动脉导管开放的作用。前列腺素合成酶抑制剂可抑制前列腺素合成酶、减少前列腺素的合成或抑制前列腺素的释放以抑制宫缩。常用药物有吲哚美辛、阿司匹林等。由于吲哚美辛可通过胎盘,可能引起动脉导管过早关闭,使用时间仅在孕 32 周前短期使用,最好不超过 1 周。此类药物目前已较少使用。

(4)镇静剂:镇静剂不能有效抑制宫缩,却能抑制新生儿呼吸,故临产后忌用。仅在孕妇紧张时作为辅助用药。

初产妇宫口开大 2 cm 以上,胎膜已破,早产已不可避免时,应尽力设法提高早产儿成活率。①给予氧气吸入。②妊娠<34 周,分娩前给予地塞米松 6 mg 肌内注射,每 12h1 次,共 4 次。③为减少新生儿颅内出血发生率,生产时适时作会阴切开,缩短第二产程。④分娩时慎用吗啡、哌替啶等抑制新生儿呼吸中枢的药物。

(彭 玲)

第四节　胎膜早破

在临产前绒毛膜及羊膜破裂称为胎膜早破。它是常见的分娩并发症。我国的流行病学研究表明,胎膜早破的发生率为 3.0%～21.9%,是早产及围产儿死亡的常见原因之一。

一、胎膜早破的原因

目前胎膜早破的病因尚不清楚,一般认为胎膜早破的病因与下述因素有关:

(一)感染

妊娠期阴道内的致病菌并非都引起胎膜早破,其感染条件为菌量增加和局部防御能力低下。宫颈黏液中的溶菌酶、局部抗体等抗菌物质是局部防御屏障的首要环节,如其抗菌活性低下,则细菌易感染胎膜。研究表明,细菌感染和细胞因子参与前列腺素的合成,细菌感染后,胎膜变性、坏死、张力低下,各种细胞因子及多形核白细胞产生的溶酶体酶使绒毛膜、羊膜组织破坏,引起胎膜早破。

(二)胎膜异常

正常胎膜的绒毛膜与羊膜之间有一层较疏松的组织,二者之间有错动的余地,以增加胎膜的抗拉力及韧性,当二层膜之间的组织较致密时,可致胎膜早破;支撑组织弹性的成分是胶原蛋白和弹性蛋白,羊膜中缺乏弹性蛋白,其韧性主要由胶原蛋白决定,当构成胎膜的胶原结缔组织缺乏时,胎膜抗拉力下降;存在于人体中的颗粒性弹性蛋白酶和胰蛋白酶能选择性地分解胶原蛋白,使胎膜弹性降低,脆性增加,易发生胎膜早破。

(三)羊膜囊内压力不均或增大

胎位不正及头盆不称、臀位、横位及骨盆狭窄时常因先露部不能与骨盆入口衔接,使羊膜囊内压力不均;羊水过多、双胎、过重的活动等各种原因造成的腹内压升高,可使宫腔内压力长时间或短暂的升高,引起胎膜早破。

(四)宫颈病变

宫颈松弛可使前羊膜囊受长时间牵拉、张力增高,且容易受阴道内病原体的感染,导致羊膜早破,子宫颈的重度裂伤、瘢痕等可使胎膜所受压力及拉力不均,造成胎膜早破。

(五)创伤

腹部受外力撞击或摔倒,阴道检查或性交时,胎膜受外力作用,可发生破裂。

(六)其他

孕妇年龄较大及产次较多,孕妇营养不良时,胎膜也易发生破裂。

二、对孕产妇和胎儿的影响

若无头盆不称及胎位异常,且妊娠已足月,胎膜早破对母体及胎儿一般无不良影响,反而有利于产程的进展。但如果妊娠未达足月时,往往会出现严重的并发症。

(一)对孕产妇的影响

1.感染

子宫内膜有急性炎症,肌层有细胞损伤,病变程度与破膜时间有关。而临床并非都有感染表现。破膜时间越长,感染发生率越高。

2.脐带脱垂

胎膜早破时羊水流出的冲力可将脐带滑入阴道内,使脐带脱垂的发生率增高,尤其表现在未足月和胎头浮动的胎膜早破孕妇中,可严重威胁胎儿生命。

3.难产

胎膜早破是难产最早出现的一个并发症,因为胎膜早破常有胎位不正或头盆不称。羊水流尽时宫壁紧裹胎体,继发不协调宫缩或阻碍胎头正常机转,使产程延长,手术率增加。

4.产后出血

胎膜早破时产后出血的发生率升高。

(二)对胎儿的影响

1.早产

是胎膜早破的常见并发症。

2.胎儿窘迫

胎膜早破,羊水流出,宫缩直接作用于胎儿,压迫脐带,影响胎盘血液循环以及胎膜破裂时间较长,出现绒毛膜炎时组织缺氧均可造成胎儿窘迫。

3.臀位与围产儿死亡

越是早产,臀位发生率越高,围产儿死亡率亦越高。

4.新生儿感染

新生儿肺炎、败血症、硬肿症发生率升高,破膜时间越长,感染机会越大。

三、临床表现及诊断

(一)病史

孕妇可突感液体自阴道流出,并有阵发性或持续性阴道流液,时多时少,无其他不适。

(二)体检

肛查时触不到胎囊,如上推胎头可有羊水流出,即可诊断。但对需保守治疗者,应禁肛查和阴道检查,以减少感染机会。

(三)辅助检查

当胎膜破口较小或较高(高位破膜)时,破口被肢体压迫,往往阴道流液较少,且时有时无,肛查时仍有羊膜囊感觉,上推先露也无羊水流出增多。不易与尿失禁、宫颈黏液相鉴别,难于诊断时,可作如下特殊检查:

1.阴道酸碱度检查

常用 pH 试纸阴道内的酸碱度。胎膜未破时阴道内环境为酸性(pH 值 4.5~5.5),破膜后羊水流入阴道,由于羊水呈碱性(pH 值 7~7.5),试纸变色,但尿液、血液某些消毒液及肥皂水等都呈碱性,所以易造成检查的假阳性。

2.阴道窥器或羊膜镜检查

严格消毒下观察,胎膜早破时可见有液体自宫颈口流出或见阴道后穹隆有液池,或配合 pH 试纸检查,其阳性率可达 95% 以上。

3.羊水内容物检查

吸取后穹隆液体,镜下观察胎膜早破时可找到胎脂、毳毛、胎儿上皮细胞等;液体涂片镜检可见有羊齿植物状结晶,也可见少量十字状透明结晶;苏丹Ⅲ染色可将胎脂滴及羊膜细胞染成橘黄色,5% 的尼罗蓝染色可将胎儿上皮细胞染成橘黄色。

4.棉球吸羊水法

用消毒纱布将棉球裹成直径约 4 cm 左右的球形,置于后穹隆,3 小时后取出,若挤出液体大于 2 mL,pH 值＞7,涂片镜检有羊水结晶。三项均阳性时诊断符合率 100%。

5.早孕试条法

用无菌棉拭子从阴道后穹隆蘸取阴道液,将棉拭子全部浸湿后取出,投入盛有 1 mL 生理盐水的干净小试管中,用力振荡 1 分钟后,取其混合液。持早孕试条将有标志线。3 分钟后取出平放,若 5 分钟内出现两条明显红色带者为阳性,即为胎膜早破。

6.其他

经上述步骤均不能确诊,可行下列检查:如流水数天,B 超检查可以发生羊水平段下降,同时可确定胎龄及胎盘定位;B 超羊水穿刺检查后,注射靛胭脂或亚甲蓝于羊膜腔内,在阴道外 1/3 处放纱布一块,如有蓝色液体污染纱布则可确诊;会阴放置消毒垫,观察 24 小时变化。

四、处理

(一)绝对卧床休息

取臀高位,抬高床脚 30°,防止脐带脱垂。放置外阴消毒垫,尽量避免肛诊,以减少感染发生的机会。

(二)注意听胎心音,加强胎心监护

未临产时每 2～4 小时听 1 次,每日试体温及数脉 3 次,注意感染迹象。

(三)破膜 12 小时未临产者

给抗生素预防感染。

(四)妊娠足月破水 24 小时未临产者

静滴催产素引产。

(五)妊娠近足月者

估计胎儿体重,如在 2 500 g 以上测定胎肺成熟度(羊水泡沫试验或 L/S 试验),如提示胎肺成熟,则处理同足月妊娠。

(六)妊娠未足月者

如孕周<35 周,胎肺不成熟处理如下:

(1)体温正常,积极保胎。

(2)每日检查白细胞计数及分类 3 天,如正常改为每周查 2 次。

(3)给予抗生素预防感染,用药 3～4 天后无感染迹象可停药观察。

(4)如正式临产,宫口已开大 3 cm,不应继续保胎。羊水化验胎肺未成熟时,给产妇肌注地塞米松 6 mg,2 次/日,共 2 天。

(5)保胎过程中有感染表现时应及时终止妊娠。在临床上对宫腔内感染的诊断可根据以下几项:①母体体温>38 ℃或是 37.5 ℃持续 12 小时以上。②羊水有味。③下腹部子宫壁压痛;④母体脉率≥120 次/分,胎心率≥160 次/分。⑤母体白细胞计数≥15×10^9/L,或在有宫缩时≥18×10^9/L。⑥母体血中 C 反应蛋白的测定≥0.02g/L(2 mg/dL)。⑦血沉≥50 mm,IgG、IgM 值异常上升。⑧羊水或胎儿血的培养阳性。⑨胎盘组织病理所见炎性反应阳性。

(七)终止妊娠

取决于对感染的控制,对胎儿成熟度的判定,分娩方式则与足月妊娠处理方法相同,原则是经阴道分娩。为了预防早产儿的低氧血症,头颅产伤,颅内出血等发生,早产儿分娩以选择性剖宫产为宜,尤其是臀位早产儿更应首选此种方法。

胎膜早破行剖宫产术时应注意:由于胎膜早破病例绝大多数都存在着绒毛膜羊膜炎,故行剖宫产术时应用碘酒涂宫腔,为避免病原体进入腹腔,术式应选择腹膜外剖宫产术,取胎儿前尽量吸尽羊水以减少羊水栓塞的发生率,另外,胎膜早破多伴有胎位异常或早产,所以子宫壁切口两端斜向上剪成弧形,以利胎头娩出。

由于早产时胎膜早破的发生率明显高于足月产,在处理时要考虑到立即分娩围产儿死亡率高,而保胎治疗又可增加羊膜腔及胎儿感染的危险性,因此其具体处理比较复杂,应予重视。

妊娠达到或超过 36 周,按足月妊娠处理。妊娠 33~36 周胎膜早破,应促进胎儿肺成熟,如予以地塞米松,可明显降低新生儿肺透明膜病的发生。

妊娠 28~33 周,若促胎儿肺成熟并等待 16~72 小时,虽然新生儿肺透明膜病的发生率降低,但是围生儿死亡率仍很高。若孕妇要求保胎,而患者又无羊膜腔感染的证据且羊水流出较慢较少、无胎儿宫内窘迫的表现,则可行保守治疗,包括预防感染,促进胎儿生长及胎儿成熟。对于羊水偏少且要求保守治疗的孕妇,可经腹腔穿刺羊膜腔内注入生理盐水或平衡液,可减轻脐带受压,改善胎儿在宫腔内的环境,有利于胎儿的生长与成熟,但应注意严格无菌操作,防止感染发生。保守治疗过程中,应定期检查胎儿肺成熟度及胎儿的生长情况,若胎儿治疗后无明显增长或有羊膜腔感染可能时应终止妊娠。不足 28 周,估计胎儿体重不足 750 g 者应及时终止妊娠。

(彭 玲)

第五节　妊娠剧吐

一、定义

妊娠 5~10 周频繁恶心呕吐,不能进食,排除其他疾病引发的呕吐,体重较妊娠前减轻 5% 及以上,体液电解质失衡及新陈代谢障碍,需住院输液治疗者。

二、病因

(1)与 HCG 水平升高有关。
(2)与雌激素相关。
(3)精神、社会因素。
(4)与幽门螺杆菌有关。

三、临床表现

(1)停经 5~10 周。
(2)频繁剧烈呕吐。
(3)体重较妊娠前减轻≥5%。
(4)水、电解质紊乱,代谢性酸中毒。
(5)促甲状腺激素抑制状态。

四、诊断

(1)每日呕吐≥3 次。
(2)尿酮体阳性。
(3)体重较孕前减轻≥5%。

五、并发症

(1)Wernicke 综合征:维生素 B_1 缺乏,表现为眼球震颤、视力障碍、共济失调、急性期言语增多,后逐渐精神迟钝、嗜睡,个别发生木僵或昏迷。
(2)维生素 K 缺乏:伴血浆蛋白及纤维蛋白原减少,出血倾向增加。

六、治疗

(1)妊娠期服用多种维生素可减轻妊娠恶心、呕吐。

（2）心理治疗,缓解孕妇焦虑情绪。

（3）严重者住院,禁食,酌情补充水和电解质,酌情应用止吐剂。

（4）如体重减轻大于 5%～10%,不能进食者可选择鼻饲管或中心静脉全胃肠外营养。

七、终止妊娠指征

（1）持续黄疸。

（2）持续蛋白尿。

（3）体温升高,持续任 38 ℃以上。

（4）心动过速(≥120 次/分)。

（5）伴发 Wemicke 综合征等危及孕妇生命时。　　　　　　　　　　　　（彭　玲）

第六节　产前出血

一、前置胎盘

(一)定义

胎盘的正常附着处在子宫体部的后壁、前壁或侧壁。如果胎盘附着于子宫下段或覆盖在子宫颈内口处,位置低于胎儿的先露部,称为前置胎盘。前置胎盘是妊娠晚期出血的主要原因之一,为妊娠期的严重并发症,可能危及母儿生命安全。

(二)病因

目前尚未明确。可能与以下因素有关:①子宫内膜不健全。②孕卵发育迟缓。③胎盘面积过大。

(三)分类

以胎盘边缘与子宫颈口的关系,将前置胎盘分为三种类型。

1.完全性前置胎盘

其或称中央性前置胎盘,子宫颈内口全部为胎盘组织所覆盖。

2.部分性前置胎盘

子宫颈内口部分为胎盘组织所覆盖。

3.边缘性前置胎盘

胎盘附着于子宫下段,边缘接近但不超过子宫颈内口。

胎盘边缘与子宫颈内口的关系随着子宫颈管的消失和子宫颈口的逐渐扩大而改变,原则上以入院时两者的关系作为诊断各型前置胎盘的标准,这样有利于制定治疗方案。

(四)临床表现与诊断

1.临床表现

妊娠晚期或临产时,发生无痛性反复阴道出血是前置胎盘的主要症状,偶有发生于妊娠 20 周者。出血多无诱因。阴道出血发生时间的早晚,反复发作的次数,出血量的多少与前置胎盘的类型有很大关系。由于反复多次或大量阴道出血,产妇可以出现贫血,其贫血程度与出血量成正比,出血严重者即陷入休克,胎儿发生缺氧、窘迫,以致死亡。

2.诊断

（1）病史:妊娠晚期突然发生无痛性反复阴道出血,即可疑为前置胎盘,如出血早,量多,则完全性前置胎盘的可能性大。

（2）体征：根据失血量的不同,多次出血,呈贫血貌,急性大量出血,可发生休克,腹部检查与正常妊娠相同。失血量过多胎儿宫内缺氧,发生窘迫。严重者胎死宫内。

（3）阴道检查：一般只做阴道窥诊及穿隆部扣诊,避免任意行颈管内指诊,必须在有输液、输血及手术的条件下方可进行。

（4）超声检查：B型超声断层图像可以进一步明确前置胎盘的类型。B型超声诊断前置胎盘时须注意妊娠周数不要过早作前置胎盘的诊断,须结合临床考虑。

（5）产后检查：胎盘及胎膜对产前出血的患者,分娩时应仔细检查娩出的胎盘,以便核实诊断。

（五）鉴别诊断

妊娠晚期出血主要与胎盘早期剥离鉴别,其他原因发生的产前出血如帆状胎盘血管前置而破裂、胎盘边缘血窦破裂及宫颈病变如息肉、糜烂、子宫颈癌,结合病史通过阴道检查、超声检查及分娩后胎盘检查可以确诊。

（六）对母儿影响

1.产后出血

分娩后由于子宫下段肌肉组织菲薄收缩力较差,附着于此处的胎盘剥离后血窦一时不易缩紧闭合,故常发生产后出血。

2.植入性胎盘

胎盘绒毛侵入、宫蜕膜发育不良等原因可以植入子宫肌层,前置胎盘偶见并发植入性胎盘,胎盘植入于子宫下段肌层,使胎盘剥离不全而发生大出血。

3.产褥感染

前置胎盘的胎盘剥离面接近宫颈外口,细菌易从阴道侵入胎盘剥离面,又加以产妇贫血,体质虚弱,故易发生感染。

4.早产及围产儿死亡率增高

前置胎盘出血大多发生于妊娠晚期,容易引起早产。前置胎盘围产儿的死亡率亦高,可因产妇休克,使胎儿发生宫内窘迫、严重缺氧而死于宫内,或因早产生活力差,出生后死亡。

（七）处理

前置胎盘的治疗原则是控制出血、纠正贫血、预防感染,正确选择结束分娩的时间和方法。原则上以产妇安全为主,在母亲安全的前提下,尽量避免胎儿早产,以减少其死亡率。

1.期待疗法

妊娠36周前,胎儿体重小于2 500 g,阴道出血量不多,孕妇全身情况好,胎儿存活者,可采取期待疗法。

（1）绝对卧床休息,可给镇静剂,如鲁米那0.03mg,或利眠宁10 mg,或安定5 mg,口服3次/天。

（2）抑制宫缩,舒喘灵2.4～4.8 mg,4～6h一次,宫缩停止后给予维持量。

（3）纠正贫血,硫酸亚铁0.3,口服3次/天,必要时输血。

（4）抗菌素预防感染。

（5）地塞米松10 mg,肌注或静推,1次/天,连续三天,促进胎肺成熟。

（6）严密观察病情,同时进行有关辅助检查,如B超检查、胎儿成熟度检查等,如大量出血、反复出血,或临产时,酌情终止妊娠。

2.终止妊娠

终止妊娠指征：反复多量出血致贫血甚至休克者;胎龄达36周以后,胎儿肺成熟;胎龄未达孕36周,出现胎儿窘迫征象,或胎心异常;出血量多危及胎儿;胎儿已死亡或出现难以存活的畸形。

终止妊娠的方式：①宫产术。②阴道分娩。

二、胎盘早剥

(一)定义

妊娠20周后或分娩期,正常位置的胎盘在胎儿娩出前部分或全部与子宫壁剥离,称为胎盘早剥。

(二)病因

胎盘早剥的发生可能与以下几种因素有关,但其发病机理尚未能完全阐明。

1.血管病变

从临床观察胎盘早期剥离的患者中并发重度妊高征、慢性高血压及慢性肾脏疾病,尤其已发生全身血管病变者居多。

2.宫腔压力骤降

羊水过多破膜后大量羊水突然流出,或双胎妊娠第一胎儿娩出过快,均可因宫腔压力骤降、宫腔体积突然缩小而引起胎盘早剥。

3.外伤

腹部直接接受撞击,或粗暴的外倒转术纠正胎位时,亦可造成胎盘早剥。

4.脐带因素

脐带过短、绕颈、绕肢体,胎儿下降时牵拉而致胎盘早剥。

(三)临床表现及诊断变化

由于胎盘早剥后出血情况的不同,患者的局部与全身表现亦有轻重差异。

轻型以外出血为主,一般胎盘剥离面不超过胎盘的1/3,多见于分娩期。主要症状为阴道流血,出血量较多,色暗红,可伴有轻度腹痛或无明显腹痛,患者的贫血不显著。

重型以隐性出血为主,胎盘剥离面超过1/3,同时有较大的胎盘后血肿,多见于严重妊娠高血压疾病等。主要症状为突然发生的持续性腹痛或(及)腰酸、腰痛,其程度因剥离面大小及胎盘后积血多少而不同,积血越多疼痛越剧烈。

(四)辅助检查

1.超声检查

重型胎盘早剥根据临床检查即可确诊,对于临床表现不严重,检查不能确诊者,如有条件可作超声检查。

2.化验检查

化验检查主要了解患者贫血程度及凝血功能状态。在重型胎盘早剥患者,尿蛋白常为阳性、(++)或更多。

(五)并发症

1.DIC

对胎盘早剥的患者从入院到产后都应密切观察,结合化验结果,注意DIC的发生及凝血功能障碍的出现。

2.产后出血

产后子宫收缩乏力或凝血功能障碍均可发生产后大出血。

3.急性肾功能衰竭

失血过多,休克时间长及DIC,均可直接影响肾脏的血液灌流量。严重时可使双侧肾皮质或肾小管发生缺血性坏死,临床上出现少尿或无尿以及血液化学变化等急性肾功能衰竭现象。

(六)诊断与鉴别诊断

轻型胎盘早期剥离症状不典型,诊断往往较困难,可通过病史、临床检查及超声检查与前置胎盘鉴别。重型胎盘早剥应与子宫破裂及前置胎盘鉴别(表6-1)。

表 6-1　重型胎盘早期剥离的鉴别诊断

	前置胎盘	胎盘早剥	先兆子宫破裂
与发病有关因素	经产妇多见	常伴发于妊高征或外伤史	有头盆不称、分娩梗阻或剖宫产史
腹痛	无腹痛	发病急,剧烈腹痛	强烈子宫收缩,烦燥不安
阴道出血	外出血,阴道出血量与全身失血症状成正比	有内、外出血,以内出血为主,阴道出血量与全身失血症状不成正比,严重时也可出现血尿	少量阴道出血、可出现血尿
子宫	子宫软,与妊娠月份一致	子宫板样硬,有压痛,可比妊娠月份大	可见病理缩复环,子宫下段有压痛
胎位胎心	胎位清楚,胎心音一般正常	胎位不清,胎心音弱或消失	胎位尚清楚,胎儿有宫内窘迫
阴道检查	于子宫口内可触及胎盘组织	无胎盘组织触及	无胎盘组织触及
B超检查	胎盘下缘低于胎先露部	胎盘位置正常,胎盘后有时有血肿	胎盘位置正常
胎盘检查	无凝血块压迹;胎膜破口距胎盘边缘在 7 cm 以内	早剥部分有凝血块压迹	无特殊变化

(七)处理

1.纠正休克

处于休克状态者,应积极补充血容量,尽量用鲜血,以补充血容量及凝血因子。

2.及时终止妊娠

胎盘早剥患者及其胎儿的预后与诊断的迟早、处理是否及时有密切关系。在胎儿未娩出前,由于子宫不能充分收缩,胎盘继续剥离,难以控制出血,距分娩时间越久,病情越趋严重,并发凝血功能障碍等合并症的机会也越多。因此,一旦确诊后,应及时终止妊娠。终止妊娠的方式可按患者的具体情况选择。

(1)经阴道娩出:经产妇一般情况较好或初产妇轻度胎盘早剥、宫口已开大、估计短时间内能迅速分娩者可以经阴道分娩。先行破膜,使羊水徐徐流出,缩减子宫容积,压迫胎盘使之不再继续剥离,并可促进子宫收缩,诱发或加速分娩。破膜后用腹带包裹腹部,密切观察患者的血压、脉搏、宫底高度、宫体压痛、阴道出血及胎心音等变化,必要时还可以用静脉滴注催产素,以缩短产程。

(2)剖宫产:重型胎盘早剥,尤其是初产妇,不能在短时间内结束分娩者;轻型胎盘早剥,胎儿存活,但有宫内窘迫,需要抢救胎儿者;或破膜后产程无进展,产妇情况恶化(不论胎儿存亡),均应及时行剖宫产术。术中发现子宫胎盘卒中,多数不影响宫缩。若取出胎儿、胎盘后,宫缩不佳,应用大量宫缩剂,按摩子宫或(及)在宫壁内注射子宫收缩剂,大多数经过积极处理,宫缩好转,流血自止;若子宫仍不收缩或出血多,血液不凝,出血不能控制,则应在输入新鲜血的同时作子宫切除术。

3.防止产后出血

胎盘早剥患者常易发生产后出血,故在分娩后及时使用子宫收缩剂如催产素、麦角新碱等。如经各种措施仍未能控制出血,子宫收缩不佳,须及时作子宫切除术。如大量出血且无凝血块应考虑凝血功能障碍,按凝血障碍处理。

4.凝血功能障碍的处理

重点是去除病因,即终止妊娠,必要时去子宫:输新鲜血,补充凝血因子,慎用肝素。

三、前置血管

前置血管是一种罕见的产科并发症,是由于没有胎盘组织和华通胶支持的血管穿过胎先露前面的胎膜覆盖于子宫内口。这种疾病最早于 1831 年由 Benckiser 正式报道并命名,至今仍有文献将其称作 Benckiser 出血。前置血管的发生率为 1/5 000～1/2 000,大多数与帆状胎盘有关(血管穿过胎膜到达胎盘而不是直接进入胎盘）。前置血管主要分为两种类型：1型是单叶胎盘伴随帆状血管附着；2型是指血管走行于双叶胎盘或副胎盘之间并跨过宫颈内口。前置血管是胎儿失血性死亡的重要风险，特别当胎膜破裂或者羊膜腔穿刺时前置血管撕裂可发生短时间内胎儿大量失血，分娩前尚未诊断出前置血管的试产过程中，围生儿死亡率高达75％～100％。即使没有发生血管破裂，血管受压也能使胎儿血液循环发生改变。由于前置血管病情凶险，一旦发生便可引起医疗纠纷，应当引起产科医生高度的重视。

（一）高危因素

前置血管的高危因素与胎盘异常密切相关，包括前置胎盘、双叶胎盘、副胎盘、帆状胎盘和多胎妊娠。Naeye等对46 000个胎盘进行检查发现1.7％为双叶胎盘，其中2/3有帆状血管附着。而在双胎中脐带帆状附着者约占10％，易伴发前置血管。IVF也是前置血管的风险因子之一，Baulies等发现IVF孕妇中前置血管的发生率为48/10 000，而自然受孕孕妇的发病率是4.4/10 000。亦有报道认为前置血管中胎儿畸形增多，例如，尿路畸形、脊柱裂、心室间隔缺损和单脐动脉等。

（二）发病机制

前置血管的形成原因尚不明确，仍处于假设阶段未经证实。有学者认为早孕时体蒂（脐带的始基）总是以和血供最丰富的蜕膜部位接触的绒毛膜伸向胎儿，随妊娠进展血供丰富区移至底蜕膜，而叶状绒毛为找血供较好的蜕膜部位，以摄取更多的营养单向生长伸展，但脐带附着处的绒毛因营养不良而萎缩，变为平滑绒毛膜，该说法可解释双叶胎盘间的脐带帆状附着，也可解释双胎妊娠时前置血管的形成。

（三）临床表现

前置血管通常表现为自发性或者人工胎膜时血管破裂发生的无痛性阴道流血。前置血管破裂也可发生于胎膜破裂前，或者胎膜破裂时并未涉及前置血管，但随着胎膜裂口的增大而使邻近的血管破裂也可发生出血和紧随其后的胎心率改变。由于前置血管破裂时的出血完全是胎儿血，因此少量出血就可能导致胎儿窘迫，胎心率迅速下降，有时可呈正弦波型，如果大量失血可以引起胎儿窒息和失血性休克。足月妊娠时胎儿循环血容量仅约250 mL，当失血超过50 mL时胎儿即可发生失血性休克。前置血管还表现为胎先露压迫帆状血管时表现出的胎儿心动过缓；有时阴道指诊可以触及前置血管，压迫血管能引起胎心减速。前置血管受压导致的围生儿死亡率可高达50％～60％。Fung和Laul对1980－1997年48例前置血管的妊娠结局进行分析发现，31例前置血管是在产时和产后明确诊断的，这些患者有20例发生了产时出血，20例阴道娩出的胎儿有8例5min Apgar评分小于7分，有12例因贫血需要输血，2例发生死亡。这组研究中胎儿死亡率达22.5％。

（四）诊断

前置血管在产前不易明确诊断。在阴道试产过程中，当胎儿头顶触及可搏动的血管时可诊断前置血管伴随脐带先露；胎膜破裂后，阴道急性流血伴随胎心缓慢或者胎儿死亡也可诊断前置血管。曾有学者报道使用羊膜镜在产前诊断出前置血管。磁共振曾被报道用于检测前置血管但由于费用等原因实际运用可能性较小，在急诊状态下因不能迅速获取信息而应用较少。

目前，对前置血管的诊断以超声为主。当高度怀疑前置血管时可采用彩色超声多普勒、阴道超声进行产前诊断。产前通过超声检查和多普勒图像能够使前置血管的检出率增加。当脐动脉波形和胎儿心率一致即可以明确诊断。Gianopoulos等于1987年首次报道了产前使用超声对前置血管进行诊断，随后的研究提出经阴道超声和彩色多普勒能更好地对前置血管做出诊断。Sepulveda等对832例孕中、晚期的单胎妊娠孕妇使用经腹超声与彩色多普勒超声相结合的方法探查发现，仅有7例孕30周以上的孕妇未能探查到脐带附着部，其余绝大部分（95％）都能在1 min之内探查到脐带附着部。8例疑为前置血管的孕妇有7例在产后证实为脐带帆状附着，另一例为球拍状胎盘。由于技术水平的限制，目前超声检查仍仅用于高危人群的诊断而并不适于作为常规筛查手段。

如果需准确判断阴道出血的来源，可以采用以下方法。

1.细胞形态学检查

将阴道流血制成血涂片显微镜下观察红细胞形态。如有较多有核红细胞或幼红细胞并有胎儿血红蛋白存在时胎儿来源的可能性大。

2.蛋白电泳试验

将阴道血经溶血处理后行琼脂糖凝胶电泳。本法需时长,1 h左右,敏感度较高,但须有一定设备。

3.Kleihauer-Betke试验

将阴道血制成血涂片染色后显微镜下观察。是基于有核红细胞中胎儿血红蛋白与成人血红蛋白之间结构上的差异导致胎儿的血红蛋白比成人的血红蛋白更能抵抗酸变性。Kleihauer抗酸染色阳性胎儿细胞的胞质呈深红色,而周围母体的有核红细胞则无色。该试验灵敏度虽较高但方法繁琐,染色过程需30 min,临床应用性较差。

4.Apt试验

Apt试验是根据胎儿血红蛋白不易被碱变性,而成人血红蛋白则容易碱变性的原理设计的,其方法是用注射器从阴道内及静脉导管内获得血样,然后与少量自来水混合以溶解红细胞。离心5 min后,移出上清液,每5 mL加入1%的NaOH 1 mL,如果为粉红色说明是胎儿血红蛋白,成人血红蛋白为棕红色的。

(五)处理

人工破膜时必须有产科指征,胎膜自然破裂时也需特别关注有高危因素的孕妇,应密切注意阴道流血和胎心率的变化。如发生前置血管破裂,如胎儿存活应即刻剖宫产终止妊娠,同时做好新生儿复苏的准备。2004年Oyelese等对155例前置血管患者妊娠结局进行分析发现,产前诊断前置血管和未诊断者新生儿存活率分别为97%和44%,新生儿输血率为3.4%和58.5%。Oyelese等推荐前置血管患者在妊娠末三个月入院,给予皮质激素促胎肺成熟治疗,完善产前检查后在约35周剖宫产终止妊娠。如果小于35周可在门诊通过阴道超声监测宫颈管长度,有宫缩或者阴道流血时入院。如果产时高度怀疑前置血管则需迅速娩出胎儿并给予新生儿复苏。新生儿娩出后,如有重度贫血情况可通过脐静脉输血。如胎儿已死亡则阴道分娩。产后仔细检查胎盘以明确诊断。

四、绒毛膜血管瘤

胎盘绒毛膜血管瘤是由于绒毛干血管生成紊乱所致的一种真性肿瘤,是胎盘中最常见的良性肿瘤,由血管和结缔组织构成。

(一)发病率

文献报道其发生率差异很大,0.7%~1.6%,差异原因除种族、地域的不同和多胎因素外,与胎盘病理检查的送检率呈正相关。国外文献报道连续检查胎盘500例以上者发病率在0.7%~1.6%,但直径大于5 cm者尚不多见。

(二)对母儿的影响

绒毛膜血管瘤一般对母体及胎儿均无严重的不良影响,但其临床的结局更多的是取决于肿瘤的大小而不是肿瘤的成分。

1.对孕妇的影响

胎盘绒毛膜血管瘤是一种良性毛细血管瘤,肿物大者可伴有产前出血、羊水过多、妊娠高血压疾病等。文献报道,肿瘤大于鸡卵者,羊水过多的发病率可高达48.7%,肿瘤小于5 cm者尚未见并发羊水过多的报道。

2.对胎儿的影响

血管瘤能改变胎盘血流,破坏胎儿正常血流供应,可导致宫内生长受限;因常附着在脐带周围,影响胎儿发育,大者可危及胎儿安全,导致胎儿水肿甚至胎儿死亡等。超限的血液循环可使胎儿心脏负担加重,导致胎儿窒息,甚至死亡。另外,有文献报道胎盘绒毛膜血管瘤可引起胎儿畸形、流产、胎儿水肿及伴有良性脂肪母细胞瘤等疾病。肿瘤较大(直径>5 cm以上者)或生长部位靠近脐带附近可压迫脐静脉伴发低出生体重婴儿,但却很少有胎儿死亡及畸形等并发症。

关于羊水过多及胎儿生长受限的确切机制至今不清,可能与肿瘤压迫脐静脉影响胎盘血液供应有关,或是肿瘤本身阻碍胎儿胎盘循环,即胎儿血通过肿瘤的死腔(生理无效区)返回的是不含氧的血或低氧含量的血所致。

(三)发病原因

胎盘绒毛膜血管瘤机制未明,可能系早期胎盘的血管组织发育异常所致。有资料提示,其发病率高低与以下因素有关。

1.种族

资料显示,绒毛膜血管瘤在高加索人群中的发生率较非裔美洲人群中高。

2.多胎妊娠

多胎妊娠者较单胎妊娠者发病率高。

3.地理位置

高原地区人群中其发生率升高,如尼泊尔的报道,其发生率2.5%～7.6%,比低海拔地区高得多,提示含氧量低的刺激导致过度的绒毛毛细血管增生,绒毛膜血管瘤可以伴发胎儿的有核红细胞增高是这一推测的佐证。

4.感染

有研究认为,革兰阴性菌感染和脂多糖刺激可导致胎盘血管疾病的发生。

5.其他

国外有学者认为,胎盘血管瘤并发症与肿瘤血流多少有紧密关系。

(四)病理变化

胎盘绒毛膜血管瘤主要由血管和结缔组织构成,电镜和免疫组化证实绒毛膜血管瘤为血管源性的肿瘤,起源于绒毛干,即胎盘发育早期。

大体特点:有单发或多发,大小不一,0.5～2.0 cm,可发生在胎盘的各个部位,多数较小,埋于胎盘内,不易发现。

由于内部含血管和结缔组织的成分比例不同,超声所见也不尽相同,有的呈低回声并有索条状交错分隔成网状,有的呈许多小囊腔如蜂窝状。大的血管瘤常隆起于胎儿面,肉眼呈紫色或灰白色,圆形、卵圆形或肾形,包膜薄,切面较正常组织为实,与周围正常组织界限清楚。显微镜下瘤体由许多血管腔隙和少量疏松的纤维组织间质组成。组成的血管多为小的毛细血管型血管,也可显著扩张呈海绵状。有时间质成分可较突出,在丰富的疏松而不成熟的富于细胞的间质中仅有少数形成较差的血管。

绒毛膜血管瘤可发生坏死、钙化、黏液变、透明变性或脂肪变性等继发性改变,使组织学图像复杂化,分为三类:①血管瘤型。②富细胞型。③蜕变型。

根据发生部位不同而组织形态多样,但具有共同的特点:①大部分为良性肿瘤,恶性病例少见。②肿块界限清楚、无包膜、有压迫性纤维组织包绕。切面白色,质地较韧,可有囊性变及坏死,可伴有结节性硬化。③瘤细胞包括上皮样细胞及梭形细胞,胞质丰富透明或呈颗粒状嗜酸性胞质,核分裂象少见;间质富于薄壁的毛细血管。④免疫表型 HMB 45、Des 和 α-SMA 阳性。部分肿瘤表达CD 117;上皮、内皮、神经内分泌等标记物均阴性。

(五)诊断

1.超声诊断

产前检查主要借助 B 超或彩超,通过彩色超声检查探测其血流变化可以预测妊娠的预后。肿瘤内动、静脉吻合,可能破坏胎儿体内循环,导致胎儿生长发育受限(30%);过多的血液循环可使胎儿心脏负担加重,导致胎儿心、肝肥大,心衰及羊水过多(18%～35%);可使胎盘早剥、胎盘后血肿(4%～16%)、妊高征(16%～20%)、产后出血等机会增加。当脐动脉部分血液形成动-静脉分流时,可引起胎儿-胎盘灌注的减少,从而使血管瘤微循环缺血,形成栓塞、甚至 DIC。可能使胎儿出现全身凹陷性水肿、贫血性心脏病、低蛋白血症性肾衰而死亡(7.8%～15%)。

2.病理切片及免疫组化

明确诊断有待于胎盘病理检查。其中富细胞型易被误诊为肉瘤,需借助免疫组化进行鉴别。

(六)治疗

治疗原则:一经发现,定期监测;发现异常,终止妊娠;防止产时、产后出血。

1.妊娠期

一旦发现应定期超声随访复查,观察羊水变化及肿瘤增大情况。但需与副胎盘、子宫肌瘤、胎盘早剥相鉴别。胎盘绒毛膜血管瘤直径小于 5 cm 时,可按一般产科处理,无明显并发症者可维持妊娠至足月。直径大于 5 cm 者可引起胎儿压迫症状,胎儿生长迟缓和羊水过多症,应考虑终止妊娠。

2.分娩期

应注意预防产后大出血,做好新生儿窒息的抢救准备工作。

3.分娩方式

终止妊娠若选择阴道分娩,则易发生胎儿窘迫,羊水过多可使胎盘早剥、产后出血等机会增加,故选择剖宫产相对安全。

(彭　玲)

第七节　多胎妊娠

一次妊娠宫腔内同时有两个或两个以上胎儿时,称为多胎妊娠。多胎妊娠与家族史及辅助生育技术有关。近年来多胎妊娠发生率升高可能与人工辅助生殖技术广泛使用有关,多胎妊娠较易出现妊娠期高血压疾病等并发症,孕产妇及围生儿死亡率增高。多胎妊娠以双胎最常见,本节主要讨论双胎妊娠。

一、分类

(一)双卵双胎

两个卵子分别受精而成,约占单卵双胎的 70%。胎儿的遗传基因不完全相同,性别和血型可以不同,外貌和指纹等表型不同。胎盘可为两个或一个,但胎盘的血液循环各自独立,胎儿分别位于自己的胎囊中,两胎囊之间的中隔由两层羊膜和两层绒毛膜组成,两层绒毛膜有时融合为一层。

(二)单卵双胎

一个受精卵分裂而成,约占单卵双胎的 30%。原因不明。胎儿的遗传基因完全相同,性别、血型、表型等也完全相同。根据受精卵分裂时间不同而形成双羊膜囊单绒毛膜单卵双胎、双羊膜囊双绒毛膜单卵双胎、单羊膜囊单绒毛膜单卵双胎以及极罕见的联体双胎四种类型:胎儿畸形儿发生率相对较高。

二、临床表现及诊断

(一)病史及临床表现

多有双胎妊娠家族史或人工助孕史(如使用促排卵药、移植多个胚胎等),临床表现主要为早孕反应较重,中期妊娠后体重及腹部迅速增加、下肢水肿等压迫症状明显,妊娠晚期常有呼吸困难、心悸、行动不便等。

(二)产科检查

子宫大小超过同孕龄的单胎妊娠子宫:妊娠中晚期腹部可触及多个肢体和两个胎头。在子宫不同部位听到两个节律不同的胎心,两个胎心音之间间隔一个无音区或两个胎心率差异大于10 次/分,产后检查胎盘胎膜有助于判断双胎类型。

(三)超声检查

(1)妊娠早期在子宫内见到两个孕囊、两个原始心管搏动。

(2)判断双胎类型:胎儿性别不同可确诊双卵双胎。胎儿性别相同,应测量两个羊膜囊间隔厚度,间隔厚度达到或超过 2 mm,尤其是两个胎盘部位不同,提示双绒毛膜;间隔厚度小于 2 mm 则提示单绒毛膜。妊娠早期超声检测有助于确定绒毛膜性。

(3)筛查胎儿结构畸形。

(4)确定胎位。

三、并发症

(一)孕产妇并发症

(1)妊娠期高血压疾病:发病率 40% 以上发病早、程度重、易出现主要器官并发症。

(2)妊娠期肝内胆汁淤积综合征:发生率高于单胎妊娠。常伴随胎盘功能不良而导致围生儿死亡率升高。

(3)贫血:发生率 40% 以上,与机体对铁及叶酸的需求量增加有关,可引起孕妇多系统损害以及胎儿生长发育障碍等。

(4)羊水过多:羊水过多发生率约 12%,多见于单卵双胎,尤其是双胎输血综合征、胎儿畸形胎膜早破。

(5)胎膜早破发生率约 14%,可能与宫腔压力增高有关。

(6)胎盘早剥:是双胎妊娠产前出血的主要原因,可能与妊娠期高血压疾病、羊水过多突然破膜、双胎之第一胎娩出后宫腔压力骤减相关。

(7)宫缩乏力:与子宫肌纤维过度伸展有关。

(8)产后出血:与宫缩乏力及胎盘附着面积增大有关。

(9)流产:发生率高于单胎妊娠,可能与畸形、胎盘发育异常、胎盘血供障碍、宫内溶剂相对狭窄有关。

2.围生儿并发症

(1)早产:发生率约 50%,与胎膜早破、宫腔压力过高以及严重母儿并发症相关。

(2)胎儿生长受限:一般认为,胎儿数量越多,胎儿生长受限越严重。胎儿生长受限可能与胎儿拥挤、胎盘占蜕膜面积相对较小有关。两胎儿大小不一致可能与胎盘血液灌注不均衡、双胎输血综合征以及一些胎儿畸形有关。应建立多胎妊娠胎儿生长发育生理曲线。

(3)双胎输血综合征:见于双羊膜囊单绒毛膜单卵双胎,发生率 10%～20%。两个胎儿体重差别大于20%、血红蛋白差别大于 50 g/L 提示双胎输血综合征可能。

(4)脐带异常:主要是脐带脱垂和脐带互相缠绕、扭转,后者常见于单羊膜囊双胎。

(5)胎头碰撞和胎头交锁:胎头碰撞发生于两个胎儿均为头先露且同时入盆。胎头交锁发生于第一胎儿臀先露头未娩出、第二胎儿头先露头已入盆。

(6)胎儿畸形:是单胎的 2 倍,联体双胎、无心畸形等为单卵双胎特有畸形。

四、处理

(一)妊娠期处理

1.一般处理

注意休息和营养,预防贫血及妊娠期高血压疾病等。

2.预防早产

孕龄 34 周前出现产兆者应测量阴道后穹隆分泌物中的胎儿纤维连接蛋白及宫颈长度,胎儿纤维连接蛋白阳性且超声测量宫颈长度<3 cm者近期早产可能性较大,应预防性使用宫缩抑制剂及糖皮质激素。

3.及时防治妊娠期并发症

注意血压及尿蛋白、血胆汁酸、肝功能等。

4.监护胎儿发育状况及胎位

动态超声及胎儿电子监测观察胎儿生长发育状况、宫内安危及胎位,发现胎儿致死性畸形应及时人工终止妊娠,发现TTTS可在胎儿镜下激光凝固胎盘表面可见血管吻合支,胎位异常一般不予处理。

5.终止妊娠指征

合并急性羊水过多伴随明显的压迫症状、胎儿致死性畸形、孕妇严重并发症、预产期已到尚未临产、胎盘功能减退等。

(二)分娩期处理

1.阴道分娩注意事项

(1)保持体力。

(2)观察胎心变化。

(3)注意宫缩和产程进展。

(4)必要时行会阴后,侧切开术。

(5)第一个胎儿娩出后由助手扶正并固定第二个胎儿为纵产式。

(6)第一个胎儿娩出后立即钳夹脐带以预防胎儿失血或继续受血。

(7)第一胎儿娩出后15min仍无宫缩可行人工破膜并静滴催产素。

(8)一旦出现脐带脱垂、胎盘早剥等严重并发症应立即行阴道助产结束快速娩出第二胎儿。

2.剖宫产指征

(1)第一胎儿为肩先露或臀先露。

(2)孕龄26周以上的联体双胎。

(3)其他:同单胎妊娠。

3.积极防治产后出血

临产时备血,其余见产后出血。

(袁运水)

第八节　羊水过多

一、要点

(1)羊水量超过2 000 mL者,称为羊水过多。

(2)与胎儿疾病尤其是胎儿畸形、多胎妊娠、妊娠期糖尿病等因素有关。

(3)B型超声检查AFV≥8 cm或AFI≥25 cm可诊断为羊水过多。

二、病因

(1)包括:胎儿结构畸形、胎儿肿瘤、神经肌肉发育不良、代谢性疾病、染色体或遗传基因异常。

(2)胎儿结构畸形以神经系统和消化道畸形最常见。

三、急性羊水过多

(1)急性羊水过多较少见,多发生在妊娠20～24周。

(2)压迫症状:呼吸困难、发绀、皮下静脉显露、下肢及外阴部水肿、静脉曲张。

四、慢性羊水过多

(1)慢性羊水过多较多见,多发生在妊娠晚期。

(2)无明显不适或仅出现轻微压迫症状。

(3)子宫底高度及腹围大于同期孕周。

(4)子宫张力大,有液体震颤感,胎位不清,胎心遥远或听不清。

(5)腹壁皮肤紧绷发亮、变薄。

五、B型超声检查

(1)羊水最大暗区垂直深度(AFV)≥8 cm:①轻度:8~10 cm。②中度:12~15 cm。③重度:>15 cm。

(2)羊水指数(AFI)≥25 cm:①轻度:25~35 cm。②中度:36~45 cm。③重度:>45 cm。

(3)部分学者认为以 AFI 大于该孕周的 3 个标准差或大于第 97.5 百分位较为恰当。

六、胎儿疾病检查

(1)染色体核型分析。

(2)羊水生化检查。

(3)胎儿血型。

(4)病毒感染。

七、其他检查

(1)母体糖耐量试验。

(2)母儿血型检查抗体滴定度。

八、对母体的影响

(1)妊娠期高血压疾病、胎膜早破、早产。

(2)胎盘早剥。

(3)产后出血。

九、对胎儿的影响

(1)胎位异常及早产。

(2)胎儿窘迫、脐带脱垂。

十、羊水过多合并畸形的处理

(1)及时终止妊娠。

(2)方法:人工破膜引产,经羊膜腔穿刺放出适量羊水后,注入依沙吖啶等方法引产。

(3)高位破膜,用穿刺针刺破胎膜一个小孔,使羊水缓慢流出,避免宫腔内压力骤然下降,以免发生胎盘早剥、血压骤降与休克。密切观察孕妇血压、心率变化。

十一、羊水过多合并正常胎儿的处理

(1)寻找病因,积极治疗妊娠期合并症。

(2)前列腺素合成酶抑制剂:如吲哚美辛。

(3)羊膜腔穿刺放出适量羊水,缓解压迫症状。

十二、羊膜腔穿刺

(1)孕周＜34 周,胎肺不成熟,自觉症状严重者,B 超监测下,避开胎盘部位以 15～18 号腰椎穿刺针,经腹羊膜腔穿刺放羊水,每小时约 500 mL,一次放羊水量不超过 1 500 mL。必要时 3～4 周后再次放羊水。

(2)可通过放出的羊水做卵磷脂/鞘磷脂(L/S)值、羊水泡沫试验等确定胎肺成熟度。

(3)严格消毒预防感染,密切观察孕妇血压、心率、呼吸变化,监测胎心,酌情给予镇静剂,预防早产。

(4)羊水量反复增长,自觉症状严重者,妊娠＞134 周,胎肺已成熟,可终止妊娠。

(5)如胎肺未成熟,可在羊膜腔内注入地塞米松 10 mg 促胎肺成熟,24～48 h 后再考虑引产。

十三、分娩期处理

(1)警惕脐带脱垂和胎盘早剥的发生。

(2)若破膜后子宫收缩乏力,静脉滴注低浓度缩宫素加强宫缩。

(3)胎儿娩出后及时应用缩宫素,预防产后出血发生。

(袁运水)

第九节　羊水过少

一、定义

羊水量少于 300 mL 者,称为羊水过少。

二、病因

(一)胎儿畸形

胎儿泌尿系统畸形为主。

(二)胎盘功能减退

过期妊娠、胎儿生长受限、胎盘退行性变。

(三)羊膜病变

羊膜通透性改变、炎症、宫内感染、胎膜破裂。

(四)母体因素

妊娠期高血压疾病、孕妇脱水、血容量不足、药物。

三、症状

(1)临床症状多不典型。

(2)胎动时感到腹痛,胎盘功能减退时胎动减少。

四、体征

(1)宫高腹围小于孕周,有子宫紧裹胎儿感。

(2)子宫敏感,易引发宫缩。

(3)临产后阵痛明显,宫缩多不协调。

(4)前羊膜囊不明显,胎膜紧贴胎儿先露部。

(5)人工破膜时羊水流出量极少。

五、辅助检查

(一)B型超声检查

B型是最重要的辅助检查。

(1)AFV≤2 cm为羊水过少,≤1 cm为严重羊水过少。

(2)有无胎儿生长受限、胎儿畸形等。

(二)羊水量直接测量

(1)破膜或剖宫产时收集羊水量<300 mL。

(2)缺点:不能早期诊断。

(三)电子胎儿监护

(1)胎盘储备功能减低,无应激试验(NST)呈无反应型。

(2)分娩时宫缩致脐带受压加重,出现胎心变异减速和晚期减速。

(四)胎儿染色体检查

羊水细胞培养、胎儿脐带血细胞培养。

六、对母儿的影响

(一)对胎儿的影响

(1)同生儿发病率和病死率明显增高。

(2)胎儿畸形、肢体短缺。

(3)胎儿肌肉骨骼畸形,如斜颈、曲背、手足畸形等。

(4)先天性无肾所致的羊水过少可引起Potter综合征。

(二)对孕妇的影响

手术分娩率和引产率增加。

七、羊水过少合并胎儿畸形的处理

(1)尽早终止妊娠。

(2)B型超声引导下经腹羊膜腔穿刺注入依沙吖啶引产。

八、羊水过少合并正常胎儿的处理

(1)寻找与去除病因。

(2)增加补液量,改善胎盘功能,抗感染。

(3)自数胎动,B型超声动态监测羊水量,胎儿生物物理评分,S/D值,电子胎儿监护。

(4)终止妊娠:适用于妊娠已足月或胎儿可以宫外存活者。

(5)剖宫产:合并胎盘功能不良、胎儿窘迫,或破膜时羊水少且胎粪严重污染者,估计短时间不能结束分娩者。

(6)阴道试产:胎儿储备功能尚好,无明显宫内缺氧,人工破膜羊水清亮者。阴道试产过程中需密切观察产程进展,连续监测胎心变化。

(7)期待治疗:适用于妊娠未足月,胎肺不成熟者。

(袁运水)

第十节 死 胎

死胎是指妊娠 20 周后胎儿在子宫内死亡。胎儿在分娩过程中死亡称为死产,亦是死胎的一种。如死胎滞留过久,可引起母体凝血功能障碍,分娩时发生不易控制的产后出血,对产妇危害极大,在临床上及时诊断、处理是非常必要的。

一、病因

胎儿缺氧是造成胎儿宫内死亡最常见的原因,大约半数以上死胎为胎儿宫内缺氧所致。引起胎儿缺氧的因素有母体因素、胎盘因素、脐带因素、胎儿因素,具体情况如下。

(一)母体因素

1.严重的妊娠合并症致胎盘供血不足

妊娠期高血压疾病、妊娠合并慢性肾炎的孕妇可由于全身小动脉血管痉挛,引起子宫胎盘血流量减少,绒毛缺血缺氧导致胎儿死亡。

2.红细胞携氧量不足

妊娠合并重度贫血,妊娠合并肺部疾病如肺炎、支气管哮喘、肺源性心脏病,各种原因导致的心功能不全,可导致母体红细胞携氧量不足引起胎儿宫内缺氧死亡。

3.出血性疾病

母体产前出血性疾病如前置胎盘、胎盘早剥、子宫破裂、创伤等引起母体失血性休克,导致胎死宫内。

4.妊娠并发症

妊娠期肝内胆汁淤积症患者由于胎盘胆汁淤积,绒毛水肿、绒毛间隙变窄,胎盘循环血流量减少,导致胎儿缺氧死亡;妊娠期的溶血性疾病和母儿血型不合(ABO 血型和 Rh 血型)可发生胎儿水肿死亡;糖尿病合并妊娠和妊娠期糖尿病孕妇发生不明原因的胎儿死亡。

5.妊娠合并感染性疾病

细菌感染如 B 型链球菌致急性羊膜绒毛膜炎所致的感染性发热,导致机体氧气需要量迅速增加,供不应求而缺氧引起胎儿死亡;病毒性感染如风疹病毒、巨细胞病毒、单纯疱疹病毒等宫内病毒感染可导致胎死宫内;弓形体病在妊娠中期感染胎儿可发生广泛性病变,引起死亡。

6.子宫局部因素

子宫张力过大或子宫收缩过强、子宫肌瘤、子宫畸形、子宫过度旋转等均可影响胎盘的血流供应,引起胎儿死亡。

7.妊娠期生活不良行为

妊娠期吸烟、酗酒、吸毒等不良行为可以导致胎盘循环血流量减少,胎儿缺氧死亡;妊娠期应用对胎儿有致畸作用的药物可使遗传基因发生突变,致染色体畸变,导致胎儿死亡。

(二)胎盘因素

胎盘因素是引起胎儿宫内缺氧死胎的重要因素,可表现为胎盘功能异常和胎盘结构异常。

1.胎盘功能异常

过期妊娠使胎盘组织老化、胎盘功能减退,对胎儿的氧气和营养物质供应减少,特别是过度成熟胎儿对缺氧的耐受能力明显下降,容易发生胎儿宫内窘迫和胎死宫内;妊娠期严重的合并症和并发症亦常导致胎盘功能减退,胎盘循环血流量减少。胎盘感染炎性渗出增多、组织水肿,影响母胎间的血液交换导致胎死宫内。

2.胎盘结构异常

轮状胎盘、膜状胎盘、胎盘过小、胎盘梗死使母胎间的营养物质交换面积减少;胎盘早剥时剥离面积达1/2 时可导致胎儿宫内死亡。

(三)脐带因素

脐带异常可使胎儿与母体间的血流交换中断,导致胎儿急性缺氧死亡。脐带扭转、脐带先露、脐带脱垂、脐带打结、脐带缠绕、脐带根部过细、脐带过短是临床引起死胎最常见的原因;单脐动脉亦可导致死胎。

(四)胎儿因素

如严重的胎儿心血管系统功能障碍、胎儿严重畸形、胎儿生长受限、胎儿宫内感染、严重的遗传性疾病、母儿血型不合等。

二、病理改变

(一)浸软胎

胎儿皮肤变软,触之脱皮,皮肤色素沉着而呈暗红色,内脏器官亦变软而脆,头颅的结缔组织失去弹性而重叠。

(二)压扁胎

胎儿死亡后,羊水被吸收,胎盘循环消失发生退化,身体结构相互压迫,形成干枯现象。

(三)纸样胎

常见于多胎妊娠,其中一个胎儿死亡,另外的胎儿继续妊娠生长,已经死亡的胎儿枯干受压似纸质。纸样胎是压扁胎的进一步变化。

(四)凝血功能障碍

胎儿宫内死亡3 周以上仍未排出,退变的胎盘组织释放促凝物质和羊水释放凝血活酶进入母体血循环,激活母体凝血系统而引起弥散性血管内凝血,导致血液中的纤维蛋白原和血小板降低,发生难以控制的大出血。

三、临床表现及诊断

(1)孕妇自觉胎动停止,乳房胀感消失、乳房变软缩小,子宫不继续增大。

(2)腹部检查宫底高度及腹围小于停经月份,无胎动及胎心音。

(3)死胎在宫内停留时间过久,可有全身疲乏,食欲不振,腹部下坠,产后大出血或致弥漫性血管内凝血(DIC)。

(4)超声检查是诊断死胎最常用、方便、准确的方法。超声可显示胎动和胎心搏动消失。胎儿死亡时间不同,其超声检查显像亦不同。死亡时间较短,仅见胎心搏动消失,胎儿体内各器官血流、脐带血流停止、身体张力及骨骼、皮下组织回声正常,羊水无回声区、无异常改变。死亡时间较长超声反映的为胎儿浸软现象,显示胎儿颅骨强回声环形变、颅骨重叠变形;胎儿皮下液体积聚造成头皮水肿和全身水肿表现;液体积聚在浆膜腔如胸腔、腹腔;腹腔内肠管扩张并可见不规则的强回声显示;少量气体积聚也可能不产生声像阴影。如果死胎稽留宫内,进一步浸软变形,其轮廓变得模糊,可能会难以辨认,此时须谨防孕妇弥散性血管内凝血的发生。偶尔超声检查也可发现胎儿的死因如多发畸形等。

四、临床处理

死胎一经诊断且尚未排出者,无论胎儿死亡时间长短均应积极处理、尽快引产。引产处理前应详细询问病史,判断是否合并存在肝炎、血液系统疾病等能引起产后出血和产褥感染的疾病,并及时处理;同时常规检查凝血功能;死胎引产仔细检查胎盘、脐带和胎儿,寻找死胎发生的原因。

(1)胎儿死亡时间短:可直接采用羊膜腔内注入依沙吖啶引产或前列腺素制剂引产;宫颈条件成熟亦可采用催产素静脉滴注引产。

(2)胎儿死亡 4 周尚未排出,凝血功能监测显示凝血功能异常者,引产术前时准备新鲜冰冻血浆、血小板、纤维蛋白原。若纤维蛋白原<1.5 g/L,血小板<$100×10^9$/L,应先抗凝治疗,待纤维蛋白原恢复正常再引产清除死胎。首选肝素,肝素可阻止病理性凝血过程又保护凝血成分不再被消耗。肝素剂量一般为0.5 mg/kg,每 6h 给药一次。一般用药 24~48h 后血小板和纤维蛋白原可恢复到有效止血水平。

引产方法有:①缩宫素静脉滴注引产。在使用缩宫素前先口服已烯雌酚 5 mg,3 次/天,连用 5 d,以提高子宫平滑肌对缩宫素的敏感性。②羊膜腔内注射药物引产。临床常用药物为依沙吖啶。依沙吖啶在妊娠晚期可引起子宫强烈收缩,导致子宫破裂,故对有剖宫产史者应慎用。肝肾功能不全者禁用。③米非司酮配伍前列腺素引产。此法可用于妊娠 24 周前,亦可采用前列腺素 E2 阴道栓剂终止 28 周内死胎。

若死胎接近足月且胎位异常,在宫口开大后予以毁胎,以保护母体免受损伤;若在引产过程中出现先兆子宫破裂需及时行剖腹探查术,胎盘娩出后应详细检查胎盘、脐带,以明确胎儿死亡原因。产后应注意严密子宫收缩和产后出血情况,应用抗生素预防感染和退乳处理。

(袁运水)

第十一节　过期妊娠

凡平时月经周期规则,妊娠达到或超过 42 周尚未临产者,称为过期妊娠。其发生率占妊娠总数的3%~15%。

一、诊断要点

(一)计算预产期,准确核实孕周

(1)据末次月经推算预产期,详细询问平时月经变异情况,如果末次月经记不清楚或难以确定可根据:①基础体温推算出排卵日,再加 256~270d。②根据早孕反应(孕 6 周时出现)时间加以估计。③妊娠早期曾做妇科检查者,按当时子宫大小推算。④孕妇初感胎动的周数×2,为预计可达足月分娩的周数(达37 周)为足月。

(2)辅助检查:①连续 B 超下胎儿双顶径的测量及股骨长度以推测孕周。②宫颈黏液增多时间等。③妊娠初期血、尿 HCG 增高的时间推算孕周。

(二)胎儿情况及胎盘功能检查

1.胎儿储备里检查

(1)胎动计数:胎动计数大于 30 次/12h 为正常,12h 内胎动次数累计少于 10 次或逐日下降超过50%,提示胎儿缺氧。

(2)胎儿电子监护仪检测:NST 或 OCT 实验。若胎心基线伴有轻度加速、早期减速、偶发变异减速,表示宫内缺氧,但胎儿有一定储备,如出现重度以上的加诛表示官内缺氢严重,低储备。

2.胎盘功能检查

(1)尿雌三醇(E_3)的连续测定:24h 尿雌三醇的值为 25 mg,即使过期仍可继续妊娠;>15 mg,胎儿多数健康;<10 mg,胎盘功能减退;2~6 mg,胎儿濒临死亡。

(2)B 超检查:观察胎动、胎儿肌张力、胎儿呼吸运动及羊水量。胎盘成熟度Ⅲ级,羊水指数<8 mm,胎儿活动呈现保护性抑制。

(3)羊水形状检查:羊水量少,羊水指数<8 mm,羊水浑浊,羊水脂肪细胞计数<50%。阴道细胞涂片出现核致密的表层细胞。临产时胎儿头皮血 pH、PCO_2、PO_2、BE 的测定。

（4）胎盘病理检查：25%～30%绒毛和血管正常，15%～20%仅有血管形成不足，但无缺血影响，另有40%血液灌注不足而导致缺血，供氧不足。

3.了解宫颈成熟

对预测引产能否成功起重要作用。

二、治疗要点

应力求避免过期妊娠的发生，争取在妊娠足月时处理。确诊过期妊娠后要及时终止妊娠。终止妊娠的方法应酌情而定。

孕妇妊娠41周应入院，严密观察胎心、胎动，检查胎盘功能，若无异常情况，待促宫颈成熟后引产。

（一）引产

对确诊过期妊娠而无胎儿窘迫、无明显头盆不称、无妊娠并发症者，可引产。

（1）促宫颈成熟：妊娠满41周后，应常规行阴道检查进行 Bishop 评分，如小于7分，可用催产素2.5 U＋5%葡萄糖注射液 500 mL 静脉点滴，每日1次，连用3d，从6～8滴开始，逐渐增加滴速，调至10min 内有3次宫缩；或用普拉睾酮 200 mg 溶于5%葡萄糖注射液 20 mL，静脉缓慢注射，每日1次，连用3d，促宫颈成熟。

（2）引产：对宫颈成熟，Bishop 评分＞7分者引产成功率高。宫口未开或小于2 cm 可人工破膜，形成前羊膜囊刺激宫缩。

（3）进入产程后，应间断吸氧、左侧卧休息。行胎心监护，注意羊水性状，如有胎儿窘迫，应及时做相应处理。

（二）剖宫产

剖宫产指征如下。

（1）胎盘功能不良，胎儿储备力差，不能耐受宫缩者；引产失败。

（2）产程长，胎先露下降不满意或胎头定位异常。

（3）产程中出现胎儿窘迫。

（4）头盆不称。

（5）巨大胎儿。

（6）臀先露伴骨盆轻度狭窄。

（7）破膜后羊水少、黏稠、粪染，不能在短时间内结束分娩者。

（8）高龄初产妇。

（9）存在妊娠并发症及合并症，如糖尿病、重度子痫前期、慢性肾炎等。

（三）新生儿抢救

过期妊娠时，由于胎儿在宫内排出胎粪的概率较高。因此，在分娩时要做好抢救准备，胎儿娩出后立即在直接喉镜指引下行气管插管吸出气管内容物，以减少胎儿胎粪吸入综合征的发生。过期儿病率和死亡率均增高，应及时发现和处理新生儿窒息、脱水、低血容量及代谢性酸中毒等并发症，因此，在分娩时，必须要求新生儿科医生一同行新生儿复苏抢救。

（袁运水）

第十二节　腹腔妊娠

一、概述

腹腔妊娠是指位于输卵管、卵巢及阔韧带以外的腹腔内妊娠,是极为罕见的一种异位妊娠,据报道发生率为 1∶15 000 至 1∶30 000,占异位妊娠的 0.003%,孕产妇的死亡率极高,为 5%～20%。围生儿死亡率 75%～95%,先天畸形率高达 50%。腹腔妊娠的早期诊断和及时干预有助于降低孕产妇死亡率。

二、病因与分类

腹腔妊娠受精卵可以种植在腹膜、肠系膜、大网膜、盆壁、肠管、子宫直肠凹陷等处,少有种植在肝脏、脾脏及横结肠脾曲的报道。腹腔妊娠好发于既往有不孕史、人工流产史、盆腔炎症史、子宫内膜异位症、吸毒的患者,或是 IVF-ET 患者。

腹腔妊娠分为原发性和继发性两种类型,以后者多见。原发性腹腔妊娠是指卵子在腹腔内受精、种植及生长发育。

原发性腹腔妊娠诊断需要符合 3 个条件。

(1)双侧输卵管、卵巢正常,无近期妊娠的表现。

(2)无子宫腹膜瘘。

(3)妊娠只存在腹腔内,而且妊娠期短,足以排除输卵管妊娠。但第三点常不易鉴别。

继发性腹腔妊娠绝大部分是输卵管妊娠破裂或流产后,孕囊落入腹腔种植在某一部位继续发育,小部分是来源于卵巢妊娠;或宫内妊娠而子宫存在缺陷导致子宫破裂后孕囊落入腹腔中继续发育造成的,如子宫瘢痕处破裂、子宫憩室自然破裂、宫角妊娠破裂后等。

三、病理生理

促使受精卵原发种植于腹膜的因素有 2 种。

(1)体腔上皮具有转化的能力,可以发展为类似副中肾管上皮的组织,子宫后腹膜表面常可见蜕膜反应是证明体腔上皮有转化可能的依据。

(2)子宫内膜种植在腹膜表面有利于受精卵的种植。继发性腹腔妊娠较原发性为多见。指输卵管妊娠流产或破裂,妊娠物流入腹腔内,种植在腹膜或其他脏器表面,或未完全脱离输卵管而继续得以血供在腹腔内生长发育。继发性腹腔妊娠也可继发于卵巢内或子宫内的妊娠。因子宫上有缺损(如剖宫产、剖宫取胎、子宫肌瘤剥除术之瘢痕)而自发破裂或子宫腹膜瘘,子宫憩室或始基子宫发育欠佳等自然破裂,妊娠物经破口或瘘口被挤压流入腹腔内。继续生长发育为腹腔妊娠。

四、临床表现

腹腔妊娠一般无特异性的临床表现。

早期腹腔妊娠多数有停经史、腹痛、阴道流血等一般异位妊娠表现,也可能伴有恶心、呕吐、嗳气、便秘等非特异性症状,难以与输卵管妊娠鉴别。有资料显示约 50% 的误诊率,多是在手术中确诊。若胚胎早期死亡,与腹腔组织粘连形成包块,则有可能误诊为卵巢肿瘤、附件包块等。

中晚期腹腔妊娠患者常感到腹部不适、腹痛,尤其是在胎动时,无伴有阴道流血,有部分患者有嗳气、便秘,随着孕周增加、胎儿长大,症状逐渐加重。腹部体查:子宫轮廓不清,但易触及胎儿肢体,胎先露高浮,位于骨盆入口上方,胎位异常(以肩先露多见),可以在患者下腹听到母体血管杂音,胎心音清晰。阴道检查:宫颈位置高,腹部触及胎儿外,触及另一实性包块,实为子宫,较妊娠周数小,但有时不易触及。接近孕足月时则不规律宫缩,假临产表现,但宫颈条件不改善,宫颈口不扩张,经宫颈管不能触及胎儿先露部。

若胎儿死亡,妊娠反应消失,粘连的脏器及大网膜包裹死胎,软组织吸收,仅遗留胎儿骨骼,形成石胎或干尸化,有可能误诊为腹部包块。若继发感染,形成脓肿,胎儿骨骼有可能向腹壁、肠管、阴道、膀胱形成窦道排出体外。胎儿死亡后长期稽留体内,有可能引起凝血功能障碍的表现。

若孕囊或胎盘种植引起大出血或母体脏器破裂,则出现剧烈腹痛、腹腔内出血、贫血、休克等症状。

五、诊断

符合上述的临床表现,另外,孕期反复或持续腹痛,多种方法引产失败,应警惕腹腔妊娠存在。结合辅助检查,有助于诊断。越早诊断,越有利于治疗,将危害减低。

B超是目前诊断腹腔妊娠的较为广泛的应用方法,可以较清晰地显示子宫大小、宫外孕囊、胎儿及胎盘及它们与腹腔周围脏器的关系,而且费用低,可以重复进行。约30%的术前诊断由B超诊断,但是仍有较高漏诊率。建议早孕期使用阴道B超,因子宫后倾、肥胖、腹部瘢痕可能影响经腹B超的准确性。阴道B超分辨率高,距离近,可以更清晰地显示宫内内容物和其与宫颈/阴道的关系。

B超显示为:①子宫均匀增大,宫腔回声线条状,居中,无孕囊或胎体的反射;②羊水无回声区,液性暗区接近体表,若宫内放置一探条更有助于诊断;③胎儿发育受限,胎位异常,伴有羊水过少,部分合并先天畸形注意排除腹腔妊娠,另外正常妊娠患者一般无腹水,合并腹水的患者也要注意。也有报道提出由于腹腔妊娠诊断有一定的难度,但可根据其发生特点,对腹痛者在超声检查时除观察胎儿及附属物外应仔细扫查子宫轮廓,观察有无浆膜层中断,有剖宫产史者还应仔细观察切口处情况。

腹部X线光片:未见正常增大的子宫及胎盘阴影。胎儿紧贴母体的脊柱部位。

MRI检查:目前诊断腹腔妊娠的新方法。无CT电离辐射影响,与B检查相比对软组织分辨率更高,不受母体结构中骨骼、脂肪、气体的影响,可以多方位成像,除了显示胎儿位于腹腔内增大的子宫外,还可见胎儿的脏器发育情况,有无畸形,胎盘的位置、血供、发育情况,与周围什么脏器粘连,可以准确评估子宫、胎儿、胎盘与盆腹腔脏器的关系,为明确诊断与制订手术方案提供依据。而且它快速成像,使患者可以短时间内屏气,图像不受干扰,同时时间短不受胎动的影响,但是在胎儿器官发生期使用仍需谨慎。另外,其费用高昂及设备有限限制了它的应用。

有研究发现腹腔妊娠的患者血清中甲胎蛋白升高。

六、鉴别诊断

输卵管妊娠:同样有停经史、腹痛、阴道流血等表现,孕早期两者术前难以鉴别,多在术中发现。

卵巢囊肿:一般胎儿死亡,粘连的脏器及大网膜包裹死胎,形成类似卵巢囊肿包块,手术探查时确诊。

七、治疗

对于腹腔妊娠的处理,没有绝对一致的意见,但原则上一旦确诊,应立即手术治疗终止妊娠。具体手术方式因孕期长短、胎盘情况而异。

(一)早孕期的处理

早期的腹腔妊娠有妊娠组织物小,胎盘尚未形成,附着部位较容易止血,但附着部位具有多样化。处理与一般异位妊娠相似。以往手术方式多为开腹手术,但现在腹腔妊娠不再是腹腔镜的手术禁忌证,并具有优势。腹腔镜可以将腹腔妊娠周围组织放大数倍,彻底地清除残留的绒毛组织。创面出血采用双极电凝止血,尽可能地减少对周围组织的损伤。手术的关键是依据探查的情况以及孕周、孕囊或绒毛种植部位和面积等决定手术方式。有报道认为。

(1)如孕囊或绒毛种植面积小,仅种植在子宫后壁或阔韧带表面、宫骶韧带、大网膜上,而子宫动脉及卵巢未被波及,且能结扎止血,则可以行电凝切除法或内套圈套扎后切除法完整切除孕囊或绒毛(电凝法系电凝腹腔妊娠的基底部后用腹腔镜组织剪沿电凝部位剪除腹腔妊娠;内套圈套扎后切除法系用腹腔镜内套圈沿腹腔妊娠的周围组织套扎,然后在套扎线以上 0.5cm 处用腹腔镜组织剪除腹腔妊娠组织)。若创面渗血,则加用立止血与生物纤维蛋白原喷涂在创面上止血,避免过度损伤腹腔妊娠覆着的组织。

(2)如孕囊或绒毛种植面积宽、种植部位特殊、无法完全切除时,可适当在靠近孕囊或绒毛处结扎后电凝切除,术后辅助化疗,以便杀灭残留的绒毛组织。

(3)若切除孕囊或绒毛可能引起大出血或被迫切除孕囊或绒毛附着器官时(例如肠管),则应慎重选择术式,必要时与腔镜外科合作共同完成相应器官的手术。

(二)中期腹腔妊娠(孕 12～28 周)处理

不考虑胎儿情况,一旦确诊尽快手术终止妊娠。

(三)晚期腹腔妊娠处理

(1)孕 28～34 周胎儿存活者,无腹痛及其他不适,胎儿发育良好,无明显畸形,胎盘位于下腹部,母亲一般情况良好,如患者及家属强烈要求保留胎儿,充分知情同意,有在医院内严密监护及随时手术、输血的医疗条件下,可适当延长孕周,促胎肺成熟后终止妊娠,可改善新生儿预后。但期待治疗对母胎有风险,胎儿突然死亡以及腹腔大出血几率增加。

(2)孕周＞34 周胎儿存活者,尽快剖腹取胎。术前必须准备充足的血源,开放中心静脉,取纵切口,手术前请相关科室会诊,评估手术风险。若条件不足,应转上级医院处理。未娩出胎儿前尽量避免触动胎盘导致大出血。

中晚期腹腔妊娠的手术治疗中的关键是对胎盘的处理。这必须根据胎盘种植部位、胎儿是否死亡及死亡时间长短来个体化决定。注意切除胎盘有可能引起大出血、脏器穿孔而被迫切除胎盘附着器官,尤其胎盘长入脏器中或者广泛影响脏器无法切除时,有可能导致患者休克甚至死亡。如果胎盘种植面积小,仅种植于子宫后壁、输卵管、阔韧带或大网膜等表面,子宫动脉及卵巢未被波及,且能结扎止血,则可以考虑一期切除胎盘。胎盘附着于腹膜、肠系膜等血管丰富处,胎儿存活或死亡不久(小于 4 周),则不能触动胎盘,在紧贴胎盘处结扎切断脐带取出胎儿,将胎盘留在腹腔内,约需半年逐渐自行吸收。若术中发现胎儿死亡已久,胎盘循环停止,胎盘与腹腔脏器粘连不牢固时则可以尝试剥离胎盘,有困难时仍建议胎盘留于腹腔内,一般不做胎盘部分切除,以免造成严重失血性休克。若术中发现胎盘已经部分剥离,出血多,此时无论保留或剥离胎盘都有困难,压迫止血是唯一选择。对于胎盘已有剥离的腹腔妊娠,如果胎盘面积小,应迅速取出胎盘后立即压迫出血部位,出血可能会减少。而对于胎盘较大的腹腔妊娠,一般保留胎盘。

术中保留胎盘者,术后发生腹腔感染、肠梗阻、迟发性的出血以及凝血功能障碍等并发症的几率增加。

目前,对腹腔妊娠术中保留胎盘者,多数文献建议术后使用甲氨蝶呤治疗,但仍存争议。甲氨蝶呤可以破坏滋养细胞,减少胎盘血供和促进胎盘吸收。但也有学者认为使用甲氨蝶呤后可以导致胎盘大面积坏死,可能成为细菌的良好培养基而诱发严重腹腔感染,甚至脓毒血症导致患者死亡,选择不使用甲氨蝶呤待胎盘自行吸收萎缩。

保留胎盘术后预防感染治疗,定期复查血 HCG 水平、血常规及凝血功能,注意体温、腹部体征并动态 B 超监测及时发现异常。若胎盘未吸收而发生感染、肠梗阻、迟发性的出血等,则再度剖腹探查酌情切除胎盘或做引流处理。

围生儿预后:围生儿先天畸形率高,常见畸形包括面部两侧不对称、斜颈、肘或膝蹼化关节变形、肺发育不全,因羊水过少、长期压迫所致。

八、预防

对公众进行性传播疾病危害的教育,严格规范辅助生育技术的使用有助于降低其发生率。

(袁运水)

第十三节　子宫翻出

子宫翻出又称子宫内翻是指子宫底部向宫腔内陷入,甚至自宫颈翻出的病变,这是一种分娩期少见而严重的并发症。多数发生在第三产程,如处理不及时,往往因休克、出血,产妇可在3~4h内死亡。国内报道子宫翻出病死率可达62%左右。

一、发生率

子宫翻出是一种罕见的并发症,其发生率各家报道不一,Shan-Hosseini等(1989年)报道子宫翻出发生率约为1∶6400次分娩,Platt等(1981年)报道发生率约为1∶2100次分娩。陈晨等报道北京市红十字会朝阳医院1982—1996年间子宫翻出发生率为1∶16473;湖南株洲市二院1961—1981年间发生率为1∶4682;山东淄博市妇幼保健院1984—1986年间发生率为1∶1666;广州市白云区妇幼保健院2004—2009年间发生率为1∶10359。

二、病因

引起急性子宫翻出的病因较多,常常是多种因素共同作用的结果,但其先决条件必须有子宫壁松弛和子宫颈扩张,其中第三产程处理不当(约占60%),胎儿娩出后,过早干预,按压子宫底的手法不正确,强行牵拉脐带等,导致子宫底陷入宫腔,黏膜面翻出甚至脱垂于阴道口外。其促成子宫翻出的因素有:

(1)胎盘严重粘连、植入子宫底部,同时伴有子宫收缩乏力或先天性子宫发育不良,助产者在第三产程处理时,强拉附着于子宫底的胎盘脐带的结果,此时如脐带坚韧不从胎盘上断裂,加上用力挤压松弛的子宫底就可能发生子宫翻出。

(2)脐带过短或缠绕:胎儿娩出过程中由于脐带过短或脐带缠绕长度相对过短,过度牵拉脐带也会造成子宫翻出。

(3)急产宫腔突然排空:由于产程时间短,子宫肌肉尚处于松弛状态,在产程中因咳嗽或第二产程用力屏气,腹压升高,也会导致子宫翻出。

(4)产妇站立分娩:因胎儿体重对胎盘脐带的牵拉作用而引起子宫翻出。

(5)妊娠高血压疾病时:使用硫酸镁时使子宫松弛,也会促使子宫翻出;有人报道植入性胎盘也会促使子宫翻出。

三、分类

(一)按发病时间分类

1.急性子宫翻出

子宫翻出后宫颈尚未缩紧,占75%左右。

2.亚急性子宫翻出

子宫翻出后宫颈已缩紧,占15%左右。

3.慢性子宫翻出

子宫翻出宫颈回缩已经超过4周,子宫在翻出位置已经缩复但仍停留在阴道内,占10%左右。

(二)按子宫翻出程度分类

1.不完全子宫翻出

子宫底向下内陷,可接近宫颈口或越过但还存在部分子宫腔。

2.完全性子宫翻出

子宫底下降于子宫颈外,但还在阴道内。

3.子宫翻出脱垂

整个子宫翻出暴露于阴道口外。

四、临床表现

子宫翻出可引起迅速的阴道大量流血,处理不及时,可致产妇死亡。子宫翻出产妇突觉下腹剧痛,尤其胎盘未剥离牵拉脐带更加重腹痛,遂即产妇进入严重休克状态,有时休克与出血量不成正比,出现上述现象时,应考虑到有子宫翻出的可能。

而慢性子宫翻出多因急性子宫翻出时未能及时发现,而后就诊的,此时的症状多表现如下。

(1)产后下腹坠痛,或阴道坠胀感。

(2)大小便不畅。

(3)产后流血史或月经过多。

(4)因子宫翻出感染,出现白带多而有臭味,甚至流脓液,严重者有全身感染症状,发热、白细胞升高等。

(5)因阴道流血而致继发性贫血。

五、诊断与鉴别诊断

在分娩第三产程有用手在下腹部推压子宫底或用手牵拉脐带的经过,产妇在分娩后突然下腹剧痛,出现休克,尤其与出血量不相称时,因考虑有子宫翻出的可能。当翻出子宫已脱垂于阴道口外时,诊断并不困难,但当胎盘未剥离已发生子宫翻出时有时会误诊为娩出的胎盘,再次牵拉脐带时即引起剧痛,此时应及时做阴道、腹部双合诊。

(一)诊断

1.腹部检查

下腹部摸不到宫底,或在耻骨联合后可触及一个凹陷。

2.阴道检查

在阴道内可触及一球形包块,表面为暗红色、粗糙的子宫内膜,在包块的根部可触及宫颈环。如胎盘尚未剥离而完全黏附于翻出的宫体时,常易误诊为胎儿面娩出的胎盘,牵引脐带时可引起疼痛。

根据病史及检查可做出子宫翻出的诊断。

(二)鉴别诊断

子宫翻出应与子宫黏膜下肌瘤以及产后子宫脱垂相鉴别。

1.子宫黏膜下肌瘤

其系子宫肌瘤向子宫黏膜面发展,突出于子宫腔,如黏膜下肌瘤蒂长,经子宫收缩可将肌瘤排出宫颈而脱出于阴道内。妇科检查时,盆腔内有均匀增大的子宫,如子宫肌瘤达到宫颈口处并且宫口较松,手指进入宫颈管可触及肿瘤;已经排出宫颈外者则可看见到肌瘤,表面为充血暗红色的黏膜所包裹,有时有溃疡及感染。如用子宫探针自瘤体周围可探入宫腔,其长短与检查的子宫大小相符,急性子宫翻出往往发生在分娩期,患者有疼痛、阴道流血及休克等临床表现。认真仔细观察鉴别并无困难。

2.子宫脱垂

患者一般情况良好,妇科检查时可见脱出的包块表面光滑,并可见子宫颈口,加腹压时子宫脱出更加明显,内诊检查时可触摸到子宫体。

六、治疗

明确诊断后应立即开放静脉通路、备血及麻醉医生配合下进行抢救,延迟处理可增加子宫出血、坏死和感染机会,给产妇带来极大的危险和痛苦。处理的原则为积极加强支持治疗,纠正休克,尽早实施手法复位或手术,其具体处理应视患者的全身情况、翻出的时间长短和翻出部分的病变情况、感染程度等而决定。

(一)阴道手法复位

子宫翻出早期,宫颈尚未收缩,子宫尚无淤血、肿胀,如果胎盘尚未剥离,不要急于剥离,因为此时先做胎盘剥离会大大增加出血量,加速患者进入严重休克状态;如果胎盘已经大部分剥离,则先剥离胎盘,然后进行复位,此外翻出子宫及胎盘体积过大,不能通过狭窄的宫颈环,需先剥离胎盘。应首先开放两条静脉通路,输液、备血,镇痛及预防休克。给予乙醚、氟烷、恩氟烷、芬太尼及异丙酚等麻醉下,同时给以子宫松弛剂,β-肾上腺素能药物,如利托君、特布他林或硫酸镁。待全身情况得以改善,立即行手法子宫还纳术。方法:产妇取平卧位,双腿外展并屈曲,术者左手向上托起刚刚翻出的子宫体,右手伸入阴道触摸宫颈与翻出宫体间的环状沟,用手指及手掌沿阴道长轴方向徐徐向上向宫底部推送翻出的子宫,操作过程用力要均匀一致,进入子宫腔后,用手拳压迫宫底,使其翻出的子宫完全复位。子宫恢复正常形态后立即停止使用子宫松弛剂,并开始使用宫缩剂收缩子宫,同时使子宫保持在正常位置,注意观察宫缩及阴道流血情况,直至子宫张力恢复正常,子宫收缩良好时术者仍应继续经阴道监控子宫,以免子宫再度翻出。

(二)阴道手术复位

Kuctnne 法,即经阴道将宫颈环的后侧切开,将子宫还纳复位,然后缝合宫颈切口。但必须注意不能损伤直肠。

(三)经腹手术复位

Huntington 法:在麻醉下,切开腹壁进入腹腔后,先用卵圆钳或手指扩大宫颈环,再用组织钳夹宫颈环下方 2~3 cm 处的子宫壁,并向上牵引,助手同时在阴道内将子宫体向上托,这样,一边牵引,一边向上托使子宫逐渐全部复位,复位后,在阴道内填塞纱布条,并给予缩宫素,预防子宫再度翻出,若宫颈环紧而且不易扩张情况下,可先切开宫颈环后,将翻出的子宫体逐渐向上牵引,使其慢慢复位,完成复位后缝合宫颈切口(Noltain 复位法)。

(四)经腹或经阴道子宫次(全)切除术

经各种方法复位不成功、复位以后宫缩乏力伴有大出血、胎盘粘连严重或有植入、翻出时间较长合并严重感染者,视其病情程度,选择阴道或腹式手术切除子宫。

(五)其他方法

阴道热盐水高压灌注复位法:(Oqueh O 等,1997 年报道)用热盐水可使宫颈环放松,盐水压力作用于翻出的子宫壁,促使其翻出的子宫逐渐复位,此方法简单易行,适用于病程短、病情较轻、局部病变小的患者。

六、预防

预防子宫翻出的关键是加强助产人员的培训,正确处理好第三产程,在娩出胎盘的过程中,仔细观察胎盘剥离的临床症状,当确认胎盘已经完全剥离时,于子宫收缩时以左手握住宫底,拇指置于子宫前壁,其余四指放在子宫后壁并按压,同时右手轻拉脐带,协助胎盘娩出。胎盘粘连时正确手法剥离,且不能粗暴按压子宫底或强行牵拉脐带。

(袁运水)

第十四节　胎儿生长发育异常

一、胎儿宫内生长受限

胎儿宫内生长受限(FGR)定义:孕 37 周后,胎儿出生体重小于 2 500 g 或低于同孕龄平均体重的两个标准差,或低于同孕龄正常体重的第 10 百分位数。

(一)病因

病因多而复杂,约 40% 病因尚不明确。主要危险因素如下。

1.孕妇因素

孕妇因素最常见,占 50%～60%。包括①遗传因素:胎儿遗传性疾病。②营养因素:孕妇偏食、妊娠剧吐等。③妊娠病理:如妊娠高血压病、多胎妊娠、前置胎盘、胎盘早剥、过期妊娠、妊娠期肝内胆汁淤积症等。④其他:孕妇年龄、体重、身高、子宫发育畸形、吸毒、酗酒、接触放射线或有毒物等。

2.胎儿因素

胎儿基因或染色体异常、胎儿代谢紊乱、各种因子缺乏等。

3.胎盘脐带因素

胎盘的各种病变导致胎盘血流量减少、胎儿血供不足,脐带过长过细、脐带扭转、打结等。

(二)分类

1.内因性均称型 FGR

其属原发性 FGR,抑制生长的因素在妊娠早期,致使胎儿内部异常,或由遗传因素引起。

2.外因性不均称型 FGR

其属继发性 FGR,多在孕晚期才受到有害因素的影响。

3.混合型 FGR

其多由双方的影响和缺乏营养物质,或有害物质的影响所致,在整个妊娠期间均产生影响。

(三)诊断

1.临床指标监测

测量宫高、腹围、体重,推测胎儿大小。宫高腹围连续 3 周均在第 10 百分位以下者为筛选 FGR 的指标。

2.B 超

监测胎头双顶径(增长速度 3 周增加 4 mm,孕 28 周<70 mm,孕 30 周<75 mm,孕 32 周<80 mm,可诊断为 FGR)、股骨长度、腹围、胸围、头围以及羊水量与胎盘成熟度。

3.实验室检查

胎盘功能检测尿 E3 和 E/C 比值,胎盘生乳素,TORCH 感染等的检测均有助于诊断。

(四)治疗

孕 32 周前治疗疗效佳,孕 36 周后治疗效果差。

1.孕期治疗

(1)一般治疗:休息、吸氧、左侧卧位、加强营养等。

(2)补充营养物质:口服复合氨基酸片 1 片,每日 1～2 次;脂肪乳静脉滴注 250～500 mL,3d 一次,连用 1～2 周;10% 葡萄糖液 500 mL 加维生素 C 或能量合剂,每日一次,连用 10d,适当补充维生素 B、维生素 E、钙、铁、锌等。

(3)药物治疗:使用可松弛血管,改善微循环,改善子宫胎盘血流的药物,如 β-肾上腺素激动剂、硫酸镁、丹参等。

2.继续妊娠的指征

(1)宫内监护情况良好。

(2)胎盘功能好转。

(3)妊娠未足月,孕妇无合并症及并发症。

3.终止妊娠的指征

(1)治疗后 FGR 无改善,胎儿生物物理评分 4～6 分。

(2)有宫内缺氧表现,胎盘提前老化,胎儿停止生长 3 周以上。

(3)妊娠合并症或并发症加重。

4.分娩方式的选择

FGR 胎儿对缺氧的耐受力差,应适当放宽剖宫产指征。阴道产仅适合于胎盘功能正常,胎儿成熟,羊水量及胎位正常,Bishop 评分之 7 分,无阴道分娩禁忌者,另一种为胎儿难以存活,无剖宫产指征时予以引产。

二、巨大儿

(一)定义

体重达到或超过 4 000 g 的胎儿称巨大儿。

(二)相关因素

该疾病的病因:①遗传因素。②产次。③营养。④轻型糖尿病患者。⑤过期妊娠。

(三)诊断

1.腹部检查

腹部明显膨隆,胎体大,宫底明显升高,子宫长度大于 35 cm,先露部高浮,听诊胎心正常有力但位置稍高,若为头先露胎头跨耻征阳性。

2.B 型超声检查

胎体大,测胎头双顶径＞10 cm、股骨长度≥8.0 cm,应考虑巨大胎儿,同时可排除双胎、羊水过多等情况。

(四)处理

1.孕期处理

孕期发现胎儿偏大或巨大儿史应排除糖尿病。一经证实积极控血糖。孕 36 周后酌情择期结束妊娠。

2.分娩期处理

(1)有巨大儿可能者,在分娩过程严密观察产程,产时监护,不宜试产过久。

(2)临产及第一产程因巨大儿可导致宫缩乏力,胎头入盆困难者可行剖宫产。先露在棘下 3 cm,有阴道分娩可能,可行产钳助娩。要警惕肩难产。

三、肩难产

(一)定义

巨大胎儿的胎头娩出后,显著增大的双肩娩出困难,前肩嵌顿在耻骨联合上方称肩难产。

(二)可能发生的条件

肩难产发生率与胎儿体重成正比,4 000 g 或以上发生率为 3％～12％,4 500 g 或以上发生率为 8.4％～14.6％,因胎儿体重增加时,其躯体增加的速度大于胎头增加的速度,当胎儿肩围大于头围4.8 cm 时,可能发生肩难产。

1.母亲因素

(1)有巨大儿或肩难产史者易发生肩难产。

(2)骨盆狭窄,尤其是扁平骨盆更易发生肩难产。

(3)骨盆倾斜度过大及耻骨弓位置过低者。

2.胎儿因素

(1)巨大胎儿或部分过期胎儿最易导致肩难产的发生。可能由于胎儿体重增加时,躯体的生长速度大于胎头的生长速度所致。

(2)巨大胎儿的最大胸径若大于其最大头径1.3 cm,胸围大于头围1.6 cm,或肩围大于头围4.8 cm,均可导致肩难产的发生。

(3)联体双胎、胎儿颈部肿瘤、胎儿水肿均可导致肩难产的发生。

(三)诊断

当较大的胎头娩出后,胎颈回缩,双肩径位于骨盆入口上方,使胎儿颏部紧压会阴,胎肩娩出受阻,能除外胎儿畸形即可诊断为肩难产。

(四)处理措施

肩难产一旦发生,一般的助产手法很难奏效。缩短胎肩娩出的时间,是新生儿能否存活的关键。发生肩难产后,通常采用以下方法助产。

1.屈大腿法(McRobert法)

让产妇双腿极度屈曲贴近腹部,双手抱膝,减小骨盆倾斜度使腰骶部前凹变直,骶骨位置相对后移,骶尾关节稍增宽,使嵌顿在耻骨联合上方的前肩自然松解,同时应用适当力量向下牵引胎头而娩出前肩。

2.压前肩法

助手在产妇耻骨联合上方触到胎儿前肩部位并向后下加压,使双肩径缩小,同时助产者牵拉胎头,二者相互配合持续加压与牵引,注意不能用暴力。

3.旋肩法(Wood法)

当后肩已入盆时,助产者以食、中指伸入阴道紧贴胎儿后肩的背面,将后肩向侧上旋转,助手协助将胎头同方向旋转,当后肩逐渐旋转至前肩位置时娩出。操作时,胎背在母体右侧用左手,胎背在母体左侧用右手。

4.牵后臂娩后肩法

助产者的手沿骶骨伸入阴道,握住胎儿后上肢,沿胎儿胸前滑过,娩出胎儿后肩及后上肢,再将胎肩旋转至骨盆斜径上,牵引胎头使前肩入盆后即可娩出。

5.断锁骨法

以上方法无效,可剪断胎儿锁骨,娩出后缝合软组织,锁骨能自愈。在行以上处理时将会阴后一侧切开足够大,并加用麻醉。应做好新生儿复苏,认真检查软产道裂伤,预防产后出血及产褥感染。

四、胎儿先天畸形

胎儿先天畸形是出生缺陷的一种,指胎儿在宫内发生的结构异常。发生的原因甚多,主要为遗传、环境、食品、药物、病毒感染、母儿血型不合等。

(一)无脑儿

无脑儿是先天畸形胎儿中最常见的一种。女胎比男胎多4倍,由于缺少头盖骨,双眼突出,颈短,脑部发育极原始,脑髓暴露,不可能存活。若伴羊水过多常早产,不伴羊水过多常为过期产。

诊断腹部扪诊时,感胎头较小。肛门检查和阴道检查时,可扪及凹凸不平的颅底部。无脑儿应与面先露、小头畸形、脑脊膜膨出相区别。

无脑儿的垂体及肾上腺发育不良,故孕妇尿 E_3 值常呈低值。无脑儿脑膜直接暴露在羊水中,使羊水甲胎蛋白呈高值。孕14周后B型超声探查见不到圆形颅骨光环,头端有不规则"瘤结"。

无脑儿一经确诊应引产。因头小不能扩张软产道而致胎肩娩出困难,有时需耐心等待。也有因伴有脑脊膜膨出造成分娩困难,可行毁胎术或穿刺脑膨出部位放出其内容物后再娩出。

(二)脊柱裂

脊柱裂属脊椎管部分未完全闭合的状态。

脊柱裂分为3种:①脊椎管缺损,多位于腰骶部,外面有皮肤覆盖,称隐性脊柱裂,脊髓和脊神经多正常,无神经症状。②两个脊椎骨缺损,脊膜可从椎间孔突出,表面可见皮肤包着的囊,囊大时可含脊膜、脊髓及神经,称脊髓脊膜膨出,多有神经症状。③形成脊髓部分的神经管缺失,停留在神经褶和神经沟阶段,称脊髓裂,同时合并脊柱裂。

脊柱在孕8～9周开始骨化,如两半椎体不融合则形成脊椎裂,多发生在胸腰段。孕18～20周是发现的最佳时机,B型超声探及某段脊柱两行强回声的间距变宽或形成角度呈V或W形,脊柱短小、不完整、不规则弯曲,或伴有不规则的囊性膨出物。严重者应终止妊娠。

(三)脑积水

脑积水是指脑室内外有大量脑脊液(500～3 000 mL)蓄积于颅腔内,致颅缝明显变宽,颅腔体积增大,囟门显著增大,常常压迫正常脑组织。脑积水常伴有脊柱裂、足内翻等畸形。

脑积水可致梗阻性难产、子宫破裂、生殖道瘘等,对母亲有严重危害。

诊断在耻骨联合上方触到宽大、骨质薄软、有弹性的胎头。且大于胎体并高浮,跨耻征阳性。阴道检查盆腔空虚,胎先露部过高,颅缝宽,颅骨软而薄,囟门大且紧张,胎头有如乒乓球的感觉。B型超声检查:孕20周后,颅内大部分被液性暗区占据,中线漂动,胎头周径明显大于腹周径,应考虑脑积水的存在。

处理因胎儿,不能正常生长,处理时应以母亲免受伤害为原则。头先露,确诊后引产,在宫口开大3 cm时行颅内穿刺放液,或临产前B型超声监视下经腹行脑室穿刺放液缩小胎头娩出胎儿。

(四)联体儿

联体儿极少见,系单卵双胎在孕早期发育过程中未能分离,或分离不完全所致,多数性别相同。可分为以下两种。

1.相等联体儿

头部、胸部、腹部等联体。双胎妊娠相区别。B型超声诊断不困难。

处理原则:一旦发现为联体儿应尽早终止妊娠。

2.不等联体儿

常为寄生胎。腹部检查不易与足月妊娠应行剖宫产术。

（于　燕）

第十五节　母儿血型不合

母儿血型不合指孕妇与胎儿之间血型不合。胎儿红细胞携带的来自父体的血型抗原母体恰好缺乏,胎儿红细胞通过胎盘进入母体循环系统后诱导母体免疫系统产生特异性抗体,该抗体通过胎盘进入胎儿循环系统后与胎儿红细胞结合,发生免疫反应破坏胎儿红细胞,导致胎儿或新生儿溶血性疾病。

Rh血型不合及ABO血型不合是常见的两种类型,我国约96%的病例为ABO血型不合,因此本节主要阐述ABO血型不合。

一、疾病特点

(一)血型特点

1.ABO 血型不合

(1)母亲血型主要为 O 型,父亲血型主要为 A 型、B 型或 AB 型。若父母血型相同、父亲血型为 O 型或母亲血型为 AB 型则不会发病。

(2)肠道寄生菌、某些疫苗、植物或动物含有 ABO 血型抗原物质,所以第一胎可以发病。ABO 血型抗原主要是 IgM 抗原,在胎儿红细胞上表达较弱,所以新生儿溶血症状较轻。

2.Rh 血型不合

(1)母亲 Rh 血型为阴性、经产妇或有输血史。

(2)Rh 血型抗原的抗原性较强,新生儿溶血症状较重。

(二)临床表现

ABO 血型不合胎儿期一般无明显表现,新生儿期主要表现为高胆红素血症和贫血。Rh 血型不合临床表现较重,可出现严重的胎儿水肿、贫血、肝脾大及新生儿高胆红素血症,且高胆红素血症出现早、上升快,部分患儿可出现胆红素性脑病或心力衰竭,甚至胎死宫内。

二、诊断

(一)产前诊断

1.病史

(1)高胆红素血症患儿分娩史。

(2)流产、早产、死胎等异常孕产史。

(3)输血或血液制品使用史。

2.夫妇血型检查

孕妇血型为 O 型,配偶血型为 A 型、B 型、AB 型。或孕妇为 Rh 阴性血型,配偶为 Rh 阳性血型。

3.血型抗体滴度测定

孕妇外周血抗 A 或抗 B 抗体滴度水平并不总是与胎儿溶血程度成正比,但仍应动态监测。妊娠 16 周检查结果可作为抗体基础水平,以后间隔 2～4 周复查,抗 A 或抗 B 抗体滴度高于 1∶64、Rh 血型抗体滴度高于 1∶16 应高度重视,抗体效价进行性升高可能胎儿受累。

4.羊水穿刺检测

超声引导下穿刺采集羊水,用分光光度计分析羊水中胆红素吸光度值(△OD450),结果位于Ⅰ区提示无溶血或轻度溶血,位于Ⅱ区提示中度溶血,位于Ⅲ区提示严重溶血。属创伤性诊断技术。

5.超声诊断

胎儿肝脾大、水肿、腹水、羊水过多等征象往往提示严重溶血。

6.胎儿电子监测

孕龄 32 周始定期行胎儿电子监测。

7.脐血穿刺检测

在超声引导下穿刺采集脐带血,检测胎儿血型以及有无溶血反应如抗人球蛋白试验(间接法)、抗体释放试验、游离抗体试验等,属创伤性诊断技术,我国较少使用。

(二)出生后诊断

1.新生儿溶血或严重贫血临床表现

如皮肤苍白并迅速变黄,心率快加、呼吸急促、口周青紫,甚至明显的心衰征象,全身皮肤水肿、肝脾大、腹水等。

2.脐血或新生儿外周血检测

血型为 A 型、B 型、AB 型或 Rh 阳性,间接胆红素水平升高,血红蛋白及红细胞容积下降,网织红细胞及有核红细胞增高,Coombs 试验、抗体释放试验或游离抗体试验阳性。

三、治疗

(一)妊娠期治疗

(1)早期中期晚期妊娠各 10d 综合治疗,可使用 25% 葡萄糖、维生素 C、维生素 K、维生素 E 等,间断吸氧,也可服用茵陈汤等中药。

(2)严重的 Rh 血型不合病例可考虑孕妇血浆置换或宫内输血。

(3)有死胎史或本胎 Rh 抗体滴度升高到 1:(32~64)或出现较严重的胎儿溶血征象,可提前终止妊娠,胎肺不成熟者可先应用。肾上腺皮质激素促胎肺成熟在终止妊娠。

(二)新生儿期治疗

重点是防治贫血、心力衰竭和胆红素性脑病。蓝光疗法及苯巴比妥、白蛋白等药物治疗对大多数病例的高胆红素血症具有较好的治疗效果。当新生儿出生时血红蛋白低于 120 g/L。伴水肿、肝脾大、充血性心力衰竭者,或血清胆红素达 342 μmol/L(20 mg/dL),或出现胆红素脑病症状者可选择换血治疗。

（于　燕）

第七章

妊娠合并症

第一节　妊娠合并心脏病

一、妊娠、分娩及产褥期对心脏的影响(表 7-1)

表 7-1　妊娠、分娩及产褥期对心脏的影响

期别	影响
妊娠期	血容量增加 心排出量增加 心脏位置发生改变
分娩期	耗氧量↑—子宫收缩、血压↑ 回心血量↑ 肺动脉压力↑ 胎盘循环突然中断,腹腔内压力↓
产褥期	子宫收缩、组织间潴留的液体回心,3d 内心脏负担仍较重

二、妊娠合并心脏病的种类

(1)先天性心脏病。

(2)风湿性心脏病。

(3)妊娠期高血压疾病性心脏病。

(4)围生期心肌病。

(5)心肌炎。

三、先天性心脏病

(1)左→右分流性先心病:房间隔缺损、室间隔缺损、动脉导管未闭。

(2)无分流性先心病:肺动脉口狭窄、主动脉缩窄、马方综合征。

(3)右→左分流性先心病。

四、风湿性心脏病

(1)二尖瓣狭窄(mitral valve stenosis,MS,MVS):妊娠期血容量升高,分娩及产褥早期回心血量增加,肺循环血量增加,MVS造成左心房的压力增加,PVP升高,引起急性肺水肿。

(2)二尖瓣关闭不全(mitral insufficiency,MI):单纯MI能耐受妊娠、分娩及产褥。

(3)主动脉瓣狭窄(aortic valve stenosis,AS,AVS):重型可发生肺水肿和低排量性HF。

(4)主动脉瓣关闭不全(aortic insufficiency,AI):重型AI可发生左心衰,易合并细菌性心内膜炎(bacterial endocarditis,BE)。

五、妊娠期高血压疾病性心脏病

(1)妊娠期高血压疾病孕妇,以往无心脏病病史及体征,而突然发生以左心衰为主的全身衰竭者称妊娠期高血压疾病性心脏病。

(2)心肌供血不足,心肌间质水肿、点状出血及坏死,浓缩型,血液黏度增加,加重供血不足,或合并重度贫血,出现HF。

(3)易误诊为上呼吸道感染和支气管炎,早期诊断及为重要;病因消除后多能恢复正常。

六、围生期心肌病

(1)围生期心肌病(peripartum cardiomyopathy,PPCM)病因尚不十分清楚。

(2)既往无心血管疾病病史,发生于妊娠后3个月至产后6个月内的扩张型心肌病。

(3)临床表现不典型,可表现为呼吸困难、心悸、咳嗽、咯血、肝大、水肿等;通常依靠超声心动图检查诊断。

(4)超声心动:心脏扩大,心收缩力、射血功能下降。

(5)ECG:心律失常、左心室肥厚、S-T段、T波异常。

(6)一部分因心力衰竭(HF)、心律失常而死亡。

七、妊娠合并心脏病对胎儿的影响

(1)心功能控制不良者影响胎儿发育。

(2)抗心脏病药物对胎儿的潜在毒性。

(3)先天性心脏病的遗传性。

八、诊断

根据病史、症状、体征、辅助检查即可诊断。

九、体征及辅助检查

(1)舒张期杂音(DM)或Ⅲ级以上收缩期杂音(SM)。

(2)严重心律失常,心房颤动、扑动,三度房室传导阻滞(AVB)、舒张期奔马律(diastolic gallop,DG)。

(3)X线片:心界扩大。

(4)ECG:心肌受累、心律失常。

(5)UCG。

十、心功能代偿分级(NYHA 分级)(表 7-2)

表 7-2　心功能代偿分级(NYHA 分级)

根据患者主观症状分Ⅰ～Ⅳ级	根据客观检查分 A～D 级
Ⅰ级:一般活动无受限	A 级:无心血管病的客观依据
Ⅱ级:一般活动稍受限	B 级:客观上属轻度心血管病患者
Ⅲ级:一般活动明显受限	C 级:属中度心血管病者
Ⅳ级:失代偿、不能进行任何活动	D 级:属重度心血管病者

十一、早期心力衰竭的诊断

(1)轻微活动后即出现胸闷、心悸、气短。

(2)休息时脉搏＞110 次/分,呼吸＞20 次/分。

(3)夜间阵发性呼吸困难。

(4)肺底出现持续性湿啰音。

十二、处理

(1)妊娠前详细检查,确定是否可以妊娠及妊娠的时机。

(2)可否妊娠的依据。

(3)妊娠各期处理。

(4)分娩方式。

(5)心脏手术问题。

十三、不宜妊娠或尽早终止者

(1)心功能Ⅲ～Ⅳ级者。

(2)以往有过 HF 者

(3)PAH,重度 AVS,三度房室传导阻滞,Af,AF,舒张期奔马律。

(4)紫绀型心脏病。

(5)活动性风湿或细菌性心内膜炎者。

十四、妊娠期处理

(1)定期产前检查。

(2)心力衰竭的早期预防。

(3)充分休息。

(4)给予高蛋白、高维生素、低盐饮食,限制体重。

(5)早检查、勤检查,提前入院。

(6)控制引起心力衰竭的诱因:感染、贫血,预防 PIH。

(7)早期心力衰竭者药物治疗。

(8)心力衰竭的治疗。

十五、阴道分娩

阴道分娩适用于心功能Ⅰ～Ⅱ级:胎儿不大,宫颈条件好者。

十六、分娩中的处理

第一产程:应用镇静药。注意不能抑制新生儿呼吸;半卧位,面罩吸氧,注意监测血压、呼吸、脉搏、心律;根据情况给予毛花苷 C 0.4 mg 加入 5% 葡萄糖溶液 20 mL,缓慢静脉注射;产程开始给予抗生素至产后。

第二产程:会阴侧切,阴式助产,缩短第二产程。

第三产程:禁用麦角新碱,以防静脉压升高;产后立即注射吗啡或哌替啶;腹部压沙袋,控制液体速度。

十七、产褥期

(1)产后 24h 监测心脏、血氧饱和度、血压。

(2)心功能Ⅲ级及以上者不哺乳。

(3)预防性应用抗生素。

十八、心脏手术问题

(1)一般不主张在孕期手术。

(2)尽可能在幼年、孕前或延至分娩后再行心脏手术。

(3)必要时可行瓣膜置换和瓣膜切开术。

(4)孕期进行主动脉瓣膜球囊扩张术是十分危险的。

(5)抗凝剂最好选用肝素,而不用华法林。华法林可通过胎盘并进入母乳,有引起胎儿畸形及胎儿、新生儿出血的危险。

(刘万梅)

第二节　妊娠合并急性病毒性肝炎

一、概述

妊娠合并急性病毒性肝炎,严重威胁孕产妇的生命安全,据中国监测资料报道,本病占孕妇间接死亡原因的第 2 位,仅次于妊娠合并心脏病。

(一)妊娠时肝脏的生理变化

妊娠期肝脏的形态、大小不变,组织学正常。肝糖原稍增加,部分正常孕妇的肝功能,于妊娠晚期轻度超过正常值,于分娩后多能迅速恢复正常。

(二)妊娠对病毒性肝炎的影响

妊娠加重了肝脏负担,易感染病毒性肝炎,也易使原有的肝炎病情加重,重症肝炎的发生率较非孕期明显增加,与以下因素有关:①妊娠期新陈代谢明显增加,营养消耗多,肝内糖原储备降低,不利于疾病恢复。②妊娠期产生多量雌激素需在肝内灭活,并妨碍肝脏对脂肪的转运和胆汁的排泄。③胎儿代谢物需在母体肝内解毒。④并发妊娠期高血压疾病时常使肝脏受损,易发生急性肝坏死。⑤分娩时体力消耗、缺氧、酸性代谢物质产生增加,加重肝损害。

(三)病毒性肝炎对妊娠的影响

1.对母体的影响

其可使早孕反应加重,妊娠晚期易患妊娠期高血压疾病,这与患肝炎时醛固酮的灭活能力下降可能有关。分娩时,因肝功能受损,凝血因子合成功能减退,产后出血率增加,若为重症肝炎,常并发 DIC,出现全身出血倾向,直接威胁母婴生命。有资料报道,病毒性肝炎孕妇病死率为18.3%,明显高于非孕期肝炎对照组的5.6%。

2.对胎儿的影响

妊娠早期患病毒性肝炎,胎儿畸形发病率约高2倍,流产、早产、死胎、死产和新生儿死亡率明显增高。有资料报道,肝功能异常孕产妇的围生儿死亡率高达46%。

(四)母婴传播

其传播情况因病毒类型不同而有所不同。最常见的乙肝的传播可经胎盘传播,分娩时经产道接触母血传播、产后唾液及母乳传播。丙肝也存在母婴传播,感染后易导致慢性肝炎,最后发展为肝硬化及肝癌。

(五)临床特征

1.病史

有与病毒性肝炎患者密切接触史,半年内曾接受过输血、注射血制品史。

2.病毒性肝炎的潜伏期

乙肝一般为1.5~5个月(平均60 d)。

3.症状体征

常出现消化系统症状,如食欲减退、恶心、呕吐、腹胀、肝区痛等,不能用妊娠或其他原因加以解释;继而出现乏力、畏寒、发热,部分患者有皮肤巩膜黄染、尿色深黄;可触及肝大,肝区有叩击痛。妊娠晚期受增大的子宫影响,肝脏极少被触及,如能触及应想到异常。

4.辅助检查血清 ALT 增高

病原学检查,相应肝炎病毒血清学抗原体测出阳性。血清总胆红素增高,尿胆红素阳性。凡具有上述不同程度的肝炎症状、体征及化验检查异常结果,则可确诊。

二、防治

(一)治疗

1.妊娠期病毒性肝炎处理原则

与非孕期相同。注意休息,加强营养,高维生素、高蛋白、足量糖类、低脂肪饮食。应用中两药物,积极进行保肝治疗。有黄疸者应立即住院,按重症肝炎处理,避免应用可能损害肝功能的药物,注意预防感染,产时严格消毒,并用广谱抗生素,以防内源性感染诱发肝性脑病。

2.重症肝炎的处理要点

重症肝炎时,因蛋白质代谢异常,出现高血氨,高芳香类氨基酸。后者在体内可能转变为氨类化合物,此为假性神经介质,可通过血-脑脊液屏障,使中枢神经功能紊乱而昏迷。为控制血氨,应限制蛋白质摄入,增加糖类,保持大便通畅,减少氨及毒素的吸收。

3.预防及治疗 DIC

DIC 是妊娠期重症肝炎的主要死因,特别在妊娠晚期,应进行凝血功能检查。若有异常,应补充凝血因子,如输新鲜血、凝血酶原复合物、纤维蛋白、抗凝血酶Ⅲ和维生素 K 等。有 DIC 者,可在凝血功能监测下,酌情应用肝素治疗,用量宜小不宜大,根据病情和凝血功能调整剂量。产前4 h 至产后12 h 内不宜应用肝素,以免发生产后出血。

4.产科处理

(1)妊娠早期:并发急性肝炎,应积极治疗,待病情好转行人工流产术。中、晚期给予维生素 C、维生素 K,并积极治疗妊娠期高血压疾病,若经治疗病情继续进展,应考虑终止妊娠。

(2)分娩期:准备好新鲜血浆,采取措施缩短产程,防止产道损伤和胎盘残留。胎肩娩出后,立即静脉注射缩宫素以减少产后出血。重症肝炎,经积极控制,应避免增加肝脏负担,迅速终止妊娠,分娩方式以剖宫产为宜。

(3)产褥期:应用对肝脏损害小的广谱抗生素控制感染,是预防肝炎病情恶化的关键。密切观察病情及肝功能变化,予以对症治疗,防止演变为慢性肝炎。

(二)预防

孕妇应加强营养,摄取高蛋白、糖类、高维生素食物。注意个人卫生与饮食卫生。有与病毒性肝炎患者密切接触史的可注射丙种球蛋白,预防乙肝可接种乙型肝炎疫苗。

(1)加强围生期保健,重视孕期监护,将肝功及肝炎病毒检测列为产前检查常规项目。

(2)乙肝的免疫预防,有效办法是注射疫苗。

(3)丙肝的预防,目前丙型肝炎病毒尚无特异的免疫方法,丙型肝炎以医源性传播为主,减少医源性感染是预防丙肝的重点。注意预防母婴传播,根本办法是免疫预防。

(刘万梅)

第三节　妊娠合并糖尿病

一、概述

(一)病因

糖尿病是一种常见的、有一定遗传倾向而病因未完全阐明的内分泌代谢疾病。其基本的病理生理变化为胰岛素相对或绝对不足所导致的糖、蛋白质、脂肪、水及电解质等代谢失调,以"高血糖"为其特点。还有一些疾病中也有高血糖,称为症状性糖尿病或继发性糖尿病,仅占极少数,例如胰腺炎、胰切除术后、肢端肥大症、库欣综合征等。在妊娠早期口服葡萄糖后,空腹及高峰时的胰岛素水平类似于非妊娠期,但在妊娠晚期空腹及高峰时的胰岛素水平较非妊娠期高。结合妊娠晚期餐后出现高血糖的倾向,显然在孕晚期胰岛素的敏感性下降了,所以女性在妊娠期要维持正常葡萄糖内环境的稳定,就必须产生和分泌更多的胰岛素。大多数女性具有充足的胰腺 B 细胞储备,而少数则成为糖尿病。而已有糖尿病的女性,对胰岛素敏感性下降,则意味着随着妊娠的进展,外源性胰岛素有时需增加 2～3 倍。妊娠期胰岛素敏感性改变的原因尚未明了,但可能是由几种因素所造成,包括胎盘胰岛素降解作用,循环中游离皮质醇、雌激素及孕激素水平升高的影响,以及人胎盘泌乳素(HPL)对胰岛素拮抗作用的结果。在妊娠过程中,随着胎儿胎盘的生长,一方面出现胰岛素拮抗作用,另一方面又出现胰岛素分泌亢进的现象,并在产后立即消失。所有这些说明了在妊娠期胰腺活动与胎盘激素(例如 HPL、雌激素和孕激素)的水平升高有关。HPL 在免疫学和生物学上非常类似于生长激素,在正常进食的孕妇中,HPL 的分泌率与胎儿胎盘生长曲线相平行,但不随血液循环中葡萄糖的变化而转移。HPL 被证实具有促胰岛素分泌与抗胰岛素的双重性能,但HPL 主要发挥抗胰岛素的作用。在妊娠期,除了 HPL 的促胰岛素分泌和抗胰岛素作用外,胎盘雌激素和孕激素也参与葡萄糖-胰岛素内环境稳定的调节。在人和动物实验中观察到,给予雌二醇和孕激素后,产生胰岛素分泌过多和胰岛肥大,但两者对葡萄糖的作用却截然不同。给予雌二醇后胰岛素对葡萄糖的反应明显加强并引起血液中葡萄糖水平下降,但给予孕激素却引起胰岛素降血糖作用敏感性的下降,所以孕激素虽然能引起胰岛素成倍增长,但却不能引起葡萄糖水平的改变。这些材料说明,雌激素和孕激素都能引起胰岛素分泌,而孕激素具有胰岛素的拮抗作用。

(二)临床特征

1.糖尿病的家族史及病史

有血缘关系的家族成员中患糖尿病的人数越多,孕妇患此病的可能性也越大。经产妇过去有反复流产、不明原因的死胎或死产史、新生儿死亡、巨大胎儿、羊水过多或胎儿畸形等病史,与糖尿病的存在有一定关系。对这些患者进行尿糖、血糖及糖耐量测定,以便及时确定诊断。

2.症状体征

患糖尿病的孕妇在妊娠期体重可以骤增、明显肥胖,或出现三多一少(多食、多饮、多尿和体重减轻)症状;亦可出现外阴瘙痒、阴道及外阴念珠菌感染等;重症时可出现酮症酸中毒伴昏迷,甚至危及生命。

3.实验室检查

(1)尿糖测定:对所有初诊孕妇均应作尿糖测定,若早孕期阴性者,于中、晚期需重复测定。在正常妊娠期中,尤其在妊娠4个月后,孕妇肾小管对葡萄糖的再吸收能力减低,有时血糖值在正常范围内,但由于,肾排糖闽的下降而出现糖尿症。在产后泌乳时,还可能发生生理性的乳糖尿。所以,尿糖阳性者需要进一步作空腹血糖和糖耐量测定以明确诊断。

(2)血糖测定:正常孕妇的血糖数值一般低于正常值,很少超过 5.6 mmol/L(100 mg/dL),空腹血糖常为 3.3~4.4 mmol/L(60~80 mg/dL)。

(3)血红蛋白 A₁(HbA₁)测定:血糖、糖化血清蛋白和糖化 HbA₁,三者均可作为反映糖尿病控制程度的指标。但其意义不尽相同,血糖浓度反映采血当时的血糖水平;糖化血清蛋白反映采血前1~2周血糖的平均(总)水平;糖化 HbA₁ 和 HbA₁c 则反映采血前8~12周内血糖的平均(总)水平。

4.并发症

(1)糖尿病酮症酸中毒昏迷:为糖尿病急性并发症,当糖尿病患者遇有急性应激情况,例如各种感染、急性心肌梗死、脑血管意外等,体内糖代谢紊乱加重,脂肪分解加速,尿酮体阳性,称为糖尿病酮症。当酮体进一步积聚,蛋白质分解,酸性代谢产物增多使血 pH 值下降,则产生酸中毒,称为糖尿病酮症酸中毒。

(2)糖尿病高渗性昏迷:糖尿病未及时诊断治疗,以致发展至糖尿病高渗性昏迷。此外,口服噻嗪类利尿剂、糖皮质激素,甲状腺功能亢进,严重灼伤,高浓度葡萄糖治疗引起失水过多、血糖过高,各种严重呕吐、腹泻等疾患引起严重失水等也可使糖尿病患者发生高渗性昏迷。

(3)糖尿病乳酸性酸中毒:乳酸是葡萄糖的中间代谢产物。葡萄糖的分解代谢包括葡萄糖的有氧氧化和葡萄糖的无氧酵解。前者是葡萄糖在正常有氧条件下彻底氧化产生二氧化碳和水,它是体内糖分解产能的主要途径,大多数组织能获得足够的氧气以供有氧氧化之需而很少进行无氧糖酵解;而后者是葡萄糖在无氧条件下分解成为乳酸。

(4)胰岛素低血糖症性昏迷:多见于1型糖尿病中、轻型或2型糖尿病中、重型。一般由于胰岛素剂量过大,特别当糖尿病孕妇处于呕吐、腹泻,或饮食太少,以及产后期。

二、防治

(一)孕期检查

早孕时,如伴有高血压、冠状动脉硬化、肾功能减退或有增生性视网膜病变者,则应考虑终止妊娠。如允许继续妊娠,患者应在高危门诊检查与随访,孕 28 周前,每月检查 1 次;孕 28 周后每 2 周检查 1 次。每次均应做尿糖、尿酮体、尿蛋白以及血压和体重的测定。糖尿病孕妇一般应在孕34~36 周住院,病情严重者,更应提前住院。

(二)饮食治疗

饮食治疗是糖尿病的一项基础治疗,不论糖尿病属何类型和病情轻重,或有尤并发症,是否在用胰岛素治疗,都应严格执行和长期坚持饮食控制。

1.总热量与食物成分

首先按患者身高计算标准体重,公式:[身高(cm)−100]×0.9=标准体重(kg)。根据标准体重及工作性质,估计每日所需总热量:休息者每日每千克给予热量 105~126 kJ(25~30 kcal);轻体力劳动者 126~146 kJ(30~35 kcal);中度体力劳动者 146~167 kJ(35~40 kcal);重体力劳动者 167 kJ(40 kcal)以外孕妇、乳母、营养不良者应酌情增加,肥胖者酌减,可减至每日 5 020 kJ(1 200 kcal)以内,使患者体重下降到正常标准以下 5% 左右,常可使本病得到满意控制。饮食中蛋白质含量每日每千克标准体重

0.8～1.2 g,孕妇、乳母宜增加至每日每千克体重 1.5～2.0 g,脂肪每日每千克体重0.6～1.0 g,其余为糖类。糖类约占饮食总热量的 60%,蛋白质占 12%～15%,脂肪约占 30%,其中饱和脂肪酸应少于总热量的 10%,胆固醇摄入量应少于每日 300 mg。然后,将上述热量及营养成分转化为食谱,三餐热量分布大概为 1/5、2/5、2/5。早孕时进一般饮食已足够,妊娠晚期需要增加糖类的摄入,每日为 150～250 g 之间。

2.植物粗纤维

糖尿病食谱中宜加入适量植物粗纤维如麦麸、玉米麸、南瓜粉、海藻多糖等。对轻型患者长期食用可控制病情,使葡萄糖耐量试验(OGTT)有所改善。

(三)药物治疗

糖尿病患者约有 90%在妊娠期需用胰岛素,其余患者单用饮食控制已足够。口服降糖剂致畸的看法虽未肯定,但这类药物能透过胎盘,引起严暖的新生儿低血糖,尤其是有长效作用的氯磺丙脲,故妊娠期不宜采用口服降糖剂。当饮食控制失效时,最好应用胰岛素以控制血糖水平。早孕后胰岛素的用量进行性增加,达足月时往往需增加 50%～100%。糖尿病孕妇控制血糖水平很重要,因为糖尿病酮症酸中毒很危险,常致胎儿死亡,故应使孕妇血糖水平保持接近正常又不引起低血糖。

(四)产科处理

1.产科处理

产科处理包括整个妊娠期对胎儿和母体的监护。糖尿病控制良好的孕妇,妊娠期并发症,例如重度子痫前期、羊水过多和早产的发生率就不致升高。胎儿产前监护包括腹部扣诊及常规超声测胎儿双顶径以了解胎儿生长情况。在孕 16 周时,胎体用超声检查以除外先天性畸形。孕 36 周起定期做非压迫试验(NST),以及进行 B 型超声生物物理评分、多普勒测定胎儿脐血流等。计划分娩前 48 h 测定 L/S 比值。

2.终止妊娠的问题

(1)母体方面,如糖尿病经治疗后不能有效地被控制时,或伴有重度子痫前期、羊水过多、眼底动脉硬化、肾功能减退时,应考虑终止妊娠。

(2)胎儿方面,妊娠合并糖尿病胎儿往往在孕 36～38 周时死亡。因此,为了使胎儿在子宫内死亡的发生率减至最低限度,一般认为需要在 37 周左右终止妊娠。有报道认为,属于 White 分类 A 级无并发症者,可等待足月自然分娩。

(3)分娩方式糖尿病程度较轻,用药后获得控制,情况稳定,胎盘功能良好,胎儿不过大,则可妊娠至足月,经阴道分娩。糖尿病患者决定引产或经阴道分娩者,当产程达 12 h 应结束分娩,除非确定在其后 4 h 内能经阴道分娩。因为产程超过 16 h,孕妇的糖尿病就难于控制,有发生酮症酸中毒的可能。分娩过程中要密切观察胎儿情况,必要时宜采用剖宫产结束分娩。如果糖尿病病史在 10 年以上,病情比较严重,胎儿过大,有相对性头盆不称,胎盘功能不良,有死胎或死产史,引产失败者应考虑剖宫产。

(五)新生儿处理

糖尿病孕妇新生儿娩出时,应有新生儿专科医生在场,因为这些婴儿常常有窒息,需要吸黏液、气管插管和加压用氧。婴儿应尽量少暴露,注意保暖,以预防体温过低。产时有缺氧,出生时 Apgar 评分低的婴儿应送重症监护室。隔 2 h 取毛细血管血测血细胞比容和血糖,使血糖维持在 2.2 mmol/L(40 mg/dL)以上。如果血细胞比容＞0.70(70%),可经外周静脉抽出 5%～10%血液,换入等量的血浆。婴儿出现肌张力减低、四肢躁动、青紫、窒息或惊厥时,应测定血钙、血镁、血糖和血细胞比容。有严重产伤的婴儿,每日分 3 次给苯巴比妥 2.5～5 mg/kg,以防严重黄疸。胆红素水平超过170 μmol/L时需要进行光疗。出生后 1 h 喂葡萄糖水 10～30 mL,以后每 4 h 1 次,连续 24 h,必要时给10%葡萄糖溶液每日 60 mL/kg,静脉滴注。产后 24 h 开始哺乳。

(六)预防

(1)应严密监测糖尿病孕妇的血压,肝、肾、心功能,视网膜病变及胎儿健康情况,最好在怀孕前即已开始。

(2)怀孕前有效控制糖尿病,因为胎儿最严重的畸形是发生在孕早期 6～7 周内。

(3)避免酮症酸中毒的发生,主食每日应吃 300～400 g,分 5～6 次吃,少食多餐,并多次胰岛素注射。

(4)妊娠期糖尿病应勤查血糖,及时增减胰岛素用量。

(5)妊娠后合并糖尿病的孕妇,及早进行治疗。

(6)密切监测胎儿大小。

(刘万梅)

第四节　妊娠合并肾脏疾病

一、妊娠合并慢性肾炎

此合并症多见于年轻妇女,常在孕前有慢性肾小球肾炎史。急性肾炎可发展为慢性肾炎,但大多数患者于发现时已为慢性肾炎,并无急性肾炎的病史。

(一)诊断标准

1.病史

可有急性肾炎或慢性肾小球肾炎史。幼年时有反复链球菌感染史。

2.临床表现

(1)妊娠 20 周前出现蛋白尿、水肿、高血压等症状。

(2)氮质血症、尿毒症。

(3)蛋白尿性视网膜炎或出血。

3.实验室检查

(1)尿常规有不同程度蛋白尿,红细胞、白细胞及(或)细胞与颗粒管型和管型,尿比重在 1.010 左右。

(2)血常规常有贫血。

(3)24h 尿蛋白质＞0.5 g/L。

(4)过夜尿浓缩试验:夜间禁水及食物 8～12h,收集过夜尿测比重低,常在 1.010 左右,示肾浓缩功能受损。

(5)血清尿素氮及肌酐测定:血清肌酐值妊娠期平均值为 53 μmoL/L(0.6 mg/dL),若达 79.61 μmoL/L(0.9 mg/dL)示轻度肾功能损害,达 150.3 μmoL/L(1.7 mg/dL)示肾功能明显受损,不宜继续妊娠。血尿素氮妊娠期平均值为 3.40 μmoL/L(9.5 mg/dL),达 4.64 mmol/L 示肾功能受损。有条件时可测定 24h 内生肌酐清除率或尿酸清除率测定,血 BUN/肌酐比值等,以期明确测验肾小球滤过率及肾功能损害程度。

(6)血内生肌酐廓清试验:正常值平均为 1.5 mL/(S・1.73 m²),降至 0.85～1.17 mL/(S・1.73 m²)为肾功能轻度损害,0.5～0.84 mL/(S・1.73m²)为中度,0.3 mL/(S・1.73m²)以下为重度损害。

(7)尿酸消除率:正常值平均为 8.3±0.2 mL/s,清除率在 40％～60％,20％～40％、5％～10％及 5％以下,示肾功能损害分别为轻、中、重及严重。

(8)BUN/肌酐比值:正常为＜10,如＞15 示肾功能受损害或血容量减少。受食物和检验方法影响。

(9)眼底检查可见视网膜出血、渗出及符合肾炎的视网膜炎。

(二)治疗原则

1.妊娠前期

血压在 150/100 mmHg 以上,或有肾功能不全者均不宜妊娠,一旦妊娠需行人工流产术。

2.妊娠期

(1)适当足够的休息,孕中期起多采取左侧卧位。

(2)注意适当营养,进富含优质蛋白质、维生素的低盐饮食。

(3)加强孕期监护,妊娠后半期应住院治疗。一旦发现肾功能恶化,应随时终止妊娠。

(4)对胎龄不足,又需终止妊娠者并及时作剖宫产以免胎死宫内。应用糖皮质激素促胎肺成熟。

(5)妊娠36周后,往往血压剧增,有胎儿死亡及肾功能恶化的危险,应及早终止妊娠。

3.分娩方式

(1)视孕周、宫颈成熟及胎儿状况而定。

(2)多以剖宫产术为主,因胎儿长期呈慢性缺氧状态,难以耐受宫缩压力,易发生死亡、新生儿吸入性肺炎或胎粪吸入综合征,因此,难以经阴道分娩。

二、妊娠合并急性肾盂肾炎

急性肾盂肾炎是产科中常见的内科合并症。妊娠期子宫增大及胎盘所产生内分泌激素的影响,常导致输尿管扩张,肾盂积水易由细菌感染导致急性肾盂肾炎。

(一)诊断标准

1.临床表现

(1)常于妊娠后半期或产褥期发病,起病急骤,可有寒战、高热(38 ℃~40 ℃)、恶心呕吐等全身症状。严重时出现麻痹性肠梗阻。

(2)尿频、尿急、尿痛等膀胱刺激症状。

(3)腰酸、腰痛,检查时病侧肾区有叩击痛。

(4)继发性贫血。

2.实验室检查

(1)中段清洁尿常规 RBC>1 个/Hp、WBC>5~10 个/Hp,偶见少数颗粒管型,尿蛋白质常为(±)~(++),若>(+++)应考虑为其他肾脏疾病。

(2)中段尿细菌培养:菌落计数>$1×10^6$ 菌落儿有诊断意义。

(3)尿沉渣计数:RBC>$(0~5)×10^5$/12h 尿,WBC>$(3~10)×10^5$/12h 尿为阳性。现多改为 1h 尿沉渣计数代替 12h 尿渣计数,RBC>$1×10^5$/h 尿,WBC>$4×10^5$/h 尿为阳性。

(二)治疗原则

1.有肾盂肾炎史者

初次产前检查时做尿常规及尿细菌培养,以筛选无症状性菌尿。如为阳性可在 2 周内应用有效抗生素治疗,以防妊娠后期发生急性肾盂肾炎。

2.急性期

需卧床休息,注意营养,并给予多量水分,每日尿量宜保持在 2 000 mL 以上,以利肾盂和输尿管的冲洗和引流。一侧肾盂肾炎时,则向对侧卧,双侧肾盂。肾炎时,则左、右侧轮换侧卧,以减轻对患侧输尿管的压迫。

3.抗生素的应用

(1)无症状性菌尿选用不良反应小、尿中浓度高的抗菌药做短程 3~5d 治疗。

(2)头孢拉定胶囊 250~500 mg,每 6h 一次,口服。

(3)阿莫西林胶囊 0.5~1 g,每日 3 次,口服。

(4)急性期病情较急,则边查尿,边给予抗生素治疗,首先给予对革兰阴性杆菌敏感或广谱抗菌药物,待细菌培养及药物敏感试验提示敏感抗生素后,再更改药物,一般以 10~14d 为一疗程。

(5)伴高热者,可选用下列药物:①氨苄青霉素 0.5~1.0 g,每 6h 一次,肌内注射;或 2~4 g 加入 5%

葡萄糖液 1 000 mL,静脉滴注,每日 1 次。②头孢拉定注射剂 4～6 g,加入 5%葡萄糖液 1 000 mL,静脉滴注,每日 1 次。③头孢噻肟注射剂 4～6 g,加入 5%葡萄糖液 1 000 mL,静脉滴注,每日 1 次。④头孢三嗪(头孢曲松)注射剂 1～2 g,稀释后每日静脉注射 1～2 次。⑤急性肾盂肾炎时最常见的致病菌是大肠埃希菌,可联合应用抗生素,一般先用青霉素加头孢氨苄或氨苄青霉素,2 周为一疗程;若治疗后,细菌培养仍阳性,需继续治疗,直至尿培养 3 次为阴性为止。

(6)对妊娠及胎儿有不良影响的常用抗菌药物需慎用或不用。①磺胺类药物如复方新诺明,SMZ 及 TMP 联合使用,杀菌力强,在血与尿中均保持很高浓度。估计在 2 周内要分娩者不用。②四环素易致孕妇发生肝脏急性脂肪坏死,胎儿易发生黄齿综合征等。禁用。③氨基糖苷类药物可引起胎儿的听力及前庭损害。

(7)急性肾盂肾炎经治疗 3～5 d 后即使体温已下降至正常,仍不宜立即停用抗生素,需经多次培养均转阴后才可停药,一般持续用药 10～14 d,并于产后及产后 6 周复查。

(刘万梅)

第五节　妊娠合并血液系统疾病

一、妊娠合并贫血

缺铁性贫血(IDA)是妊娠期最常见的贫血,占妊娠期贫血的 95%。由于胎儿生长发育及妊娠期血容量增加,对铁的需要量增加,尤其在妊娠后半期,孕妇对铁摄取不足或吸收不良,导致机体对铁的需求与供给失衡,耗尽体内的储存铁造成贫血。妊娠期铁的需要量增加是导致孕妇缺铁性贫血的主要原因。

(一)诊断要点

1.临床诊断依据

(1)病史:既往有月经过多等慢性失血性疾病史,或有长期偏食、孕早期呕吐、胃肠功能紊乱导致的营养不良病史等。

(2)临床表现:皮肤、口唇黏膜、睑结膜苍白、皮肤毛发干燥、脱发、指甲脆薄、全身无力、面色苍白、头晕眼花、活动后心悸气短,甚至可发生贫血性心脏病和充血性心力衰竭。

2.相关检查

(1)血常规:外周血涂片为小红细胞低血红蛋白性贫血,血红蛋白(Hb)<100 g/L,红细胞(RBC)<3.5×10^{12}/L,血细胞比容(HCT)<0.30,红细胞平均体积(MCV)%80 fL,红细胞平均血红蛋白(MCHC)%32%,网织红细胞正常或减少,白细胞计数及血小板计数均在正常范围内。

(2)血清铁浓度:能灵敏反映缺铁状况。正常女性为 7～27 μmol/L,若孕妇血清铁<6.5 μmol/L,可以诊断为缺铁性贫血。

(3)骨髓象:红系造血呈轻度或中度增生活跃,以中、晚幼红细胞增生为主,骨髓铁染色可见细胞内外铁均减少,尤以细胞外铁减少明显。

(4)胃液分析:必要时进行,常见胃酸减少或缺乏。

(二)鉴别诊断

1.巨幼红细胞贫血

贫血程度一般较缺铁性贫血严重。血涂片检查红细胞平均体积大,有时可见中性粒细胞分叶过多,贫血严重者,有时伴有自细胞及血小板减少。骨髓象巨幼红细胞增多;血清叶酸降低,有助于鉴别。

2.再生障碍性贫血

再生障碍性贫血常呈重度贫血,周围血常规除了红细胞少,网织红细胞、白细胞及血小板也少,红细胞大小及形态尚在正常范围,骨髓象各类细胞均减少,骨髓增生极度低下可以鉴别。

(三)治疗方案

1.一般治疗

增加营养,食物中含铁最多者为黑木耳、海带、紫菜、香菇、猪肝等。其次为豆类、肉类、蛋类等,各类食物中可被吸收的铁因食物的性质不同而有所差异。动物肝、肉和豆类能被吸收的铁可达15%～20%,而谷类、蔬菜或水果能被吸收的铁仅为1.7%～7.9%。宣教孕产妇改变不良的饮食习惯,避免偏食、挑食。如有特殊的疾病(如寄生虫病等)应同时针对病因适当治疗,如果胃肠功能紊乱、消化不良可给予药物对症治疗。

2.补充铁剂

妊娠期缺铁性贫血的治疗一般主张以口服给药为主,其安全有效、简单易行、价格低廉。最常用的药物为硫酸亚铁,每次0.3 g,每天3次口服,饭后服用能减轻消化道副反应,同时口服维生素C 300 mg,每天3次,可以保护二价铁不被氧化而利于吸收。胃酸能促进铁游离、溶解及还原,故也可以同时口服10%稀盐酸溶液,使服用的铁稳定在亚铁状态,促进铁的吸收。如果对硫酸亚铁有副反应,可改服10%枸橼酸铁铵10 mL或葡萄糖酸亚铁0.3 g。服铁剂应忌茶。服药后5～7d,血网织红细胞开始上升。7～12d达高峰,随之血红蛋白和血细胞比容逐渐升高,表示服铁剂有效。每月监测1次血红蛋白水平,正常后每3个月复查1次。产后口服补铁200～300 mg/月,共3个月。如有消化道疾患不能口服,可深部肌内注射。注射的优点是铁的利用率高,可达90%～100%;缺点是注射部位疼痛,5%的患者有全身副反应。常用者为右旋糖酐铁及山梨醇铁,首次给药应从小剂量开始,首次肌内注射50 mg,若无副反应或毒性反应可增至100 mg,每天或隔天1次。15～20d为1个疗程,一般每注射300 mg,可提高Hb 10 g。注射铁剂时,为了避免铁中毒,治疗前应准确计算患者需铁总剂量。计算公式:补铁总剂量(mg)=300[15－患者Hb浓度(g/dL)]＋500。

3.输血治疗

多数缺铁性贫血孕妇经补充铁剂后血常规很快改善,不需输血。对重度贫血的孕妇,妊娠足月面临分娩处理,应少量、多次、慢速输红细胞悬液或全血(有条件输成分血者应输浓缩红细胞),以避免血容量增加过多而加重心脏负担。

4.产时处理

中重度贫血孕妇应配血备用,建立静脉通道。严密监护产程,避免产程过长或急产,低流量持续吸氧。宫口开全后,可阴道助产缩短第二产程,但应避免产伤。

5.产后的处理

积极预防产后出血,当胎儿前肩娩出后,立即静脉注射缩宫素10～20 U,如无禁忌证时,胎盘娩出后可肌内或静脉注射麦角新碱0.2 mg,同时用缩宫素20 U加入5%葡萄糖中静脉滴注,至少持续两个小时。胎儿娩出后,仔细检查并认真缝合会阴阴道伤口,严格无菌操作技术。产后使用抗生素预防产道感染。如有适应证需行剖宫产时,术中应尽量减少出血,注意掌握好输液或输血的总量和速度。

(四)临床经验

1.观察病情方面

(1)诊断明确者:治疗期间主要观察治疗后的症状、体征及外周血常规改善的情况,决定是否需采取进一步治疗措施。轻中度贫血孕妇经治疗两周后,疲劳、乏力、头晕、眼花等症状应明显改善。重症孕妇经输血和药物治疗后心悸、气短症状也应改善。询问口服铁剂患者的胃肠道症状是否严重,如严重应及时调换药物或改变给药途径。监测重症孕妇胎儿生长情况。

(2)诊断未明确者:可在门诊随访外周血数量、Hb、血细胞比容的变化,观察贫血症状。可以进行预防性补铁,口服硫酸亚铁0.3 mg,每天1～2次,以防止孕期铁储备降低,预防缺铁性贫血。

2.诊断方面

(1)妊娠期常见的引起缺铁性贫血的原因:妊娠期铁的需要量增加;妇女体内铁的储备不足;食物中铁的摄入不够;妊娠前及妊娠后的疾病,如慢性感染、寄生虫病、肝肾疾病、妊娠期高血压疾病、产前产后出血等。

（2）许多缺铁性贫血的孕妇往往妊娠以前就因种种原因存在不同程度的贫血，且好发于双胎妊娠及经产妇，以及贫困地区的妇女。应详细、全面地了解病史，注意有无贫血的高危因素，根据病史、临床表现、外周血和骨髓象检查等各项指标来进行贫血的种类、程度、病因的诊断，应避免笼统的诊断为贫血。应注意到各种因素对检查结果的影响，如急性失血或脱水造成 Hb 浓度的一过性改变，必要时需要重复检查，以获得准确可靠的诊断依据。

3.治疗方面

（1）如果规则用药后 3 周，血常规仍无明显改善，则应考虑是否为缺铁性贫血，请血液科会诊。

（2）患者依从性差常常是因为胃肠道反应，常用口服铁剂的各种剂型包括控释胶囊、缓吸收复合剂型或糖浆，可以减低副反应，提高依从性。一般认为葡萄糖酸亚铁剂型对胃肠道副反应少。

4.医患沟通方面

（1）发生于妊娠早、中期的缺铁性贫血可能与母亲体重增加不足、早产和低出生体重儿相关。缺铁性贫血的母亲生出的婴儿在生后第 1 年内容易发生贫血。重度缺铁性贫血的孕妇，早产及妊娠并发症发生率高，围生儿死亡率较高。这些风险都应在就诊时向孕妇及其家属交代清楚。

（2）分娩前，需告知孕妇及家属：贫血孕妇的抵抗力低下，对手术和麻醉的耐受能力也很差，即使只是轻度或中度贫血，孕妇在分娩期间的风险也会增加。特别要提出的是正常孕妇在分娩时失血 1 000 mL 常可耐受，而贫血孕妇失血 400～500 mL，或更少，有时就可发生死亡。以取得孕妇及其家属在诊治过程中的理解和配合。

二、妊娠合并珠蛋白生成障碍性贫血

珠蛋白生成障碍性贫血又称珠蛋白生成障碍性贫血，是一组全球最常见、对人类健康影响最大的常染色体单基因隐性遗传病之一，此病因最早发现于地中海沿岸国家而得名。其分子病理学基础主要是由于珠蛋白基因的缺陷（基因突变或缺失）使血红蛋白（hemoglobin，Hb）四聚体中的珠蛋白肽链有一种或几种合成减少或缺乏（即不能合成），而引起血红蛋白的组成成分（四聚体的 α-链/非 α-链）比例失衡，进而导致血红蛋白不稳定、红细胞破坏，表现为临床症状轻重不等的慢性进行性溶血性贫血。根据珠蛋白肽链缺陷不同，珠蛋白生成障碍性贫血可分为 α、β、δ、δβ 和 γδβ 等不同类型，而 α 和 β 珠蛋白生成障碍性贫血是最主要的珠蛋白生成障碍性贫血类型。其中 α 珠蛋白肽链不能合成的基因缺陷以 α⁺。表示，α 珠蛋白肽链合成减少的基因缺陷以 α⁺ 表示；β 珠蛋白肽链不能合成的基因缺陷以 β-表示，β 珠蛋白肽链合成减少的基因缺陷以 β⁺ 表示。

妊娠期缺铁性贫血红细胞指数表现为小细胞低色素性贫血，与珠蛋白生成障碍性贫血基因携带者的红细胞指数改变极其相似，当妊娠合并珠蛋白生成障碍性贫血时，极易误诊为妊娠合并缺铁性贫血，从而导致重型珠蛋白生成障碍性贫血患儿的出生，给家庭和社会造成严重经济和精神负担。妊娠期合并珠蛋白生成障碍性贫血的诊断，对开展产前基因诊断、杜绝重型珠蛋白生成障碍性贫血患儿的出生有重要作用。

（一）实验室检测方法

1.红细胞参数

应用全血细胞计数仪对红细胞的 6 个基本参数进行测定，即红细胞计数（RBC），血红蛋白浓度（HB），血细胞比容（HCT），红细胞平均体积（MCV），红细胞平均血红蛋白量（MCH）和红细胞平均血红蛋白浓度（MCHC），对珠蛋白生成障碍性贫血的诊断有重要意义。以 MCV 为首选筛查指标，一般来说 MCV <80 fL、MCH<26 pg 作为珠蛋白生成障碍性贫血的可疑指标，此时，Hb、HCT、MCH、MCHC 均有不同程度的改变。

2.血红蛋白分析

通过血红蛋白电泳、高效液相色谱测定 HbBart'S 和 HbH 百分含量，可诊断中间型和重型 α 珠蛋白生成障碍性贫血;测定 HbF 和 HbA$_2$ 百分含量诊断轻、中和重型 β 珠蛋白生成障碍性贫血。值得注意的是,血红蛋白电泳和高效液相色谱不能检出静止型和标准型 α 珠蛋白生成障碍性贫血。2 岁以上正常小儿和成人可检出 3 种血红蛋白,它们的珠蛋白肽链构成和含量为:HbA($\alpha_2\beta_2$)95%~98%、HbA$_2$($\alpha_2\delta_2$)2%~3%、HbF($\alpha_2\gamma_2$)1%~2%。

3.基因检测法

(1)等位基因特异性寡核苷酸:探针反向斑点杂交技术(reverse dot blot hybridization,RDB):含有正常序列和突变序列的寡核苷酸探针固定在尼龙膜上。被检测基因片段经 PCR 扩增后与含有正常序列和突变序列的寡核苷酸探针杂交,通过严格控制杂交条件,可使 PCR 产物仅与完全互补的探针进行杂交,根据有无杂交信号可判断被检扩增片段中是否带有突变点,此技术的缺点是必须严格控制杂交条件,否则会出现假阳性或假阴性。ASO-RDB 技术用于检测 β 珠蛋白生成障碍性贫血的点突变和非缺失型 α 珠蛋白生成障碍性贫血的点突变。

(2)跨越断裂点的 PCR 技术(Gap-PCR):通过设计位于突变基因断裂点两侧的 3 个引物,构成两个独立的、跨越断点的 PCR 体系来鉴别样品的基因型。Gap-PCR 技术用于缺失型基因 α 珠蛋白生成障碍性贫血的基因诊断。因 α 珠蛋白基因缺失突变使本来正常相距遥远、位于断裂点侧翼的一对引物变得很近,从而能通过 PCR 技术扩增出特定长度的 PCR 产物;另一条引物则设计于缺失区域内,这样仅在正常或杂合子情况下,才会有特异的扩增产物出现。

(二)诊断要点

重型 α 珠蛋白生成障碍性贫血因在妊娠晚期胎死宫内或出生后 24h 内死亡,故不会发生妊娠合并重型珠蛋白生成障碍性贫血。重型 β 珠蛋白生成障碍性贫血自幼年起依赖定期输血维持生命,存活至婚育年龄的患者很少。故妊娠合并珠蛋白生成障碍性贫血多为无症状的静止型、标准型、轻型和少量中间型珠蛋白生成障碍性贫血,尤其是静止型、标准型、轻型珠蛋白生成障碍性贫血,因无贫血表现或贫血较轻,易使临床医师和患者忽视。

1.β珠蛋白生成障碍性贫血的诊断标准

(1)静止型 β 珠蛋白生成障碍性贫血的诊断标准:①患者为 β$^+$ 珠蛋白基因突变杂合子或 β-珠蛋白基因突变杂合子。②表型正常,无贫血表现。③HbA$_2$ 增高(>3.5%)。④红细胞渗透脆性试验阳性。⑤MCV<80 fL,有些病例伴 MCH<27 pg 和/或 MCHC<320 g/L。⑥多数病例 HbF 正常,少数病例 HbF 轻微增高。

(2)轻型 β 珠蛋白生成障碍性贫血的诊断标准:①患者多为 β-珠蛋白基因突变杂合子。②有轻度贫血,血红蛋白浓度一般在 80 g/L 以上。③HbA$_2$ 增高(>3.5%)。④红细胞渗透脆性阳性。⑤MCV<80 fL,MCH<26 pg。⑥多数病例 HbF 正常,少数病例 HbF 轻微增高。

(3)中间型 β 珠蛋白生成障碍性贫血的诊断标准:①患者为 β珠蛋白基因突变纯合子。②中度贫血,血红蛋白浓度在 60~80 g/L,随着孕周增大而贫血加重;巩膜轻度黄染、珠蛋白生成障碍性贫血外貌、肝脾大。③HbA$_2$ 增高(>3.5%)。④红细胞渗透脆性阳性。⑤MCV<80 fL、MCH<26 pg、MCHC<320 g/L。⑥HbF 增高。

2.中国人β珠蛋白生成障碍性贫血的基因突变类型

目前全世界发现 β 珠蛋白生成障碍性贫血基因突变类型达 200 余种,在中国人中发现 30 余种,其中 CD41/42(-TTCT)占 41.0%、-28(A→G)17.4%、IVS-II-654(C→T)17.0%、CD17(A→T)9.0%、CD71/72(+A)4.7%。

3.α珠蛋白生成障碍性贫血的诊断标准

α珠蛋白基因位于 16 号染色体,每条 16 号染色体有 2 个 α 基因,故二倍体细胞有 4 个 α 基因。α 基因缺失或点突变均导致 α 珠蛋白生成障碍性贫血,分别称为缺失型和非缺失型 α 珠蛋白生成障碍性贫血,以缺失型最常见。

1)缺失型 α 珠蛋白生成障碍性贫血。

(1)α 珠蛋白生成障碍性贫血-2 杂合子(静止型 α 珠蛋白生成障碍性贫血):缺失一个 α 基因,中国人常见两种情况:①左侧缺失:即缺失一个含 α_2 基因在内的 4.2 kb 的基因组 DNA 片段,用—$\alpha^{4.2}$ 表示。②右侧缺失:即缺失一个含部分 α_1 和部分 α_2 在内的 3.7 kb 基因组 DNA 片段,用—$\alpha^{3.7}$ 表示。

静止型 α 珠蛋白生成障碍性贫血出生时脐带血血红蛋白电泳含 Hb Bart's,含量少于 5%,出生 3 个月左右消失。α 珠蛋白生成障碍性贫血-2 杂合子无贫血,血常规无异常,只能通过用 Gap-PCR 检测等基因诊断方法确诊。

(2)α 珠蛋白生成障碍性贫血-1 杂合子(标准型 α 珠蛋白生成障碍性贫血):中国人标准型旺珠蛋白生成障碍性贫血的基因缺失绝大部分属于东南亚型缺失,用—SEA 表示,在单条 16 号染色体上缺失 2 个 α 基因,缺失范围约 20 kb。标准型 α 珠蛋白生成障碍性贫血患者一般无贫血,但 MCV <80 fl,MCH <26 pg,MCHC<320 g/L,用 Gap-PCR 检测可确诊。

(3)缺失型 HbH 病:为 α 珠蛋白生成障碍性贫血-1 和 α 珠蛋白生成障碍性贫血-2 双重杂合子。表现为轻至中度贫血,Hb 70～100 g/L、MCV<80 fL、MCH<26 pg,伴有脾大,偶有黄疸。当合并妊娠,感染,服用氧化性药物时贫血可加重,甚至出现溶血危象。血红蛋白分析见 HbH 区带或 HbH＋HbBart's 区带,HbA_2 含量<2.5%。

2)非缺失型 α 珠蛋白生成障碍性贫血:α 珠蛋白基因结构完整,但存在点突变,功能上类似于 α^+ 珠蛋白生成障碍性贫血基因,目前发现的非缺失型突变约 27 种,中国人非缺失型 α 珠蛋白生成障碍性贫血点突变主要为 α2 基因终止密码子 TAA 突变为 CAA,产生 Hb Constant Spring;其次的非缺失型突变为 α_2 基因 CD 125 Leu→Pro,产生 Hb Quang Sze。

非缺失型 α 珠蛋白生成障碍性贫血点突变与 α 珠蛋白生成障碍性贫血-1 复合遗传,引起非缺失型 HbH 病,贫血程度介于重型和中间型之间。

(三)产前基因诊断

夫妇均为同型珠蛋白生成障碍性贫血患者,经遗传学原理推断胎儿有患重型或中间型珠蛋白生成障碍性贫血风险时,应建议夫妇进行产前基因诊断。胎儿组织细胞取样时机和途径有以下几种。

1.羊膜腔穿刺术

此法已成为珠蛋白生成障碍性贫血产前诊断最基本的技术之一。在妊娠 16～24 周进行的羊膜腔穿刺称为传统的羊膜腔穿刺术。妊娠早期羊膜腔穿刺可在孕 10～14 周进行,但安全性仍有争论。孕 12～14 周是胎肺发育的关键时期,穿刺后羊水量减少可能影响胎肺发育。

2.绒毛活检术

此法在妊娠早期产前诊断最为常用。一般在妊娠 9～12 周进行,分为经宫颈或经腹部两种取材途径。国外有报道在妊娠 12～15 周进行绒毛活检或妊娠 18 周后进行胎盘活检。

3.脐静脉穿刺术

此法的应用时间在 20～24 周。与以上两种方法比较,脐静脉穿刺需要较高的技术,并且对孕妇和胎儿的损伤大,容易导致胎儿流产。有资料统计,胎儿丢失率较羊膜腔穿刺要高出 1%～3%。

(四)鉴别诊断

1.妊娠合并缺铁性贫血

与珠蛋白生成障碍性贫血红细胞参数类似,缺铁性贫血也表现为小细胞低色素现象,MCV、MCH、MCHC 低于正常参考值。鉴别要点为:珠蛋白生成障碍性贫血患者祖籍多为南方珠蛋白生成障碍性贫血高发省区、家系成员有类似患者、血清铁蛋白浓度正常范围(珠蛋白生成障碍性贫血复合缺铁者除外)、β 珠蛋白生成障碍性贫血患者 HbA_2 和/或 HbF 增高,α 珠蛋白生成障碍性贫血 HbA_2 正常范围或降低,珠蛋白基因突变检测可检出突变类型。

2.妊娠合并遗传性球形红细胞和椭圆形红细胞增多症

与珠蛋白生成障碍性贫血类似,遗传性球形红细胞和椭圆形红细胞增多症也表现为慢性溶血性贫血。

鉴别要点为:遗传性球形红细胞和椭圆形红细胞增多症患者,红细胞渗透脆性试验增高。而珠蛋白生成障碍性贫血患者正好相反,红细胞渗透脆性试验降低。遗传性球形红细胞和椭圆形红细胞增多症患者,末梢血涂片可发现较多球形和椭圆形红细胞。

(五)治疗方案

妊娠合并轻型珠蛋白生成障碍性贫血不需治疗,随着胎儿孕周增大,易合并缺铁性贫血,在原有轻度珠蛋白生成障碍性贫血的基础上贫血加重,故需定期复查血常规和检测血清铁蛋白浓度,发现合并缺铁性贫血,应及时适度补充铁剂。

中间型珠蛋白生成障碍性贫血孕妇,在妊娠期贫血通常加重,需及时输血治疗,使血红蛋白浓度维持在 100 g/L 以上,通常输注红细胞 1 U/10 kg(由 200 mL 全血制备而成,相当于 120 mL 纯红细胞),每次输血时间 3～4h。

(六)临床经验

我国南方省区为珠蛋白生成障碍性贫血高发区,夫妇均为珠蛋白生成障碍性贫血基因突变携带者因通常无临床症状易被忽视,给孕育重型珠蛋白生成障碍性贫血胎儿留下很大隐患。故对夫妇祖籍为南方省区者,珠蛋白生成障碍性贫血筛查应列为必检项目。珠蛋白生成障碍性贫血的诊断应包括血常规红细胞参数筛查、血红蛋白电泳分析、珠蛋白基因检测,3 种检测方法互相参照,才能尽可能的减少漏诊,切不可仅凭一种检测方法阴性,就贸然断定受检者不是珠蛋白生成障碍性贫血基因携带者。经检查确定孕妇为珠蛋白生成障碍性贫血基因携带者,应对其丈夫进行相关珠蛋白生成障碍性贫血实验室检测。夫妇为同型珠蛋白生成障碍性贫血携带者,在知情同意原则下进行胎儿珠蛋白生成障碍性贫血产前基因诊断。

三、妊娠合并再生障碍性贫血

妊娠合并再生障碍性贫血是由于多种原因引起的骨髓造血干细胞或造血微环境受损,而造成的以全血细胞减少为主要表现的一组综合病症。临床上以贫血、出血、感染为主要表现。妊娠合并再生障碍性贫血很少见,但在妊娠和分娩过程中可对母儿造成严重不利的影响,病因尚不明确。

(一)诊断要点

1.临床表现

(1)贫血:一般为进行性贫血,主要是骨髓造血功能衰竭所致,少数患者可能存在无效性红细胞生成现象,即骨髓尚有一定的造血功能,但生成的幼红细胞从骨髓释放到周围血之前已被破坏。

(2)出血:主要因血小板生成障碍所致,可发生在皮肤、牙龈、鼻、胎盘、消化道等各内脏器官和颅脑部。

(3)感染:产后的出血和创伤很容易发生产道或全身性感染。主要因粒细胞和单核细胞减少,机体的防御功能下降所致,此外也和 γ-球蛋白减少和淋巴组织萎缩有关。产后感染是造成此类孕产妇死亡的主要原因。

2.诊断标准

(1)血常规呈全血细胞减少,网织红细胞<1%,淋巴细胞比例增高。

(2)一般无肝脾大。

(3)骨髓检查显示至少一部位增生减低或重度减低(如增生活跃,巨核细胞应明显减少,骨髓小粒成分中应见非造血细胞增多。有条件者应作骨髓活检等检查)。

(4)能除外其他引起全血细胞减少的疾病,如阵发性睡眠性血红蛋白尿、骨髓增生异常综合征中的难治性贫血、急性造血功能停滞、骨髓纤维化、急性白血病、恶性组织细胞病等。

(5)一般抗贫血药物治疗无效。

3.病情分型

(1)急性再生障碍性贫血:又称重型再生障碍性贫血-Ⅰ型。临床表现为发病急,贫血进行性加剧,常伴有严重内脏出血及感染。血常规除血红蛋白下降较快以外,还需具备下述三项中的两项:①网织红细胞绝对值<15×10⁹/L。②中性粒细胞<0.5×10⁹/L。③血小板<20×10⁹/L。④骨髓象:增生广泛重度减低,三系造血细胞明显减少,非造血细胞增生。

(2)慢性再生障碍性贫血:起病缓慢,贫血、出血及感染的症状较轻。①血常规:血红蛋白下降速度较慢,网织红细胞、白细胞、中性粒细胞及血小板值常较急性再生障碍性贫血为高。②骨髓象:三系或两系减少,至少一个部位增生不良,巨核细胞明显减少,骨髓小粒中非造血细胞及脂肪细胞增加。病程中如病情恶化,临床、血常规及骨髓象与急性再生障碍性贫血相同,称重型再生障碍性贫血Ⅱ型。

(二)鉴别诊断

1.阵发性睡眠性血红蛋白尿(PNH)

多数病例呈全血细胞减少与再生障碍性贫血相似,但PNH是一种比较常见的后天获得性的红细胞膜异常引起的慢性血管内溶血性疾病,常有酱油色尿,以晨起后第一次尿更为明显,网织红细胞不是降低而是升高,尿含铁血黄素试验阳性,蔗糖水试验和酸溶血试验阳性,血细胞的CD59。阴性率超过10%等,不难鉴别。但临床上有的再生障碍性贫血患者可出现PNH表现,亦有的PNH患者有再生障碍性贫血表现,称再生障碍性贫血-PNH综合征,应引起临床医师注意。

2.骨髓增生异常综合征(MDS)中的难治性贫血型(RA型)

MDS-RA型的骨髓增生一般呈活跃或明显活跃,有病态造血如红系巨幼样变、粒系胞浆中颗粒增多或减少及出现小巨核细胞等,部分患者可转变成急性白血病,这些均与再生障碍性贫血不同。若骨髓活检发现"幼稚前体细胞异常定位"(ALIP)和骨髓造血干/祖细胞培养发现粒、单核巨噬细胞的集落形成单位(CFU-GM)的增多及染色体检查有异常者均支持MDS,而有利于与再生障碍性贫血的鉴别。

3.低增生性急性白血病

临床表现为贫血、感染、出血和全血细胞减少与再生障碍性贫血相似,当外周血中见不到幼稚细胞时更容易与急性再生障碍性贫血混淆,若无肝脾大和胸骨压痛等白血病浸润表现时,临床更难以鉴别,但低增生性白血病骨髓中原始细胞明显增加,一般均大于30%,因此必须通过骨髓检查进行鉴别。

4.脾功能亢进

全血细胞减少与再生障碍性贫血相似,但脾功能亢进有明显脾脏肿大,骨髓增生明显活跃,切脾治疗有效,因此鉴别不难。

此外还需与急性造血功能停滞、骨髓纤维化、恶性组织细胞病等相鉴别。

(三)治疗方案

1.妊娠期

妊娠期主要以支持治疗为主,而一般的抗贫血治疗对再生障碍性贫血患者无效。

(1)增加营养,改善患者的一般情况,提高免疫功能,避免外伤和便秘,积极预防出血和感染。如果发生出血,如鼻出血,以局部压迫治疗为主。

(2)适当予以止血药物。凡有可能引起骨髓损害的物质均应设法去除,禁用一切对骨髓有抑制作用的药物。

(3)慢性再生障碍性贫血患者可以服用中药治疗。

(4)输血疗法:是慢性障碍性贫血支持疗法的重要方法。血红蛋白低于60 g/L,有明显贫血症状者应予少量、多次的输血。临产前最好使血红蛋白达到80 g/L以上,以增加对产后出血的耐受力。一般无需输全血,应根据情况输成分血,预防合并症的发生。

(5)激素疗法:血小板很低,有出血倾向时,可应用肾上腺皮质激素,或可应用蛋白合成激素(雄激素)。在非妊娠期,雄激素是治疗慢性再生障碍性贫血首选药物,也是治疗急性再生障碍性贫血的基础药物之一。它能促使肾脏产生红细胞生成素,激发造血干细胞增殖和分化。常用雄激素有丙酸睾酮50~100 mg/d肌内注射,或司坦唑醇(康力龙)6~12 mg/d口服。但其对妊娠和胎儿可有影响,且易引起肝功能的损害,故妊娠期需慎重使用,一般当再生障碍性贫血病情严重,考虑终止妊娠前,可用于改善症状和血常规。

(6)细胞生长因子:如红细胞生成素、粒细胞集落刺激因子、粒-巨噬细胞集落刺激因子、促血小板生成素等,作为再生障碍性贫血综合治疗方法的一部分,可以降低重症患者死亡率。

2.分娩期

(1)妊娠足月以后,如无产科指征,应尽量阴道分娩,减少手术产。最好实行计划分娩,即在宫颈成熟以后,经过输全血或成分血,血红蛋白达到 80 g/L 左右,血小板达到 20×10^9/L 以上,在准备足够新鲜血的情况下促分娩发动。

(2)分娩时尽量避免组织损伤,第二产程为减少产妇用力致颅内出血,可酌情助产。

(3)严格无菌操作,产后应仔细检查缝合伤口,避免阴道血肿;产后及时使用宫缩药,加速胎盘剥离和排出,有效地促进子宫收缩,减少产后出血。

(4)产程中或手术中可行输血治疗,预防并发症。

(5)产后常规应用抗生素治疗,预防感染。

(6)在产褥期应密切观察有无感染的临床表现,继续以抗生素,辅以适当的促进子宫复旧的中药治疗。

(四)临床经验

(1)关于再生障碍性贫血和妊娠的关系,多数学者认为:妊娠不是再生障碍性贫血的病因,不诱发或促进再生障碍性贫血的发生,妊娠合并再生障碍性贫血往往是两者在妊娠时的偶合,或者有的患者妊娠前就已发病,妊娠以后病情加重才被认识而诊断。因此,不是所有再生障碍性贫赢患者都必须终止妊娠。

(2)妊娠合并再生障碍性贫血时,妊娠期高血压疾病发生率高且发病早,病情重,容易发生心衰和胎盘早剥,容易发生流产、早产、胎死宫内、胎儿生长受限等。产后出血和感染发生率高,是妊娠合并再生障碍性贫血孕产妇死亡的主要原因。

(3)如果妊娠后血红蛋白<60 g/L,妊娠早期应在充分准备的条件下住院人工流产。如果已到妊娠中期,由于引产的出血和感染的危险比自然分娩要大,且终止妊娠并不能减少再生障碍性贫血孕产妇的死亡率,因此可在积极支持疗法的同时继续妊娠。但对于急性再生障碍性贫血治疗效果不佳,尤其造血细胞严重减少,出现母儿并发症,严重威胁母儿生命者,亦应考虑终止妊娠。对于继续妊娠的患者应和血液科医师密切配合。制订周密的治疗方案。必要时住院详细观察和治疗,接受严格系统的围生期保健。积极防治妊娠并发症。

四、妊娠合并溶血性贫血

溶血性贫血是指红细胞寿命缩短、破坏增加,骨髓造血功能代偿不足时出现的贫血。妊娠期合并溶血性贫血相对常见的有珠蛋白生成障碍性贫血和自身免疫性溶血性贫血。自身免疫性溶血性贫血(AIHA)是机体免疫调节功能紊乱,自身抗体吸附于正常红细胞表面抗原而引起的一种溶血性贫血。

(一)诊断要点

1.临床诊断依据

(1)本病的临床表现多样化,轻重不一,一般起病缓慢,数月后才发现有贫血,表现为全身虚弱及头昏。以发热和溶虚为起始症状者相对少见。溶血性贫血严重时,可有休克及神经系统表现如头痛、烦躁以至昏迷。

(2)皮肤黏膜苍白,黄疸见于 1/3 的患者。半数以上有脾大,一般为轻中度肿大,质较硬,无压痛。原发性病例中有 1/3 有中度肝大,肝质地硬但无压痛。部分患者有淋巴结肿大。

2.相关检查

(1)血常规:贫血程度不一,正细胞正色素性贫血,可见球形红细胞增多及体积较大的红细胞和有核红细胞,网织红细胞计数升高(再生障碍性贫血危象时可显著减低),急性溶血阶段白细胞增多。部分患者合并免疫性血小板减少,称为 Evans 综合征。

（2）骨髓象：多呈增生性反应，有核细胞增生，以幼红细胞为主。

（3）血浆或血清：高血红蛋白血症和/或高胆红素血症，以间接胆红素升高为主。

（4）尿常规：高尿胆原或高游离血红蛋白或高含铁血黄素。

（5）免疫指标：丙种球蛋白量可升高。C_3 水平可下降，可出现抗"O"、红细胞沉降率、类风湿因子、抗核抗体、抗 DNA 抗体等指标的异常。

（6）直接 Coombs 试验：测定吸附在红细胞膜上的不完全抗体和补体较敏感的方法，阳性为诊断的重要依据。

（二）临床分型

（1）近 4 个月内无输血或可疑药物服用史；实验室检查支持溶血性贫血，直接 Coombs 试验阳性，冷凝集素双价正常，可诊断为温抗体型 AIHI。

（2）直接 Coombs 试验阴性，但临床表现较符合，糖皮质激素治疗或切脾有效，除外其他溶血性贫血（特别是遗传性球形细胞增多症），可诊断为 Coombs 试验阴性的 AIHI。

（三）鉴别诊断

1.巨幼细胞贫

血根据营养史或特殊用药史、消化系统及神经系统症状、结合血常规和骨髓象、血清维生素 B 及叶酸水平等测定可鉴别。

2.阵发性睡眠性血红蛋白尿

临床表现感染常见，与睡眠有关的血红蛋白尿，全血细胞减少，半数以上患者骨髓象三系细胞增生活跃，酸溶血（Ham 试验）、蔗糖溶血、蛇毒因子或尿含铁血黄素定性试验中有任两项阳性。

（四）治疗方案

1.治疗原则

积极寻找原发病因，治疗原发病。

2.药物治疗

（1）糖皮质激素：治疗本病的首选药物。妊娠早期最好不用，妊娠中期慎用，妊娠最后 3 个月对胎儿影响较小。开始剂量要足，减量不宜太快，维持时间要长。以泼尼松为例，用量为 1～1.5 mg/(kg·d)，分 3～4 次口服，临床症状先缓解，约 1 周后红细胞迅速上升。如治疗 3 周无效，需及时更换其他治疗方法。如果有效，溶血停止，红细胞恢复正常后，逐渐缓慢减少剂量。每天服量减少 10～15 mg，待每天量达 30 mg 后，每周或每 2 周再减少日服量 5 mg，至每天量 15 mg 后，每 2 周减少日服量 2.5 mg。小剂量激素（5～10 mg/d）至少维持 3～6 个月。如果每天至少用泼尼松 15 mg 才能维持血常规缓解，应考虑改用其他疗法。

（2）免疫抑制药：毒性比较大，对胎儿及孕妇有严重影响，孕期不主张使用，但分娩之后可以应用。常用药物有硫唑嘌呤、环磷酰胺、甲氨蝶呤等。主要用于：激素治疗和脾切除不能缓解者；脾切除有禁忌证者；泼尼松需要量每天在 10 mg 以上才能维持者。

（3）其他：疗法抗淋巴细胞球蛋白、抗胸腺细胞球蛋白、环孢素等，尚在实践阶段。

3.脾切除

激素治疗无效者可考虑脾切除术。脾是产生抗体的器官，又是致敏红细胞的主要破坏场所。脾切除后即使红细胞仍被致敏，但抗体对红细胞的生命期影响却大为减小。妊娠期间行脾切除以妊娠中期手术较好。术后复发的病例应用激素仍有效。

4.输血治疗

应尽量避免输血，因为输进大量补体及红细胞可能出现溶血反应。但如果贫血很严重时仍需输血，以输洗涤红细胞为宜，同时加大糖皮质激素用量可减少输血反应。输血速度要慢，仔细交叉配血。

5.产科处理

(1)孕期处理:女性育龄期的自身免疫性溶血性贫血者须在病情控制稳定后妊娠,妊娠期加强监护,增加产前检查及血液学检查的次数,一旦发现溶血贫血加重,及时给予药物治疗。因母体的抗体可通过胎盘,有造成胎儿溶血的可能,孕期应加强胎儿监护,定期行超声检查了解胎儿发育情况及有无异常,尤其是在孕妇溶血性贫血加重时,必要时须行脐静脉穿刺了解胎儿有无溶血及其严重程度,以决定是否终止妊娠。

(2)产时处理:如无产科指征尽量阴道分娩,加强产时监护,防止产程延长、产妇疲劳,以免加重产妇心脏负担或导致宫缩乏力而发生产后出血。产时仍有贫血者可于第二产程予以助产,婴儿娩出后,立即给予缩宫素或麦角新碱,以缩短第三产程,减少产后出血。产后应用抗生素预防感染。

(3)新生儿监护:新生儿娩出后应取脐血行血液检查,以了解新生儿有无溶血性贫血,并密切观察有无新生儿溶血及黄疸,一旦发现,及时处理。

(五)临床经验

1.观察病情方面

(1)诊断明确者,激素治疗期间主要观察治疗后的症状、体征及外周血改善的情况,以决定是否需采取进一步治疗设施。当治疗后病情稳定、症状减轻、红细胞数恢复正常,维持治疗剂量1个月后可考虑减药。当病情未减轻反而加重时,应考虑更换治疗方法甚至终止妊娠。

(2)诊断未明确者,应注意症状的变化,随访外周血常规,与血液科会诊明确诊断。

2.诊断方面

自身免疫性溶血性患者的直接 Coombs 试验常是阳性,80%～90%的此类患者体内都存在温抗体型。半数自身免疫性溶血与基础疾病相关的,包括恶性肿瘤或胶原血管病。可在妊娠期发病,产后减轻或缓解,再次妊娠时还会发生这种情况。继发性 AIHI 必须依靠原发病的临床表现和有关实验室检查加以鉴别。

3.治疗方面

(1)自身免疫性溶血性贫血的女性需要孕前咨询,选择最佳的治疗方案。产前周密监测孕妇血红蛋白和溶血征象,且需要调整激素的治疗方案,抗体可通过胎盘,所以需要评估新生儿血红蛋白水平,有些婴儿需要换血,但通常不需特殊治疗。

(2)激素治疗和脾切除无效者,以终止妊娠为宜。

4.医患沟通方面

(1)妊娠合并自身免疫性溶血性贫血的孕妇妊娠后,应告知患者及家属妊娠有可能是病情缓解的自身免疫性溶血性贫血复发,加重溶血甚至出现溶血危象,以及自身免疫性溶血性贫血可能对孕妇及胎儿所产生的不良影响,如流产、早产、产后出血、感染、新生儿溶血性疾病、死胎甚至孕产妇和新生儿死亡等,使孕妇及家属预先对病情有足够的认识,避免可能带来的医疗纠纷。

(2)妊娠期合并自身免疫性溶血性贫血的治疗方法可能会对孕妇及胎儿有严重的影响,如泼尼松龙,美国食品药品管理局对泼尼松龙的妊娠安全性分级为 B 级,短期应用较安全,长期应用可能产生不良反应或合并症,如增加妊娠期高血压疾病发生率、血糖紊乱、体重过增、骨质疏松、精神症状等。动物实验证实孕期给药可增加胚胎腭裂的发生率。应将这些情况详细告知孕妇及其家属,以取得他们的理解和配合。

五、妊娠合并血小板减少性紫癜

血小板减少性紫癜中最常见的是特发性血小板减少性紫癜(Idiopathicthrombocytopenic purpura,ITP)。其他还有因药物及输血引起的,血栓性及继发性免疫性血小板减少症等。ITP 是因自身免疫机制使血小板破坏过多的临床综合征,女性发病率较高,合并妊娠者并不少见。

（一）诊断要点

1.临床表现

（1）皮肤黏膜出血：四肢远端出血点和瘀斑多见，牙龈出血，反复鼻出血，呕血和便血史。

（2）贫血：表现为头晕、眼花、皮肤黏膜苍白、活动后心慌气短，甚至可发生心力衰竭。

2.辅助检查

（1）血小板计数：常少于 $100\times10^9/L$。

（2）血小板功能检查：血小板聚集功能，黏附性及第Ⅲ因子活力均减低。

（3）出凝血功能检查：出血时间延长，血块收缩不佳，毛细血管脆性试验阳性，凝血酶原消耗不佳，而凝血时间，凝血酶原时间，部分凝血活酶时间都正常。

（4）血小板抗体测定：多为阳性。

（5）骨髓检查：巨核细胞正常或增多，成熟型血小板减少。

（二）鉴别诊断

1.再生障碍性贫血

其表现为全血细胞减少，感染、出血、贫血的症状相对明显。

2.药物性血小板减少

其主要由于药物抑制骨髓造血所致。文献报道引起血小板减少的药物有碘化物、奎尼丁、异烟肼、氯霉素、青霉素和磺胺等。发病前有用药史，停药后症状可缓解。

3.妊娠合并 HELLP 综合征

确诊取决于实验室检查结果，表现为血管内溶血、肝酶升高或血小板减少。

4.遗传性血小板减少

其 7 是常染色体显性遗传性疾病，患者常有家族史。

（三）治疗方案

1.妊娠期处理

（1）肾上腺皮质激素：治疗 ITP 的首选药物。孕期血小板低于 $50\times10^9/L$，有临床出血症状，可应用泼尼松 $40\sim100$ mg/d。待病情缓解后逐渐减量至 $10\sim20$ mg/d 维持。

（2）大剂量丙种球蛋白：静脉滴注丙种球蛋白，400 mg/(kg·d)，$5\sim7$d 为 1 个疗程。

（3）脾切除：糖皮质激素治疗血小板无改善，有严重的出血倾向，血小板$<10\times10^9/L$，可考虑脾切除，手术最好在妊娠 $3\sim6$ 个月期间进行。

（4）血小板：血小板$<10\times10^9/L$，并有出血倾向。为防止重要器官出血（脑出血），或分娩时输新鲜血或输血小板悬液。

2.分娩期处理

（1）备好新鲜血或血小板悬液。

（2）产前或术前应用大量肾上腺皮质激素静脉注射，氢化可的松 500 mg 或地塞米松 $20\sim40$ mg。

（3）分娩方式原则上以阴道分娩为主。

（4）剖宫产指征：①产妇血小板$<50\times10^9/L$。②有出血倾向。③胎儿头皮血或胎儿脐血证实胎儿血小板$<50\times10^9/L$。

3.产后处理

（1）孕期应用肾上腺皮质激素治疗者，产后继续使用。

（2）抗生素预防感染。

（3）产后检测新生儿脐血血小板，动态观察新生儿血小板是否减少。

（4）必要时给新生儿泼尼松龙或免疫球蛋白。

（5）根据患者病情及新生儿血小板计数决定是否母乳喂养。

（四）临床经验

（1）ITP病因不清，尚无有效的预防措施。孕妇定期检查血小板，注意观察临床症状，可早期发现。

（2）ITP患者一般不必终止妊娠，只有当严重血小板减少未获缓解者，在妊娠12周前需用肾上腺皮质激素治疗者，可考虑终止妊娠。

（3）用药时尽可能减少对胎儿的不利影响。

（4）阴道分娩过程中应避免使用胎儿头皮电极或采集头皮血样；禁忌使用胎头吸引器助产，复杂的器械分娩（如旋转产钳）也应尽可能避免使用；产后应及时使用缩宫素预防产后出血；仔细检查和缝合软产道损伤，防止血肿形成。

六、妊娠合并白血病

白血病是一种原因不明的造血组织的恶性疾病，其特征是白细胞在骨髓或其他造血组织中呈异常增生，浸润体内各器官、组织，产生相应的症状和体征。

外周血中可出现幼稚细胞，而红细胞及血小板常明显减少。白血病的病因比较复杂，多数学者认为是多种致病因素相互作用的结果。

（一）诊断要点

1.急性白血病

骨髓中原始细胞在30%以上，病程<6个月。

2.慢性白血病

骨髓中原始细胞在20%以内，病程在1年以上。

（1）慢性期：白细胞增生>50×10^9/L甚至达700×10^9/L；红细胞形态、血红蛋白正常，血小板正常或升高，血涂片可见到有核红细胞。

（2）加速期和急变期：血红蛋白和血小板可明显下降；骨髓象示骨髓极度活跃，粒∶红可高达50∶1；原始粒细胞+早幼红细胞：慢性期<10，急变期可高达30～50或更高；嗜酸嗜碱粒细胞常明显增多；巨核细胞早期增多，急变期显著减少。

（二）鉴别诊断

1.类白血病反应

类白血病反应是人体在某些病因刺激下出现，尤以重症感染和恶性肿瘤较多见，白细胞计数多在正常范围以上，但一般很少超过50×10^9/L，且不伴血小板减少和贫血；其血常规中幼稚粒细胞比率不高，原粒细胞少见；NAP和PAS染色显著升高。

2.传染性单核细胞增多症

传染性单核细胞增多症是Epstein-Barr（EB）病毒感染引起的机体淋巴细胞反应性增生性疾病，发热、颈部淋巴结肿大和咽痛为本病特有的三联征，无进行性贫血亦无血小板减少和出血，骨髓中仅有少量异型淋巴细胞，且无原始及幼稚粒细胞增多。

3.嗜血细胞综合征（HPS）

HPS为单核巨噬细胞系的噬血细胞系统性增生性疾病，外周血多表现为全血细胞减少；骨髓检查可有不同程度的骨髓巨噬细胞增多，巨噬细胞因含有吞噬的细胞碎片而有时呈空泡样；淋巴结活检可发现噬血组织细胞增多。

（三）治疗方案

1.治疗原则

（1）急性白血病：强烈诱导、早期强化、药物剂量递增、骨髓抑制性维持治疗。

（2）慢性粒细胞性白血病：白细胞计数在200×10^9/L以上多采用细胞毒药物化疗为主。若有白细胞极度增生而出现的症状，如呼吸窘迫、视力模糊等，则应在进行急性的白细胞除去术的基础上，联用骨髓抑制药进行治疗。

（3）慢性淋巴细胞白血病：①化疗。②骨髓移植。

2.治疗方法

（1）支持疗法：①保护性隔离。②发热患者寻找原因，并应用广谱抗生素。③成分输血。④若诊断为DIC，按DIC处理。⑤防止病毒、真菌、细菌感染。

（2）化疗。

急性淋巴细胞白血病化疗：常采用VDP方案或VDAP方案。①VDP方案：第1d：长春新碱（V）1～2 mg，静脉注射，1次/周；第1/2d：柔红霉素（D）40～60 mg，静脉注射，2次/周；泼尼松（P）40～60 mg/d，分次口服，连用28d。②VDAP方案：第1d：长春新碱（V）1～2 mg，静脉注射，1次/周；第1～2d：柔红霉素（D）45 mg，静脉注射，2次/周；第16～28d：门冬酰胺酶（A）5 000～10 000 U，1次/天；第1～28d：泼尼松（P）40～60 mg/d，分次口服。

急性非淋巴细胞白血病：化疗常采用TADP方案。①第1～7d：6-硫代鸟嘌呤（6-TG）100～150 mg，1次/天，口服，连用7d。②第1～7d：柔红霉素（D）45 mg，静脉注射，连用7d。③第1～7d：阿糖胞苷（Ara-C）150 mg/d，静脉注射，连用7d。④第1～28d：泼尼松（P）40～60 mg/d，分次口服，连用28d。

慢性粒细胞的治疗：可应用羟基脲、白消安、干扰素等治疗。

（3）产科处理：①患有白血病的育龄妇女应积极避孕，早孕期合并急性白血病一旦诊断明确，除非患者为第1胎，并迫切要求生育，均应立即进行治疗性流产和积极的抗白血病治疗，同时要注意全身营养支持。若继续妊娠，在条件许可的情况下，化疗最好在妊娠8周后开始，同时避免长期使用肾上腺皮质激素。②中、晚孕期孕妇一旦诊断明确为急性白血病，应给予足量化疗争取在短期内完全缓解，临产前短期停药不仅使妊娠得以继续，而且对胎儿的不良影响也较小。③妊娠期合并慢性粒细胞性白血病患者应密切观察，如患者症状明显可考虑白细胞分离术。

（4）分娩时处理：①分娩前准备：新鲜血、血小板、纤维蛋白原及凝血酶原复合物。②尽量避免手术操作，除非有手术指征。③防止产后出血，尤其注意预防产道血肿。④防止感染，术中无菌操作。对白细胞低、成熟白细胞少、病情尚未缓解或应用激素治疗时，更应预防感染发生。感染多发生在产道及肺部，一旦出现高热，应及时做细菌培养，应用广谱抗生素控制感染。产后出血及产后感染的发生与白血病的缓解程度密切相关。

（5）新生儿处理：①新生儿出生查血常规及染色体。②人工喂养：因妊娠结束，产妇将尽快进行化疗，因此不宜母乳喂养。

（四）临床经验

1.实验室检查方面

（1）血常规：①注意血中主要两大比例的中性成熟粒细胞与淋巴细胞及其他小比例细胞是否属正常，范围及形态有无异常。②注意片尾端有无巨大或出现不成熟或异常细胞（如中晚幼粒、中晚幼红细胞、异常淋巴细胞、吞噬细胞、肿瘤细胞等）。③注意红细胞形态（群体、个体）、排列（重叠、缗钱状）、血小板数量、形态及聚集性。

（2）骨髓象：①抽取骨髓时，患者有特殊疼痛感，不宜＞0.3 mL。②骨髓液中或涂片片尾应含有骨髓小粒。

（3）骨髓细胞形态学检查：①骨髓涂片不宜一次全部染色，应先染3～5张，其余可做细胞化学染色用。②注意有核细胞多少（判定增生度）及其分布，粒/红及各阶段比例。③寻找异常细胞如转移瘤细胞等。

2.治疗方面

（1）若孕前诊断白血病，迫切要求生育，应争取在白血病完全缓解后，严密监护下妊娠。

（2）妊娠后诊断白血病，发生在孕早期，应及时终止妊娠后化疗；病情危重者，可以先化疗，待病情缓解后再终止妊娠。

（3）妊娠后诊断白血病，若发生在孕中晚期，应由血液科医师给予积极化疗，争取短时间内完全缓解，妊娠得以继续。同时积极支持治疗，纠正贫血及出血倾向，预防和治疗感染，防治妊娠期高血压疾病。

(4)妊娠合并慢性白血病,若处于慢性期,病情稳定,给予严密监护和支持治疗,多数能安全度过孕期及产褥期。

(5)产前孕妇应用了大量皮质激素,新生儿出生后应用泼尼松 2.5 mg,2 次/天,1 周后逐渐减量。

(刘万梅)

第六节　妊娠合并肺结核

妊娠合并肺结核,由于发热、缺氧及营养不良,使流产、早产、FGR(胎儿生长受限)的发生率增加,若并发急性粟粒性肺结核,可引起流产及死胎,甚至形成胎儿结核。妊娠合并肺结核经积极治疗后,预后与未孕者无明显区别。

一、诊断标准

(一)临床表现

(1)轻者可无临床症状。

(2)全身症状包括低热、乏力、消瘦、盗汗、食欲减退、全身不适等。

(3)呼吸道症状咳嗽、咳痰、咯血、胸痛。

(二)辅助检查

1.痰液检查

活动性肺结核痰培养找结核杆菌,或痰聚合酶链反应(PCR)法找结核杆菌抗原。

2.X 线胸部检查

(1)明确诊断及确定肺结核性质。

(2)有肺结核病史或家属有肺结病的孕妇,于妊娠中期及足月时宜做 X 线胸部检查。

二、治疗原则

(1)有条件时由呼吸科与产科医师共同商讨拟定治疗计划。

(2)终止妊娠,宜在妊娠早期进行。①粟粒性肺结核。②严重肺结核伴肺功能减退。③活动性肺结核不宜继续妊娠者。

(3)妊娠期治疗:①一般支持疗法:增加营养,保证休息。②抗结核药物治疗:a.妊娠期首选药物为异烟肼(INH)及乙胺丁醇(EMB)联合用药。异烟肼片 0.3 g,每日 1 次,口服,属孕期 C 类药,长期服用应注意肝功能,乙胺丁醇片 0.25 g,每日 2~3 次,口服,该药孕期对母、儿安全,应注意视力和白细胞变化。b.利福平胶囊(甲哌利福霉素,REP),在病情需要时可加服,400~600 mg,每日 1 次,口服,属孕期 C 类药。③链霉素针剂属孕期 D 类药,会使胎儿听力减退,妊娠期应禁用。④手术治疗:如病情需行肺部手术,可在孕 16~28 周内施行,避免发生流产或早产。

(4)分娩期的处理:①若无严重心、肺功能障碍,在产程中及分娩时的止痛和麻醉处理,均与正常产妇相同,但应避免吸入麻醉。②给予手术助产以缩短第二产程。减少屏气避免肺泡破裂,病灶扩散。③第三产程积极预防产后出血。④有产科指征可行剖宫产,但须避免应用吸入麻醉。

(5)产褥期:①积极防治产后感染,若有不明原因的产后发热,可能为肺结核灶的扩散,必须加强抗结核药物的应用。②活动性肺结核者,婴儿予以隔离,给以人工哺乳。病灶已静止 2 年以上者,根据实际情况,可哺育婴儿。

(刘万梅)

第七节　妊娠合并甲状腺功能亢进

一、概述

(一)病因

甲状腺功能亢进(简称甲亢)是一种常见的内分泌疾病,系甲状腺激素分泌过多所致。甲状腺功能亢进女性常表现为月经紊乱、减少或闭经,生育能力低。但在治疗后或未经治疗的甲状腺功能亢进女性中,怀孕者亦不少,其发生率为 1：(1 000～2 500)次妊娠。妊娠期甲状腺功能亢进大多数是 Graves 病,主要由自身免疫和精神刺激引起,特征为弥漫性甲状腺肿和突眼。

(二)临床特征

(1)日常妊娠时,由于母体甲状腺形态和功能的变化,在许多方面类似于甲状腺功能亢进的临床表现,例如心动过速、心输出量增加、甲状腺增大、皮肤温暖、多汗、畏热、食欲亢进等,在妊娠和甲状腺功能亢进中都常见。

(2)轻度甲状腺功能亢进对妊娠无明显影响,但中、重度甲状腺功能亢进以及症状未控制者的流产率、妊娠期高血压疾病发生率、早产率、足月小婴儿发生率以及围生儿死亡率增高。甲状腺功能亢进对妊娠的影响原因尚不清楚,可能因甲状腺功能亢进使营养要素消耗过多,以及妊娠期高血压疾病发生率高,而影响胎盘功能所致。

(3)妊娠期因胎盘屏障,仅有少量 T_3、T_4 能透过胎盘,故不致引起新生儿甲状腺功能亢进。妊娠对甲状腺功能亢进影响不大,相反妊娠时往往会使甲状腺功能亢进的病情有不同程度的缓解。但妊娠合并重度甲状腺功能亢进时,由于妊娠可加重心脏的负担,而加重了甲状腺功能亢进患者原有的心脏病变。个别患者因分娩、产后流血、感染可诱发甲状腺功能亢进危象。

二、防治

(一)治疗

1.孕前处理

因甲状腺功能亢进对胎儿有一系列不良影响,如确诊甲状腺功能亢进,应待病情稳定 1～3 年后怀孕为妥,用药(抗甲状腺药物或放射性碘)期间,不应怀孕,应采取避孕措施。

2.孕期处理

(1)甲状腺功能亢进孕妇应在高危门诊检查与随访,注意胎儿宫内生长速度,积极控制妊娠期高血压疾病。

(2)妊娠期可以耐受轻度甲状腺功能亢进,故病情轻者,一般不用抗甲状腺药物治疗,因抗甲状腺药物能透过胎盘影响胎儿甲状腺功能。但病情重者,仍应继续用抗甲状腺药物治疗。在妊娠中、后期抗甲状腺药物剂量不宜过大,一般以维持母血 T_4 水平不超过正常上限的 1.4 倍为度,也即可有轻度甲状腺功能亢进,＞1.4 倍正常上限时才用抗甲状腺药物。抗甲状腺药物中,丙硫氧嘧啶不但可阻断甲状腺激素合成,且阻断游离 T_4 在周围组织中转化成发挥效能的游离 T_3,使血清游离 T_3 水平迅速下降。常用剂量丙硫氧嘧啶 150～300 mg/d,或他巴唑(甲巯咪唑)15～30 mg/d,甲状腺功能亢进控制后可逐渐减量。在预产期前 2～3 周不用药,或使用控制甲状腺功能亢进的最小有效量。丙硫氧嘧啶用量每天保持在 200 mg 以下,他巴唑在 20 mg 以下,胎儿发生甲状腺肿的可能性极小。对于在应用抗甲状腺药物治疗中,是否加用甲状腺激素的问题有争论,因甲状腺激素不易通过胎盘,使用后反而加大抗甲状腺药物的剂量,但联合应用能消除由于抗甲状腺药物引起的甲状腺功能减退和预防胎儿由于抗甲状腺药物的影响发生甲状腺功能减退或甲状腺肿大。

（3）由于抗甲状腺药物能迅速通过胎盘影响胎儿甲状腺功能，有人主张在抗甲状腺药物治疗后行甲状腺次全切除术，并取得良好效果，但目前一般意见认为，妊娠期应避免甲状腺切除术，因妊娠期甲状腺功能亢进手术难度较大，术后母体易合并甲状腺功能减退、甲状旁腺功能减退和喉返神经损伤，并且手术易引起流产和早产。

（4）β受体阻滞剂普萘洛尔（心得安）的应用，剂量10～20 mg，每日3次。普萘洛尔对甲状腺功能亢进孕妇是一种有效的治疗药物，能缓解由于过多的甲状腺激素引起的全身性症状。普萘洛尔作用较快，效果较好，适用于甲状腺功能亢进危象和施行紧急甲状腺手术的快速准备，但β受体阻滞剂在早期心力衰竭或代谢性酸中毒患者中，会促使急性心力衰竭，在全身麻醉下会引起严重低血压，长期应用普萘洛尔可使子宫肌肉张力增高，导致胎盘发育不良，以及胎儿宫内生长迟缓，故在妊娠期甲状腺功能亢进治疗中不宜作为首选药物。

3.产科处理

妊娠合并甲状腺功能亢进，治疗得当，妊娠能达足月，经阴道分娩和得到活婴。甲状腺功能亢进不是剖宫产的指征，妊娠合并重度甲状腺功能亢进，早产和围生儿的死亡率较高，并有胎儿宫内生长迟缓可能，故孕期要加强对甲状腺功能亢进的观察和控制，定期随访胎儿胎盘功能和防止早产。

4.产褥期处理

产后甲状腺功能亢进有复发倾向，产后宜加大抗甲状腺药物剂量。关于产后哺乳问题，虽抗甲状腺药物会通过乳汁影响婴儿甲状腺功能，但患者认为应结合产妇病情的严重程度以及服用抗甲状腺药物的剂量来考虑是否哺乳。

5.甲状腺功能亢进危象的处理

妊娠期甲状腺功能亢进未控制而停止抗甲状腺药物治疗、行产科手术以及产后感染和产后流血会诱发甲状腺功能亢进危象，如不及时治疗可发生高热、频脉、心力衰竭、失神、昏迷。治疗应给以大量抗甲状腺药物，如丙基或甲硫氧嘧啶，每次100～200 mg，每6 h 1次口服；他巴唑或甲亢平（卡比马唑）10～20 mg，每6 h 1次口服。神志不清不能口服者，可经鼻饲管注入。口服复方碘溶液，每日30滴左右。普萘洛尔20～40 mg，每4～6 h 1次口服，或0.5～1 mg静脉注射，应用时注意心脏功能。利血平1～2 mg，肌内注射，每6 h 1次。氢化可的松每日200～400 mg，静脉滴注；并予以广谱抗生素、吸氧、冷敷及镇静解热剂，纠正水和电解质紊乱以及心力衰竭。

6.新生儿管理

对甲状腺功能亢进孕妇分娩的新生儿，需注意检查有无甲状腺功能减退、甲状腺肿或甲状腺功能亢进，并做甲状腺功能检查。母体TSH、T_4与T_3很难通过胎盘屏障，但长效甲状腺刺激素（LATS）很容易通过胎盘屏障，因此，患甲状腺功能亢进孕妇的婴儿有可能发生新生儿甲状腺功能亢进，这些新生儿可以出现明显的眼球突出和甲状腺功能亢进的体征，脐血测定T_4和TSH浓度可估价新生儿甲状腺功能。新生儿甲状腺功能亢进可在出生后立即出现，或1周后才出现。新生儿甲状腺功能亢进的治疗，包括他巴唑每日0.5～1 mg/kg，或丙硫氧嘧啶每日5～10 mg/kg，分次服用，并加用复方碘溶液，每次1滴，每日3次；有心力衰竭者应用洋地黄，激动者应用镇静剂，妊娠期孕妇服用过抗甲状腺药物者，新生儿有可能出现暂时性甲状腺功能减退，应加以注意。

（二）预防

1.孕前及孕期咨询

（1）建议确诊为甲状腺功能亢进的女性，先行甲状腺功能亢进治疗，尽量等待痊愈后，过一段时间再妊娠。甲状腺功能亢进病情稳定，已经妊娠、又不准备行人工流产术的孕妇，建议用无致畸危险、通过胎盘少的药物，如PTU。不宜行[131]I诊断及治疗。如孕前应用[131]I治疗，要避孕半年后，方可妊娠。

（2）孕妇处于甲状腺功能减退状况、正在进行甲状腺激素的补充治疗中时，甲状腺激素对婴儿没有影响，妊娠后不能停药，停药会致流产。

2.孕期胎儿监护及产前保健

(1)甲状腺功能亢进孕妇因代谢亢进、不能为胎儿提供足够营养,影响胎儿生长发育,易发生胎儿宫内生长受限(FGR)、新生儿出生体重偏低。检查注意孕妇体重、宫高、腹围增长情况,每1～2月进行胎儿B型超声检查、估算胎儿体重。平时加强营养、注意休息,取左侧卧位。发现 FGR 时,及时住院。甲状腺功能亢进孕妇服用抗甲状腺药物有可能致胎儿甲状腺功能减退:胎儿甲状腺肿大、体重增加缓慢,胎心慢,约110～120 次/分,胎动次数减少,羊水偏少。先天甲状腺功能减退胎儿,可能预后不良。如何诊断,有人提出可行脐带穿刺,取脐带血检查甲状腺功能以便确诊,如何治疗胎儿,经验不多。

(2)甲状腺功能亢进孕妇易发生早产。如有先兆早产,应积极保胎,治疗时避免用 β 受体兴奋剂,尽量卧床休息,采用硫酸镁、多力妈(Turinal)、普鲁卡因等保胎药物。

(3)甲状腺功能亢进孕妇晚期易并发妊娠期高血压疾病。注意早期补钙,低盐饮食、营养指导。产检时注意体重变化、水肿、尿蛋白和血压升高。妊娠晚期37～38周应入院观察,每周行胎心监护,注意胎儿窘迫,孕妇做心电图,了解是否有心脏损害,必要时做超声心动图。

(4)B型超声观察胎儿甲状腺大小、是否有甲状腺肿大。如有异常,可能造成难产,考虑剖宫产。分娩方式选择,除产科因素外,一般可以经阴道分娩,多数顺利。

(5)甲状腺功能亢进孕妇一般宫缩较强,胎儿偏小,产程相对较短。有报道新生儿窒息率高。产程中应补充能量,鼓励进食,适当输液,全程吸氧及胎心监护,每 2～4 h 测血压、脉搏、体温 1 次,注意产程中的心理护理。

(6)如产妇心功能不全,产程进展不顺利,有胎位不正、胎头仰伸、胎头不能入盆等情况,可放宽剖宫产指征。产后予抗生素预防感染。

3.新生儿及孕妇产后

(1)新生儿:出生时儿科医生应在场,做好新生儿复苏准备,留脐带血检查甲状腺功能。新生儿出生后,特别注意有否甲状腺功能减退或甲状腺功能亢进的体征和症状。建议适当延长新生儿住院时间,以便观察,出院后嘱家属如有异常及时来院检查并随诊。

(2)产后哺乳患 Graves 病产妇产后病情加重,要继续服药,多数要增加药量。PTU 较 MMI 好,如产妇服 PTU 200 mg,每日 3 次,新生儿每日得到 PTU 99 mg,所以产妇服 PTU 婴儿是安全的。

(刘万梅)

第八节　妊娠合并急性阑尾炎

一、概述

急性阑尾炎是妊娠期最常见的外科疾病,其发病率与非妊娠期相同,但妊娠中、晚期罹病,因子宫增大、阑尾移位及妊娠期生理性白细胞增高等,可造成诊断困难。无论保守疗法中使用抗生素还是手术中的麻醉药,都要充分考虑到胎儿的因素,尤其在妊娠早期,应选择相对安全的药物。

妊娠合并急性阑尾炎时炎症易扩散,且发病快,穿孔发生率中期达 28%,晚期达 42%。其原因为:①子宫增大,使阑尾由右下腹向上后推移,炎症易在腹腔扩散。②妊娠期盆腔血管增加,充血明显,阑尾也充血,炎症易随血行扩散,发展快,易发生阑尾坏死、穿孔。③增大的子宫将大网膜推移,阻隔、妨碍了大网膜趋向和包裹病灶区,阑尾炎症不易被局限。④胎动、子宫收缩破坏炎症引起的保护性粘连,使炎症不能被包裹、局限,或使已经被局限的炎症病灶再度扩散,而导致弥漫性腹膜炎。⑤在孕期激素影响下,局部炎症反应受到抑制,且妊娠时血中肾上腺皮质激素增加 4 倍,高浓度的激素能掩盖炎症所致的症状体征,易延误诊治。⑥妊娠期腹壁肌肉松弛,阑尾被子宫覆盖而远离腹壁,反跳痛和肌紧张常不明显,容易干扰对病情的判断,导致阑尾穿孔,发生严重的腹膜炎。⑦妊娠期盲肠及阑尾移位,造成扭曲、粘连,阑尾缺血及阑尾腔梗阻,促使阑尾化脓穿孔。

妊娠合并急性阑尾炎时,母体及胎儿死亡率较高,由于妊娠期阑尾解剖位置改变、内分泌变化,以及妊娠合并其他疾病,如子宫肌瘤红色变性等,易与急性阑尾炎混淆,故妊娠期阑尾穿孔患腹膜炎的发生率明显高于非妊娠期。据报道,阑尾穿孔率为25%,穿孔后的围生儿死亡率达19.4%,而无穿孔者仅为0.8%;并报道,妊娠中期胎儿损失率最高。

（一）妊娠早期

由于子宫较小,此期急性阑尾炎症状和体征与一般患者相同,可出现发热、恶心、呕吐、腹痛,查体可有腹部压痛、反跳痛、肌紧张,血常规检查白细胞计数升高,但急性阑尾炎引起的恶心和呕吐,容易被认为是常见的妊娠反应。

（二）妊娠中期

由于子宫增大,阑尾可能向上向内移位,阑尾炎引起的腹痛和压痛位置常较高。

（三）妊娠晚期

阑尾随增大的子宫进一步向上向侧腹部移位,使症状和体征更不典型。临产期,子宫收缩痛更难与妊娠阑尾炎所引起的腹痛相区别。

二、防治

（一）治疗

妊娠期合并急性阑尾炎一旦确诊,无论妊娠期限和病情程度如何,均应立即进行手术治疗。对妊娠期高度可疑合并急性阑尾炎者,亦是剖腹探查的指征。此外,尚需考虑流产、早产及婴儿存活的问题。

（1）妊娠早期(1～12周)合并急性阑尾炎:不论其临床表现轻重,均应手术治疗。此时对子宫干扰不大,不会影响继续妊娠。若待妊娠中晚期复发时再行手术,既增加手术难度,对母子均有危险。

（2）妊娠中期(13～24周)合并急性阑尾炎:其临床表现轻且拒绝手术者,可采用手术治疗,静脉给予大剂量青霉素或氨苄青霉素(氨苄西林)。若病情进展不能控制,应手术治疗。此时胚胎已固着,手术对子宫干扰不大,不易流产,可继续妊娠。一般认为,妊娠4～6个月是手术切除阑尾较佳时机。

（3）妊娠晚期(28～36周)合并急性阑尾炎:应手术治疗,即使因手术刺激引起早产,绝大多数婴儿能存活,手术对孕妇影响亦不大。妊娠期合并急性阑尾炎时,胎儿能否存活不取决于阑尾切除手术,而是决定于延误诊断或延误手术切除。妊娠不是阑尾手术的禁忌,手术未必一定引起早产。为了预防流产和早产,术后常规应用镇静剂、舒喘灵(沙丁胺醇)或孕酮(黄体酮)等保胎治疗也是十分必要的。

（二）预防

养成一个良好的生活习惯,避免饭后激烈的活动。妊娠合并阑尾炎是较常见且严重的并发症。由于子宫增大,使阑尾及大网膜位置改变,临床表现不典型,若医生无丰富的临床经验,易造成误诊、延误治疗,阑尾易穿孔,炎症不易局限、易发展成为弥漫性腹膜炎,脓毒血症甚至感染性休克,胎儿死亡、流产或早产。又因临床表现不典型、容易和卵巢肿瘤蒂扭转,输尿管结石,胆道结石或炎症,右侧急性肾盂肾炎相混淆,只有排除这些情况后才能确诊。预后的好坏主要与是否早期诊断和及时手术治疗有关,另外与妊娠月份有关。妊娠越晚期,临床表现越不典型、延误治疗的可能性越大,预后越差。由于孕期变化,使阑尾炎的临床表现不典型,实验室检查帮助也不大,故为了降低孕产妇与胎儿死亡率,如怀疑急性阑尾炎,有时须放宽开腹探查指征。手术后宜用大缝或联合应用抗生素,但要考虑药物对胎儿的影响,如氯霉素、四环素类禁止使用。孕早期和妊娠最后2周不要用磺胺类药物。

（刘万梅）

第九节　妊娠合并急性胆囊炎和胆石病

一、概述

妊娠期急性胆囊炎和胆石病的发病率仅次于急性阑尾炎。国外报道,妊娠期急性胆囊炎的发病率约为 0.8％,70％合并胆石病。

(一)病因

妊娠期在孕激素的作用下,胆囊及胆道平滑肌松弛致使胆囊排空缓慢及胆汁淤积;雌激素降低胆囊黏膜对钠的调节,使胆囊黏膜吸收水分能力下降而影响胆囊浓缩功能;加之胆汁中胆固醇成分增多,胆汁酸盐及磷脂分泌减少,有利于形成胆结石。妊娠是胆囊结石的重要诱因。临床上妊娠合并急性胆囊炎并不多见,是因为极少发生感染的缘故。胆囊炎和胆石病可发生在妊娠期任何阶段,以妊娠晚期更为多见。

(二)临床特征

妊娠期急性胆囊炎的临床表现与非妊娠期基本相同。常在进油腻食物后发病,表现突然右上腹和(或)中上腹出现阵发性绞痛,常放射至右肩或背部,并常出现恶心、呕吐等消化道症状。病情严重时有畏寒、发热及右上腹绞痛,查体:右上腹胆囊区有压痛、肌紧张,有时胆囊区有触痛(Murphy 征阳性),并常在右肋缘下触及有触痛的肿大胆囊。若大网膜包裹形成胆囊周围炎性团块时,则右上腹部肿块界限不清,活动受限。感染严重伴胆管炎时,约 10％患者出现黄疸。

二、防治

(一)治疗

1.非手术治疗

妊娠合并急性胆囊炎,绝大多数合并胆石病,主张非手术疗法。多数经非手术治疗有效。非手术治疗包括:①饮食控制,应禁食,必要时胃肠减压,缓解期给予低脂肪、低胆固醇饮食。②支持疗法,纠正水、电解质紊乱和酸碱失衡。③抗感染,需选用对胎儿无害的广谱抗生素,如氨苄西林以及头孢唑林钠、头孢噻肟钠等。④对症治疗,发生胆绞痛时给予解痉镇痛药,如阿托品、哌替啶,肌内注射,缓解期给予利胆药物,如苯丙醇、非布丙醇等。

2.手术治疗

经非手术治疗效果不佳且病情恶化者,或并发胆囊积脓、胆囊穿孔及弥漫性腹膜炎时,应尽快行手术治疗。于妊娠早、中期行腹腔镜切除胆囊,对母子均较安全,对妊娠无明显不良影响。于妊娠晚期手术时,应行术式简单的胆囊造瘘,保持引流通畅,伴胆管结石者,行切开取石及引流术。术后注意有无宫缩,及时给予黄体酮等保胎治疗。胆石症的治疗多采用药物排石或手术治疗,这 2 种方法对孕妇都有危险,由于排石药多是泻药,故易造成流产、早产;妊娠期子宫增大,影响手术区的暴露,一般不宜手术,但如果病情危重,应首先考虑母体健康,及时手术治疗。

(二)预防

1.有规律的进食(一日三餐)

其是预防结石的最好方法。因为未进食时胆囊中充满了胆汁,胆囊黏膜吸收水分使胆汁变浓,此时胆固醇/卵磷脂大泡容易形成,胆汁的粘稠度亦增加,最终形成胆泥。如果进食,当食物进入十二指肠时,反应性地分泌胆囊收缩激素,使胆囊收缩,这时大量黏稠的和含有胆泥的胆汁被排出到达肠道内,因此,可以防止结石的形成。

2.适度营养并适当限制饮食中脂肪和胆固醇的含量

胆固醇结石的形成和胆汁中含有较多量的胆固醇有关。要注意营养适度,特别要注意不食用过多的胆固醇和动物脂肪。所谓适度的营养,就是要对饮食的质和量都加以一定的限制,要求饮食的质量全面地提供各种比例合适的营养物质,而食物的量则以能维持人体正常的生命活动为度。根据适度营养的原则,并参照我国目前的饮食习惯和消费水平,营养学家提出了以下的每人每月较为合理的食物组成:谷类14 kg,薯类3 kg,豆类1 kg,肉1.5 kg,鱼0.5 kg和水果1 kg。当然,以上标准只是适用于从事一般活动的普通成年人。此外,参加适当的体力劳动和体育锻炼,对防止营养过度也有一定的帮助。一切酒类及刺激性食物,或浓烈的调味品均可能导致急性发作,宜慎之。平时以低脂肪、低胆固醇食物为主,严格控制食用肥肉、油炸食品、含油脂多的干果、子仁类(核桃、花生仁、腰果等)及蛋黄、动物内脏、鱼子等。饮食中不必绝对禁油腻,但控制脂肪和胆固醇的摄入是非常有必要的。

3.保证摄入足够量的蛋白质

蛋白质是维持我们身体健康所必需的一种营养物质。据研究,蛋白质摄入量的长期不足,与胆色素结石的形成有关。因此,保证饮食中有足够的蛋白质,就会有助于预防胆色素结石的发生。事实上,随着我国经济的发展和人们生活水平的提高,人们膳食中蛋白质量已有明显增高,因此,我国患胆色素结石的人数已有减少的倾向。但在我国有些地区,特别是农村,胆色素结石仍很常见。

4.讲究卫生防止肠道蛔虫的感染

养成良好的卫生习惯,饭前便后要洗手,生吃瓜果必须洗净,搞好环境卫生等,是预防蛔虫病的有效措施,因而对预防胆色素结石也很有帮助。

5.积极治疗肠蛔虫症和胆道蛔虫症

发现肠蛔虫症后,应及时服用驱虫药,以免蛔虫钻入胆道,万一得了胆道蛔虫症,更应积极治疗,以防日久发生胆色素结石。

6.保持胆囊的收缩功能,防止胆汁长期淤滞

对长期禁食、使用静脉内营养的患者,应定期使用胆囊收缩药物,如胆囊收缩素等。

（刘万梅）

第十节　妊娠合并急性肠梗阻

肠梗阻指肠内容物通过障碍,通俗地讲就是肠道不通畅。妊娠合并肠梗阻较罕见。但如果处理不及时,后果极为严重。

一、病因

妊娠子宫增大挤压肠袢,使无症状的肠粘连因受压或扭转而形成肠梗阻。亦或因先天性肠系膜根部距离过短,受逐渐增大子宫的推挤时,由于肠管活动度受限,过度牵拉和挤压,亦可使小肠扭转,发生机械性肠梗阻。此外,妊娠期由于穿孔性腹膜炎或肠系膜血管血栓形成引起的麻痹性肠梗阻更罕见。

二、症状

(一)腹痛

腹痛为肠梗阻的主要症状。高位肠梗阻时,呕吐出现早而频繁,呕吐物为胃或十二指肠内容物;低位梗阻时,呕吐出现迟而次数少。此外,还可能有排气和排便障碍。多数患者不再排气、排便。发病后仍有多次、少量排气或排便时,常为不完全性肠梗阻。

(二)体征

腹部可见肠型和肠蠕动波,触诊有时可摸到肿块,梗阻部位有压痛和腹膜刺激征。叩诊腹部呈鼓音,

听诊肠鸣音亢进,有气过水声,部分绞窄性肠梗阻肠鸣音可消失。

三、临床表现

(一)腹痛

腹痛为肠梗阻的主要症状,一般为持续性或阵发性肠绞痛。

(二)呕吐和腹胀

呕吐物为胃和十二指肠内容物伴大量胃肠液、胰液和胆汁,腹胀多不明显。低位肠梗阻时,呕吐出现晚且次数少,晚期可吐出带粪味的肠内容物,腹胀一般较重,可呈全腹弥漫性。

(三)排便、排气障碍

不完全性肠梗阻及高位肠梗阻早期可有排气和少量排便;完全性肠梗阻患者则不再排气排便。

四、诊断

(1)孕妇以往有阑尾炎、宫外孕及其他附件手术史,尤其手术后并发肠粘连的患者,一旦出现腹痛、呕吐、腹胀、无肛门排便、排气时,必须怀疑肠梗阻的可能。

(2)要根据腹痛的类型、呕吐的内容物和腹胀程度及出现肠型、肠蠕动波、腹部压痛、腹部可触及肿块、肠鸣音先亢进后减弱或消失等表现,诊断方可成立。

(3)妊娠期应避免常规 X 线检查,但可去医院作 B 超检查,以进一步确诊。

五、治疗

(1)首先要纠正由肠梗阻所致的水、电解质和酸碱平衡紊乱。禁食,胃肠减压,减轻腹胀,改善梗阻以上肠段的血液循环,防治感染和毒血症,尽力减少对孕妇和胎儿的危险性。

(2)妊娠早期合并肠梗阻:经过保守治疗后,临床症状改善,肠梗阻解除者,可以继续妊娠。若经保守治疗无效,应先作人工流产,然后考虑剖腹手术治疗肠梗阻。

(3)妊娠中期合并肠梗阻:如无绞窄性肠梗阻时,也可试用保守治疗,如怀疑为绞窄性肠梗阻,即应及早手术治疗。

(4)妊娠晚期合并肠梗阻:由于膨大的子宫影响肠梗阻手术的进行,应先行剖宫产术,多数婴儿能存活。

六、护理

(一)嘱患者禁食

持续胃肠减压并保持引流通畅。记录引流液的量、色、性质。遵医嘱静脉补液。记录 24 h 出入量,监测孕妇生命体征及重要器官功能,手术患者按肠梗阻及剖宫产术后护理。

(二)休息与饮食

孕妇应卧床休息预防早产。仰卧位时增大的子宫压迫下腔静脉,减少回心血量,从而减少心输出量影响胎儿供血。故鼓励患者取左侧卧位。在肠梗阻急性发作期孕妇应禁食,症状缓解后酌情进少量水或流质,病情好转后给半流质饮食,保持大便通肠。术后患者鼓励适量活动,预防粘连性肠梗阻的发生。

(三)防治感染和中毒

遵医嘱应用抗生素,以减少毒素吸收,减轻中毒症状。

(刘万梅)

第十一节　妊娠合并高血压

妊娠期高血压疾病包括妊娠高血压、子痫前期、子痫、慢性高血压并发子痫前期及慢性高血压合并妊娠。过去我国称妊娠高血压综合征(妊高征)是妊娠期特有的疾病。其主要特点是生育年龄妇女在妊娠期20周以后出现高血压、蛋白尿等症状,在分娩后随之消失。该病是孕产妇和围生儿病率及死亡率的主要原因,严重影响母婴健康。与出血、感染、心脏病一起构成了致命的四大妊娠合并症,成为孕产妇死亡的主要原因之一。据估计,全世界每年因子痫而死亡的妇女大约有5万。这种死亡在发达国家并不多见,可能与普通的良好的产前检查和治疗有关。在我国,特别是边远地区,妊高征的发病率与死亡率较高。1984年及1988年我国先后对妊高征流行病学进行了调查,前瞻性调查370万人,实际调查孕产妇67813人次,妊高征平均发生率为9.4%,其中子痫的发生率占孕产妇的0.2%,占妊高征的1.9%。国外报道先兆子痫、子痫发病率7%～12%。美国在1979年至1986和英国在1992年两个国家样本研究表明,子痫发生率大约在1/2000,比过去20年大幅度减少。

一、病因学

妊娠期高血压疾病的发病原因非常复杂,虽然各方学者100多年的研究,迄今尚未阐明。近年来,集中于滋养细胞浅着床,胎盘缺血缺氧及具有生物活性的内皮细胞功能障碍的研究,即损伤、功能障碍,导致血管舒缩物质失衡,增加血管对舒缩物质的敏感性,但导致血管内皮损伤的机制有待进一步研究。最近,有研究认为胎盘免疫复合物的超负荷所致的血管免疫炎症是先兆子痫发病的主要原因之一。以下介绍目前认为与发病可能有关的几种因素与病因学说。

(一)子宫胎盘缺血学说

胎盘滋养细胞侵入蜕膜的功能减退是引起子痫前期的关键因素,也是导致胎盘缺血/缺氧的主要原因之一。近年来的研究多集中于母体接触的滋养细胞,在妊娠12周滋养细胞穿破蜕膜与子宫肌层连接部;妊娠18周可进入子宫肌层动脉。由于滋养层细胞入侵,螺旋动脉远端的结构与功能发生改变,重新塑形的螺旋动脉失去血管平滑肌及弹性结构,变成充分扩张、曲折迂回的管型,管壁内许多弥散的细胞滋养细胞代替了血管内皮细胞。覆盖在螺旋动脉中的滋养层细胞对血管紧张素的敏感性降低,使螺旋动脉扩张,子宫胎盘血流量增加。先兆子痫滋养层细胞在血管内移行受抑制,仅在螺旋动脉蜕膜顶部可见少量滋养层细胞,子宫肌层的螺旋动脉维持其平滑肌层及弹性结构。分娩时做胎盘病理,找不到通常所见的浸润的滋养层细胞。

重度先兆子痫时见:①胎盘滋养叶细胞于孕中晚期仍存在大量抗原性较强的未成熟滋养层细胞,滋养叶抗原超负载。②滋养层细胞 HLA-G 抗原表达明显减弱,可使母体保护免疫反应减弱,从而可导致孕早期滋养细胞受到免疫损伤,以致浸润能力受限,导致子宫螺旋小动脉发育受阻于黏膜段,即所谓胎盘浅着床,造成胎盘缺血,并且螺旋小动脉管壁出现急性粥样硬化病变。③先兆子痫时胎盘灌注减少导致产妇血管内皮细胞广泛功能障碍,滋养细胞浸润不足,从而导致子宫螺旋动脉不完全重构,进一步引起胎盘缺血缺氧。子宫胎盘缺血被认为是妊娠期高血压疾病的首要原因。胎盘灌注不良和缺氧时合成和释放大量因子,其中有抗血管生成因子(sFLt-1)和 endoglin(sEng),缺血性胎盘可能提高这些因子的结合力,使孕妇肾脏血管内皮细胞和其他器官引起广泛的激活和(或)功能障碍,最终导致高血压。

(二)胎盘免疫理论学说

子痫前期免疫适应不良可能导致滋养细胞浸润螺旋动脉受到干扰;入侵不足和滋养细胞抑制血管扩张,降低产妇绒毛间血液供应空间,从而减少灌注或造成缺氧。近年研究认为子痫发病的胎盘免疫学有关因素有以下几方面。

(1)精浆－囊泡源性转化生长因子,它可以抑制Ⅰ型免疫反应的产生,被认为与胎盘胎儿发育不良有关。由于母胎免疫适应不良,可使胎盘浅表,随后增加滋养细胞脱落,可能触发一个系统的炎症反应。抗原刺激导致大量辅助 Th_1 细胞活化、内皮细胞活化和炎症缺血再灌注或母亲不适当的对存在的滋养层过度炎症反应。

(2)多态性的 HLA-G 在滋养叶细胞介导的细胞毒方面也起着重要的作用。

(3)自然杀伤细胞产生细胞因子,它们是与血管生成和结构有关的因子,包括血管内皮生长因子、胎盘生长因子和血管生成素Ⅱ与胎盘缺血有关。可见精浆－囊泡原性免疫因素、HLA-G 活性、自然杀伤细胞的活性等与胎盘血管的重铸有着重要的关系,免疫机制控制着滋养层细胞的浸润,在子痫前期发病中起着重要的作用。

胎盘免疫复合物超负荷所致的炎症反应是先兆子痫发病的重要原因,先兆子痫的流行病学显示胎盘是免疫的源头,随着正常妊娠的进展,滋养细胞凋亡显著增加,释放合胞体滋养层碎片,其中包括合胞体滋养层微小碎片,游离胎儿 DNA,细胞角质蛋白片段,这些细胞碎片导致循环免疫复合物形成,发起一连串的炎症反应。正常妊娠体内可以平衡免疫复合物的产生与清除。如果滋养细胞碎片过多,超过了产妇清除能力,体内发生氧化应激过程导致炎症进程。产妇体内氧化应激不断刺激胎盘细胞进一步凋亡、坏死。理论上,胎盘细胞某些过程,如滋养细胞脱落,排出,免疫复合物产生,炎症反应,氧化应激等均加重胎盘细胞凋亡。免疫复合物易沉积在血管壁,吸附在白细胞 Fe 受体,导致白细胞激活和组织损伤,许多数据表明先兆子痫发生血管炎症反应。在先兆子痫患者的肝脏、肾脏、子宫脱膜、皮肤组织的活检中证明有免疫复合物存在和补体沉积。动脉血管活检显示内皮细胞纤维素样坏死,急性动脉粥样硬化,这类似于器官免疫排斥改变。因此,认为先兆子痫病理生理基础是循环免疫复合物超负荷的形成,介导血管损伤和炎症过程。

(三)血管生成因子

现在认为子痫前期发病中胎盘血管改变是一个重要因素,最近研究可溶性酪氨酸激酶－1(sFIt-1),可结合循环血管内皮生长因子(VEGF)和胎盘生长因子(PIGF),阻止他们对血管内皮细胞的作用,从而导致对内皮细胞功能障碍。最近的一项研究中,在孕妇容易发展子痫前期情况下,表现出更高水平的酪氨酸激酶－1,相反,胎盘生长因子和血管内皮生长因子减少。血管内皮生长因子(VEGF)被公认为有效的血管生成和增殖的影响因子;它被确认为细胞平衡一个重要因素,特别是在平衡氧化应激上。可溶性的内源性 sFIt-1 主要来源于胎盘,可能破坏血管内皮生长因子的信号。大量的临床证据说明子痫前期产妇循环因素与血管生成(VEGF 和 PIGF)和抗血管生成(sFIt-1)不平衡是密切相关的。子痫前期患者血浆和羊水 sFIt-1 的浓度升高,以及胎盘 sFIt-1mRNA 的表达增强。此外,子痫前期妇女血循环中高水平 sFIt-1 与 PIGF 和 VEGF 水平下降相关。最近研究报道认为 sFIt-1 升高可能有预测子痫前期价值,因为在出现临床症状高血压和蛋白尿之前血浓度似乎已增加。另外有人建议用 sFIt-1 与 PIGF 比率可能是预测子痫前期最准确的方法之一。

另一种抗血管生长因子,Endoglin(sEng)是子痫前期发病中的一个因素,sEng 是转化生长因子(TGF-β)受体复合物一个组成部分。是一个与缺氧诱导蛋白、细胞增殖和一氧化氮(nitricoxide,NO)信号相关的因子。sEng 也被证明与抗血管生成有关,它能损害 TGF-β 结合细胞表面受体。

(四)血管内皮细胞损伤

近年来研究认为,血管内皮细胞除具有屏障作用外,更是机体最大的内分泌组织,通过自分泌释放血管活性物质如 NO、内皮素、前列环素等调节血管舒缩,协调凝血和抗凝血之间的平衡,参与组织间与血液间的物质交换、吞噬细菌,起到血液净化器的作用。妊娠期高血压疾病时胎盘滋养层细胞迁移至蜕膜及子宫肌层螺旋小动脉的功能减退,使螺旋小动脉对血管紧张素敏感性增加,导致了胎盘单位灌注不足。这使一些因子分泌入母血,从而活化血管内皮细胞,内皮细胞功能广泛改变。在妊娠期高血压疾病中血管内皮细胞形态受损,导致:①造成血管内皮细胞连接破坏,致使血管内的蛋白和液体外渗;②激活凝血系统造成

DIC,并释放血管活性因子;③增加血管收缩因子如内皮素(ET－1)的生成与释放,并减少血管扩张因子,如 NO、前列环素的生成与释放,导致 NO、PGI_2 合成及成分减少,而 ET 合成或分泌量增加,小动脉平滑肌的兴奋性和对血管收缩物质(如血管紧张素)的敏感度增加,造成全身的小动脉痉挛,导致妊娠期高血压疾病病理发生。

(五)氧化应激学说

在氧化应激升高状态,不平衡的抗氧化因子导致血管内皮功能障碍、或是通过对血管直接作用或通过减少血管舒张剂生物活性。在子痫前期,氧化应激可能是由于产妇原先存在的条件,如肥胖、糖尿病和高脂血症。胎盘中超氧化物歧化酶(SOD)水平减少和超氧化物转化酶活性降低,总抗氧化保护能力降低。有研究认为过氧化脂质是毒性物质,损害内皮细胞,增加末梢血管收缩和增加血栓合成,以及减少前列腺环素的合成。现认为过氧化脂质不是起因,而是氧化压力导致的胎盘缺血和细胞激活作用的结果,局部过氧化脂质的积蓄导致了自由基产物的增加,它改变了前列环素/血栓素的合成,过氧化脂质、血栓素和(或)细胞激酶的增加激发了血管和器官的功能破坏。脂质蛋白代谢的改变主要是极低密度脂蛋白(VLDL)和氧化低密度脂蛋白的增加,还有富三酰甘油磷脂蛋白可能导致内皮细胞损害。过氧化脂质和它的相关性自由基已成为子痫前期患者胎盘功能损害的发病因素。目前的研究证实:母血中增高的过氧脂质主要来源于胎盘,它可以损害滋养层细胞的线粒体蛋白,使滋养细胞功能衰退,这是子痫前期病理生理学的一个因素。

(六)凝血与纤溶系统变化

血液凝血机制和纤溶酶的改变被认为在子痫前期病理中起着一个重要的作用。正常妊娠时处于全身性血液高凝和胎盘局部血凝亢进状态,机体为适应这一变化,充分发挥了血管内皮细胞的抗凝功能,进行代偿。子痫前期时,血管内皮细胞代偿功能不全,所分泌的前列环素(PGI_2)、血栓调节蛋白(TM)、组织纤溶酶原激活物(tPA)、纤维结合蛋白(Fn)、抗凝血酶(AT－Ⅲ)比例失调,使凝血纤溶活性、凝血功能与抗凝血功能失调,难以对抗血液高凝,至血凝亢进,呈慢性 DIC 改变。近年来发现子痫前期尤其是重度子痫前期患者常有出血倾向,机体存在凝血因子不同程度的减少及纤维蛋白降解产物明显升高,血浆中低水平的纤溶酶原激动抑制因子Ⅱ与重度子痫前期及 FGR 有关。肾、胎盘免疫荧光技术亦证实肾和胎盘局部 DIC 改变,但 DIC 和妊娠期高血压疾病的因果关系尚待阐明。

另一个重要因素是血小板、血小板的活性因子(PAF),血小板颗粒膜蛋白(GMP－140)的变化、活性增加与妊娠期高血压疾病发生及病情有关。有研究提出,用流式细胞仪测定血小板活化可预测子痫前期的发生,测定 CD63 表达增加是发生子痫前期的危险因素,但这种方法仍处于研究状态。血小板内皮细胞黏附分子－Ⅰ表达增强是鉴别妊娠期高血压疾病与正常妊娠最好的标志物。

(七)DDAH/ADMA/L－arg－NO 系统

近年来,有学者开始关注到一氧化氮合酶抑制物及其水解酶在子痫前期发病中的作用。有研究结果提示:一氧化氮合酶抑制物 L－精氨酸的同系物—非对称性二甲基精氨酸(asymmetricdimethylarginine,ADMA)是 NOS 的内源性抑制剂,可与 L－精氨酸竞争性地抑制 NOS,减少 NO 合成。同时研究提示 ADMA 不是通过肾脏滤过清除,而是主要由 NO 合酶抑制的水解酶分解代谢,此种酶称为二甲基精氨酸二甲胺水解酶(dimethylargininedimethylaminohydrolase,DDAH)。DDAH 广泛存在于人的血管内皮细胞和其他组织细胞。DDAH 有两种异构体:1 型和 2 型。DDAH1 型主要存在于表达 nNOS 的组织中,$DDAH_2$ 型则在表达 eNOS 的组织中占优势,在胎儿组织中高度表达。$DDAH_2$ 表达或活性的改变可能是内皮细胞局部或机体全身性 ADMA 浓度变化的重要机制。现研究已证实改变 DDAH 活性可影响 ADMA 的水平。

国外最新研究认为 NO 合成减少受到 DDAH/ADMA/NOS 途径的调节。ADMA 抑制 NOS 的生物活性,而 ADMA 主要由 DDAH 代谢降解,子痫前期患者 DDAH 的表达减少,使血浆 ADMA 的分解代谢减少;血浆 ADMA 水平升高,导致 eNOS 的活性降低,使 NO 的生物合成减少,体内血管舒缩因子的平衡失调,血管收缩因子占优势,机体的小血管发生收缩,外周血管阻力增加,而产生子痫前期的病理改变。

有研究显示子痫前期血小板 L—arg—NO 通路损伤,引起血小板聚集和黏附增强,呈一种血栓状态,血栓状态不仅仅是子痫前期的特征,而且可能是其发病原因。有作者研究见抑制 NO 合成时,孕鼠血浆内皮素、血栓素、TXA$_2$、血管紧张素Ⅱ水平升高,而前列环素、PGI$_2$ 则降低,提示 NOS 的抑制剂 ADMA 通过抑制 NOS 的合成,影响孕鼠的血管调节因子,造成内皮细胞损伤,可能是妊娠期高血压疾病的病因。

另一方面 DDAH$_2$ 的低表达也可能导致血管内皮生长因子—mRNA 表达下调,引起胎盘血管构建的改变,使血管内膜的完整性受到损害,并影响内皮细胞的生长分化,致使胎盘新生血管的生成减少,胎盘血流灌注不足,而进一步加重血管内膜的损伤,使血管舒缩因子失衡,引起小动脉痉挛,发生子痫前期的病理生理改变。ADMA 不仅可以抑制 NOS 活性,而且还可以在内皮细胞膜的转运过程中与 L—精氨酸竞争,降低 L—精氨酸的转运率,NOS 作用的底物 L—精氨酸减少,使 NO 的合成减少,导致血压升高,基于对 ADMA 在高血压及子痫前期等血管内皮损伤性疾病发病中重要作用的认识,启发了人们应用 L—精氨酸及 NO 释放剂治疗原发性高血压和子痫前期,并获得了较好的疗效。

有学者报道了子痫前期与 DDAH/ADMA/NOS 系统的研究,提示此途径失调可能是子痫前期发病的重要因素。该研究结果见子痫前期组与正常妊娠组比较胎盘中 DDAH$_2$—mRNA 的表达明显降低;相反血浆 ADMA 水平升高;胎盘中 eNOS 含量呈低表达。推测子痫前期发病与 DDAH—ADMA—NOS 失调有关。

二、病理生理

妊娠期高血压疾病的病理生理改变广泛而复杂,由于不正常的滋养细胞浸润和螺旋动脉重铸失败,使胎盘损害。各种损伤因子通过血管内皮细胞受体,引起内皮细胞损伤;使全身血管痉挛、凝血系统的激活、止血机制异常、前列环素与血栓素比值改变等。这些异常改变导致视网膜、肝、肾、脑血液等多器官系统的病理性损害。

(一)子宫胎盘病理改变

正常妊娠时,滋养层细胞浸润蜕膜及子宫肌层内 1/3 部分的螺旋动脉,螺旋动脉的生理及形态改变,使子宫胎盘动脉血管床变成低阻、低压、高流量系统。而妊娠期高血压疾病时,螺旋动脉生理改变仅限于子宫蜕膜层,肌层的血管没有扩张,子宫螺旋动脉直径仅为正常妊娠的 40%。并出现胎盘血管急性粥样病变。电镜下观察发现,妊娠期高血压患者子宫胎盘血管有广泛的血管内皮细胞超微结构损伤。临床上常见有胎儿发育迟缓、胎盘早剥、胎死宫内。

(二)肾脏改变

妊娠高血压疾病时,由于肾小动脉痉挛,使肾血流量减少 20%,GFR 减少 30%。低的过滤分数,肾小球滤过率和肾的灌注量下降,尿酸清除率下降在子痫前期是一个重要的标志。肾小球血管内皮增殖是妊娠期高血压疾病特征性肾损害,肾小球毛细血管内皮细胞肿胀,体积增大、血流阻滞。肾小球可能有梗死,内皮下有纤维样物质沉积,使肾小球前小动脉极度狭窄,肾功能改变。在妊娠期高血压疾病早期血尿酸即增高,随着妊娠期高血压疾病的发展,尿素氮和肌酐均增高。严重者少尿(日量≤400 mL),无尿(日量≤100 mL)及急性肾衰竭。

(三)中枢神经系统改变

脑部损害在子痫前期很多见,临床表现包括头痛、视力模糊和皮质盲,所有改变是瞬时的,是受血压和树突状的传递控制。出血是由于血管痉挛和缺血,血管被纤维蛋白渗透,导致水肿、血管破裂。脑血流灌注有自身调节,在较大血压波动范围内仍能保持正常血流,当脑动脉血管痉挛,血压超过自身调节上限值或痉挛导致脑组织水肿、血管内皮细胞间的紧密连接就会断裂,血浆以及红细胞渗透到血管外间隙,引起脑内点状出血,甚至大面积渗出血,脑功能受损。脑功能受损表现为:脑水肿、抽搐、昏迷,甚至脑出血、脑疝。有资料说 MABP≥140 mmHg 时脑血管自身调节功能丧失而易致脑出血。

最近,用 MRI 检查发现在重度子痫前期和子痫的脑出血有 2 种类型,大多数是遍及脑部的分散性出血和枕叶皮层,与收缩压和舒张压严重升高有关。在许多脑出血继发死亡的病例,与不少脑血管破裂的原因与脑深部微小动脉穿透有关,称夏科－布沙尔瘤,特别是在基底结、丘脑和深白质多见,并发现这种脑血管微小动脉瘤的破裂直接与血压升高有关。

（四）心血管系统改变

一些临床研究报道,妊娠高血压疾病患者有左室重量增加与舒张功能不全的迹象,在子痫前期心输出量和血浆容量是下降的。胎盘灌注减少导致产妇血管内皮细胞广泛功能障碍,胎盘灌注不良和缺氧时合成和释放大量的因子如 sFlt－1 和 sFng。这些因子在产妇肾脏和其他器官引起广泛的氧化激活或血管内皮细胞功能障碍,最终导致高血压。血管系统的抵抗力增加是由于 PGI_2/TXA_2 的增加,内皮依赖性舒张受损。冠状动脉痉挛,可引起心肌缺血、间质水肿及点状出血与坏死,偶见毛细血管内栓塞,心肌损害严重可引起妊娠期高血压疾病性心脏病、心功能不全甚至心力衰竭、肺水肿。急性心衰肺水肿患者的临床上可见肺淤血、肺毛细血管压增高、肺间质水肿、肺泡内水肿。心衰的临床表现有脉率速、呼吸困难、胸闷、肺部啰音,甚至端坐呼吸。对全身水肿严重的患者,虽无端坐呼吸,应警惕右心衰竭。扩容治疗使用不当可产生医源性左心衰竭、肺水肿。

（五）肝脏改变

病情严重时肝内小动脉痉挛与舒张,肝血管内层突然充血,肝静脉窦的内压力骤然升高,门静脉周围组织内可能发生出血。若肝血管痉挛收缩过久,肝血管内纤维蛋白的沉积和缺血,引起的肝周围和区域的坏死,则可导致肝实质细胞不同程度损害。妊娠期高血压疾病致肝细胞缺血、缺氧、细胞肿胀,可单项转氨酶增高,轻度黄疸,胆红素可超过 51.3mmol/L。严重者甚至出现肝区毛细血管出血,可致肝被膜下血肿。

（六）微血管病性溶血

妊娠期高血压疾病时由于微循环淤血,可并发微血管病性溶血,其发生的原因是:①红细胞变形力差;②血管内皮受损,血小板被激活,血小板计数下降;③细胞膜饱和脂肪酸多于不饱和脂肪酸,比值失衡,细胞易裂解;肝细胞内 SGOT 释放至血循环。1982 年 Weinstein 报道了重度子痫前期并发微血管病性溶血,并根据其临床三个主要症状:①溶血性贫血;②转氨酶高;③血小板减少,命名为 HELLP 综合征。临床表现有上腹痛、肠胃症状、黄疸等。严重者发展为 DIC,有 DIC 的临床及实验指标。这些病理改变发生在肾脏可出现由于肾血管内广泛性纤维蛋白微血栓形成所致的产后溶血性尿毒症性综合征。

（七）眼部改变

由于血管痉挛可发生视网膜剥离或皮质盲。视力模糊至双目失明,视网膜水肿至视网膜剥离失明,或大脑后动脉严重的血管痉挛性收缩致视觉皮层中枢受损失明。

（八）血流动力学改变

正常妊娠是心输出量（CO）随心率及搏出量增加而增加,系统血管阻力（SVR）则下降,而肺血管阻力（PVR）、中心静脉压（CVP）、肺毛细血管楔压（PCWP）以及平均动脉压都没有明显改变,左心室功能保持正常水平,但未治疗的子痫前期患者,CO、PCWP 下降,SVR 可以正常或增高显示低排高阻的改变。

三、临床监测

（一）一般临床症状

过去通常将高血压、蛋白尿、水肿认为是妊娠期高血压疾病三大症状,作为监测主要项目。随着对妊娠高血压疾病病理生理的进一步认识,认为应将脏器损害的有关症状,特别是将心、肺、肾、脑、视觉、肝及血液系统损害的有关症状作为常规重点监测。

1.血压

血压升高是妊娠期高血压疾病诊断的重要依据,血压升高至少应出现两次以上,间隔 6h。基础血压较前升高,但血压低于 140/90 mmHg 不作为诊断标准,必要时监测 24～48 h 的动态血压。

2.尿蛋白

尿蛋白是指 24h 内尿液中的蛋白含量≥300 mg 或在至少相隔 6 h 的两次随机尿液检查中尿蛋白浓度为 0.1 g/L(定性＋)。尿蛋白通常发生在高血压之后,与病情及胎儿的病率和死亡率有密切相关,以 24 h尿蛋白总量为标准。

3.水肿

是妊娠期高血压疾病的早期症状,但不是特有的症状,一周体重增加超过 2.5kg 是妊娠期高血压疾病的明显症状。

4.心率和呼吸

休息时心率≥110 次/分,呼吸≥20 次/分,肺底细湿啰音,是早期心衰的表现。

5.肾脏

肾小动脉痉挛在妊娠期高血压疾病患者是很常见的,在肾活检中有 85％存在小动脉痉挛或狭窄,肾活检有助于鉴别诊断。

6.神经系统症状

头痛、头晕、眼花、耳鸣、嗜睡和间歇性突发性抽搐是常见的。在重度妊娠期高血压疾病,这些症状是由于脑血流灌注不足或脑水肿所致。

7.视觉

视力模糊、复视、盲点、失明,这些病变是由于视网膜小动脉痉挛,水肿,其病理变化可以是枕部皮质局部缺血和出血所致。

8.消化系统症状

恶心、呕吐、上腹部或右上腹部疼痛和出血可能是由于肝纤维囊水肿和出血。是子痫前期的严重症状,可以发生肝破裂和抽搐。

(二)实验室检查

根据症状、体征及实验室检查判定疗效及病情,主要实验室检查有以下几个方面。

1.血液及出凝血功能

常规检查血常规、网织红细胞、外周血涂片异常变形红细胞、红细胞碎片。凝血功能检查包括凝血酶原时间(PT)、活性部分凝血酶原时间(APTT)、纤维蛋白原和纤维蛋白原降解产物、D－二聚体。血液黏稠度检测包括血黏度、血细胞比容、血浆黏度等。血小板计数对子痫的监测非常重要;血小板减少是严重妊娠期高血压疾病的特征,血小板计数少于 $100×10^9$/L 可能是 HELLP 综合征的症候之一。重度子痫前期常见有血小板减少,纤维蛋白降解产物升高,凝血酶原时间延长,提示可能有弥漫性血管内凝血(DIC)存在。无论何种原因,全身溶血的证据如血红蛋白血症,血红蛋白尿或高胆红素血症都是疾病严重的表现,可能是由于严重血管痉挛引起的微血管溶血所致。

2.肾功能

肌肝清除率应列为肾功能常规检查,是检测肾小球滤过率的很有价值的指标。肌肝清除率降低表示妊娠期高血压疾病严重性增加。血清尿酸、肌肝和尿素氮也是评价肾功能的有价值的试验。

3.肝功能

血清天冬氨酸氨基转移酶(SGOT),谷丙转氨酶(SGPT)和乳酸脱氢酶升高是重度子痫前期和HELLP 综合征的主要症状之一。肝功能异常,转氨酶升高提示有肝细胞损害、坏死,严重者可有肝包膜下血肿和急性肝破裂的可能。

4.脑电图、脑血流图、脑部计算机断层扫描等检查常有异常表现

脑损害主要的提示是水肿、充血、局部缺血、血栓和出血。子痫发作后常有异常发现。最常见的发现是皮质区的低密度,这些表现是大脑缺血和淤点伴皮层下损害的结果。昏迷患者的 CT 检查或 MRI 常见有广泛性的脑水肿,散在脑出血。

5.心脏

心脏和超声心电图可了解心血管系统的情况。子痫患者常伴随血流动力学变化。在评价心功能时注意4个方面：①前负荷,舒张末期压力和心腔容积；②后负荷,心肌收缩张力或射血的阻力；③心肌的收缩或变力状态；④心率。应用非介入性心血管监测,子痫前期患者得到的血流动力学指标变化范围从高心输出伴有低血管阻力到低心输出伴有高血管阻力。不同的血流动力学改变与病情严重程度、患者慢性潜在的疾病和治疗的介入有关。心血管系统功能的评估对诊断和治疗方法的选择是需要的。至于介入性监测手段,如中心静脉压,肺毛细血管楔压的测定不应作为常规。中心静脉压只适用于重症抢救的患者,特别是少尿、肺水肿的患者。

介入性监测的指征可参考：①不明原因的肺水肿；②少尿,输液后无变化；③应用肼苯达嗪及强降压药后仍难以治疗的高血压；④有其他需血流动力学监测的医学指标。至于肺毛细血管楔状压测定的指征尚未建立。

6.眼底检查

眼底检查应作为常规检查,常见有视网膜痉挛、水肿、出血及视网膜剥离。失明有时是由于脑部缺血和出血所致,称皮质盲。CT检查可显示。

7.电解质

妊娠期高血压疾病患者电解质浓度与正常孕妇比较无明显差异,但应用了较强的利尿剂、限制钠盐和大量催产素液体以致产生抗利尿作用而致低钾、低钠。子痫发作后乳酸性酸中毒和代偿性的呼出二氧化碳,重碳酸盐的浓度降低,导致酸中毒。酸中毒的严重程度与乳酸产生量和代谢速率有关,也与二氧化碳呼出的速率有关。因而,在妊娠期高血压疾病患者,特别是重度子痫前期患者作血电解质测定及血气分析检查非常必要。

8.胎儿宫内状况监测

妊娠期高血压疾病患者因血管痉挛导致胎盘灌注受损,是围生儿病率和死亡率升高的原因。因此对胎儿宫内情况监测很重要。胎儿宫内状况监测包括：妊娠图、宫底高度、胎动监测、电子胎心监护。

胎盘功能监测包括24小时尿雌激素/肌酐(E/C)比值、雌三醇E_3。胎肺成熟度测定包括卵磷脂/鞘磷脂(L/S)、磷脂酰甘油(PG)、泡沫试验。B超检查包括羊水量、胎儿生长发育情况、胎盘成熟度、胎盘后血肿、脐血流及胎儿大脑中动脉血流频谱、生物物理几项评分等。

四、预测

子痫前期是妊娠期特有的疾病,常在妊娠20周后出现症状,此时严重影响母婴健康,然而在出现明显症状前,患者往往已有生化方面的改变,近年来许多学者都在研究预防子痫前期的方法,旨在降低子痫前期的发生率,目前预测方法主要有：生化指标的预测,生物指标的预测,但在预测准确度上差异很大。

(一)生化指标

1.血β－HCG

现认为妊娠期高血压疾病为一血管内皮损伤性疾病,胎盘血管受累时胎盘绒毛血供减少,绒毛变性坏死,促使新的绒毛滋养层细胞不断形成,而β－HCG值升高。孕15～18周β－HCG值≥2倍正常孕妇同期β－HCG中位数时,其预测妊娠期高血压疾病的特异度为100%,灵敏度为50%。孕中期血β－HCG升高的妇女,其孕晚期妊娠期高血压疾病发生率明显增加,故认为孕中期测β－HCG预测妊娠期高血压疾病具有一定的实用价值。近年研究结果提示,妊娠早期滋养细胞侵蚀性侵入过程中,HCG的主要形式是高糖基化HCG(HHCG),以正常人群HHCG中位数倍数MoM作为检验结果的标准,正常人群为1.0MoM。在妊娠14～21周,妊娠期高血压疾病患者尿HHCG均值明显低于正常妊娠；当HHCG≤0.9MoM,相对危险度为1.5；当HHCG≤0.1MoM时,相对危险度上升至10.42。

2.类胰岛素样生长因子连接蛋白－1(IGFBF－1)

IGFBF－1是蜕膜基底细胞分泌的一种蛋白质,其水平高低可反映滋养层侵入深度。有研究结果认为类胰岛素生长因子连接蛋白－1在合体滋养细胞、细胞滋养细胞和蜕膜中高表达,但在胎盘的纤维组织中低表达。有研究发现在重度子痫前期血循环中的胰岛素生长因子接连蛋白－1水平是428.3±85.9 ng/mL,而正常对照组是76.6±11.8 ng/mL(P＝0.0007)。血液胰岛素样生长因子水平是80.9±17.2 ng/mL。而正常对照组是179.4±28.2 ng/mL(P＝0.1001)。认为低水平的类胰岛素生长因子－1和高水平的类胰岛素生长因子连接蛋白质可能造成胎盘和胎儿发育迟缓。

3.纤维连接蛋白(Fn)

Fn广泛存在于机体各系统中,为网状内皮系统的调理素,当血管内皮受损时,功能失调,Fn过度分泌入血,故血浆Fn升高可反映血管内皮受损情况。一般在血压升高前4周就有Fn增高,有人认为Fn水平升高是预测妊娠期高血压疾病较为敏感的指标。当其＜400 $\mu g/L$ 时不可能发生子痫前期,阴性测值96%。

4.尿钙

目前研究认为,妊娠期高血压疾病时肾小球过滤率降低,而肾小管重吸收钙正常,其尿钙水平明显低于正常孕妇或非孕妇。尿Ca/Cr比值≤0.04时预测价值大,现认为此种预测方法是简单实用的方法。

5.尿酸

尿酸由肾小管排泄,当肾小管损害时血中尿酸水平增高,妊娠期高血压疾病肾小管损害甚于肾小球的损害。尿酸水平和病变发展程度有关,亦是监测妊娠期高血压疾病的主要指标之一。

6.血浆非对称二甲基精氨酸(ADMA)水平测定

近年国外有学者研究结果认为NO合酶抑制物—ADMA是NOS的内源性抑制物,可与L－精氨酸竞争性地抑制NOS,减少NO合成。国内黄艳仪、姚细保等研究显示,在子痫前期患者孕期外周血ADMA的浓度比正常孕晚期有显著升高;分别是17.9±7.25 $\mu g/mL$ VS10.27±1.6 $\mu g/mL$ (P＜0.01),认为外周血ADMA浓度或动态变化可作为妊娠期高血压疾病预测。最近,国外许多研究都认为在23～25周孕妇ADMA浓度增加可随后发展为子痫前期。在早发型子痫前期ADMA明显增高。

7.血管生长因子

近年国外学者研究认为抗血管生成因子sFIt－1和抗血管生长因子Endoglin是子痫前期发生中的关键因素,与缺氧诱导蛋白与细胞增殖和一氧化氮信号相关,可作为妊娠期高血压疾病的预测。孕中期sFLt－1的水平增高是预测子痫前期的敏感指标。

8.预测子痫前期新方法

最近两年,基于对妊娠高血压疾病病因学研究的进展,美国提出应用新的生物标志物和物理标志物单独或联合预测子痫前期的发生,这些标志物包括:血清胎盘生长因子(PLGF)、酪氨酸激酶－1受体(sFIt－1)、血清抗血管生长因子、胎盘蛋白－13、子宫动脉多普勒测量及尿足突状细胞排泄等。最近几个报道提出以下几个预测方法:①PLGF/sFIt－1:在子痫前期发病前后血清胎盘生长因子(PLGF)减少,而sFIt－1和Endoglin水平升高,一些研究还发现血清sFIt－1和血清PLGF(sFIt:PLGF)的比例不平衡与疾病严重程度和早发型子痫前期相关。②胎盘蛋白13(PP－13):PP－13是胎盘产生的,认为它参与胎盘血管重塑和种植。Chafetz及同事进行了一项前瞻性巢式病例对照研究,作者发现,子痫前期孕三个月时PP－13中位数水平明显降低。他们建议孕三个月产妇筛查PP－13水平可能预测子痫前期。③尿足突状细胞排泄:足突状细胞存在于各种急性肾小球疾病患者的尿中,子痫前期的特点是急性肾小球损伤。Garovic等研究44例子痫前期和23例正常孕妇测定血清血管生成因子,尿足突细胞和尿PLGF100%,子痫前期患者出现尿足迹突状细胞,其特异性为100%,预测价值优于血管生成因子,临床应用效果仍需进一步深入研究。

(二)生物指标

1.心血管特异性的测定

利用血压动态监测系统对孕妇进行血压监测,当孕20周后血压基线仍随孕周增加而无暂时下降趋势者,提示有妊娠期高血压疾病。

2.子宫胎盘血液循环的观察

妊娠早期,位于内膜的胚泡在发育的同时,滋养层细胞继续侵蚀血管,子宫螺旋动脉使管壁肌肉消失,管腔扩大,失去收缩能力,血管阻力下降。妊娠期间,子宫动脉分离出近百条螺旋动脉分布在子宫内膜中,血液充满了绒毛间隙,形成了子宫胎盘局部血供的"高流低阻"现象。在妊娠高血压疾病患者,滋养层细胞对螺旋小动脉的侵蚀不够,血管阻力不下降,或下降较少,舒张期子宫胎盘床血供不足,子宫胎盘循环高阻力。因此,用超声多普勒测量子宫胎盘的循环状态,可预测妊娠高血压疾病。常用的方法主要有两种:①脐动脉血流速度波形测定:测定动脉血流收缩期高峰与舒张高峰比值(S/D),在孕≤24 周时 S/D≥4,孕后期 S/D<3。凡脐动脉 S/D 比值升高者,妊娠期高血压疾病的发生率为 73%。②子宫动脉多普勒测量:观察是否存在舒张早期切迹,当双侧子宫动脉都存在舒张早期切迹,预测妊娠高血压疾病的敏感性、特异性较高,孕 24 周时敏感度为 76.1%,特异性为 95.1%。

3.孕中期平均动脉压(MABP)

孕 22～26 周 MABP≥85 mmHg(11.3 kPa)时,妊娠期高血压疾病发生率 13%(一般人群为5%～8%)[MABP=(收缩压+2×舒张压)÷3)]。

4.翻身试验

血压反应阳性,其中 93%的孕妇以后可能发生妊娠期高血压疾病。测定方法为:孕妇左侧卧位测血压直至血压稳定后,翻身仰卧 5 min,再测血压,若仰卧舒张压较左侧卧位≥20 mmHg,提示有发生子痫前期倾向。

5.血液流变学试验

低血容量(HCT≥0.35)及高血黏度,全血黏度比值≥3.6,血浆黏度比值≥1.6 者,提示孕妇有发生妊娠期高血压疾病倾向。

五、预防

目前对妊娠高血压疾病缺乏有效的治疗措施,预防工作对降低疾病的发生发展显得更重要。预防工作主要包括几方面。

(一)围生期保健

(1)建立健全的三级保健网,开展围妊娠期和围生期保健工作。

(2)坚持左侧卧位,增加胎盘和绒毛的血液供应,避免胎盘灌注不良和缺血缺氧。

(3)针对高危因素进行预防,保持合理的体重指数,肥胖妇女适当减肥,避免多胎妊娠、高龄妊娠和低龄妊娠、捐赠精子、卵子的怀孕;有复发性流产史;抗心磷脂抗体综合征、易栓症等妊娠高血压疾病危险性增加。

(二)药物、微量元素、营养素的预防作用

1.阿司匹林和其他抗血小板药物

阿司匹林可以选择性抑制环氧合酶,减少血栓素 TXA_2 的合成。在 20 世纪 80 年代一些临床试验也取得可喜的成果;于孕 22 周以前预防性使用低剂量的阿司匹林 50～100 mg 可使该病的风险度下降,阿司匹林治疗 23 周后妊娠不能预防先兆子痫。然而,至 90 年代三个独立的大规模的调查,认为阿司匹林不能降低妊娠高血压疾病的发生率,反而增加胎盘早剥的发生率。一个大型的多中心研究,其中包括 2539 例高风险的妇女,包括糖尿病、慢性高血压、多胎妊娠或先兆子痫,使用低剂量的阿司匹林(60 mg)没有降低子痫前期发生率。现在阿司匹林不建议常规使用预防子痫前期,而应该个体化。对高危患者选择性用药是可以接受的。

2.妊娠期补钙

补钙可稳定细胞膜的结构,控制膜离子的通透性,减少钙离子内流的积聚,可预防妊娠高血压疾病的发生。国外有作者报道从妊娠 20～24 周/24～28 周开始服用钙元素 1200mg 增至 2 g,经观察不补钙组妊娠高血压疾病的发病率为 18%，补钙不足 2g 组妊娠高血压疾病发病率为 7%～9%，补钙 2g 组发病率为 4%，效果最佳，对母婴无不良影响。

3.抗氧化剂维生素 C 和维生素 E 的补充

多个中心随机试验结果显示，孕期补充维生素 C 和维生素 E 不能降低子痫前期的发生。

4.左旋精氨酸(L－Arginine,L－Arg)的补充

L－Arg 是合成一氧化氮(NO)的底物，它可以刺激血管内皮细胞的 NO 合成酶(NOS)，而增加 NO 的合成和释放，减轻微血管的损伤，改善子宫胎盘的血流。已有报道用于妊娠高血压疾病的治疗和预防；用 A－Lrg 口服 4g/d，连用 2 周，可以延长孕周和降低低体重儿的发生率。虽然左旋精氨酸在预防子痫前期的发生方面还缺乏大样本的研究，但随着人们对 NO 了解的逐步深入，L－Arg 在临床应用将更加广泛，用于预防妊娠高血压疾病已初露前景。

5.中医中药在妊娠高血压疾病预防中的应用

自 20 世纪 80 年代起，我国已有关于应用中药丹参、川芎、小剂量熟大黄等中药预防妊娠高血疾病。其中以丹参研究较多；丹参的有效成分丹参酮，有抗血小板聚集、保护内皮细胞的功能，可增强子宫胎盘的血液灌注，在预防和辅助治疗子痫前期中有一定效果。

我国学者段涛对妊娠高血压疾病提出三级预防措施：一级预防—针对高危因素的预防；二级预防—药物、微量元素、营养素的补充；三级预防—良好的产前检查，及早发现高危因素和早期临床表现，及早处理。

六、治疗

(一)治疗目的

(1)预防抽搐，预防子痫发生。

(2)预防合并脑出血、肺水肿、肾衰竭、胎盘早期剥离和胎儿死亡。

(3)降低孕产妇及围产儿病率、死亡率及严重后遗症，延长孕周，以对母儿最小创伤的方式终止妊娠。

对其治疗基于以下几点：①纠正病理生理改变；②缓解孕妇症状，及早发现并治疗，保证母亲安全；③监测及促进胎儿生长，治疗方法尽量不影响胎儿发育；④以解痉、降压、镇静、适时终止妊娠为原则。

(二)一般治疗

(1)左侧卧位、营养调节休息(但不宜过量)。

(2)每天注意临床征象的发展，包括：头痛、视觉异常、上腹部痛和体重增加过快。

(3)称体重，入院后每天一次。

(4)测定尿蛋白，入院后至少每 2 天一次。

(5)测定血肌酐、转氨酶、血细胞比容、血小板、测定的间隔依高血压的程度而定，经常估计胎儿的宫内情况。

(三)降压治疗

1.治疗时机

长期以来学者认为降压药虽可使血压下降，但亦可同时降低重要脏器的血流量，还可降低子宫胎盘的血流量，对胎儿有害。故提倡当 SBP＞160 mmHg 或 DBP≥110 mmHg 时，为防止脑血管意外，方行降压治疗。近年循证医学分析，表明降低血压不改善胎儿的结局，但减少严重高血压的发生率，并不会加重子痫前期恶化。因此，认真血压控制和适当的生化和血液系统的监测，在妊娠期高血压疾病的治疗中是需要的。

2.轻中度高血压处理

(1)甲基多巴：可兴奋血管运动中枢的 α－受体，抑制外周交感神经而降低血压。作为降压剂尽管疗效有限，但仍是孕期长期控制血压的药物。甲基多巴是唯一的没有影响胎儿胎盘循环的降压药。常用剂量 250 mg，口服，每日三次。

（2）β-受体阻滞剂：α、β-受体阻滞剂如盐酸拉贝洛尔，能降低严重的高血压发生率，可能通过降低产妇心输出量，降低外周阻力。不影响肾及胎盘的血流量，有抗血小板聚集作用，并能促胎肺成熟。常用剂量 100mg，口服，每日二次，轻中度高血压的维持量一般为每日 400～800mg。其他 β-受体阻滞剂，尤其是阿替洛尔减少子宫胎盘灌注可导致胎儿宫内生长受限。

（3）硝苯地平：为钙离子通道阻滞剂，具有抑制钙离子内流的作用，直接松弛血管平滑肌，可解除血管痉挛，扩张周围小动脉，可选择性的扩张脑血管。研究表明硝苯地平能够有效地降低脑动脉压。用法：10mg 口服，每日三次，24h 总量不超过 60mg。孕妇血压不稳定可使用长效硝苯地平；常用氨氯地平（Norvasc），一般剂量 5mg，每日一次，或每日二次。硝苯地平控释片（nifedipineGITS，拜新同，拜心同），常用剂量 30mg，每日一次。

（4）尼莫地平：钙离子通道阻滞剂，选择性扩张脑血管。用法：20～60mg，口服，每日 2～3 次。

3.重度高血压处理

血压＞170/110 mmHg 的结果是直接血管内皮损伤，当血压水平在 180～190/120～130 mmHg 时脑血管自动调节功能失衡，从而增加脑出血的危险，也增加胎盘早剥或胎儿窘迫的风险。因此，血压＞170/110 mmHg 迫切需要处理。应选用安全有效、不良反应较少的药物，既能将孕妇血压降低到安全水平，又不会造成突然血压下降，因这可能减少子宫胎盘灌注，导致胎儿缺氧。严重急性高血压管理应是一对一护理；连续血压、心率监测，至少每 15 min 一次。

（1）肼屈嗪：直接动脉血管扩张剂，舒张周围小动脉血管，使外周阻力降低，从而降低血管压。并能增加心搏出量、肾血流量及子宫胎盘血流量。降压作用快，舒张压下降明显，是妊娠高血压疾病最常用的控制急性重度高血压的药物。用法：①静脉注射：先给 1 mg 静脉缓注试验剂量，如 1 min 后无不良反应，可在 4 min 内给 4mg 静脉缓慢注射。以后根据血压情况每 20 min 用药 1 次，每次 5～10 mg 稀释缓慢静注，10～20 min 内注完，最大剂量不超过 30 mg。一般以维持舒张压在 90～100 mmHg 之间为宜，以免影响胎盘血流量。静脉注射方法比较繁琐，且难以监测，较少采用；②静脉滴注：负荷量 10～20 mg，加入 5％葡萄糖 250 mL，从 10～20 滴/分开始；将血压降低至安全水平，再给予静脉滴注 1～5 mg/h，需严密监测血压；③或 40 mg 加入 5％葡萄糖 500 mL 内静脉滴注；④口服：25～50 mg，每日三次。有妊娠期高血压疾病性心脏病、心力衰竭者不宜应用此药。常见不良反应有头痛、心慌、气短、头晕等。但最近 Meta 分析发现，肼屈嗪比硝苯地平或拉贝洛尔更容易发生产妇低血压、胎盘早剥、剖宫产和胎心率变化等不利因素。多年来在国外一般选用肼屈嗪，但目前在欧洲、南非等地区肼屈嗪已不作为治疗子痫前期的一线药物。

（2）拉贝洛尔：拉贝洛尔又称柳胺苄心定，结合 α 和 β-肾上腺素受体拮抗剂，已成为最常用治疗急性重症高血压的药物。用药方案有以下几种方法可参考：①首次剂量可给口服，20 mg，若 10 min 内无效后再给予 40 mg，10 min 后仍无效可再给 80 mg，总剂量不能超过 240 mg。②静脉用药首剂可给 20～40 mg，稀释后 10～15 min 静脉缓慢推注，随后静脉滴注 20 mg/h。根据病情调整滴速、剂量，每日剂量控制在 200～240 mg。③也可用拉贝洛尔 200 mg 加入生理盐水 100 mL，以输液泵输入，从 0.1～0.2 mg/min 低剂量开始，5～10 min 根据血压调整剂量，每次可递增 0.1～0.2 mg/min，用药时需严密监测血压，24 h 总量不超过 220 mg。④血压平稳后改为口服，100 mg，每 8 小时 1 次。心脏及肝、肾功能不全者慎用，给药期间患者应保持仰卧位，用药后要平卧 3 h。不良反应有头晕、幻觉、乏力，少数患者可发生体位性低血压。

（3）硝苯地平：钙离子桔抗剂，是有效的口服控制急性重症高血压药，在怀孕期间不能舌下含服，以免引起血压急剧下降，减少子宫胎盘血流，造成胎儿缺氧。此药商品名为"心痛定"，在急性高血压时首剂用 10 mg，30 min 后血压控制不佳再给 10 mg，每日总量可用 60 mg。亦可考虑用长效硝苯地平，口服，5～10 mg，每日一次。不良反应包括头痛、头晕、心悸。

（4）防止惊厥和控制急性痉挛药物：镁离子作为一种外周神经肌肉连接处兴奋阻滞剂，抑制运动神经末梢释放乙酰胆碱，阻断神经肌肉接头间的信息传导，可作为 N-甲基右旋天门冬氨酸受体拮抗剂发挥抗惊厥作用。镁离子竞争结合钙离子，使平滑肌细胞内钙离子水平下降，从而解除血管痉挛，减少血管内皮损伤。镁离子刺激血管内皮细胞合成前列环素,抑制内皮素合成,降低机体对血管紧张素Ⅱ的反应,从而缓解血管痉挛状态。随机对照试验比较使用硫酸镁治疗重度子前期防止惊厥,表明在重度子痫前期硫酸镁预防与安慰剂相比会大大降低子痫的发病率。

硫酸镁用药指征:①控制子痫抽搐及防止再抽搐;②预防重度子痫前期发展为子痫;③子痫前期临产前用药预防抽搐。

硫酸镁用药方法:根据2001年我国妊高征协作组及中华医学会推荐治疗方案:①首次负荷剂量:静脉给药,25%硫酸镁2.5～4 g加于10%葡萄糖20～40 mL,缓慢静脉注入,10～15 min推完。或用首剂25%硫酸镁20 mL(5 g)加入10%葡萄糖100～200 mL中,1 h内滴完。②维持量:继之25%硫酸镁60 mL加入5%葡萄糖液500 mL静脉滴注,滴速为1～2 g/h,用输液泵控制滴速。③根据病情严重程度,决定是否加用肌内注射,用法为25%硫酸镁10～20 mL(2.5～5 g),臀肌深部注射,注射前先于肌注部位注射2%利多卡因2 mL。第1个24 h硫酸镁总量为25 g,之后酌情减量。24 h总量控制在22.5～25 g。

有医院自20世纪80年代初使用硫酸镁静脉滴注治疗重度子痫前期,硫酸镁用量在第1个24 h用22.5～25 g,用法:①硫酸镁2.5 g,稀释在5%的葡萄糖溶液20 mL中缓慢静注。②或者不用静注,改用硫酸镁5 g加入5%葡萄糖液100～200 mL中静滴,1 h内滴完。这样既可使血镁迅速达止惊的有效浓度,又可避免高浓度的硫酸瞬时进入心脏引起房室传导阻滞,致心跳骤停。③继之以硫酸镁15 g加入5%葡萄糖液500～1000 mL静滴,1.5～2 g/h。④夜间(约晚上10 pm)肌注硫酸镁2.5～5.0 g,一般在静脉用药后5～6 h以上,或前次用药5～6 h后始能加用肌注,因硫酸镁的半衰期为6 h。⑤用药1～2 d后,若病情稳定,而孕周未达34周,胎儿未成熟,需延长孕周者,可用硫酸镁15 g加入5%葡萄糖液500～1000 mL静滴,1.5～2 g/h,用药天数酌情而定。

我国学者丛克家研究各种治疗方案患者血中镁浓度,硫酸镁用量每天浓度20.0～22.5 g,在不同时间段血镁浓度均达有效浓度(1.73～2.96 mmol),用首剂负荷量后血镁浓度迅速上升至1.76 mmol/L,达到制止抽搐的有效血镁浓度。静脉滴注后5 h,血镁浓度已下降到1.64 mmol/L,接近基础值,药效减弱,故主张静滴后加用肌内注射。我院也曾监测血镁浓度,按上述我院的使用方法,在用药2～4 h后,血镁浓度达4.8～5 mEq/L,在连续静脉滴注6 h后血镁浓度4.6 mEq/L,能维持有效治疗量。我院硫酸镁用量多控制在20 g/d左右,亦收到治疗效果,未发生过镁中毒反应。我国南方人、北方人体重差异较大,用药时注意按患者体重调整用量。我们认为,国外学者提出的硫酸镁每日用量可达30 g以上,甚至更高,不适合亚洲低体重人群,临床中应注意,以免引起镁毒性反应。

硫酸镁主要是防止或控制抽搐,用于紧急处理子痫或重度子痫前期患者,用药天数视病情而定,治疗或防止抽搐有效浓度为1.7～2.96 mmol/L,若血清镁离子浓度超过3 mmol/L,即可发生镁中毒。正常人血镁浓度为1 mmol/L左右,当血镁≥3 mmol/L膝反射减弱,≥5 mmol/L可发生呼吸抑制,≥7 mmol/L可发生传导阻滞,心跳骤然。硫酸镁中毒表现首先是膝反射减弱至消失,全身张力减退,呼吸困难、减慢,语言不清,严重者可出现呼吸肌麻痹,甚至呼吸、心跳停止,危及生命。曾有因硫酸镁中毒,呼吸抑制而死亡之病例发生。应引起临床医生的高度重视,严格掌握硫酸镁用药的指征、剂量、持续时间,严密观察,使既达疗效,又能防毒性反应的发生。

硫酸镁用药注意事项:用药前及用药中需定时检查膝反射是否减弱或消失;呼吸不少于16次;尿量每小时不少于25 mL;或每24 h不少于600 mL。硫酸镁治疗时需备钙,一旦出现中毒反应,应立即静脉注射10%葡萄糖酸钙10mL。我国近20年来,广泛应用硫酸镁治疗重度子痫前期及子痫。但大剂量的硫酸镁(22.5～25 g)稀释静脉滴注,必然会增加患者细胞外组织液、明显水肿和造成血管内皮通透性增加,可导致肺水肿。在应用硫酸镁的同时应控制液体输入量,每小时不应超过80 mL,在使用硫酸镁静脉滴注期间应记录每小时尿量,如果患者尿少,需要仔细评定原因,并考虑中心静脉压(CVP)/肺毛细血管压监测。根据病情结合CVP调整液体的出入量。如果出现肺水肿的迹象,应给予20 mg的呋塞米。

(5)血管扩张剂:血管扩张剂硝酸甘油、硝普钠、酚妥拉明,是强有力的速效的血管扩张剂,扩张周围血管使血压下降,可应用于妊娠期高血压疾病,急进性高血压。

具体用法:①硝酸甘油:硝酸甘油为静脉扩张剂,常用 20 mg 溶于 5% 葡萄糖 250 mL 静滴,滴速视血压而调节,血压降至预期值时调整剂量至 10~15 滴/分,或输液泵调节滴速,为 5~20 μg/min。或用硝酸甘油 20 mg 溶于 5% 葡萄糖 50 mL 用微量泵推注,开始 5 μg/min,以后每 3~5 min 增加 5μg,直至 20 μg/min,即有良好疗效。用药期间应每 15 min 测一次血压。②酚妥拉明:酚妥拉明为小动脉扩张剂,可选择性扩张肺动脉,常用 10~20 mg 溶于 5% 葡萄糖液 250 mL 中静脉滴注,以 0.04~0.1 mg/min 速度输入,严密观察血压,根据血压调节滴速。或用 10~20 mg 溶于 5% 葡萄糖液 50 mL 中用微量泵推注。先以 0.04~0.1 mg/min 速度输入,根据血压调整滴速。酚妥拉明有时会引起心动过速,心律异常,特别是用静脉泵推注,现已少用。③硝普钠:硝普钠兼有扩张静脉和小动脉的作用,常用 25~50 mg 加入 5% 葡萄糖液 500 mL 中静脉滴注(避光)或 25 mg 溶于 5% 葡萄糖液 50 mL 中用微量泵静脉注射。开始剂量为 8~16 μg/min,逐渐增至 20 μg/min,视血压与病情调整剂量。用药期间严密观察病情和血压。每个剂量只用 6 h,超过 6 h 需更换新药液。24 h 用药不超过 100 mg,产前用药不超过 24 h,用药不超过 5 d,仅用于急性高血压或妊娠高血压疾病合并心衰的患者。硝普钠能迅速通过胎盘进入胎儿体内,其代谢产物氰化物对胎儿有毒性作用,不宜在妊娠期使用。

(6)利尿:利尿剂仅在必要时应用,不作常规使用。

利尿指征:①急性心力衰竭、肺水肿、脑水肿。②全身性水肿。③慢性血管性疾病如慢性肾炎、慢性高血压等。④血容量过高,有潜在性肺水肿发生者。

药物:①呋塞米(速尿):20~40 mg 溶于 5% 葡萄糖液 20~40 mL 中缓慢静脉注射(5 min 以上)。必要时可用速尿 160~200 mg 静脉滴注,可同时应用酚妥拉明 10~20 mg 静脉滴注。适用于肺水肿、心、肾衰竭。②甘露醇:20% 甘露醇 250 mL 静脉滴注(30 min 滴完)。仅适用于脑水肿,降低脑内压、消除脑水肿。心功能不全者禁用。

(7)镇静:镇静剂兼有镇静及抗惊厥作用,不常规使用,对于子痫前期和子痫,或精神紧张、睡眠不足时可选择镇静剂。①地西泮(安定):具有较强的镇静和止惊作用,用法:10 mg 肌内注射或静脉注射(必须在 2 min 以上),必要时可重复一次,抽搐过程中不可使用。②冬眠药物:一般用氯丙嗪、异丙嗪各 50mg,哌替啶 100 mg 混合为一个剂量,称冬眠Ⅰ号。一般用 1/3~1/2 量肌内注射或稀释静注,余下 2/3 量作静脉缓慢滴注,维持镇静作用。用异丙嗪 25 mg、哌替啶 50 mg 配合称"杜非合剂",肌内注射有良好的镇定作用,间隔 12 h 可重复一次。氯丙嗪可使血压急剧下降,导致肾及子宫胎盘供血不足,胎儿缺氧,且对母亲肝脏损害,目前仅用于应用安定、硫酸镁镇静无效的患者。③苯巴比妥:100~200 mg 肌内注射,必要时可重复使用。用于镇静口服剂量 30~60 mg,3/d,本药易蓄积中毒,最好在连用 4~5 d 后停药 1~2 d。目前已较少用。

(8)抗凝和扩容:子痫前期存在血凝障碍,某些患者血液高凝,呈慢性 DIC 改变,需进行适当的抗凝治疗。

抗凝参考指征:①多发性出血倾向。②高血黏度血症,血液浓缩。③多发性微血管栓塞之症状、体征,如皮肤皮下栓塞、坏死及早期出现的肾、脑、肺功能不全。④胎儿宫内发育迟缓、胎盘功能低下、脐血流异常、胎盘梗塞、血栓形成的可能。⑤不容易以原发病解释的微循环衰竭与休克。⑥实验室检查呈 DIC 高凝期,或前 DIC 改变:如血小板 <100×10⁹/L 或进行性减少;凝血酶原时间比正常对照延长或缩短3秒;纤维蛋白原低于 1.5 g/L 或呈进行性下降或超过 4 g/L;3P 试验阳性,或 FDP 超过 0.2 g/L,D-二聚体阳性(20 μg/mL)并是进行性增高;血液中红细胞碎片比例超过 2%。

推荐用药:①丹参注射液 12~15 g 加入 5% 葡萄糖液 500 mL 静脉滴注。②川芎嗪注射液150 mg 加入 5% 葡萄糖液滴注。以上二药适用于高血黏度、血液浓缩者,或胎儿发育迟缓,病情较轻者。③低分子肝素:分子量 <10 000 的肝素称低分子肝素,即 LMH0.2 mL(1 支)皮下注射。适用于胎儿宫内发育迟缓、胎盘功能低下、胎盘梗塞,或重度子痫前期、子痫有早期 DIC(前-DIC)倾向者。④小剂量肝素:普通肝素 12.5~25 mg 溶于 5% 葡萄糖液 250 mL 内缓慢静滴,或 0.5~1.0 mg/kg,加入葡萄糖溶液 250 mL 分段静脉滴注,每 6 h 为一时间段。滴注过程中需监测 DIC 指标,以调剂量。普通肝素用于急性及慢性 DIC 患

者。产前 24 h 停用肝素,产后肝素慎用、量要小,以免产后出血。⑤亦可用少量新鲜冰冻血浆200～400 mL。

液体平衡:20 世纪 70～80 年代研究认为,妊娠高血压疾病,特别是重度子痫前期患者,存在血液浓缩,胎盘有效循环量下降,故提出扩充血容量稀释血液疗法。多年来,在临床实践中发现,有因液体的过多注入,加重心脏负担诱发肺水肿的报道。产妇的死亡率与使用过多的侵入性液体相关。对于有严重低蛋白血症贫血者,可选用人血清蛋白、血浆、全血等。对于某些重度子痫前期、子痫妇女,有血液浓缩,有效循环量下降、胎盘血流量下降或水电解质紊乱情况,可慎重的使用胶体或晶体液。现一般不主张用扩容剂,认为会加重心肺负担,若血管内负荷严重过量,可导致脑水肿与肺水肿。多项调查结果表明,扩容治疗不利于妊娠高血压疾病患者。尿量减少的处理应采用期待的方法,必要时用 CVP 监测,而不要过多的液体输入。重度子痫前期患者,施行剖宫产术麻醉前不必输入过多的晶体液,因没有任何证据表明晶体液可以预防低血压。

4.子痫的治疗原则

(1)控制抽搐:①安定 10 mg 缓慢静脉推注;继之以安定 20 mg 加入 5%葡萄糖 250 mL 中缓慢静滴,根据病情调整滴速。②亦可选用冬眠合剂Ⅰ号(氯丙嗪、异丙嗪各 50 mg、哌替啶 100 mg)1/3～1/2 量稀释缓慢静注,1/2 量加入 5%葡萄糖 250 mL 中缓慢静滴,根据病情调整速度。③或用硫酸镁 2.5 g 加 5%葡萄糖 40 mL 缓慢推注;或 25%硫酸镁 20 mL 加入 5%葡萄糖 100 mL 中快速静脉滴注,30 min 内滴完,后继续静脉点滴硫酸镁,以 1～2 g/h 速度维持。注意硫酸镁与镇静剂同时应用时,对呼吸抑制的协同作用。

(2)纠正缺氧和酸中毒:保持呼吸道通畅,面罩给氧,必要时气管插管,经常测血氧分压,预防脑缺氧;注意纠正酸中毒。

(3)控制血压:控制血压方法同重度子痫前期。

(4)终止妊娠:抽搐控制后未能分娩者行剖宫产。

(5)降低颅内压:20%甘露醇 0.5 mL/kg,静滴,现已少用,因会加重心脏负担。现常用速尿 20mg 静脉注射,能快速降低颅内压。

(6)必要时作介入性血流动力学监测(CVP),特别在少尿及有肺水肿可能者。

(7)其他治疗原则同重度子痫前期。Richard 子痫昏迷治疗方案:①立即用硫酸镁控制抽搐,舒张压>110 mmHg,加用降压药。②24 h 内常规用地塞米松 5～10 mg,莫斐管内滴注,以减轻脑水肿。③监测血压、保持呼吸道通畅、供氧,必要时气管插管。④经常测血氧分压,预防脑缺氧。⑤终止妊娠,已停止抽搐 4～6 h 不能分娩者急行剖宫产。⑥置患者于 30 度半卧位,降低颅内静脉压。⑦产后如仍不清醒,无反应,注意与脑出血鉴别,有条件医院作 CT 检查。⑧神经反射监护。⑨降低颅内压,20%甘露醇0.5 mL/kg静脉滴注降低颅内压。

(8)终止妊娠:因妊娠期高血压疾病是孕产妇特有的疾病,随着妊娠的终止可自行好转,故适时以适当的方法终止妊娠是最理想的治疗途径。

终止妊娠时机:密切监护母亲病情和胎儿宫内健康情况,监测胎盘功能及胎儿成熟度,终止妊娠时机;①重度子痫前期积极治疗 2～3 d,为避免母亲严重并发症,亦应积极终止妊娠。②子痫控制 6～12 h 的孕妇,必要时子痫控制 2 h 后亦可考虑终止妊娠。③有明显脏器损害,或严重并发症危及母体者应终止妊娠。④孕 34 周前经治疗无效者,期待治疗延长孕周虽可望改善围产儿的死亡率,但与产妇死亡率相关。对早发型子痫前期孕 32 周后亦可考虑终止妊娠。⑤重度子痫经积极治疗,于孕 34 周后可考虑终止妊娠。

终止妊娠指征:多主张以下几点。①重度子痫前期患者经积极治疗 24～72 h 仍无明显好转;病情有加剧的可能,特别是出现严重并发症者。②重度子痫前期患者孕周已超 34 周。③子痫前期患者,孕龄不足 34 周,胎盘功能减退,胎儿尚未成熟,可用地塞米松促胎肺成熟后终止妊娠。④子痫控制 2 h 可考虑终止妊娠。⑤在观察病情中遇有下列情况应考虑终止妊娠:胎盘早剥、视网膜出血、视网膜剥离、皮质盲、视力障碍、失明、肝酶明显升高、血小板减少、少尿、无尿、肺水肿、明显胸腹水等、胎儿窘迫;胎心监护出现重度变异减速、多个延长减速和频发慢期减速等提示病情严重的症候时应考虑终止妊娠。

终止妊娠的方法：①阴道分娩：病情稳定，宫颈成熟，估计引产能够成功已临产者，不存在其他剖宫产产科指征者，可以选用阴道分娩。②剖宫产：病情重，不具备阴道分娩条件者，宜行剖宫产术。子痫前期患者使用麻醉方式是有争议的，但是如果母亲凝血功能正常，没有存在低血容量，使用硬膜外麻醉是安全、有效的，不会引起全身麻醉所致的血压升高。

产褥期处理：重症患者在产后 24～72 h 内，尤其 24 h 内，仍有可能发生子痫，需继续积极治疗，包括应用镇静、降压、解痉等药物。产后检查时，应随访血压、蛋白尿及心肾功能情况，如发现异常，应及时治疗，防止后遗症发生。

（9）其他药物治疗。

心钠素：是人工合成的心钠衍化物，为心肌细胞分泌的活性物质，具有很强的降压利尿作用。主要作用是增加肾血流量，提高肾小球滤过率，降低血管紧张素受体的亲和力，可对抗 AⅡ 的缩血管作用。具有强大的利钠、利尿及扩张血管活性。80 年代有报道，经临床应用人心钠素Ⅲ治疗妊娠期高血压疾病并发心力衰竭，心衰可获得控制，血压下降，水肿消退，蛋白尿转阴，是治疗妊娠期高血压疾病引起心衰的理想药物，近年应用较少，临床资料报道不多。

抗凝血酶（AT－Ⅲ）：抗凝血酶对各种凝血机制中的酶具有抑制作用，实验证明抗凝血可以预防妊娠期高血压疾病动物模型上的血压升高和蛋白尿的发生，因此 AT－Ⅲ 很可能可以有效地处理子痫前期患者的临床症状和体征。重度子痫前期时 AT－Ⅲ 下降，如 AT－Ⅲ/C 下降 70％ 以下则有出现血栓的危险。一般可静脉滴注，AT－Ⅲ 1000～3000U，血中 AT－Ⅲ/C 上升至 130％～140％。如同时应用小剂量肝素可提高抗凝效果。

血管紧张素转换酶（ACE）抑制剂：开博通或厄贝沙坦，其作用是抑制血管紧张素转换酶（ACE）活性，阻止血管紧张素Ⅰ转换成血管紧张素Ⅱ，有明显降低外周阻力，增加肾血流量的作用。但这些药物可导致胎儿死亡、羊水少、新生儿无尿、肾衰竭、胎儿生长迟缓、新生儿低血压和动脉导管未闭，因此任何妊娠妇女均禁忌用血管紧张素转换酶（ACE）抑制剂，孕期禁止使用。

L－精氨酸（L－Arginine，L－Arg）：最近的报道认为 NO 和前列环素的减少可能是妊娠期高血压疾病发病机制的主要原因，与血管舒张因子和收缩因子的不平衡有关。L－Arg 是合成 NO 的底物，它可以刺激血管内皮细胞的 NO 合成酶（NOS）而增加 NO 的合成和释放，通过扩张外周血管发挥降压作用。随着人们对 NO 的了解逐步深入，L－Arg 在临床和基础的研究和应用更加广泛。近年国外已有应用 L－Arg 治疗或辅助治疗高血压的报道。

国内有学者报道：高血压患者静脉滴注 L－Arg（20 g/150 mL/30 min）5 min 后血压开始下降，15 min 达稳定值，平均动脉压以（115.4±9.9）mmHg 降至（88.5±7.6）mmHg。2007 年国外有学者对尿蛋白阴性的妊娠高血压患者及尿蛋白＞300mg/24h 的子痫前期患者各 40 例用 L－Arg 治疗；L－Arg 20 g/500mL 静脉滴注 Qd×5 天，再跟随 4 g/d，口服 2 周，或安慰剂治疗。结果见在用 L－Arg 治疗组的患者收缩压与安慰剂组相比有明显下降，认为应用 L－Arg 治疗有希望可以延长孕周和降低低体重儿的发生率。但左旋精氨酸在预防子痫前期的发生方面还缺乏大样本的研究。

2006 年 Rytiewski 报道，应用 L－Arginine 治疗子痫前期，口服 L－arginine 3g/d（L－Arg 组）40 例，安慰剂组 41 例。结果提示应用 L－Arg 组病例的胎儿大脑中动脉的灌注量增加，脑－胎盘血流量比率增加，分娩新生儿 Apgar 评分较高，提供口服 L－Arg 治疗子痫前期的患者似乎有希望延长孕周改善新生儿结局。但还需要大样本的研究以进一步的得到证实。总的认为，对子痫前期患者给予 L－Arg 治疗可能通过增加内皮系统和 NO 的生物活性降低血压，认为应用 L－Arg 治疗可能改善子痫前期患者内皮细胞的功能，是一种新的、安全、有效的治疗预防子痫前期的方法。

硝酸甘油（NG）：用于治疗心血管疾病已多年，随着 NO 的研究不断深入，其作用机制得到进一步的认识，目前认为 NG 在体内代谢和释放外源性 NO，促进血管内生成一氧化氮，通过一系列信使介导，改变蛋白质磷酸化产生平滑肌松弛作用。由于有强大的动静脉系统扩张作用，使其对其相关的组织器官产生作用。NG 还能有效的抑制血小板聚集。在先兆子痫患者应用 NG 能降低患者血压和脐动脉搏动指数（PI）。

苏春宏等 2004 年报道应用 NG 治疗子痫前期,用硝酸甘油 20 mg 加入生理盐水 50 mL 用静脉泵推注,注速 5～20 μg/min,5～7d,与用 MgSO₄ 病例比较,见前者 SBP、DBP、MAP 均较后者低,新生儿低 Apgar 评分,新生儿入 NICU 数 NG 组较 MgSO₄ 组低。母亲急性心衰竭、肺水肿的发生率 NG 组较 MgSO₄ 组明显降低。但硝酸甘油作用时间短,停药后数分钟降压作用消失,故宜与长效钙离子拮抗剂合用。

姚细保、黄艳仪等应用 NG 治疗没有并发症的子痫前期,方法为硝酸甘油 25 mg 加入 5% 葡萄糖 20～30 mL 用静脉泵推注,以 5～20 μg/min,5～7 d 后改用缓释的钙离子拮抗剂拜心酮口服,直至分娩,平均治疗时间 2 周。由于孕周延长,新生儿低 Apgar 评分,入 NICU 的病例比用 MgSO₄ 治疗组低,母婴预后较好,母体无严重并发症发生。

多项研究认为,NG 治疗子痫前期不仅可扩张母体血管,还可明显降低脐一胎盘血管阻力,有助于改善宫内环境,而且未发现胎心有变化;但 NG 是否会对胎儿的血管张力、血压、外周血管阻力和血小板、左旋精氨酸功能产生不良影响,及其确切疗效有待于进一步的研究。

（10）免疫学方面的治疗:目前研究认为先兆子痫是胎盘免疫复合物的产生超过消除能力而引发的炎症反应,促使大量滋养层细胞凋亡、坏死和氧化应邀。这观点引起新的治疗方案的产生,目前针对免疫学的治疗有以下几点研究进展:①抑制补体活化、调整补体治疗炎症反应:认为单克隆抗体 C₃ 抑制剂、多抑制素、C₅ 结合抗体、C₅ₐ 受体拮抗剂可能是预防和治疗先兆子痫的理想药物。②降低免疫复合物的产生:在先兆子痫最有效减少免疫复合物的产生自然方法是娩出胎盘。理论上,减少免疫复合物水平的药物治疗,可以减少患者体内抗体的产生。目前研究认为,通过 CD20 单克隆抗体实现中断 B 细胞抗体产生,美国有研究者用一种治疗自身免疫性疾病的药物—单克隆抗体用于先兆子痫的治疗,推测此单克隆抗体可减少 B 细胞抗体水平,以减少免疫复合物的产生。③免疫炎症反应的调控:控制先兆子痫免疫反应的方法包括抗炎症药物(如地塞米松)及单克隆抗细胞因子抗体,如肿瘤坏死因子(TNF)-α 抗体可溶性肿瘤坏死因子受体(抑制性肿瘤坏死因子);白细胞介素 1(IL-1)受体拮抗剂已用于试验治疗脓毒症的全身炎症反应。有研究报道指出先兆子痫存在胎盘功能和血清抑制性细胞因子水平如 IL-10 的不足。因此,抑制细胞因子可能对治疗有效。④抑制粒细胞活性:免疫复合物直接活化效应细胞,参与错综复杂的炎症结局过程,在这过程中粒细胞 Fcγ 受体起关键性作用,有研究认为,抑制性受体 FcγRⅡB 上调,提高免疫复合物刺激阈从而与 IgG 抗体反应抑制了炎症反应。临床上有使用静脉注射免疫球蛋白(IVIG)诱导抑制 FcγRⅡB 受体的表达,从而提高免疫复合物激活 FcγRⅡ 受体的刺激阈。Branch 等人研究初步确定了 IVIG 对抗磷脂综合征妊娠妇女及其新生儿的治疗有显著效果。

七、并发症的诊断和治疗

（一）妊娠期高血压疾病并发心功能衰竭

1.妊娠期高血压疾病并发心衰的诱因及诊断

妊娠期高血压疾病时冠状动脉痉挛,可引起心肌缺血、间质水肿及点状出血与坏死,偶见毛细血管内栓塞,心肌损害严重可引起妊娠期高血压疾病性心脏病,心功能不全,甚至心衰、肺水肿。不适当的扩容、贫血、肾功能损害、肺部感染等常为心衰的诱发因素。心衰的临床表现可有脉率快,部分患者可听到舒张期奔马律、肺动脉瓣区 P2 亢进、呼吸困难、胸肺部啰音、颈静脉充盈、肝脏肿大,甚至端坐呼吸。对全身水肿严重的患者,虽无端坐呼吸,应警惕右心衰竭。心电图提示心肌损害,有 T 波改变、减低或倒置,有时呈现 ST 倒置或压低。X 线检查可见心脏扩大及肺纹理增加,甚至肺水肿表现。

妊娠期高血压疾病并发心衰需与各科原因所致心衰鉴别。包括孕前不健康的心脏:如先天性心脏病、风湿性心脏病、贫血、甲亢心、胶原组织性疾病引起的心肌损害;如红斑狼疮等。孕前健康的心脏,如围生期心肌病、羊水栓塞或肺栓塞可根据不同病史及心脏特征加以鉴别。围生期心肌病易与妊娠期高血压疾病性心脏病混淆。妊娠期高血压疾病时全身小动脉痉挛,影响冠脉循环,心脏供血不足、间质水肿,致心功能受损,是发生围生期心脏病的原因之一,发生率为 27.2%,为正常孕妇的 5 倍。国外报道发生率高达 60%,说明两者有密切相关。围生期心肌病患者可能会有中度血压升高,中度蛋白尿常诊断为妊娠期高血压疾病。鉴别主要依靠病史及心脏体征。围生期心肌病除有心衰的临床表现外,主要体征包括两肺底湿啰音、奔马律及第三心音、二尖瓣区有收缩期杂音。超声心动图检查所有病例均有左室扩大,腔内径增大,以左室腔扩大最为显著。部分病例由于心腔内附壁血栓脱落,可导致肺动脉栓塞,病情急剧恶化。本院曾有一例重度子痫前期合并围生期心肌病患者,产后第 4 天死于肺栓塞。妊娠期高血压疾病心衰临床表现有较严重高血压、蛋白尿、水肿,当血压显著升高时,冠状动脉痉挛导致心肌缺血,甚至灶性坏死而诱发心功能不全,但无心脏显著扩大,无严重心律失常,常伴有肾损害。妊娠期高血压疾病心衰患者的预后较好。

2.妊娠期高血压疾病心衰的治疗

(1)积极治疗妊娠期高血压疾病:解除小动脉痉挛,纠正低排高阻,减轻心脏前后负荷。

(2)可选用以下一种或两种血管扩张剂:酚妥拉明,10 mg 加入 5% 葡萄糖液 250 mL 内,静脉滴注,0.1～0.3 mg/min;硝酸甘油 10 mg,加入 5% 葡萄糖 25～50 mL 内,微量泵推注,5～20 μg/min,根据血压调整速度;硝普钠 25～50 mg,加入 5% 葡萄糖 50 mL 内,微量泵推注,10～20 μg/min,根据血压调整速度。扩血管治疗后能迅速降压,降低心脏的后负荷,改善心肌缺氧,是治疗妊娠高血压疾病心衰的主要手段。

(3)增强心脏收缩力:用毛花苷 C0.4 mg,加入 5% 葡萄糖液 20 mL 内,稀释缓慢静脉注射。也可用地高辛,每日 0.125～0.25 mg,口服。非洋地黄类正性肌力药物,如多巴胺、多巴酚丁氨、前列腺素 E(米力农)、门冬氨酸钾镁等。血压高者慎用多巴胺类药物或用小剂量,并与血管扩张剂合用。

(4)利尿剂:速尿 20～40 mg,加入 5% 葡萄糖液 20 mL,静脉注射,快速利尿。

(5)有严重呼吸困难,可用吗啡 3～5 mg,稀释,皮下注射。

(6)心衰控制后宜终止妊娠。

(7)限制液体入量。

(二)HELLP 综合征

1982 年 Weinstein 报道了重度子痫前期并发微血管病性溶血,并根据其临床三个主要症状:溶血性贫血、转氨酶升高、血小板减少命名为 HELLP 综合征。

(三)溶血性尿毒症性综合征(HUS)

溶血性尿毒症性综合征是以急性微血管病性溶血性贫血、血小板减少及急性肾衰竭三大症状为主的综合征。其发病机制是由于妊娠期,特别是妊娠期高血压疾病时血液处于高凝状态,易有局限性微血栓形成,当红细胞以高速度通过肾小球毛细血管及小动脉时,受血管内纤维网及变性的血管壁内膜的机械性阻碍,红细胞变形、破裂,造成血管内溶血与凝血活酶的释放,促进了血管内凝血的进行。由于纤维沉积于肾小球毛细血管与小动脉内,减少了肾小球的血流灌注量,最终肾衰竭。另外免疫系统的变化及感染因素可诱发 HUS。

1.诊断

临床表现:溶血性贫血、黄疸、阴道流血和瘀斑、瘀点,有些患者会发生心律不齐、心包炎、心力衰竭、心肌梗死、支气管肺炎、抽搐发作等。同时有一过性血尿及血红蛋白尿,尿少,可发展到急性肾衰竭至少尿、无尿。

实验室检查:①末梢血象显示贫血、红细胞异常、出现形态异常、变形的红细胞及红细胞碎片、网织红细胞增多。②血小板减少,常降至 $100 \times 10^9/L$ 以下。③黄疸指数升高:血清胆红素及肝功能 SGPT 增高。④乳酸脱氢酶(HPL)升高达 600 μg/L 以上,表示体内有凝血存在。⑤血红蛋白尿或血尿,尿蛋白及各种管型。⑥氮质血症:血尿素氮、肌酐及非蛋白氮增高。

2.鉴别诊断

(1)单纯性妊娠期高血压疾病:不出现 HUS 的进行性溶血、血小板下降、血红蛋白尿等临床表现和实验室结果。

(2)HELLP 综合征:HUS 和 HELLP 综合征均可在妊娠期高血压疾病患者中出现。而 HUS 以肾损害表现为主,急性肾功损害和血红蛋白尿。而 HELLP 综合征常以肝损害为主。以肝功能转氨酶升高、溶血性黄疸为主。根据临床及实验室检查可以鉴别。

(3)与系统性红斑狼疮性肾炎及急性脂肪肝引起的肾衰竭应以区别。

(三)HUS 肾衰竭治疗原则

(1)积极治疗妊娠期高血压疾病。

(2)保持肾功能,血管扩张药物应用,新利尿合剂:酚妥拉明 10～20 mg、速尿 100 mg 各自加入 5％葡萄糖 250 mL 静滴(根据病情调整剂量)。

(3)严重少尿、无尿可用快速利尿剂。

(4)终止妊娠。

(5)透析:应早期透析,如少尿、无尿,血钾升高＞5.5 mmol/L;尿素氮＞17.8 mmol/L(50 mg/L);血肌酐＞442 μmol/L(50 mg/L),需用透析治疗,或用连续性肾滤过替代治疗(CRRT)、静脉－静脉连续滤过(CVVH)。

(四)弥漫性血管内凝血(DIC)

子痫前期、子痫与 DIC 关系密切,重度子痫前期时,全身血管明显痉挛,血液黏度升高,全身组织器官血流量减少,血管内皮损伤引起血管内微血栓形成,患者血液中凝血因子消耗多引起凝血因子减少。子痫前期、子痫本身是一种慢性 DIC 状态。严重 DIC 或产后即会发生出血倾向,如血尿、产后出血等。

1.子痫前期、子痫并发 DIC 的早期诊断

子痫前期、子痫并发 DIC 的临床表现常见有:①多发性出血倾向如血尿、牙龈出血、皮肤瘀斑、针眼出血、产后出血等。②多发性微血管血栓之症状体征,如皮肤皮下栓塞、坏死及早期出现的肾、脑、肺功能不全。

子痫前期、子痫并发 DIC 实验室检查包括:①血小板减少＜100×10⁹/L 或呈进行性减少。②凝血酶原时间比正常延长或缩短 3 秒。③纤维蛋白低于 1.5 g/L(150 mg/dL)或呈进行性下降或超过 4 g/L。④D－二聚体阳性,FDP 超过 0.2 g/L(20 μg/mL),血液中的红细胞碎片超过 2％。⑤有条件可查抗凝血酶Ⅲ(ATⅢ)活性。

2.妊娠期高血压疾病并发 DIC 的治疗

妊娠期高血压疾病并发 DIC 的早期表现主要是凝血因子改变,若能及早检查这些敏感指标,即可早期发现慢性 DIC。及早处理,预后良好。妊娠期高血压疾病合并严重 DIC 发生率不高。治疗以积极治疗原发病,控制子痫前期及子痫的发展,去除病因,终止妊娠为主。根据病情可适当使用新鲜冰冻血浆,低分子肝素或小剂量的肝素(25～50 mg/d),血压过高时不适宜使用肝素,以免引起脑出血。子痫前期、子痫并发 DIC 多较轻,积极治疗后终止妊娠,多能治愈。

(五)胎盘早期剥离

妊娠期高血压疾病患者的子宫底蜕膜层小动脉痉挛而发生急性动脉粥样硬化,毛细血管缺血坏死而破裂出血,产生胎盘后血肿,引起胎盘早期剥离。有人认为在胎盘早期剥离患者中 69％有妊娠期高血压疾病,可见妊娠期高血压疾病与胎盘早期剥离关系密切。

胎盘早期剥离诊断并不困难,根据腹痛、子宫肌张力增高、胎心消失、阴道少量出血、休克等典型症状可做出诊断。然而典型症状出现时,母婴预后较差。而 B 超往往可早期发现胎盘后血肿存在,而早期诊断胎盘剥离,故妊娠期高血压疾病患者必须常规做腹部 B 超检查,以早期做出有无合并胎盘早期剥离的诊断。

胎盘早剥引起弥漫性血管内凝血一般多在发病后 6 h 以上,胎盘早剥时间越长,进入母体血循环内的促凝物质越多。被消耗的纤维蛋白原及其他凝血因子也越多。因此早期诊断及时终止妊娠对预防及控制 DIC 非常重要,治疗原则以积极治疗妊娠期高血压疾病、终止妊娠去除病因、输新鲜血、新鲜冰冻血浆、补充凝血因子(包括纤维蛋白原)等措施,可阻断 DIC 的发生、发展。

(六)脑血管意外

脑血管意外包括脑出血、脑血栓形成、蛛网膜下腔出血和脑血栓,是妊娠期高血压疾病最严重的并发症,也是妊娠期高血压疾病最主要的死亡原因。脑血管灌注有自身调节,在较大血压波动范围内仍能保持正常血流。当脑血管痉挛,血压超过自身调节上限值或痉挛导致脑组织水肿、脑血管内皮细胞间的紧密连接就会断裂,血浆及红细胞会渗透到血管外间隙引起脑内点状出血,甚至大面积渗血,脑功能受损。当 MABP≥140 mmHg 时脑血管自身调节功能消失。脑功能受损的临床表现为脑水肿、抽搐、昏迷、呼吸深沉、瞳孔缩小或不等大、对光反射消失、四肢瘫痪或偏瘫。应做仔细的神经系统检查。必要时做脑 CT 或 B 超可明确诊断。

脑水肿、脑血管意外的处理:有怀疑脑出血或昏迷者应做 CT 检查、脑水肿可分次肌注或静注地塞米松 20～30 mg/d,减轻脑血管痉挛和毛细血管的通透性,改善意识状态,并可使用快速利尿剂,降低颅内压。大片灶性脑出血在脑外科密切配合下行剖宫产,结束妊娠后遂即行开颅术,清除血肿、减压、引流,则有生存希望。

(刘万梅)

第十二节　妊娠期肝内胆汁淤积症

一、概述

妊娠期肝内胆汁淤积症(ICP),以妊娠期出现瘙痒及胆酸高值为特点,主要危及胎儿,早产率及围生儿死亡率高。ICP 在各个国家的发病率有很大差异,北欧的瑞典、芬兰、南美的智利、玻利维亚是高发地区,瑞典为 2.8%～4.2%,其中妊娠瘙痒为 1.6%～3.2%,妊娠合并肝内胆汁淤积为 1.2%。智利的发病率最高,妊娠瘙痒高达 13.2%,妊娠合并肝内胆汁淤积发生率为 2.4%。Reyes 发现智利的印第安混血种人的 ICP 发生率最高,妊娠瘙痒高达 22.1%,妊娠合并胆汁淤积性黄疸高达 5.5%,提示了此病的发生与种族因素及遗传学有关。

(一)病因

目前其确切的发病机制尚不十分明确,但是根据大量的流行病学调查,临床观察及实验室工作研究,可以认为其发病与雌激素及遗传等因素密切相关,现已广泛地引起临床的重视。

(二)临床特征

1.症状体征

(1)瘙痒:瘙痒往往是首先出现的症状,常起于妊娠 28～32 周,但亦有早至妊娠 12 周者出现无皮肤损伤的瘙痒。瘙痒程度亦各有不同,可以从轻度偶然的直到严重的全身瘙痒,个别甚至发展到无法入眠而需终止妊娠。手掌和脚掌是瘙痒的常见部位,瘙痒持续至分娩,大多数在分娩后 2 d 消失,少数人 1 周左右消失,持续至 2 周以上者罕见。

(2)黄疸:瘙痒发生后的数日至数周内(平均为 2 周),部分患者出现黄疸,黄疸发生率为 15%～60%。黄疸程度一般为轻度,有时仅角膜轻度黄染。黄疸持续至分娩后数日内消退,个别可持续到产后 1 个月以上;在将发生黄疸的前后,患者尿色变深,粪便色变浅。

(3)其他症状:发生呕吐、乏力、胃纳不佳等症状者极少。

2.实验室检查

(1)胆汁酸:胆汁酸是胆汁中胆酸的总称,人类的胆汁酸主要有 2 种,二甘胆酸及鹅脱氧胆酸(CDCA)。在结肠中,细菌可将胆酸转变成脱氧胆酸(DCA),并可将鹅脱氧胆酸转变成石胆酸,脱氧胆酸和石胆酸都是次级胆酸。在肝细胞损伤或肝分泌功能减退时,胆酸排泄不畅,因而在周围血清中积累。ICP 患者的 DCA 及 CDCA 一般于妊娠 30~32 周后逐步升高,至妊娠 40 周时,各增加 20 倍及 10 倍,CA 均值为 9.64 pmol/L,CDCA 为 4.74 μmol/L,DCA 为 1.07 μmol/L,DCA:CDCA=2:1。妊娠合并单纯瘙痒而无肝功能损害者,DCA 均值有轻度升高,少数患者可高于正常值的上限。

(2)胆红素:部分 ICP 患者的血清胆红素水平明显轻至中度升高。

(3)SALT 和 SAST:大多数 ICP 患者的 SALT 和 SAST 均有轻度升高,SALT 较 SAST 更为敏感。碱性磷酸酶(AKP)值在 ICP 患者常升高,但由于正常孕妇中 AKP 值升高者较多,其中部分为胎盘分泌的同工酶,因此该项测定在诊断 ICP 时并无明显价值。

(4)产后胎盘病理检查:ICP 患者胎盘可见母体面、胎儿面及羊膜均呈不同程度的黄色和灰色斑块,绒毛膜板及羊膜有胆盐沉积,滋养细胞肿胀、数量增多,绒毛基质水肿,间隙狭窄。

二、防治

(一)治疗

1.胎儿监护

ICP 孕妇的胎儿常在产前突然死亡,故对 ICP 胎儿的监护就显得十分重要。一般认为胎心监护比较可靠。

2.药物

(1)8 腺苷基:L 蛋氨酸(SAM)是治疗 ICP 的首选药。SAM 可通过甲基化对雌激素的代谢物起灭活作用,它刺激膜的磷脂合成,调节 Na$^+$-K$^+$-ATP 酶的活性,增加膜通透性,防止雌激素升高所引起的胆汁淤积。用量为 800 mg/d,静脉注射,16 d 为 1 个疗程,除减轻瘙痒、改善肝功能外,并可降低早产率。

(2)乌素脱氧胆酸(UDCA):又名熊去氧胆酸,其作用机制尚不明确。每日口服乌素脱氧胆酸 1 g,共 20 d,20 d 后间断 14 d,再服 20 d。

(3)地塞米松:能通过胎盘抑制胎儿肾上腺脱氢表雄酮的分泌,减少雌激素分泌以减轻胆汁淤积,地塞米松还能促进胎肺成熟,以避免早产而发生的新生儿呼吸窘迫综合征。每日口服地塞米松 12 mg,共 7 d,在后 3 d 减量至停药。

(4)消胆胺(考来烯胺):是一种强碱的离子交换树脂,在肠腔内它与胆酸结合,形成一种被吸收的复合体,因此防止胆酸重复进入肝—肠循环,而使血清胆酸水平降低。用量为 18g/d。

(5)苯巴比妥:是一种酶诱导剂,它通过肝细胞微粒体增加葡萄糖醛酸结合的能力及肝脏消除胆红素的功能,使胆红素下降,同时,它还可以增加胆小管胆汁酸分泌的速度,并通过改变胆固醇 7-α-水解酶的活性以影响胆汁的生成。它也可能是通过镇静作用而减轻瘙痒症状。用量为 100 mg/d。它可能是通过神经的镇静作用而减轻瘙痒症状。

(6)中医中药:五灵丸、复方益肝灵等,具有利胆、降酶、修复肝细胞功能。

(二)预防

对以往有过晚期妊娠死胎、死产者必须详细询问病史;重视排除其他皮肤病引起的瘙痒症状,以早期诊断、早期监护。可补充维生素、应用保肝药、外用药对症处理止痒。按时进行产前检查,加强胎儿电子监护及腹部 B 型超声检查,以监测胎盘功能和胎儿情况。妊娠 35 周后应住院监护胎儿安危,一旦发现胎儿存在宫内险情,及时处理,抢救胎儿。妊娠达到 37 孕周后,应及时予以终止妊娠,以免在延长孕期过程中,发生胎儿宫内猝死的严重后果。分娩过程中,应加强胎儿监护,预防胎儿宫内窘迫的发生,并做好新生儿抢救的准备。对合并有胎儿宫内窘迫或其他高危因素者,可酌情采取剖宫产术结束分娩,以确保新生儿的良好预后。

(刘万梅)

第八章

正常分娩

妊娠满 28 周(196d)及以后的胎儿及其附属物,从临产发动至从母体全部娩出的过程,称为分娩。妊娠满 28 周至不满 37 足周(196~258d)期间分娩称为早产;妊娠满 37 周至不满 42 足周(259~293d)期间分娩称为足月产;妊娠满 42 周及其后(294d 及 294d 以上)期间分娩称为过期产。

第一节　分娩动因

分娩发动的原因复杂,目前仍不清楚,公认为多因素作用的结果。

一、机械性理论

随着妊娠进展,子宫容积、伸展性及张力的不断增加,胎儿增长速度至妊娠末期超过子宫增长速度,宫内压力升高,子宫肌壁和蜕膜明显受压,肌壁的机械感受器受到刺激,尤其是胎先露部压迫子宫下段及宫颈发生扩张的机械作用,通过交感神经传至下丘脑,使神经垂体释放缩宫素,引起子宫收缩。但发现母体血液中缩宫素值增高是在产程发动之后,因此其不是分娩的始发因素。

二、内分泌控制理论

(一)孕妇方面

在妊娠期间,孕妇体内各器官几乎均能合成前列腺素(PG),PG 能诱发宫缩,促宫颈成熟,对分娩发动起主导作用。PG 进入血液循环后即被灭活,故能够使子宫收缩的 PG 必定来源于子宫本身,现已证实子宫肌层、子宫内膜即宫颈黏膜均能产生 PG。但发现分娩发动前,母体血液中 PG 无特异性增高,故不是分娩的始发因素。足月妊娠时,尤其是临产前子宫的缩宫素受体明显增多,对缩宫素的敏感性增强,妊娠末期孕妇血浆中的孕酮值下降,促使子宫收缩,另外内皮素通过自分泌和旁分泌直接或间接调节宫缩诱发分娩。

(二)胎儿方面

动物实验已证实,胎儿下丘脑-垂体-肾上腺轴及胎盘、蜕膜和羊膜的内分泌活动与分娩发动有关系。

三、神经介质理论

交感神经兴奋子宫肌层的 α 肾上腺素能受体后,能引起子宫收缩。乙酰胆碱能增加子宫肌细胞膜对 Na^+ 的通透性,Na^+ 内流增加,K^+ 外流增加,使子宫收缩加强。目前,自主神经在分娩中的具体作用还有待进一步研究。

总而言之,分娩的发动是一个复杂的综合作用的结果,胎儿成熟是该综合作用的主要方面,妊娠末期的内分泌功能的改变、机械性刺激、神经介质的释放等均可使子宫由妊娠期的稳定状态转为分娩时的兴奋状态。

(刘艳艳)

第二节　决定分娩的四因素

影响分娩的四因素有产力、产道、胎儿和精神心理因素。若各个因素均正常并能相互适应,胎儿顺利经阴道自然娩出,为正常分娩。正常分娩依靠产力将胎儿及其附属物排出体外,同时需要软产道相应的扩张和足够大的产道让胎儿通过。而产力受胎儿大小、胎位及其与产道关系及产妇精神心理因素的影响。

一、产力

将胎儿及其附属物从子宫内逼出的力量,称为产力。产力包括子宫收缩力、腹壁肌及膈肌收缩力和肛提肌收缩力。

（一）子宫收缩力

其为临产后的主要产力,贯穿于整个分娩全过程。临产后的子宫收缩有以下特点。

1.节律性

正常宫缩为子宫体部肌肉不随意、有节律的阵发性收缩。每次收缩由弱到强,维持一个短时间后逐渐减弱,直至消失。两次宫缩之间有一定的间歇时间。临产初期,宫缩持续时间较短,间歇时间较长,宫缩力较弱。随着产程的进展,宫缩持续时间逐渐延长,间歇时间逐渐缩短,宫缩力亦逐渐增强。宫缩时子宫肌纤维间的血管受挤压,子宫-胎盘血循环暂时受到影响,宫缩间歇期子宫血流量恢复,胎盘绒毛间隙的血流量重新充盈,胎儿又得到充分供氧而不致发生窘迫,因此,有节律的宫缩对胎儿有利。

2.对称性和极性

每次正常的子宫收缩由子宫两侧角部开始,以微波形式均匀地向子宫底部中央集中,左右对称,然后再以 2 cm/s 的速度向子宫下段扩展,约 15 s 即可扩展至整个子宫,此称为对称性。子宫收缩力以子宫底部最强、最持久,向下逐渐减弱,称极性(图 8-1)。

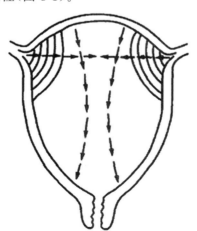

图 8-1　子宫收缩力的对称性

3.缩复作用

子宫收缩时,宫体部平滑肌纤维缩短、变宽,收缩后肌纤维松弛,但不能恢复到原来的长度而较前略短,这种现象称为缩复作用。随着子宫反复收缩,肌纤维越来越短,使子宫腔容积也逐渐缩小,迫使胎先露不断下降及宫颈管逐渐缩短直至消失。

(二)腹壁肌及膈肌收缩力

该肌力是第二产程娩出胎儿的重要辅助力量。宫口开全后,胎先露部已下降至阴道,宫缩时,胎先露部或前羊膜囊压迫骨盆底组织及直肠,反射性引起排便动作,此时产妇主动屏气,腹壁肌及膈肌收缩使腹内压增高,利于胎儿娩出。但过早的使用腹压易使产妇疲劳和宫颈水肿,不利于产程进展,使产程延长,在第二产程末期配以宫缩使运用最有效,能促使胎儿娩出。在第三产程能迫使已剥离的胎盘娩出。

(三)肛提肌收缩力

该肌力协助胎先露在盆腔进行内旋转。当胎头枕部位于耻骨弓下时,协助胎头仰伸及娩出,胎盘降至阴道可协助胎盘娩出。

二、产道

产道是胎儿娩出的通道,包括骨产道和软产道。

(一)骨产道

骨产道是指真骨盆。分娩过程中可变性小,其形状、大小与分娩密切相关,直接影响分娩过程。

1.骨盆平面及其径线

骨盆平面及其径线有 3 个假想平面。

(1)骨盆入口平面:为骨盆腔的上口,即真假骨盆的交界面,呈横椭圆形,其前方为耻骨联合上缘,两侧为髂耻缘,后方为骶岬上缘。其有 4 条径线(图 8-2)。①入口前后径:即真结合径,指耻骨联合上缘中点至骶岬前缘正中间的距离,平均值为 11 cm,其长短与分娩关系密切。②入口横径:两髂耻缘间的最大距离,平均长约 13 cm。③入口斜径:左右各一。左斜径为左侧骶髂关节至右侧髂耻隆突间的距离,右斜径为右骶髂关节至左侧髂耻隆突间的距离。平均值为 12.75 cm。

(2)中骨盆平面:为骨盆腔最小平面,呈前后径长的纵椭圆形,其前方为耻骨联合下缘,两侧为坐骨棘,后方为骶骨下端,在产科有重要的临床意义,有两条径线(图 8-3)。①中骨盆前后径:耻骨联合下缘中点通过坐骨棘连线中点至骶骨下端之间的距离,平均长约 11.5 cm。②中骨盆横径:即坐骨棘间径,为两坐骨棘间的距离。平均长约 10 cm,是胎先露部通过中骨盆的重要径线,其长短与分娩关系密切。

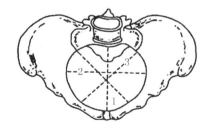

图 8-2 骨盆入口平面各径线
1.前后径 11 cm;2.横径 13 cm;3.斜径 12.75 cm

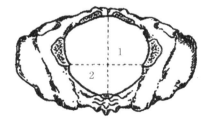

图 8-3 中骨盆平面各径线
1.前后径 11.5 cm;2.横径 10 cm

(3)骨盆出口平面由两个不同平面的三角形所组成。其有 4 条径线(图 8-4)。①出口前后径:耻骨联合下缘至骶尾关节之间的距离,平均长约 11.5 cm。②出口横径:也称坐骨结节间径,指两坐骨结节间的距离,平均长约 9 cm。为胎先露部通道骨盆出口的径线,其长短与分娩关系密切。③出口前矢状径:耻骨联合下缘中点至坐骨结节间径中点间的距离,平均长约 6 cm。④出口后矢状径:骶尾关节至坐骨结节间径中点间的距离,平均长约 8.5 cm。出口横径与后矢状径之和>15 cm 时,一般正常大小的胎儿可以通过后三角区经阴道娩出。

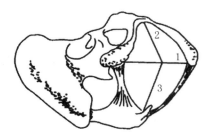

图 8-4　骨盆出口各径线

1.出口横径;2.出口前矢状径;3.出口后矢状径

2.骨盆轴与骨盆倾斜度

(1)骨盆轴:连接骨盆各假想平面中点的曲线。此轴上段向下向后,中段向下,下段向下向前,分娩时胎儿沿此轴娩出。(图 8-5)。

(2)骨盆倾斜度:指妇女站立时,骨盆入口平面与地平面所形成的角度,一般为 60°,如角度过大,则影响胎头衔接和娩出。(图 8-6)。

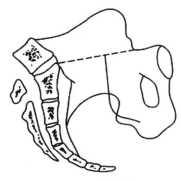

图 8-5　骨盆轴

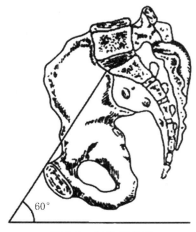

图 8-6　骨盆倾斜度

(二)软产道

软产道是由子宫下段、宫颈、阴道及骨盆底软组织组成的弯曲管道。

1.子宫下段的形成

子宫下段由非孕期长约 1 cm 的子宫峡部形成。妊娠末期子宫峡部逐渐被拉长形成子宫下段。临产后子宫下段进一步拉长变薄,可达 7~10 cm,成为软产道的一部分。子宫上下段的肌壁厚薄不同,因此在两者间子宫内面形成一环状隆起,称为生理缩复环。此环在正常情况下不易自腹部见到。

2.宫颈的变化

(1)宫颈管消失:临产前宫颈管长约2~3 cm。临产后由于宫缩作用以及胎先露部和前羊水囊直接压迫子宫颈,使宫颈内口向上、向外扩张,宫颈管逐渐变短,直至消失,宫颈口逐渐开大。初产妇多是宫颈管先消失,宫颈外口后扩张;经产妇则多是宫颈管缩短消失与宫口扩张同时进行。

(2)宫口扩张:临产前,初产妇的宫颈外口仅容一指尖,经产妇能容一指。当宫颈口开大达10 cm时称宫口开全,妊娠足月的胎头方能通过。临产后的宫口扩张主要是子宫收缩及缩复作用的结果。破膜后,胎先露部直接压迫宫颈,促使宫口扩张的作用更明显。

3.骨盆底、阴道及会阴的变化

前羊水囊和胎先露部将阴道上部扩张,破膜后的胎先露部下降压迫骨盆底组织,使得软产道下段形成一个前壁短后壁长、向前弯的长筒形,阴道扩张,外口开向前上方。肛提肌向下及向两侧扩展,肌束分开,肌纤维拉长,会阴体变薄,以利胎儿通过。虽然会阴能承受一定压力,但临产后尤其在第二产程时应做好会阴保护,以免发生会阴裂伤。

三、胎儿

胎儿的大小、胎位、有无畸形影响着胎儿是否能顺利通过产道。

(一)胎儿的大小

在分娩过程中,胎儿的大小是决定分娩能否顺利的重要因素之一。若骨盆正常大小,但胎儿过大,也可因相对性头盆不对称而至难产。

(二)胎位

胎位的异常可致难产。产道为一纵行管道,故纵产式时胎体纵轴与骨盆轴相一致,可通过产道。纵产式头先露时,分娩时胎头颅骨重叠变形、周径变小,以利于胎儿娩出;臀先露时,由于胎臀周径较胎头小且软,不易使阴道充分扩张,当胎头娩出时头颅又无变形机会,使胎头娩出困难。横产式肩先露时,胎体纵轴与骨盆轴相垂直,足月胎儿不能通过产道,对母儿威胁极大。

(三)胎儿畸形

胎儿发育异常,如脑积水、联体儿等,由于胎头或胎体过大,不能通过产道而至难产。

四、精神心理因素

产妇精神心理因素能影响机体内部的平衡,现已证实,产妇的焦虑、不安或恐惧的精神心理状态会使机体产生一系列的变化,如呼吸急促、心率加快、肺部的气体交换不足,可使子宫缺氧收缩乏力、宫口扩张减缓、胎先露部下降受阻、产程延长,产妇的神经内分泌也发生变化,交感神经兴奋,血压升高,甚至出现胎儿缺血缺氧、胎儿宫内窘迫。因此,临床医生必须认识到产妇的精神心理因素对分娩的影响,在分娩过程中,应耐心安慰产妇,讲解分娩是生理过程,消除其焦虑和恐惧心理,并告知必要的分娩技术,使产妇顺利度过分娩的全过程。

(刘艳艳)

第三节　枕先露的分娩机制

分娩机制是指胎儿先露部随着骨盆各平面的不同形态和径线,被动进行一系列适应性转动,从而以其最小的径线通过产道的全过程。临床上枕先露占95.55%~97.55%,以枕左前最常见,现以枕左前为例,说明分娩机制。

一、衔接

胎头双顶径进入骨盆入口平面,颅骨最低点接近或达到坐骨棘水平,称为衔接(图 8-7)。胎头进入骨盆入口呈半俯屈状态、以枕额径衔接,由于枕额径大于骨盆入口前后径,故胎头矢状缝坐落在骨盆入口右斜径上,胎头枕骨在骨盆左前方。初产妇多在预产期前 1~2 周内胎头衔接,如果初产妇已经临产但仍未衔接,则应警惕有头盆不称的可能。经产妇多在分娩开始后胎头才衔接。

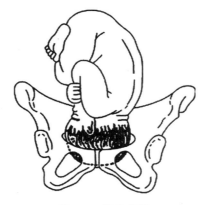

图 8-7 胎头衔接

二、下降

胎头沿骨盆轴前进的动作称为下降。下降贯穿于分娩全过程,并与其他动作相伴随,下降动作呈间歇性,子宫收缩时胎头下降,宫缩间歇时稍回缩。胎头下降的程度是判断产程进展的重要标志之一。

三、俯屈

胎头以枕额径进入骨盆腔后,继续下降至骨盆底时,遇到盆底阻力,使半俯屈状态的胎头进一步俯屈,使枕额周径(平均 34.8 cm)变为枕下前囟周径(平均 32.6 cm),以最小径线适应产道继续下降(图 8-8)。

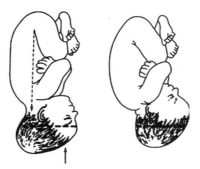

图 8-8 胎头俯屈

四、内旋转

胎头内旋转是胎头围绕骨盆纵轴旋转,使其矢状缝与中骨盆及骨盆出口前后径相一致的动作,以使胎头适应中骨盆及骨盆出口前径大于横径的特点,有利于胎头下降。当胎头俯屈下降时,枕部位置最低,首先遇到肛提肌的阻力而被推向部位宽、阻力小的前方,向前旋转 45°,而胎头向前向中线旋转 45°,小囟门转至耻骨弓下方。于第一产程末胎头完成内旋转动作(图 8-9)。

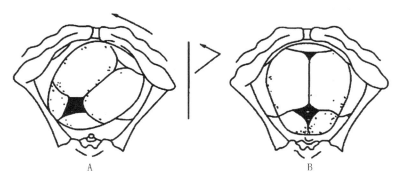

图 8-9　胎头内旋转

五、仰伸

内旋转完成后,宫缩和腹压使胎头继续下降,肛提肌收缩力亦将胎头向前推进,两者的合力使胎头沿着骨盆轴下段向下前的方向转向前,胎头枕骨下部到达耻骨联合下缘,以耻骨弓为支点,胎头逐渐仰伸(图8-10),此时胎儿的双肩径沿左斜径进入骨盆入口。

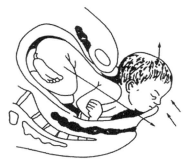

图 8-10　胎头仰伸

六、复位及外旋转

胎头娩出时,胎儿双肩径进入骨盆入口左斜径。胎头娩出后,枕部向左旋转45°而使胎头与胎肩恢复正常关系,称为复位。胎肩在盆腔内继续下降,前肩向前旋转45°,使双肩径与骨盆出口前后径相一致,此时胎头枕部需在外继续向左旋转45°,以保持胎头与胎肩的正常关系,称为外旋转(图8-11)。

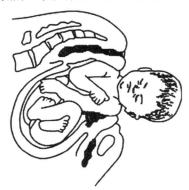

图 8-11　胎头外旋转

七、胎肩及胎儿娩出

外旋转后,胎儿前肩先从耻骨弓下娩出,继之后肩从会阴前缘娩出(图8-12)。胎儿双肩娩出后,胎体及下肢随之顺利娩出,完成分娩的全过程。

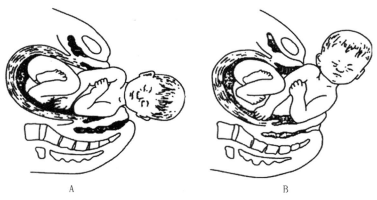

图 8-12　胎肩娩出
A.前肩娩出　　　B.后肩娩出

（刘艳艳）

第四节　分娩的临床经过及处理

一、总产程及产程分期

（一）总产程
总产程是指从规律宫缩开始直到胎儿、胎盘娩出为止,即为分娩全过程,又分为 3 个产程。

（二）产程分期
1.第一产程（宫颈扩张期）
从规律宫缩开始至宫口开全(10 cm)为止。初产妇需 11～12 h;经产妇需 6～8 h。

2.第二产程（胎儿娩出期）
从宫口开全至胎儿娩出,产妇不超过 2 h;经产妇通常数分钟即可完成,不超过 1 h。

3.第三产程（胎盘娩出期）
从胎儿娩出至胎盘娩出。
初产妇需 1～2 h,经产妇一般需 5～15 min,不超过 30 min。

二、第一产程的临床经过及处理

（一）临床表现

1.规律宫缩
产程开始后,随着宫缩,产妇出现阵发性的腹痛,称为"阵痛"。开始时宫缩持续时间约 30 s,间歇时间 5～6 min,宫缩强度弱。随产程进展,持续时间逐渐延长至 50～60 s,间歇期逐渐缩短至2～3 min,宫缩强度不断增强。宫口近开全时,宫缩持续时间可达 1 min 或更长,间歇时间仅为1～2 分钟。

2.宫口扩张
随着子宫收缩增强,宫颈管逐渐缩短直至消失,宫口逐渐扩张。潜伏期宫口扩张速度较慢,进入活跃期后加快。宫口开全时,宫颈边缘消失,子宫下段及阴道形成宽阔的筒腔。确定宫口扩张程度可通过肛门检查或阴道检查。

3.胎头下降
胎头下降程度是经阴道分娩的重要观察内容。随着产程进展,胎头不断下降,通过阴道检查,可明确胎头颅骨最低点的位置,并能判断胎位。

4.胎膜破裂

简称破膜。胎儿先露部衔接后,将羊水分为前后两部分,在胎先露部前面的羊水,量约 100 mL,称前羊水,形成的前羊水囊称为胎胞,宫缩时前羊水囊楔入宫颈管内,有助于宫颈管消失和宫口扩张。随着宫缩增强,当羊膜腔内压力增加到一定程度时,胎膜自然破裂。破膜多发生于宫口近开全时。

(二)观察产程及处理

1.观察宫缩

在产程中应密切观察宫缩,注意宫缩的持续时间、间歇时间、宫缩的强度。最简单的方法是助产人员将手掌放在产妇腹壁上,宫缩时宫体部隆起变硬,间歇期松弛变软。也可用胎儿监护仪描记宫缩曲线,是反映宫缩的客观指标,可观察每次宫缩持续时间、宫缩强度及频率。胎儿监护仪有两种类型

(1)外监护:临床常用,是将宫缩压力控头固定在产妇腹壁宫体近宫底部处,连续描记 40min,适用于第一产程、胎膜未破。

(2)内监护:将电极通过已扩张的宫颈口进入羊膜腔固定在胎儿头皮上,测定宫腔静止压力和宫缩时压力,适用于胎膜已破、宫口扩张 1 cm 以上。内监护较外监护准确,但有引起宫腔内感染的危险。

2.观察胎心

宫缩时,子宫肌壁血管受压,子宫血流量减少,胎盘血循环暂时受阻,胎儿暂时缺血缺氧,胎心率可加快或减慢;宫缩间歇期,子宫壁放松,子宫血流量恢复,胎儿得到充足氧气,胎心率恢复。若宫缩间歇期胎心率不能恢复正常,提示胎儿缺氧。观察胎心可采用下列方法。

(1)听诊胎心音:在宫缩间歇期听诊,每次听诊 1 min,潜伏期每隔 1～2 h 听胎心 1 次,活跃期每15～30 min 听胎心 1 次。可采用普通听诊器、木制胎心听诊器或电子胎心听诊器听诊,目前临床常用电子胎心听诊器。

(2)胎儿监护仪监测胎心音:多用外监护描记胎心曲线,观察胎心率变异与宫缩、胎动的关系,能较客观地判断胎儿在宫内的状态。一般每 15 min 对胎心监护曲线进行评估 1 次,宫缩强时每隔 5 min 评估1 次。

3.观察宫口扩张及胎头下降

目前多采用产程图,使产程进展一目了然,并能指导产程的处理。产程图横坐标为临产时间(小时),左侧纵坐标为宫口扩张程度(cm),右侧纵坐标为先露下降程度(cm)。一般临产开始后绘制产程图,用红色"O"表示宫颈口扩张,蓝色"x"表示胎头最低点位置,把每一次肛诊或阴道检查了解到的宫颈扩张和胎头下降程度,标记在产程图上,将各标记分别用红线和蓝线连成曲线(图 8-13)。

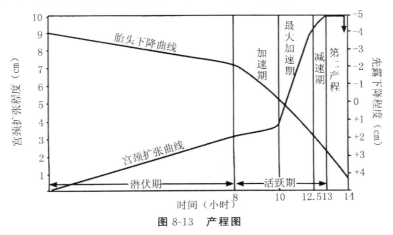

图 8-13　产程图

(1)宫口扩张曲线:第一产程宫口扩张先慢后快,分为潜伏期和活跃期。潜伏期是指从规律宫缩开始至宫口扩张 3 cm,此期间扩张速度较慢,平均 2～3h 扩张 1 cm,整期约需 8 h,最大时限 16 h,超过 16 h 为

潜伏期延长;活跃期是指宫口扩张 3 cm 至宫口扩张 10 cm(开全),此期间扩张速度加快,约需 4 h,最大时限 8 h,超过 8 h 为活跃期延长。

(2)胎头下降曲线:坐骨棘平面是判断胎头下降程度的标志。胎头颅骨最低点平坐骨棘平面时,以"0"表示;在坐骨棘平面上 1 cm 时,以"-1"表示;在坐骨棘平面下 1 cm 时,以"+1"表示,依此类推。潜伏期胎头下降不明显,胎头颅骨最低点约在坐骨棘水平,活跃期下降加快,平均每小时下降0.86 cm,胎头下降程度可作为判断分娩难易的可靠指标(图 8-14)。

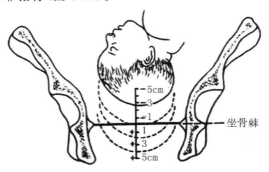

图 8-14　胎先露下降程度的标志

4.观察胎膜破裂

胎膜多在宫口近开全时自然破裂。一旦胎膜破裂,前羊水流出,应立即听胎心,并观察羊水颜色、性状、流出量,同时记录破膜时间。若胎头未衔接发生破膜,指导产妇取臀高位或侧卧位休息,防止脐带脱垂。破膜超过 12 h 尚未分娩者,给予抗生素预防感染。

5.观察血压

宫缩时血压常升高 5～10 mmHg,间歇期恢复原状。产程中每隔 4～6h,在宫缩间歇测血压1 次,若发现血压升高,应缩短测量的间隔时间并进行相应的处理。

6.指导饮食

鼓励产妇少量多次进食,进高热量、易消化食物,补充足够的水分,必要时静脉补液,以保持产妇体力。

7.活动与休息

宫缩不强且未破膜,产妇可在室内走动,有助于加速产程进展。初产妇宫口近开全或经产妇宫口扩张 4 cm 时,应卧床取左侧卧位。若胎膜已破,胎头未衔接,应指导产妇卧床休息。

8.指导排尿与排便

临产后,鼓励产妇每 2～4h 排尿 1 次,以防膀胱充盈影响宫缩,阻碍胎先露下降;初产妇宫口扩张<4 cm、经产妇宫口扩张<2 cm 时,可行温肥皂水灌肠,灌肠可反射性加强宫缩,加速产程进展,还能清洁肠道,避免产时污染,但阴道流血、胎膜已破、胎头未衔接、胎位异常、剖宫产史、严重心脏病、宫缩强估计1h 内分娩等情况,禁止灌肠。

9.肛门检查

潜伏期 2～4h 肛门检查 1 次,活跃期 1～2h 肛门检查 1 次,在宫缩时进行。通过肛查能了解宫颈软硬度、宫颈厚薄、宫口扩张程度、是否破膜、骨盆腔大小,确定胎位以及胎头下降程度。为避免感染,整个产程肛门检查次数不应超过 10 次。

10.阴道检查

能直接触清宫口扩张程度、胎先露,并进一步了解骨盆腔情况。若先露为头,还能根据矢状缝及囟门确定胎位,适用于肛查不清、宫口扩张及胎头下降程度不明、疑有脐带先露或脐带脱垂、轻度头盆不称经试产 2h 产程进展缓慢者。阴道检查感染几率高于肛门检查,应在严格消毒下进行。

11.精神心理安慰

分娩过程中,多数产妇焦虑、紧张、甚至恐惧,会影响宫缩及产程进展,医护人员应耐心讲解分娩是生理过程,安慰、体贴产妇,使产妇消除紧张及恐惧。在宫缩时指导产妇深呼吸,用手轻揉下腹部,或握拳压迫腰骶部,均可减轻产妇的不适感。研究表明,开展家庭式产房,温馨待产。允许丈夫、家人或有经验的人员陪伴分娩,适时给予产妇必要的指导,使产妇保持良好的精神状态、充沛的体力,能缩短产程以顺利分娩。

三、第二产程的临床经过及处理

(一)临床表现

1.宫缩频且强

进入第二产程,宫缩持续时间可达1min或更长,间歇时间1~2min。此时胎膜多已破裂,若未破膜应行人工破膜,加速产程进展。

2.产妇屏气

当胎头降至骨盆出口,压迫骨盆底组织和直肠壁,产妇有排便感,不自主地向下屏气,协助娩出胎儿。

3.肛门松弛

随产程进展,会阴体逐渐膨隆、变薄,肛门括约肌松弛。

4.胎头拨露与着冠

宫缩时胎头露出于阴道口,露出部分不断增大,宫缩间歇期胎头又缩回阴道内,称为胎头拨露;经几次胎头拨露后,胎头双顶径越过骨盆出口,宫缩间歇时胎头不再回缩,称为胎头着冠。

5.胎儿娩出

胎头着冠后会阴极度扩张,产程继续进展,当胎头枕骨于耻骨弓下露出时,以耻骨弓为支点出现仰伸动作,胎儿额、鼻、口、颏部相继娩出。随后胎头复位及外旋转,胎儿双肩、胎体相继娩出,后羊水涌出。

(二)观察产程及处理

1.密切监测胎心

第二产程,宫缩强而频,应勤听胎心,每5~10min听1次,有条件用胎儿监护仪监测,以便及早发现胎儿有无急性缺氧。

2.指导产妇屏气

正确指导产妇运用腹压能缩短第二产程,加速产程进展。方法:产妇仰卧,两手紧握产床把手,双足蹬在产床上,宫缩时,深吸气后屏住,然后如解大便样向下屏气用力以增加腹压,宫缩间歇期,呼气及全身肌肉放松,安静休息。

3.接产准备

初产妇宫口开全、经产妇宫口扩张4cm且宫缩规律有力时,应将产妇送入产房,作好接产准备工作。

(1)外阴冲洗、消毒:让产妇仰卧在产床上,脱去裤子,双腿屈曲分开,露出外阴部,臀下垫防水布和清洁便盆,用肥皂水纱布球擦洗外阴部,顺序为:大小阴唇、阴阜、两腿内侧上1/3段、会阴及肛门周围(图8-15)。然后用消毒干纱布球堵在阴道口,用温开水将肥皂水冲洗干净,冲洗顺序自上而下,从外到内,随后取出阴道口纱布球。消毒纱布棉球拭干后,再用0.1%苯扎溴铵(新洁尔灭)溶液或0.5%聚维酮碘依次消毒外阴,消毒顺序先中间后周围,最后肛门。取下臀下防水布及便盆。

(2)接生者准备:接产者按无菌操作要求常规洗手、穿手术衣和戴无菌手套。站在产妇右侧,打开产包,铺好消毒巾,准备接产。

4.接产

(1)保护会阴的时机和要领:当胎头拨露使阴唇后联合紧张时开始保护会阴,并协助胎头俯屈,使胎头以最小径线在宫缩间歇时缓慢通过阴道口,可有效防止会阴撕裂。胎肩娩出时仍应注意保护好会阴。接产者指导产妇适时屏气用力完成分娩。

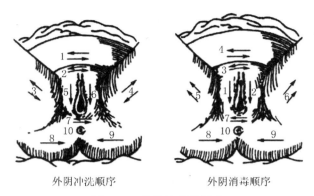

外阴冲洗顺序　　　　　　外阴消毒顺序

图 8-15　外阴消毒的顺序

（2）会阴撕裂的诱因：会阴过紧缺乏弹性、会阴水肿、耻骨弓过低、胎儿过大、胎儿娩出过快等，均易造成会阴撕裂。接产者在接产前应作出正确判断，以便提前采取会阴切开术，防止会阴裂伤。

（3）接产步骤：接产者站在产妇右侧，在会阴部铺盖消毒巾，将右手肘部支在产床上，大拇指与其余四指分开，用手掌大鱼际肌在宫缩时向上向内托压会阴部，左手示、中、无名三指下压胎头枕部，协助胎头俯屈，使胎头缓慢下降。宫缩间歇时，保护会阴的右手不要离开可稍放松，以免压迫过久引起会阴水肿。当胎头枕部在耻骨弓下露出时，左手应协助胎头仰伸。胎头娩出后，左手自鼻根向下颏挤压，挤出口鼻内的黏液和羊水，然后协助胎头复位及外旋转，使胎儿双肩径与骨盆出口前后径相一致。然后左手向下轻压胎儿颈部，使前肩自耻骨弓下娩出，再上托胎颈使后肩从会阴前缘缓慢娩出，双肩娩出后，放开保护会阴的手，双手协助胎体及下肢相继以侧位娩出（图 8-16）。

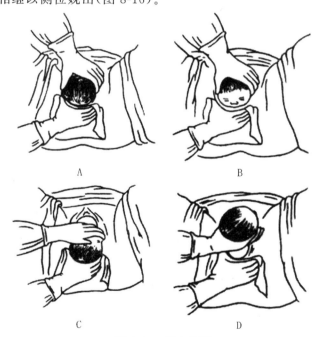

图 8-16　接产步骤
A.保护会阴，协助胎头俯屈；B.协助胎头仰伸；C.助前肩娩出；D.助后肩娩出

胎儿娩出后立即将弯盘放置于会阴处收集阴道流血，以便观察失血量。然后在距脐轮 10～15 cm 处，用两把止血钳分别夹住脐带，并从中间剪断。当胎头娩出时发现脐带绕颈，若绕颈 1 周且较松时，可用手将脐带从胎肩推上或从胎头滑下，若绕颈过紧或绕颈 2 周以上，可用两把血管钳夹住其中的 1 圈脐带并从中间剪断，注意应避免胎儿颈部受伤。

（4）会阴切开指征：胎儿过大或会阴过紧，估计分娩时会阴撕裂不可避免，或母儿有病理情况，需尽快结束分娩时,应行会阴切开术。会阴切开方法有会阴后一侧切开术和会阴正中切开术。

四、第三产程的临床经过及处理

(一)临床表现

1.胎盘剥离

胎儿娩出后,子宫底降至脐平,宫腔容积突然明显缩小,胎盘不能相应缩小与子宫壁发生错位而剥离,剥离面出血形成胎盘后血肿,子宫继续收缩,胎盘剥离面加大,直至胎盘完全剥离而娩出。

2.胎盘剥离征象

(1)宫体变硬呈球形,下段被扩张,宫体呈狭长形被推向上,宫底升高达脐上。

(2)剥离的胎盘降至子宫下段,阴道口外露的一段脐带自行延长。

(3)阴道少量流血。

(4)接产者用手掌尺侧在产妇耻骨联合上方轻压子宫下段时,宫体上升而外露的脐带不再回缩。

3.胎盘剥离及排出方式有两种

(1)胎儿面娩出式:胎盘从中央开始剥离,然后边缘剥离,特点是胎盘先娩出后有阴道流血,多见。

(2)母体面娩出式:胎盘从边缘开始剥离,然后中央剥离,血液沿胎盘边缘剥离面流出,特点是胎盘排出前先有较多量阴道流血,少见。

(二)处理

1.新生儿处理

(1)清理呼吸道:新生儿断脐后,立即清除呼吸道黏液和羊水,用新生儿吸痰管或导管轻轻吸净新生儿咽部及鼻腔的黏液和羊水,以免发生新生儿窒息和吸入性肺炎。新生儿大声啼哭,表示呼吸道已通畅。当确认呼吸道内的黏液和羊水已吸净而仍未啼哭时,可用手指轻弹或用手轻拍新生儿足底,促其啼哭。

(2)处理脐带:双重粗丝线结扎脐带法:用75%乙醇消毒脐带根部,在距脐根0.5 cm处用无菌粗丝线结扎第一道,在第一道结扎线上0.5 cm处结扎第二道,在第二道结扎线上0.5 cm处剪断脐带,挤出残余血液,用20%高锰酸钾液或5%聚维酮碘液消毒脐带断面,待脐带断面干后,以无菌纱布覆盖,再用脐带布包扎。目前还可用气门芯、脐带夹、血管钳等方法结扎脐带。处理脐带时应注意:①消毒药液不可接触新生儿皮肤,以防皮肤灼伤。②脐带应扎紧,以防出血,但又要避免过度用力以使脐带断裂。③处理脐带时,新生儿要保暖。

(3)新生儿阿普加(Apgar)评分及意义:用于判断新生儿有无窒息及其严重程度。以新生儿出生后1min内的心率、呼吸、肌张力、喉反射及皮肤颜色5项体征为依据,每项为0~2分,满分为10分(表8-1)。8~10分为正常新生儿;4~7分为轻度(青紫)窒息,需清理呼吸道、人工呼吸、给氧、用药等措施才能恢复;0~3分为重度(苍白)窒息,缺氧严重需紧急抢救,行喉镜在直视下气管内插管并给氧。

表8-1 新生儿阿普加(Apgar)评分标准

体征	评分标准			评分	
	0	1	2	1min	5min
皮肤颜色	青紫或苍白	身体红,四肢青紫	全身红		
心率(次/分)	无	<100	≥100		
喉反射	无反应	有些动作,如皱眉	哭,喷嚏		
肌张力	松弛	四肢略屈曲	四肢活动		
呼吸	无	慢,不规则	正常,哭声响		

新生儿阿普加评分以呼吸为基础,皮肤颜色最灵敏,心率是最终消失的指标。凡评分≤7分的新生儿应在出生后5min、10min时再次评分,直至连续两次评分均≥8分。1min评分是反映出生时的情况,5min以后评分反映复苏效果,与预后关系密切。新生儿窒息恶化顺序为皮肤颜色→呼吸→肌张力→喉反射→

心率;复苏有效顺序为心率→喉反射→皮肤颜色→呼吸→肌张力。肌张力恢复越快,预后越好。

（4）处理新生儿:擦净新生儿足底,在新生儿出生记录单上摁上新生儿足印及产妇拇指印。对新生儿进行体格检查,将标明新生儿性别、体重、出生时间、母亲姓名及床号的腕带和包被带分别系在新生儿右手腕和包被上。协助新生儿首次吸吮。

2.协助胎盘娩出

当确认胎盘已完全剥离时,接产者在宫缩时,左手拇指置于子宫前壁,其余4指放在子宫后壁握住宫底并按压,右手轻拉脐带,协助娩出胎盘。当胎盘娩出阴道口时,双手捧住胎盘按顺时针或逆时针方向旋转,并轻轻向下、向外牵拉,使胎膜完整娩出(图8-17)。若发现胎膜部分断裂,可用血管钳夹住断裂上端的胎膜向一个方向旋转直至胎膜全部娩出。胎盘胎膜排出后,按摩子宫促进子宫收缩,减少阴道流血量。胎盘未剥离之前,切忌用力按揉、下压子宫底或牵拉脐带,以免引起胎盘剥离不全而出血,或拉断脐带,甚至子宫内翻。

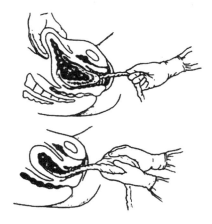

图 8-17　助娩胎盘胎膜

3.检查胎盘

胎膜将胎盘铺平,用纱布将母体面血凝块轻轻擦去,先检查胎盘母体面胎盘小叶有无缺损,然后将胎盘提起,检查胎膜是否完整,再检查胎盘胎儿面边缘有无血管断裂,及时发现有无副胎盘,副胎盘为一小胎盘,与正常胎盘分离,但两者间有血管相连。若发现有部分胎盘残留或大部分胎膜残留或有副胎盘时,应在无菌操作下,徒手伸入宫腔取出残留组织。若手取胎盘困难,可用大号刮匙刮取残留组织。当确认仅有少许胎膜残留,给予子宫收缩剂促其排出。

4.检查软产道

胎盘娩出后,应仔细检查会阴、小阴唇内侧、尿道口周围、阴道、阴道穹隆及宫颈有无裂伤。若软产道有裂伤应及时缝合。

5.预防产后出血

正常分娩出血量不超过300 mL,可在胎儿前肩娩出时,给予缩宫素10～20 U加入25％葡萄糖20 mL静脉注射或麦角新碱0.2 mg静脉注射,促使胎盘剥离,加强宫缩,减少出血。若第三产程超过30min,胎盘仍未排出且出血不多时,应排空膀胱后,轻轻按压子宫及静注子宫收缩剂,若仍不能使胎盘剥离排出时,行手取胎盘术。若胎盘娩出后出血较多时,可经下腹部直接在宫体肌壁内注入缩宫素10 U或麦角新碱0.2 mg,并将缩宫素20 U加于5％葡萄糖液500 mL内静脉滴注,均可通过加强宫缩减少产后出血。

6.产后观察

产后应留产妇在产房观察2h,注意子宫收缩、子宫底高度、阴道流血量、膀胱充盈情况、会阴及阴道有无血肿等,并测量血压、脉搏。若子宫收缩不良,应按摩子宫,挤压出宫腔内积血,注射缩宫素,促进子宫收缩,减少出血。若产妇有肛门坠胀、排便感,多为阴道后壁血肿。应行肛查确诊,并及时处理。产后2h无异常,将产妇送回病房休息,鼓励产妇产后2～4h排尿。

（刘艳艳）

第五节　分娩镇痛

分娩镇痛通常是指利用某种方法将分娩时的疼痛减轻到最低程度。实施分娩镇痛能缓解产妇在分娩过程中的疼痛,有助于自然分娩。

一、分娩镇痛的方法

1.理想的分娩镇痛必须具备的特征

（1）对母婴影响小。

（2）易于给药起救快,作用可靠,能满足整个产程镇痛的需要。

（3）不影响宫缩和产妇运动。

（4）产妇清醒,可配合分娩过程。

（5）必要时可满足手术的需要。

2.目前常用的方法

（1）非药物性镇痛：Lamaze 精神预防法、针灸、经皮电刺激、外周按摩。

（2）局部麻醉：宫颈旁阻滞、阴部神经阻滞。

（3）区域麻醉：腰麻、低麻、硬膜外麻醉、腰硬联合麻醉。

（4）全身麻醉：吸入麻醉药(如笑气、安氟醚、异氟醚)：静脉镇痛、镇静、麻醉药(如哌替啶、芬太尼、安定、氯胺酮)。

二、分娩镇痛的禁忌证

产妇有产道异常(如骨盆狭窄),头盆不称,宫缩异常,多胎,凝血功能异常,局部或全身感染,低血容量,营养不良,精神有异常,产妇自己不愿意选用镇痛者。

三、椎管内麻醉在分娩镇痛中的临床应用

目前公认硬膜外麻醉和腰硬联合麻醉的镇痛效果最好,两者以前者的应用较为普遍。美国妇产科学院(ACOG)提出：腰段硬膜外阻滞最为有效且不良反应少,但应使产妇保持活动自如,参与分娩过程。

分娩镇痛选择的原则是在没有禁忌证的情况下,选择自己最熟悉的方法,保证安全有效。对胎儿来说,各种麻醉镇痛方法的优缺点并不是绝对的,关键是医生应选择自己最熟悉的方法,同时要充分理解和估计每种方法对胎儿和产妇的影响,并且对可能发生的并发症预备好各种处理措施和方法,既要保证减轻疼痛,又要保证母婴安全。下面介绍目前常用的分娩镇痛方法。

1.连续硬膜外注药(CIEA)

CIEA 是硬膜外连续输注低浓度的局部麻醉药和脂溶性阿片类镇痛药。操作方法：在宫口开至 $2\sim3$ cm 时,选取 $L_{2\sim3}$ 硬膜外穿刺,成功后单次给药 $5\sim10$ mL,麻醉平面控制在 T_{10} 以下,然后用微泵持续输注镇痛药液($0.062\,5\%\sim0.125\%$ 布比卡因或 $0.1\%\sim0.2\%$ 罗哌卡因加芬太尼 $1\sim2$ $\mu g/mL$),$8\sim12$ mL/h,至宫口开全时停药。CIEA 可持续镇痛,镇痛平而恒定,对运动阻滞轻,对循环呼吸功能影响小。但在产程中镇痛需求发生变化时难以及时调整药量,可导致连续给药量不足或超过其实际需求。常用麻醉药物如下。

（1）布比卡因：分娩早期推荐用 $0.062\,5\%\sim0.125\%$ 溶液静脉输注,进入第 2 产程改用 $0.125\%\sim0.25\%$ 溶液。布比卡因与血浆蛋白呈高度结合,胎盘透过量最少,脐静脉血与母体静脉血血药浓度之比为 $0.3：1$。产妇在应用布比卡因时其心肌毒性增强,可能与妊娠期间黄体酮增加有关。

（2）罗哌卡因：新型长效酰胺类局部麻醉药与布比卡因结构相仿,理化特性相似,麻醉效能相近,布比

卡因为消旋的混合物,而罗哌卡因是纯左旋式(-S)异构体,对心脏的毒性明显低于布比卡因,低浓度的罗哌卡引有感觉阻滞与运动阻滞分离的特点,0.1%～0.2%罗哌卡因用于分娩镇痛,对母胎较安全,可产生良好的镇痛效果而运动阻滞小。

(3)芬太尼:与局部麻醉药合用可产生协同作用,10～25 μg 有起效快和镇痛时间延长的特点。由于该药极易通过胎盘,对胎儿同样具有呼吸抑制作用,母体用 0.1 $\mu g/kg$ 时对新生儿影响较轻,但随剂量的增加新生儿 ApSar 评分中呼吸评分可降低。

(4)舒芬太尼:与局部麻醉药合用效果比芬太尼好,常用 0.1～0.3 $\mu g/mL$。

2.腰硬联合阻滞镇痛操作方法

在宫口开至 2～3 cm 时,选取 $L_{2\sim3}$ 硬膜外穿刺,成功后用 27 G 腰穿针从硬膜外穿刺针中穿刺进蛛网膜下隙,注入舒芬太尼 5 μg ＋布比卡因(或罗哌卡因)2.5 mg,拔出腰穿针置硬外导管,接微量泵持续注入镇痛药液。此方法镇痛起效更快,用药量更少。但操作较复杂,费用较贵。

3 硬膜外患者自控镇痛(PCEA)操作方法

在宫口开至 2～3 cm 时,行硬膜外或腰硬联合穿刺置管,给予负荷剂量起效后,接镇痛泵以背景剂量 4～8 mL/h,追加药量 3 mL,锁定时间为 30 min。产妇可以根据自己的感受控制用药量,减少医务人员的工作量,但给药速率需要产妇的理解和控制。

4.椎管内麻醉用于分娩镇痛可能发生的并发症

椎管内麻醉用于分娩镇痛可能发生的并发症如下:①长时间输注麻醉药,出现运动阻滞,第 2 产程延长,器械助产率高,剖宫产率高。②阻滞平面过高,容易出现低血压。③膀胱充盈后排尿感觉减弱,出现球潴留。④皮肤瘙痒。⑤寒战,发热。⑥头晕,恶心,呕吐。⑦误入蛛网膜下隙。⑧硬膜外阻滞不全,镇痛效果不佳。

5.椎骨内麻醉用于分娩镇痛的注意事项

分娩镇痛期间,须高度重视且严密观察各种药物及方法对母体或胎儿的不良影响,对产妇要进行必要的血压、心率、血氧饱和度及呼吸的监测,如出现异常情况,立即对症处理。

(刘艳艳)

第九章

异常分娩

产力、产道、胎儿及心理四要素决定了分娩的难易。任何一个或一个以上因素发生异常或互不适应，则分娩发生受阻，称为异常分娩，通常称为难产。而在分娩过程中，难产与顺产可互相转化，若处理得当，可使难产转危为安，因此当出现异常分娩时，要仔细分析难产的原因，及时正确处理，保证孕妇及胎儿较安全地度过分娩期。

第一节　产力异常

产力包括子宫收缩力、腹肌和膈肌收缩力以及肛提肌收缩力，其中以子宫收缩力为主。所谓产力异常主要指子宫收缩力异常，而腹壁肌和膈肌收缩力以及肛提肌收缩力只在第二产程中起到一定的辅助作用。

凡在分娩过程中，子宫收缩的节律性、对称性及极性不正常或强度、频率有改变，称为子宫收缩力异常。

一、分类

子宫收缩力异常临床上分为子宫收缩乏力及子宫收缩过强两类，每类又分为协调性子宫收缩和不协调性子宫收缩。子宫收缩力异常的分类如图 9-1 所示。

$$
\begin{cases}
子宫收缩乏力 \begin{cases} 协调性（低张性） \begin{cases} 原发性 \\ 继发性 \end{cases} \\ 不协调性（高张性） \end{cases} \\
子宫收缩过强 \begin{cases} 协调性（急产） \\ 不协调性 \begin{cases} 强直性收缩（全部子宫肌收缩） \\ 子宫痉挛狭窄（全部子宫收缩） \end{cases} \end{cases}
\end{cases}
$$

图 9-1　子宫收缩力异常的分类

二、病因

（1）头盆不称或胎位异常。

（2）子宫肌源性因素：如子宫畸形、发育不良、子宫肌纤维变性或过度扩张、子宫肌瘤等。

（3）精神因素：如初产妇或精神过度紧张等。

（4）内分泌失调。

（5）药物影响：尤以临产后应用大量镇静药物为明显。

三、诊断要点

根据发生时间可分为原发性和继发性两种。所谓原发性子宫收缩乏力是指产程开始就出现子宫收缩乏力,宫颈口不能如期扩张,胎先露不能如期下降,产程延长;继发性子宫收缩乏力是指产程进展到某一阶段(多在活跃期或第二产程)出现停滞或进展缓慢。

(1)协调性子宫收缩乏力(低张性子宫收缩乏力):子宫收缩具有正常的节律性、对称性和极性,但收缩力弱,宫腔压力低(<15 mmHg),出现产程延长或停滞。

(2)不协调性子宫收缩乏力(高张性子宫收缩乏力):子宫收缩的极性倒置、节律不协调,属无效宫缩,对母婴危害甚大。

(3)异常的产程曲线:如潜伏期延长、活跃期延长或停滞、第二产程延长或停滞、胎头下降延缓或停滞。

四、处理

(一)协调性子宫收缩乏力

无论是原发性还是继发性,首先得寻找原因,若有头盆不称,不能从阴道分娩者,应及时行剖宫产。若排除了头盆不称或胎位异常,估计能经阴道分娩者,应考虑加强宫缩。

1.第一产程

①一般处理,精神安慰休息,补充能量,适当应用镇静药。②加强宫缩,如人工剥膜或宫颈口开大3 cm以上,可人工破膜(需记住人工剥膜时不能人工破膜,且人工破膜应在宫缩间隙时进行,以防引起羊水栓塞这一严重并发症),也可用地西泮静脉注射,催产素静脉滴注,一般以催产素2.5 U加入5%葡萄糖液500 mL,从8滴/分开始,根据宫缩强弱进行调整,对于不敏感者,可逐渐增加缩宫素剂量。

2.第二产程

若无头盆不称,则应加强宫缩,以缩宫素为最佳选择,胎头双顶位已通过坐骨棘平面,等待自然分娩或行会阴侧切,行胎头吸引术或产钳助产;如胎头未衔接或胎儿宫内窘迫,应行剖宫产术。

3.第三产程

宫缩乏力容易并发产后出血,故在胎肩娩出后,肌内注射或静脉滴注缩宫素(或麦角新碱),同时应预防感染。

(二)不协调性子宫收缩乏力

多见于初产妇。通常表现为子宫收缩的极性倒置,宫缩不是平常的起于两侧宫角部,宫缩的兴奋点是来自子宫的一处或多处,频率高,节律不协调。宫缩时宫底部不强,而是中段或下段强,宫腔内压力可达20 mmHg。宫缩间歇期子宫壁不能完全放松,表现为子宫收缩不协调,这种宫缩不能使宫口如期扩张、先露部如期下降,属无效宫缩。但是这种宫缩往往使产妇自觉宫缩强,持续腹痛,精神紧张,烦躁不安,消耗体力,产程延长或停滞,严重者会出现脱水、电解质紊乱、尿潴留,影响胎儿-胎盘循环,导致胎儿宫内窘迫。

(三)子宫收缩过强

1.协调性子宫收缩过强

这类产力异常表现为子宫收缩力过强、过频,而子宫收缩的节律性、对称性和极性均正常。若产道无阻力,分娩在短时间内可结束,总产程<3h,称急产,这类分娩极大地危害母婴健康,产道损伤、新生儿颅内出血、窒息、新生儿外伤的发生率明显高于正常产。

2.不协调性子宫收缩过强

(1)子宫痉挛性狭窄环:特点是子宫局部平滑肌呈痉挛性收缩,形成环状狭窄,持续不放松,常见于子宫上段、下段交界处及胎体狭窄部,如胎儿颈部。临床表现为产力好,无头盆不称,但产程进展缓慢,或胎盘嵌顿。此环不随宫缩上升,与病理性缩复环有较大的区别,不是子宫破裂的先兆。

(2)强直性子宫收缩:①原因:a.临产及发生分娩梗阻。b.不适当地应用缩宫素。c.胎盘早剥血液浸润子宫肌层。②临床表现及诊断:产妇烦躁不安,持续性腹痛,拒按,胎位触不清,胎心听不清,严重者出现病理缩复环、血尿等先兆子宫破裂征象。③处理:a.镇静,哌替啶 100 mg 或吗啡 10 mg,肌内注射。b.缓解缩窄环,25％硫酸镁 10 mL,静脉缓慢注射。c.若经上述处理,缩窄环仍未缓解,若胎儿存活,立即剖宫产;若胎儿已死,一边等待,一边严密观察。

总之,紧密观察产程进展,找出宫缩异常的原因,判断是何种产力异常,应不失时机地找出难产的原因与类型,给予恰当处理,过早干预不好,过晚处理又会失掉抢救机会,做到心中有数,既不盲目等待,也不无原则处理,方能提高产科质量。

(肖艳平)

第二节　产道异常

产道包括骨产道(骨盆)及软产道(子宫下段、宫颈、阴道),是胎儿经阴道娩出的通道。产道异常可使胎儿娩出受阻,临床上以骨产道异常多见。

一、骨产道异常

骨盆径线过短或形态异常,致使骨盆腔小于胎先露部通过的限度,阻碍胎先露部下降,影响产程进展,称为骨盆狭窄。骨盆狭窄可以是一个径线过短或多个径线过短,也可以是一个平面狭窄或多个平面同时狭窄。当一个径线过短时,要观察同一个平面的其他径线的大小,再结合整个骨盆的大小与形态进行综合分析,作出正确判断。

(一)分类

1.骨盆入口平面狭窄

我国妇女较常见。骨盆外测量骶耻外径<18 cm,内测量对角结合径(DC)<11.5 cm(骨盆入口前后径<10 cm)。常见以下两种。

(1)单纯扁平骨盆:骨盆入口平面呈横扁圆形,骶岬向前突出,使骨盆入口前后径缩短而横径正常(图9-2)。

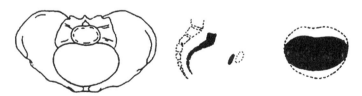

图 9-2　单纯扁平骨盆

(2)佝偻病性扁平骨盆:由于童年时患佝偻病、骨软化症使骨盆变形,骶岬被压向前,骨盆入口前后径明显缩短,使骨盆入口呈肾形,骶骨下段向后移,失去骶骨的正常弯度,变直向后翘,尾骨呈钩状突向骨盆出口平面,由于髂骨外展,使髂棘间径≥髂嵴间径;由于坐骨结节外翻,使耻骨弓角度增大,骨盆出口横径变宽(图9-3)。

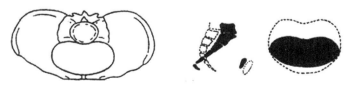

图 9-3　佝偻病性扁平骨盆

2.中骨盆及骨盆出口平面狭窄

(1)漏斗骨盆:骨盆入口各径线值正常,由于两侧盆壁向内倾斜,状如漏斗,故名。特点是中骨盆及出口平面均明显狭窄,使坐骨棘间径、坐骨结节间径(transverse outlet,TO)缩短,耻骨弓角度<90°,TO与后矢状径之和<15 cm,常见于男人型骨盆(图9-4)。

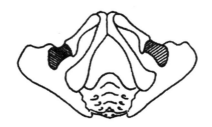

图 9-4　漏斗骨盆

(2)横径狭窄骨盆:与类人猿型骨盆类似。骨盆入口、中骨盆及骨盆出口的横径均缩短,前后径稍长,坐骨切迹宽(图9-5)。骨盆外测量骶耻外径正常,髂棘间径及髂嵴间径均缩短。

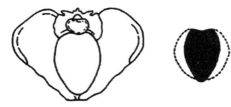

图 9-5　横径狭窄骨盆

3.骨盆三个平面狭窄

骨盆外形属女型骨盆,但骨盆入口平面、中骨盆及骨盆出口平面均狭窄。各个平面径线均比正常值小2 cm或更多,称为均小骨盆(图9-6)。多见于身材矮小、体型匀称的妇女。

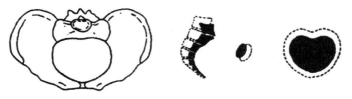

图 9-6　均小骨盆

4.畸形骨盆

骨盆失去正常形态,如偏斜骨盆,系一侧髂翼与髋骨发育不良所致骶髂关节固定,以及下肢和髋关节疾病,引起骨盆一侧斜径缩短(图9-7)。

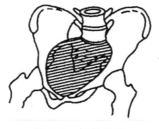

图 9-7　偏斜骨盆

(二)诊断

在分娩过程中,骨盆是个不变的因素。狭窄骨盆影响胎位和胎先露部在分娩机制中的下降和内旋转,也影响宫缩。

1.病史

询问幼年有无佝偻病、脊髓灰质炎、脊柱和髋关节畸形以及外伤史,如为经产妇,应了解既往分娩史。

2.一般检查

测量身高,如身高在 145 cm 以下,应警惕均小骨盆,注意观察体型、步态、有无跛足,脊柱及髋关节畸形。

3.腹部检查

(1)腹部形态:注意观察腹型,软尺测耻上子宫底高度及腹围,B 超观察胎先露与骨盆的关系。并测量胎头双顶径、腹围、股骨长综合预测胎儿的体重,判断能否顺利通过骨产道。

(2)胎位异常:骨盆入口狭窄往往因头盆不称,胎头不易入盆,导致胎位异常,如臀先露、肩先露;中骨盆狭窄影响已入盆的胎头内旋转,导致持续性枕横位、枕后位等。

(3)估计头盆关系:正常情况下,部分初产妇在预产期前 2 周,经产妇临产后,胎头应入盆。

如已临产,胎头仍未入盆,则应充分估计头盆关系。检查头盆是否相称的具体方法是:孕妇排空膀胱,仰卧,两腿伸直,检查者将手放在耻骨联合上方,将浮动的胎头向骨盆腔方向推压,如胎头低于耻骨联合平面,表示胎头可以入盆,头盆相称,称为跨耻征阴性;如胎头与耻骨联合在同一平面,表示可疑头盆不称,称为跨耻征可疑阳性;如胎头高于耻骨联合平面,表示头盆明显不称,称为跨耻征阳性(图 9-8)。

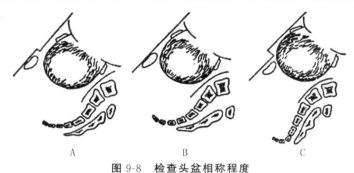

图 9-8 检查头盆相称程度
A.头盆相称;B.头盆可以不称;C.头盆不称

4.骨盆测量

(1)骨盆外测量:各径线较正常值小 2 cm 或更多,为均小骨盆。骶耻外径<18 cm 为单纯扁平骨盆。TO>8 cm,耻骨弓角度<90°为漏斗骨盆,其中 TO=7.5 cm 为轻度漏斗骨盆;TO≤7.0 cm 为重度漏斗骨盆。骨盆两侧斜径及同侧直径,两者相差>1 cm 为偏斜骨盆。

(2)骨盆内测量:DC<11.5 cm,骶岬突出为骨盆入口平面狭窄属单纯扁平骨盆。中骨盆狭窄与骨盆出口平面狭窄往往同时存在,应测量坐骨棘间径、坐骨切迹宽度、出口后矢状径。如坐骨棘间径<10 cm,坐骨切迹宽度<2 横指,为中骨盆狭窄。如 TO≤7.0 cm,应测量出口后矢状径及检查骶尾关节活动度,如 TO 与出口后矢状径之和<15 cm,为骨盆出口狭窄。

(三)对母儿的影响

1.对产妇的影响

(1)骨盆入口狭窄:影响胎先露部衔接,易发生胎位异常,引起继发性宫缩乏力,导致产程延长及停滞。

(2)中骨盆狭窄:影响胎头内旋转,易发生持续性枕横位或枕后位。

(3)胎头长时间嵌顿于产道内,压迫软组织引起局部缺血、水肿、坏死、脱落,产后易形成生殖道瘘。

(4)胎膜早破及手术助产增加感染机会。

(5)梗阻性难产如不及时处理,可导致先兆子宫破裂甚至子宫破裂,危及产妇生命。

2.对胎儿和新生儿的影响

(1)头盆不称易发生胎膜早破,脐带脱垂,导致胎儿窘迫,甚至胎死宫内。

(2)产程长,胎头受压,缺血缺氧,易发生颅内出血。

(3)骨盆狭窄,手术产机会增多,易发生新生儿产伤及感染。

(四)治疗

明确骨盆狭窄的类型和程度,了解胎位、胎儿大小、胎心、宫缩强弱、宫颈扩张程度、破膜与否,结合年龄、产次、既往分娩史综合分析,决定分娩方式。

1.一般处理

在分娩过程中,消除精神紧张与顾虑,保证营养及水分的摄入,必要时补液。同时严密观察宫缩、胎心、产程进展及胎先露下降程度。

2.骨盆入口平面狭窄的处理

(1)绝对性入口狭窄:骶耻外径<16 cm,入口前后径<8.5 cm,足月活胎不能入盆,择期剖宫产术。

(2)相对性入口狭窄:骶耻外径16~18 cm,骨盆入口前后径8.5~9.5 cm,足月胎儿体重3 000 g左右,胎心正常,可在严密观察下试产。如规律宫缩6~8 h,胎头仍未能入盆,或伴有胎儿窘迫,应行剖宫产术结束分娩。

骨盆入口狭窄,主要为单纯扁平骨盆孕妇,于妊娠末期或临产后,胎头矢状缝只能衔接于入口横径上,胎头侧屈使两顶骨先后依次入盆,呈不均倾式嵌入骨盆入口,称为头盆倾势不均。如前顶骨先嵌入,矢状缝偏后,称前不均倾;后顶骨先嵌入,矢状缝偏前,称后不均倾(图9-9)。当胎头双顶径均通过骨盆入口平面时,即能较顺利地经阴道分娩。

3.中骨盆及骨盆出口狭窄的处理

在分娩过程中,胎儿在中骨盆完成俯屈和内旋转动作,如中骨盆狭窄,则胎头俯屈和内旋转受阻,易发生持续性枕横位或枕后位。如宫口开全,胎头双顶径已超过坐骨棘水平"S+2"或更低,可经阴道行低位产钳或胎头吸引器助产。如胎头双顶径未达"S+2",应行剖宫产术。骨盆出口平面是产道的最低部位,应于临产前对胎儿大小、头盆关系做出充分估计,决定能否阴道分娩,不可进行试产。如 TO≤7.0 cm,应测出口后矢状径,如两者之和>15 cm 时,多数胎儿可经阴道利用出口后三角空隙分娩;如两者之和<15 cm,足月胎儿一般不能经阴道分娩,应择期行剖宫产术。

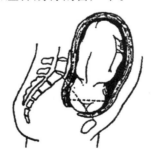

图 9-9 胎头嵌入骨盆姿势(后不均倾)

4.均小骨盆的处理

除了胎儿较小有试产可能外,多数有头盆不称,应择期行剖宫产术。

5.畸形骨盆的处理

根据畸形骨盆狭窄程度、胎儿大小、产力等情况具体分析,如畸形导致头盆不称,应择期行剖宫产术。

二、软产道异常

软产道包括子宫下段、宫颈及阴道。软产道异常所致的难产少见,容易被忽略。应在妊娠早期常规行双合诊检查,了解软产道有无异常。

（一）阴道异常

1.阴道横隔

阴道横隔多位于阴道上段，在横隔中央或稍偏一侧多有一小孔，易被误认为宫颈外口，产程中常因胎先露下降缓慢或受阻，阴道检查后发现。

治疗：当横隔被撑薄，直视下自小孔将隔作"X"形切开，因胎先露下降压迫，故通常无明显出血。待分娩结束后，再切除剩余的隔，用肠线间断或连续缝合残端。如横隔高且坚厚，阻碍胎先露下降，则需行剖宫产术。

2.阴道纵隔

阴道纵隔常伴有双子宫、双宫颈。位于一侧子宫内的胎儿下降，通过该侧阴道娩出时，纵隔被推向对侧，分娩多无障碍。当纵隔发生于单宫颈时，有时位于胎先露前方，随之下降，如纵隔薄可自行断裂，分娩无障碍。如纵隔厚，阻碍胎先露部下降时，须在纵隔中间剪断，待分娩结束后，再剪除剩余部分，用肠线间断或连续缝合残端。

3.阴道狭窄

由于产伤、药物腐蚀、手术感染致使阴道瘢痕挛缩形成阴道狭窄者，如位置低、狭窄轻，可行较大的侧切，经阴道分娩。如位置高、狭窄重、范围广，应行剖宫产术。

4.阴道尖锐湿疣

妊娠期湿疣生长迅速，早期可治疗。体积大、范围广的阴道尖锐湿疣可阻碍分娩，容易发生裂伤、血肿及感染。为预防新生儿感染，患喉乳头状瘤，以行剖宫产术为宜。

（二）宫颈异常

1.宫颈外口黏合

宫颈外口黏合多在分娩受阻时发现，当宫颈管已消失而宫口不扩张，仍为一很小的小孔，通常用手指稍加压力分离黏合的小孔，宫口则很快开全。偶有宫口不开大，需行剖宫产术。

2.宫颈水肿

宫颈水肿多见于枕后位或滞产，宫口未开全而产妇过早屏气，致使宫颈前唇长时间被压于胎头与耻骨联合之间，血液回流受阻引起水肿，影响宫颈扩张。可应用50%硫酸镁湿热敷局部，促使水肿消失，宫口即可继续扩张；也有用地西泮5～10 mg局部多点注入或静脉缓慢推注，待宫口近开全，用手将水肿的宫颈前唇上推，使其越过胎头，则可经阴道分娩。如经上述处理宫口不继续扩张，应行剖宫产术。

3.宫颈瘢痕

宫颈陈旧性裂伤，或宫颈锥切术（Leep术）后、宫颈裂伤修补术后、宫颈深部电烙术后等所致的宫颈瘢痕，通常于妊娠后可能软化，但如果宫缩很强，宫颈仍不扩张，不宜久等，应行剖宫产术。

4.子宫颈癌

此时宫颈硬而脆，缺乏伸展性，临产后影响宫颈扩张，如阴道分娩，有发生大出血、裂伤、感染和癌扩散的危险，故不应经阴道分娩，而应行剖宫产术，术后可行放射治疗。如为早期浸润癌，可先行剖宫产术，同时行广泛全子宫切除术及盆腔淋巴结清扫术。

5.宫颈肌瘤

生长于子宫下段和宫颈的较大肌瘤，占据盆腔或阻塞于骨盆入口时，影响胎先露部进入骨盆入口，应行剖宫产术；如肌瘤在骨盆入口以上而胎头已入盆，肌瘤不阻塞产道则可经阴道分娩。

（肖艳平）

第三节　胎位异常

胎位异常是造成难产的常见因素之一。分娩时枕前位(正常胎位)约占 90%,而胎位异常约占 10%,其中胎头位置异常居多,占 6%～7%,有胎头在骨盆腔内旋转受阻的持续性枕横(后)位,有因胎头俯屈不良呈不同程度仰伸的面先露,还有胎头高直位、前不均倾位等。胎产式异常的臀先露占 3%～4%,肩先露已极少见。此外还有复合先露。明显的胎位异常、胎儿发育异常,软产道或骨产道异常,在产前容易诊断,而多数的异常分娩发生在分娩过程中,必须仔细观察产程,绘制产程图,结合病史、体格检查,综合分析才能及时发现下列异常情况。

产妇出现全身衰竭症状:由于产程延长,产妇烦躁不安,体力衰竭,严重者出现脱水、代谢性酸中毒及电解质紊乱。由于自主神经功能紊乱引起肠蠕动减弱及膀胱平滑肌无力,导致肠胀气和尿潴留,应及时发现并予以纠正。

胎头下降受阻:头先露并不均能经阴道分娩,头位难产并不少见。临产后,一旦发现胎头下降受阻,应想到骨盆狭窄、胎位异常、子宫收缩乏力、软产道异常、胎头过大、胎儿畸形、子宫痉挛狭窄环等可能。潜伏期胎头迟迟不入盆,应警惕宫缩乏力及头盆不称,应检查胎头有无跨耻征。活跃期及第 2 产程,应检查胎头下降速度及胎方位。

宫颈口扩张延缓或阻滞:临产后,初产妇宫颈口扩张有明显的规律性,即潜伏期约 8 h,可使宫颈口扩张至 3 cm,活跃期约需 4 h,可使宫颈口开全。若进入活跃期,当初产妇宫颈口扩张速度＜1.2 cm/h 或经产妇宫颈口扩张速度＜1.5 cm/h,产程无进展,提示可能有无效子宫收缩或子宫收缩乏力,宫颈水肿、宫颈坚韧及宫颈瘢痕,头盆不称,胎位异常、巨大胎儿,中骨盆或骨盆出口平面狭窄。

子宫收缩力异常:首先区别是协调性或不协调性子宫收缩乏力或过强,然后区分单纯性子宫收缩乏力或由其他原因所造成。临床上多见继发性宫缩乏力,当骨盆狭窄、头盆不称或胎位异常时,产程开始一段时间宫缩正常,随着产程进展,胎头下降受阻,使胎头不能紧贴子宫下段及宫颈内口,造成继发性子宫收缩乏力。产妇精神紧张或不适当地应用缩宫素,可出现子宫收缩不协调。如双胎妊娠及羊水过多时,子宫壁过度伸展致使子宫收缩乏力等,如不及时处理,可使产程延长。子宫收缩过强,胎头下降受阻,可发生先兆子宫破裂甚至子宫破裂。因此,必须及时发现子宫收缩力异常,查明原因,及时处理。

胎膜早破:头盆不称或胎位异常时,先露部与骨盆之间有空隙,前后羊水交通,致使前羊水囊压力不均,当宫缩时,胎膜承受压力过大而破裂。羊水过多、双胎妊娠、重度宫颈裂伤也容易发生胎膜早破,胎膜早破往往是异常分娩的征兆,必须查明有无头盆不称或胎位异常,破膜后应立即听胎心音,注意有无脐带脱垂。

胎儿窘迫:由于产程延长,导致胎儿缺氧,胎儿代偿能力下降或失代偿可出现胎儿窘迫征象(胎心率＞160 次/分或＜120 次/分,胎心率快慢不规律,羊水污染,胎儿头皮血 pH 值＜7.24),应查清胎儿窘迫原因,及时处理。

一、持续性枕后位、枕横位

(一)概述

在分娩过程中,胎头以枕后位或枕横位衔接。在下降过程中,胎头枕部因强有力宫缩绝大多数能向前转 135°或 90°,转成枕前位自然分娩。仅有 5%～10%胎头枕骨持续不能转向前方,直至分娩后期仍位于母体骨盆后方或侧方,致使分娩发生困难者,称为持续性枕后位。国外报道发病率均为 5%左右。

1.病因

(1)骨盆异常:常发生于男型骨盆或类人猿型骨盆。这两类骨盆的特点是骨盆入口平面前半部较狭窄,不适合胎头枕部衔接,后半部较宽,胎头容易以枕后位或枕横位衔接。这类骨盆常伴有中骨盆平面及骨盆出口平面狭窄,影响胎头在中骨盆平面向前旋转,为适应骨盆形态而成为持续性枕后位或持续性枕横位。由于扁平骨盆前后径短小,均小骨盆各径线均小,而骨盆入口横径最长,胎头常以枕横位入盆,由于骨盆偏小,胎头旋转困难,胎头便持续在枕横位。

(2)胎头俯屈不良:若以枕后位衔接,胎儿脊柱与母体脊柱接近,不利于胎头俯屈,胎头前囟成为胎头下降的最低部位,而最低点又常转向骨盆前方,当前囟转至前方或侧方时,胎头枕部转至后方或侧方,形成持续性枕后位或持续性枕横位。

(3)子宫收缩乏力:影响胎头下降、俯屈及内旋转,容易造成持续性枕后位或枕横位。

(4)头盆不称:头盆不称使内旋转受阻,而呈持续性枕后位或枕横位。

2.临床特征

(1)临床表现:临产后胎头衔接较晚及俯屈不良,由于枕后位的胎先露部不易紧贴子宫下段及宫颈内口,常导致协调性宫缩乏力及宫口扩张缓慢。因枕骨持续位于骨盆后方压迫直肠,产妇自觉肛门坠胀及排便感,致使宫口尚未开全时过早使用腹压,容易导致宫颈前唇水肿和产妇疲劳,影响产程进展。持续性枕后位常致活跃期晚期及第2产程延长。若在阴道口虽已见到胎发,历经多次宫缩时屏气却不见胎头继续顺利下降时,应想到可能是持续性枕后位。

(2)腹部:检查在宫底部触及胎臀,胎背偏向母体后方或侧方,在对侧明显触及胎儿肢体。若胎头已衔接,有时可在胎儿肢体侧耻骨联合上方扪到胎儿颏部。胎心在脐下一侧偏外方听得最响亮,枕后位时因胎背伸直,前胸贴近母体腹壁,胎心在胎儿肢体侧的胎胸部位也能听到。

(3)肛门检查或阴道检查:当肛查宫口部分扩张或开全时,若为枕后位,感到盆腔后部空虚,查明胎头矢状缝位于骨盆斜径上。前囟在骨盆右前方,后囟(枕部)在骨盆左后方则为枕左后位,反之为枕右后位。查明胎头矢状缝位于骨盆横径上,后囟在骨盆左侧方,则为枕左横位,反之为枕右横位。当出现胎头水肿、颅骨重叠、囟门触不清时,需行阴道检查借助胎儿耳郭及耳屏位置及方向判定胎位,若耳郭朝向骨盆后方,诊断为枕后位;若耳郭朝向骨盆侧方,诊断为枕横位。

(4)B型超声检查:根据胎头颜面及枕部位置,能准确探清胎头位置以明确诊断。

3.分娩机制

胎头多以枕横位或枕后位衔接,在分娩过程中,若不能转成枕前位时,其分娩机制如下。

(1)枕左(右)后位:胎头枕部到达中骨盆向后行45°内旋转,使矢状缝与骨盆前后径一致。胎儿枕部朝向骶骨呈正枕后位。其分娩方式如下。①胎头俯屈较好:胎头继续下降,前囟先露抵达耻骨联合下时,以前囟为支点,胎头继续俯屈使顶部及枕部自会阴前缘娩出。继之胎头仰伸,相继由耻骨联合下娩出额、鼻、口、颏。此种分娩方式为枕后位经阴道助娩最常见的方式。②胎头俯屈不良:当鼻根出现在耻骨联合下缘时,以鼻根为支点,胎头先俯屈,从会阴前缘娩出前囟、顶部及枕部,然后胎头仰伸,便鼻、口、颏部相继由耻骨联合下娩出。因胎头以较大的枕额周径旋转,胎儿娩出更加困难,多需手术助产。

(2)枕横位:部分枕横位于下降过程中无内旋转动作,或枕后位的胎头枕部仅向前旋转45°,成为持续性枕横位。持续性枕横位虽能经阴道分娩,但多数需用手或行胎头吸引术将胎头转成枕前位娩出。

4.对母儿影响

(1)对产妇的影响:胎位异常导致继发性宫缩乏力,使产程延长,常需手术助产,容易发生软产道损伤,增加产后出血及感染机会。若胎头长时间压迫软产道,可发生缺血坏死脱落,形成生殖道瘘。

(2)对胎儿的影响:第2产程延长和手术助产机会增多,常出现胎儿窘迫和新生儿窒息,使围生儿死亡率增高。

(二)防治

持续性枕后位、枕横位在骨盆无异常、胎儿不大时,可以试产。试产时应严密观察产程,注意胎头下降、宫口扩张程度、宫缩强弱及胎心有无改变。

1.第1产程

(1)潜伏期:需保证产妇充分营养与休息。若有情绪紧张,睡眠不好,可给予派替啶或地西泮。让产妇朝向胎背的对侧方向侧卧,以利胎头枕部转向前方。若宫缩欠佳,应尽早静脉滴注缩宫素。

(2)活跃期:宫口开大 3～4 cm 产程停滞除外,头盆不称可行人工破膜,若产力欠佳,静脉滴注缩宫素。若宫口开大每小时 1 cm 以上,伴胎先露部下降,多能经阴道分娩。在试产过程中,出现胎儿窘迫征象,应行剖宫产术结束分娩。若经过上述处理效果不佳,每小时宫口开大<1 cm 或无进展时,则应剖宫产结束分娩。宫口开全之前,嘱产妇不要过早屏气用力,以免引起宫颈前唇水肿,影响产程进展。

2.第 2 产程

若第 2 产程进展缓慢,初产妇已近 2 h,经产妇已近 1 h,应行阴道检查。当胎头双顶径已达坐骨棘平面或更低时,可先行徒手将胎头枕部转向前方,使矢状缝与骨盆出口前后径一致,或自然分娩,或阴道助产(低位产钳术或胎头吸引术)。若转成枕前位有困难时,也可向后转成正枕后位,再以产钳助产。若以枕后位娩出时,需做较大的会阴后一斜切开,以免造成会阴裂伤。若胎头位置较高,疑有头盆不称,需行剖宫产术,中位产钳禁止使用。

3.第 3 产程

因产程延长,容易发生产后宫缩乏力,胎盘娩出后应立即静脉注射或肌内注射子宫收缩剂,以防发生产后出血。有软产道裂伤者,应及时修补。新生儿应重点监护。凡行手术助产及有软产道裂伤者,产后应给予抗生素预防感染。

二、抬头高直位

(一)概述

胎头以不屈不仰姿势衔接于骨盆入口,其矢状缝与骨盆入口前后径相一致,称为胎头高直位。发病率国内文献报道为 1.08%,国外资料报道为 0.6%～1.6%。胎头枕骨向前靠近耻骨联合者称为胎头高直前位,又称枕耻位;胎头枕骨向后靠近骶岬者称为胎头高直后位,又称枕骶位。胎头高直位对母儿危害较大,应妥善处理。

1.病因

与下述因素可能有关:头盆不称,骨盆入口平面狭窄,胎头大,腹壁松弛,胎膜早破,均可使胎头矢状缝有可能被固定在骨盆前后径上,形成胎头高直位。

2.临床特征

(1)临床表现:由于临产后胎头不俯屈,进入骨盆入口的胎头径线增大,胎头迟迟不衔接,使胎头不下降或下降缓慢,宫口扩张也缓慢,致使产程延长,常感耻骨联合部位疼痛。

(2)腹部检查:胎头高直前位时,胎背靠近腹前壁,不易触及胎儿肢体,胎心位置稍高,在近腹中线听得最清楚。胎头高直后位时,胎儿肢体靠近腹前壁,有时在耻骨联合上方可清楚触及胎儿下颏。

(3)阴道检查:因胎头位置高,肛查不易查清,此时应做阴道检查。发现胎头矢状缝与骨盆入口前后径一致,后囟在耻骨联合后,前囟在骶骨前,为胎头高直前位,反之为胎头高直后位。

(4)B 型超声检查:可探清胎头双顶径与骨盆入口横径一致,胎头矢状缝与骨盆入口前后径一致。

3.分娩机制

胎头高直前位临产后,胎头极度俯屈,以胎头枕骨在耻骨联合后方为支点,使胎头顶部、额部及颏部沿骶岬下滑入盆衔接、下降,双顶径达坐骨棘平面以下时,以枕前位经阴道分娩。若胎头高直前位胎头无法入盆,需行剖宫产术结束分娩。高直后位临产后,胎背与母体腰骶部贴近,妨碍胎头俯屈及下降,使胎头处于高浮状态迟迟不能入盆,即使入盆下降至盆底也难以向前旋转 180°,故以枕前位娩出的可能性极小。

(二)防治

胎头高直前位时,若骨盆正常、胎儿不大、产力强,应给予充分试产机会,加强宫缩促使胎头俯屈,胎头转为枕前位可经阴道分娩或阴道助产,若试产失败再行剖宫产术结束分娩。胎头高直后位因很难经阴道分娩,一经确诊应行剖宫产术。

三、前不均倾位

(一)概述

枕横位的胎头(胎头矢状缝与骨盆入口横径一致)以前顶骨先入盆称前不均倾位,其发病率约为0.68%。

1.病因

常发生在骨盆倾斜度过大,腹壁松弛,悬垂腹时,因胎儿身体向前倾斜,使胎头前顶骨先入盆,此时若合并头盆不称因素更易发生。

2.临床特征

(1)临床表现:产程延长,胎头迟迟不衔接,即使衔接也难以顺利下降,多在宫口扩张至3～5 cm时即停滞不前,因前顶骨紧嵌于耻骨联合后方,压迫尿道及宫颈前唇,导致尿潴留、宫颈前唇水肿及胎膜早破。胎头受压过久,可出现胎头水肿。

(2)腹部检查:前不均倾位的胎头不易入盆。在临产早期,于耻骨联合上方可扪到胎头前顶部。随产程进展,胎头继续侧屈使胎头与胎肩折叠于骨盆入口处,因胎头折叠于胎肩之后使胎肩高于耻骨联合平面,于耻骨联合上方只能触到一侧胎肩而触不到胎头,易误认为胎头已入盆。

(3)阴道检查:胎头矢状缝在骨盆入口横径上,向后移靠近骶岬,同时前后囟一起后移。前顶骨紧嵌于耻骨联合后方,产瘤大部分位于前顶骨,因后顶骨的大部分尚在骶岬之上,致使盆腔后半部空虚。耻骨联合后方成为均倾姿势。少数以前顶骨先入盆,由于耻骨联合后平面直而无凹陷,前顶骨紧紧嵌顿于耻骨联合后,使后顶骨架在骶岬之上无法下降入盆。偶见骨盆宽大、胎儿较小、宫缩强,前顶骨降至耻骨联合后,经侧屈后顶骨能滑过而入盆。

(二)防治

一旦确诊为前不均倾位,除极个别胎儿小、宫缩强、骨盆宽大可给予短时间试产外,均应尽快以剖宫产结束分娩。

四、面先露

(一)概述

面先露多于临产后发现。系因胎头极度仰伸,使胎儿枕部与胎背接触。面先露以颏部为指示点,有颏左前、颏左横、颏左后、颏右前、颏右横、颏右后6种胎位,以颏左前及颏右后位较多见。我国15所医院统计发病率为0.80‰～2.70‰,国外资料为0.17‰～0.2‰。经产妇多于初产妇。

1.病因

(1)骨盆狭窄:有可能阻碍胎头俯屈的因素均可能导致面先露。胎头衔接受阻,阻碍胎头俯屈,导致胎头极度仰伸。

(2)头盆不称:临产后胎头衔接受阻,造成胎头极度仰伸。

(3)腹壁松弛:经产妇悬垂腹时胎背向前反曲,胎儿颈椎及胸椎仰伸形成面先露。

(4)脐带过短或脐带绕颈:使胎头俯屈困难。

(5)畸形:无脑儿因无顶骨,可自然形成面先露。先天性甲状腺肿,胎头俯屈困难,也可导致面先露。

2.临床特征

(1)腹部检查:因胎头极度仰伸,入盆受阻,胎体伸直,宫底位置较高。颏前位时,在孕妇腹前壁容易扪及胎儿肢体,胎心由胸部传出,故在胎儿肢体侧的下腹部听得最清楚。颏后位时,于耻骨联合上方可触及胎儿枕骨隆凸与胎背之间有明显凹沟,胎心较遥远而弱。

(2)肛门检查及阴道检查:可触到高低不平、软硬不均的颜面部,若宫口开大时可触及胎儿口、鼻、颧骨及眼眶,并依据颏部所在位置确定其胎位。

(3)B型超声检查:可以明确面先露并能探清胎位。

3.分娩机制

面先露分娩机制包括:仰伸、下降、内旋转及外旋转。颏前位时,胎头以仰伸姿势衔接、下降,胎儿面部达骨盆底时,胎头极度仰伸,颏部为最低点,故转向前方,胎头继续下降并极度仰伸,颏部因位置最低而转向前方,当颏部自耻骨弓下娩出后,极度仰伸的胎颈前面处于产道小弯(耻骨联合),胎儿俯屈时,胎头后部能够适应产道大弯,使口、鼻、眼、额、前囟及枕部自会阴前缘相继娩出,但产程明显延长。颏后位时,胎儿面部达骨盆底后,多数能经内旋转135°,后以颏前位娩出。少数因内旋转受阻,成为持续性颏后位,胎颈已极度伸展,不能适应产道大弯,故足月活胎不能经阴道自然娩出,需行剖宫产结束分娩。

4.对母儿影响

(1)对产妇的影响:颏前位时,因胎儿颜面部不能紧贴子宫下段及宫颈内口,常引起宫缩乏力,致使产程延长;颜面部骨质不能变形,容易发生会阴裂伤。颏后位时,导致梗阻性难产,若不及时处理,造成子宫破裂,危及产妇生命。

(2)对胎儿及新生儿的影响:胎儿面部受压变形,颜面皮肤青紫、肿胀,尤以口唇为著,影响吸吮,严重时可发生会厌水肿影响吞咽。新生儿于生后保持仰伸姿势达数日之久。出生后需加强护理。

(二)防治

颏前位时,若无头盆不称,产力良好,有可能自然分娩;若出现继发性宫缩乏力,第2产程延长,可用产钳助娩,但会阴后,斜切开要足够大。若有头盆不称或出现胎儿窘迫征象,应行剖宫产术。持续性颏后位时,难以经阴道分娩,应行剖宫产术结束分娩。若胎儿畸形,无论颏前位或颏后位,均应在宫口开全后行穿颅术结束分娩。

五、臀先露

(一)概述

臀先露是最常见的异常胎位,占妊娠足月分娩总数的3%~4%,多见于经产妇。因胎头比胎臀大,分娩时后出胎头无明显变形,往往娩出困难,加之脐带脱垂较多见,使围生儿死亡率增高,是枕先露的3~8倍。臀先露以骶骨为指示点,有骶左前、骶左横、骶左后、骶右前、骶右横、骶右后6种胎位。

1.病因

妊娠30周以前,臀先露较多见,妊娠30周以后多能自然转成头先露。临产后持续为臀先露的原因尚不十分明确,可能的因素如下。

(1)胎儿在宫腔内活动范围过大:羊水过多、经产妇腹壁松弛以及早产儿羊水相对偏多,胎儿易在宫腔内自由活动形成臀先露。

(2)胎儿在宫腔内活动范围受限:子宫畸形(如单角子宫、双角子宫等)、胎儿畸形(如无脑儿、脑积水等)、双胎妊娠及羊水过少等,容易发生臀先露。胎盘附着在宫底宫角部易发生臀先露,占73%,而头先露仅占5%。

(3)胎头衔接受阻:狭窄骨盆、前置胎盘、肿瘤阻塞骨盆腔及巨大胎儿等,也易发生臀先露。

2.临床分类

根据胎儿两下肢所取的姿势分为以下3类。

(1)单臀先露或腿直臀先露:胎儿双髋关节屈曲,双膝关节直伸,以臀部为先露。最多见。

(2)完全臀先露或混合臀先露:胎儿双髋关节及双膝关节均屈曲,有如盘膝坐,以臀部和双足为先露。较多见。

(3)不完全臀先露:以一足或双足、一膝或双膝,或一足一膝为先露。膝先露是暂时的,产程开始后转为足先露。较少见。

3.临床特征

(1)临床表现:孕妇常感肋下有圆而硬的胎头。由于胎臀不能紧贴子宫下段及宫颈内口,常导致宫缩乏力,宫口扩张缓慢,致使产程延长。

(2)腹部检查:子宫呈纵椭圆形,胎体纵轴与母体纵轴一致。在宫底部可触到圆而硬、按压时有浮球感的胎头;若未衔接,在耻骨联合上方触到不规则、软而宽的胎臀,胎心在脐左(或右)上方听得最清楚。衔接后,胎臀位于耻骨联合之下,胎心听诊以脐下最明显。

(3)肛门检查及阴道检查:肛门检查时,触及软而不规则的胎臀或触到胎足、胎膝。若胎臀位置高,肛查不能确定时,需行阴道检查。阴道检查时,了解宫口扩张程度及有无脐带脱垂。若胎膜已破,能直接触到胎臀、外生殖器及肛门,此时应注意与颜面相鉴别。若为胎臀,可触及肛门与两坐骨结节连在一条直线上,手指放入肛门内有环状括约肌收缩感,取出手指可见有胎粪。若为颜面,口与两颧骨突出点呈三角形,手指放入口内可触及齿龈和弓状的下颌骨。若触及胎足时,应与胎手相鉴别。

(4)B型超声检查:能准确探清臀先露类型以及胎儿大小、胎头姿势等。

4.分娩机制

在胎体各部中,胎头最大,胎肩小于胎头,胎臀最小。头先露时,胎头一经娩出,身体其他部位随即娩出。而臀先露时则不同,较小且软的臀部先娩出,最大的胎头却最后娩出。胎臀、胎肩、胎头需按一定机制适应产道条件方能娩出,故需要掌握胎臀、胎肩及胎头3部分的分娩机制。以骶右前位为例加以阐述。

(1)胎臀娩出:临产后,胎臀以粗隆间径衔接于骨盆入口右斜径,骶骨位于右前方。胎臀逐渐下降,前髋下降稍快故位置较低,抵达骨盆底遇到阻力后,前髋向母体右侧行45°内旋转,使前髋位于耻骨联合后方,此时粗隆间径与母体骨盆出口前后径一致。胎臀继续下降,胎体稍侧屈以适应产道弯曲度,后髋先从会阴前缘娩出,随即胎体稍伸直,使前髋从耻骨弓下娩出。继之双腿双足娩出。当胎臀及两下肢娩出后,胎体行外旋转,使胎背转向前方或右前方。

(2)胎肩娩出:当胎体行外旋转的同时,胎儿双肩径衔接于骨盆入口右斜径或横径,并沿此径线逐渐下降,当双肩达骨盆底时,前肩向右旋转45°,转至耻骨弓下,使双肩径与骨盆出口前后径一致,同时胎体侧屈使后肩及后上肢从会阴前缘娩出,继之前肩及前上肢从耻骨弓下娩出。

(3)胎头娩出:当胎肩通过会阴时,胎头矢状缝衔接于骨盆入口左斜径或横径,并沿此径线逐渐下降,同时胎头俯屈。当枕骨达骨盆底时,胎头向母体左前方旋转45°,使枕骨朝向耻骨联合。胎头继续下降,当枕骨下凹到达耻骨弓下时,以此处为支点,胎头继续俯屈,使颏、面及额部相继自会阴前缘娩出,随后枕部自耻骨弓下娩出。

5.对母儿影响

(1)对产妇的影响:胎臀形状不规则,不能紧贴子宫下段及宫颈内口,容易发生胎膜早破或继发性宫缩乏力,使产后出血与产褥感染的机会增多,若宫口未开全,而强行牵拉,容易造成宫颈撕裂甚至延及子宫下段。

(2)对胎儿及新生儿的影响:胎臀高低不平,对前羊膜囊压力不均匀,常致胎膜早破,发生脐带脱垂是头先露的10倍,脐带受压可致胎儿窘迫甚至死亡。胎膜早破,使早产儿及低体重儿增多。后出胎头牵出困难,常发生新生儿窒息、臂丛神经损伤及颅内出血,颅内出血的发病率是头先露的10倍。臀先露导致围生儿的发病率与死亡率均增高。

(二)防治

1.妊娠期

于妊娠30周前,臀先露多能自行转为头先露。若妊娠30周后仍为臀先露应予矫正。常用的矫正方法有以下几种。

(1)胸膝卧位:让孕妇排空膀胱,松解裤带,做胸膝卧位姿势,每日2次,每次15 min,连做1周后复查。这种姿势可使胎臀退出盆腔,借助胎儿重心改变,使胎头与胎背所形成的弧形顺着宫底弧面滑动而完成胎位矫正。

(2)激光照射或艾灸至阴穴:近年多用激光照射两侧至阴穴,也可用艾条灸,每日1次,每次15~20 min,5次为1个疗程。

（3）外转胎位术：应用上述矫正方法无效者，于妊娠 32～34 周时，可行外转胎位术，因有发生胎盘早剥、脐带缠绕等严重并发症的可能，应用时要慎重，术前半小时口服沙丁胺醇 4.8 mg。行外转胎位术时，最好在 B 型超声监测下进行。孕妇平卧，两下肢屈曲稍外展，露出腹壁。查清胎位，听胎心率。操作步骤包括松动胎先露部、转胎。动作应轻柔，间断进行。若术中或术后发现胎动频繁而剧烈或胎心率异常，应停止转动并退回原胎位观察半小时。

2.分娩期

应根据产妇年龄、胎产次、骨盆大小、胎儿大小、胎儿是否存活、臀先露类型以及有无并发症，于临产初期作出正确判断，决定分娩方式。

（1）选择性剖宫产的指征：狭窄骨盆、软产道异常、胎儿体重大于 3 500 g、胎儿窘迫、高龄初产、有难产史、不完全臀先露等，均应行剖宫产术结束分娩。

（2）决定经阴道分娩的处理。

第 1 产程：产妇应侧卧，不宜站立走动。少做肛查，不灌肠，尽量避免胎膜破裂。一旦破膜，应立即听胎心。若胎心变慢或变快，应行肛查，必要时行阴道检查，了解有无脐带脱垂。若有脐带脱垂，胎心尚好，宫口未开全，为抢救胎儿，需立即行剖宫产术。若无脐带脱垂，可严密观察胎心及产程进展。若出现协调性宫缩乏力，应设法加强宫缩。当宫口开大 4～5 cm 时，胎足即可经宫口脱出至阴道。为了使宫颈和阴道充分扩张，消毒外阴之后，使用"堵"外阴方法。当宫缩时用无菌巾以手掌堵住阴道口，让胎臀下降，避免胎足先下降，待宫口及阴道充分扩张后才让胎臀娩出。此法有利于后出胎头的顺利娩出。在"堵"的过程中应每隔 10～15 min 听胎心 1 次，并注意宫口是否开全。宫口已开全再堵易引起胎儿窘迫或子宫破裂。宫口近开全时，要做好接产和抢救新生儿窒息的准备。

第 2 产程：接产前，应导尿排空膀胱。初产妇应做会阴侧切术。有 3 种分娩方式：①自然分娩，胎儿自然娩出，不作任何牵拉，极少见，仅见于经产妇、胎儿小、宫缩强、产道正常者。②臀助产术，当胎臀自然娩出至脐部后，胎肩及后出胎头由接产者协助娩出，脐部娩出后，一般应在 2～3 min 娩出胎头，最长不能超过 8 min，后出胎头娩出有主张用单叶产钳效果佳。③臀牵引术，胎儿全部由接产者牵拉娩出，此种手术对胎儿损伤大，不宜采用。

第 3 产程：产程延长易并发子宫乏力性出血。胎盘娩出后，应肌内注射催产素，防止产后出血。行手术操作及有软产道损伤者，应及时缝合，并予以抗生素预防感染。

六、肩先露

（一）概述

胎体纵轴与母体纵轴相垂直为横产式。胎体横卧于骨盆入口之上，先露部为肩，称为肩先露，占妊娠足月分娩总数的 0.25%，是对母儿最不利的胎位。除死胎及早产儿胎体可折叠娩出外，足月活胎不可能经阴道娩出。若不及时处理，容易造成子宫破裂，威胁母儿生命。根据胎头在母体左或右侧和胎儿肩胛朝向母体前或后方，有肩左前、肩左后、肩右前、肩右后 4 种胎位。

1.病因

发生原因与臀先露类似。

2.临床特征

（1）临床表现：胎先露部胎肩不能紧贴子宫下段及宫颈内口，缺乏直接刺激，容易发生宫缩乏力；胎肩对宫颈压力不均，容易发生胎膜早破。破膜后羊水迅速外流，胎儿上肢或脐带容易脱出，导致胎儿窘迫甚至死亡。随着宫缩不断加强、胎肩及胸廓一部分被挤入盆腔内，胎体折叠弯曲，胎颈被拉长，上肢脱出于阴道口外，胎头和胎臀仍被阻于骨盆入口上方，形成忽略性肩先露。子宫收缩继续增强，子宫上段越来越厚，子宫下段被动扩张越来越薄，由于子宫上下段肌壁厚薄相差悬殊，形成环状凹陷，并随宫缩逐渐升高，甚至可以高达脐上，形成病理缩复环，这是子宫破裂的先兆，若不及时处理，将会发生子宫破裂。

（2）腹部检查：子宫呈横椭圆形，子宫长度低于妊娠周数，子宫横径宽。宫底部及耻骨联合上方较空虚,在母体腹部一侧触到胎头,另侧触到胎臀。肩前位时,胎背朝向母体腹壁,触之宽大平坦;肩后位时,胎儿肢体朝向母体腹壁,触及不规则的小肢体。胎儿在脐周两侧最清楚。根据腹部检查多能确定胎位。

(3)肛门检查或阴道检查:胎膜未破者,因胎先露部浮动于骨盆入口上方,肛查不易触及胎先露部。若胎膜已破、宫口已扩张者,阴道检查可触到肩胛骨或肩峰、肋骨及腋窝。腋窝尖端指向胎儿头端,据此可决定胎头在母体左或右侧。肩胛骨朝向母体前或后方,可决定肩前位或肩后位。例如胎头在母体右侧,肩胛骨朝向后方,则为肩右后位。胎手若已脱出于阴道口外,可用握手法鉴别是胎儿左手或右手,因检查者只能与胎儿同侧的手相握。例如,肩右前位时左手脱出,检查者用左手与胎儿左手相握,余类推。

(4)B型超声检查:能准确探清肩先露,并能确定具体胎位。

3.肩难产对母儿影响

肩难产发生时,前肩嵌顿,血流受阻,导致胎儿宫内缺氧;此时胎头虽已娩出,但因胎儿胸廓受产道挤压,不能建立呼吸;若助产失败,胎肩不能及时娩出,易导致母儿严重损伤。

(1)对母体的影响:产妇因宫缩乏力、产道损伤导致产后出血、产褥感染。严重软产道损伤可造成会阴Ⅲ度裂伤、尿瘘、粪瘘等严重并发症。

(2)对胎儿及新生儿的影响:肩难产处理不及时或失败,可造成胎儿窘迫、胎死宫内、新生儿窒息、臂丛神经损伤、肱骨骨折、锁骨骨折、颅内出血、肺炎、神经系统异常,甚至死亡。

(二)防治

1.妊娠期

妊娠后期发现肩先露应及时矫正。可采用胸膝卧位、激光照射(或艾灸)至阴穴。上述矫正方法无效,应试行外转胎位术转成头先露,并包扎腹部以固定胎头。若行外转胎位术失败,应提前住院决定分娩方式。

2.分娩期

根据胎产次、胎儿大小、胎儿是否存活、宫口扩张程度、胎膜是否破裂、有无并发症等,决定分娩方式。

(1)足月活胎,伴有产科指征(如狭窄骨盆、前置胎盘、有难产史等),应于临产前行择期剖宫产术结束分娩。

(2)初产妇、足月活胎,临产后应行剖宫产术。

(3)经产妇、足月活胎,也可行剖宫产。若宫口开大5 cm以上,破膜不久,羊水未流尽,可在全身麻醉下行内转胎位术,转成臀先露,待宫口开全助娩出。若双胎妊娠第2胎儿为肩先露,可行内转胎位术。

(4)出现先兆子宫破裂或子宫破裂征象,无论胎儿死活,均应立即行剖宫产术。术中若发现宫腔感染严重,应将子宫一并切除。

(5)胎儿已死,无先兆子宫破裂征象,若宫口近开全,在全麻下行断头术或碎胎术。术后应常规检查子宫下段、宫颈及阴道有无裂伤。若有裂伤应及时缝合。注意产后出血,给予抗生素预防感染。

七、复合先露

(一)概述

胎先露部伴有肢体同时进入骨盆入口,称为复合先露。临床以一手或一前臂沿胎头脱出最常见,多发生于早产者,发病率为0.80‰~1.66‰。胎先露部不能完全充填骨盆入口或在胎先露部周围有空隙均可发生。

1.病因

以经产妇腹壁松弛者、临产后胎头高浮、骨盆狭窄、胎膜早破、早产、双胎妊娠及羊水过多等为常见原因。

2.临床特征

当产程进展缓慢时,行阴道检查发现胎先露部旁有肢体即可明确诊断。常见胎头与胎手同时入盆。

诊断时应注意和臀先露及肩先露相鉴别。

3.对母儿影响

仅胎手露于胎头旁,或胎足露于胎臀旁者,多能顺利经阴道分娩。只有在破膜后,上臂完全脱出则能阻碍分娩。下肢和胎头同时入盆,直伸的下肢也能阻碍胎头下降,若不及时处理可致梗阻性难产,威胁母儿生命。胎儿可因脐带脱垂死亡,也可因产程延长、缺氧造成胎儿窘迫,甚至死亡等。

(二)防治

发现复合先露,首先应查清有无头盆不称。若无头盆不称,让产妇向脱出肢体的对侧侧卧,肢体常可自然缩回。脱出肢体与胎头已入盆,待宫口近开全或开全后上推肢体,将其回纳,然后经腹部下压胎头,使胎头下降,以产钳助娩。若头盆不称明显或伴有胎儿窘迫征象,应尽早行剖宫产术。

(肖艳平)

第十章

分娩并发症

第一节　产后出血

产后出血是指胎儿娩出后 24 小时内失血量超过 500 mL,是分娩期常见的严重并发症,居我国产妇死亡原因首位。其发病率占分娩总数 2%～3%。产后出血可发生在三个时期即胎儿娩出后至胎盘娩出前,胎盘娩出至产后 2 小时及产后 2 小时至 24 小时,多发生在前两期。产后 2 小时内失血量占产后 24 小时内失血量的 74.7%。由于分娩时测量和收集失血量存在一定的困难,估计失血量偏少,实际发病率更高。引起产后出血的主要原因为子宫收缩乏力、胎盘因素、软产道损伤及凝血功能障碍。在诊断中应予高度重视,值得注意的是近年来在抢救产科大量汹涌出血时,如果在彻底止血前只补充晶体及红细胞,还会引起稀释性凝集病。

一、子宫收缩乏力

宫缩乏力性出血依然是产后出血的主要原因,占 70%～90%,及时有效地处理宫缩乏力性产后出血,对降低孕产妇死亡率十分关键。

(一)病因与发病机制

引起子宫收缩乏力性产后出血的原因有多种,凡是影响子宫收缩和缩复功能的因素都可引起子宫乏力性产后出血,常见的有:全身因素、子宫局部因素、产程因素、产科并发症、内分泌及药物因素等。

1.全身因素

孕妇的体质虚弱,妊娠合并心脏病,高血压、肝脏疾病、血液病等慢性全身性疾病均可致产后宫缩乏力。另外,产妇可因产程中对分娩的恐惧及精神紧张和产后胎儿性别不理想等精神因素使大脑皮质功能紊乱,加上产程中进食不足及体力消耗,水电解质平衡紊乱,均可导致宫缩乏力。

2.子宫局部因素

(1)子宫肌纤维过度伸展:如多胎妊娠、巨大儿、羊水过多等,使子宫肌纤维失去正常收缩能力。

(2)子宫肌壁损伤:经产妇使子宫肌纤维变性,结缔组织增生影响子宫收缩。急产、剖宫产和子宫肌瘤剔除术后,都可因子宫肌壁的损伤影响宫缩。

(3)子宫病变:子宫畸形(如双角子宫、残角子宫、双子宫等)、子宫肌瘤、子宫腺肌病等,均能引起产后宫缩乏力。

3.产程因素

产程延长、滞产、头盆不称或胎位异常试产失败等,都可引起继发性宫缩乏力,导致产后出血。

4.产科并发症

妊娠期高血压疾病、宫腔感染、胎盘早剥、前置胎盘等可因子宫肌纤维水肿,子宫胎盘卒中,胎盘剥离面渗血,子宫下段收缩不良等引起宫缩乏力性产后出血。

5.内分泌失调

产时和产后,产妇体内雌激素、缩宫素及前列腺素合成与释放减少,使缩宫素受体数量减少,肌细胞间隙连接蛋白数量减少。子宫平滑肌细胞 Ca^{2+} 浓度降低,肌浆蛋白轻链激酶及 ATP 酶不足,均可影响肌细胞收缩,导致宫缩乏力。

6.药物影响

产前及产时使用大剂量镇静剂、镇痛剂及麻醉药,如吗啡、氯丙嗪、硫酸镁、哌替啶、苯巴比妥钠等,都可以使宫缩受到抑制而发生宫缩乏力性产后出血。

(二)临床表现

子宫收缩乏力性产后出血可发生在胎盘娩出前也可以在胎盘娩出后,胎盘娩出后阴道多量流血及失血性休克等相应症状,是产后出血的主要临床表现。主要表现为胎盘娩出后阴道流血较多,按压宫底有血块挤出。也可以没有突然大量的出血,但有持续的中等量出血,直到出现严重的血容量不足,产妇可出现烦躁、皮肤苍白湿冷、脉搏细弱、脉压缩小等休克症状。

(三)诊断

1.估计失血量

胎盘娩出后 24 h>500 mL 可诊断产后出血。估计失血量的方法有。

(1)称重法:失血量(mL)=[胎儿娩出后的接血敷料湿重(g)-接血前敷料干重(g)]/1.05(血液比重 g/mL)。

(2)容积法:用产后接血容器收集血液后,放入量杯测量失血量。

(3)面积法:可按接血纱块血湿面积粗略估计失血量。

(4)监测生命体征、尿量和精神状态。

(5)休克指数法,休克指数=心率/收缩压(mmHg)。

(6)血红蛋白含量测定,血红蛋白每下降 10 g/L,失血 400~500 mL。但是产后出血早期,由于血液浓缩,血红蛋白值常不能准确反映实际出血量。

2.确诊条件

(1)出血发生于胎盘娩出后。

(2)出血为暗红色或鲜红色,伴有血块。

(3)宫底升高,子宫质软、轮廓不清,阴道流血多或剖宫产时,可以直接触到子宫呈疲软状。按摩子宫及应用缩宫剂后,子宫变硬,阴道流血可减少或停止。

(4)除外产道裂伤、胎盘因素和凝血功能障碍因素所致产后出血。

(四)处理

宫缩乏力性产后出血的处理原则为:正确估计失血量和动态监护、针对病因加强宫缩、止血、补充血容量、纠正失血性休克、预防多器官功能衰竭及感染。

1.正确估计出血量和动态监护

准确估计失血量是判断病情和选择实施抢救措施的关键。估计失血量大于或可能大于 500mL 时,则须及时采取必要的动态监护措施,如:凝血功能、水电解质平衡,持续心电监护,持续监测血压、脉搏等生命体征;必要时可以连续检测血红蛋白浓度及凝血功能。

2.处理方法

(1)子宫按摩或压迫法:可采用经腹按摩或经腹经阴道联合按压。经腹按摩方法为,胎盘娩出后,术者一手的拇指在前、其余四指在后,在下腹部按摩并压迫宫底,挤出宫腔内积血,促进子宫收缩;经腹经阴道联合按压法为,术者一手戴无菌手套伸入阴道握拳置于阴道前穹隆,顶住子宫前壁,另一只手在腹部按压子宫后壁,使宫体前屈,两手相对紧压并均匀有节律地按摩子宫;剖宫产时可以手入腹腔,直接按摩宫底,增强子宫收缩。按摩时间以子宫恢复正常收缩并能保持收缩状态为止,同时要配合应用宫缩剂。

(2)宫缩剂的应用:①缩宫素:为预防和治疗产后出血的一线药物。治疗产后出血方法为:缩宫素 10U 肌内注射、子宫肌层或宫颈注射,以后 10~20 U 加入 500 mL 晶体液中静脉滴注,给药速度根据患者的反应调整,常规速度 250 mL/h,约 80 mU/min。静脉滴注能立即起效,但半衰期短(1~6 min),故需持续静脉滴注。缩宫素应用相对安全,大剂量应用时可引起高血压、水钠潴留和心血管系统不良反应;一次大剂量静脉注射未稀释的缩宫素,可导致低血压、心动过速和(或)心律失常,甚至心跳骤停,虽然合成催产素制剂不含抗利尿激素,但仍有一定的抗利尿作用,大剂色应用特别是持续长时间静脉滴注可引起水中毒。因缩宫素有受体饱和现象,无限制加大用量反而效果不佳,并可出现不良反应,故 24 h 总量应控制在 60 U 内。②卡前列素氨丁三醇(为前列腺素 F2α 衍生物(15-甲基 PGF2α),引起全子宫协调有力的收缩。用法为 250 μg(1 支)深部肌内注射或子宫肌层注射,3 min 起作用,30 min 达作用高峰,可维持 2 h;必要时可重复使用,总量不超过 8 个剂量。此药可引起肺气道和血管痉挛外,另外的不良反应有腹泻、高血压、呕吐、高热、颜面潮红和心动过速。哮喘、心脏病和青光眼患者禁用,高血压患者慎用。③米索前列醇:系前列腺素 E1 的衍生物,可引起全子宫有力收缩,应用方法:米索前列醇 200~600 μg 顿服或舌下给药,口服 10 min 达高峰,2 h 后可重复应用,米索前列醇不良反应者恶心、呕吐、腹泻、寒战和体温升高较常见;高血压、活动性心、肝、肾脏病及肾上腺皮质功能不全者慎用,青光眼、哮喘及过敏体质者禁用。

(3)手术治疗:在上述处理效果不佳时,可根据患者情况和医师的熟练程度选用下列手术方法。

宫腔填塞:有宫腔水囊压迫和宫腔纱条填塞两种方法,阴道分娩后宜选用水囊压迫,剖宫产术中选用纱条填塞。宫腔填塞后应密切观察出血量、子宫底高度、生命体征变化等,动态监测血红蛋白、凝血功能的状况,以避免宫腔积血,水囊或纱条放置 24~48 h 后取出,要注意预防感染。

B-Lynch 缝合:适用于子宫缩乏力性产后出血,子宫按摩和宫缩剂无效并有可能切除子宫的患者。方法:将子宫托出腹腔,先试用两手加压观察出血量是否减少以估计 B-Lynch 缝合成功止血的可能性,加压后出血基本停止,则成功可能性大,可行 B-Lynch 缝合术。下推膀胱腹膜返折进一步暴露子宫下段。应用可吸收线缝合,先从右侧子宫切口下缘 2~3 cm、子宫内侧 3 cm 处进针,经宫腔至距切口上缘 2~3 cm、子宫内侧 4 cm 出针;然后经距宫角约 3~4 cm 宫底将缝线垂直绕向子宫后壁,于前壁相应位置进针进入宫腔横向至左侧后壁与右侧相应位置进针,出针后将缝线垂直通过宫底至子宫前壁,与右侧相应位置分别于左侧子宫切口上、下缘缝合。收紧两根缝线,检查无出血即打结。然后再关闭子宫切口。子宫放回腹腔观察 10 min,注意下段切口有无渗血,阴道有无出血及子宫颜色,若正常即逐层关腹。B-Lynch 缝合术后并发症的报道较为罕见,但有感染和组织坏死的可能,应掌握手术适应证。

盆腔血管结扎:包括子宫动脉结扎和髂内动脉结扎。子宫血管结扎适用于难治性产后出血,尤其是剖宫产术中宫缩乏力性出血,经宫缩剂和按摩子宫无效,或子宫切口撕裂而局部止血困难者。推荐五步血管结扎法:单侧子宫动脉上行支结扎;双侧子宫动脉上行支结扎;子宫动脉下行支结扎;单侧卵巢子宫血管吻合支结扎;双侧卵巢子宫血管吻合支结扎。髂内动脉结扎术手术操作困难,需要由盆底手术熟练的妇产科医师操作。适用于宫颈或盆底渗血、宫颈或阔韧带出血、腹膜后血肿、保守治疗无效的产后出血,结扎前后需准确辨认髂外动脉和股动脉,必须小心勿损伤髂内静脉,否则可导致严重的盆底出血。

经导管动脉栓塞(transcatheter arterial embolization,TAE):①适应证:经保守治疗无效的各种难治性产后出血,生命体征稳定。②禁忌证:生命体征不稳定、不宜搬动的患者;合并有其他脏器出血的 DIC;严重的心、肝、肾和凝血功能障碍;对造影剂过敏者。③方法:局麻下行一侧腹股沟韧带中点股动脉搏动最强点穿刺,以 Seldinger 技术完成股动脉插管。先行盆腔造影,再行双侧髂内动脉及子宫动脉造影,显示出血部位及出血侧子宫动脉,大量造影剂外溢区即为出血处。迅速将导管插入出血侧的髂内动脉前干,行髂内动脉栓塞术(internal iliac artery embolization,ⅡAE)或子宫动脉栓塞术(uterial artery embolization,UAE),二者均属经导管动脉栓塞术(transcatheter arterial embolization,TAE)的范畴。固定导管,向该动脉注入带抗生素的明胶海绵颗粒或明胶海绵条或明胶海绵弹簧钢圈后,直至确认出血停止,行数字减影成像技术(DSA)造影证实已止血成功即可,不要过度栓塞。同法栓塞对侧。因子宫供血呈明显的双侧性,仅栓塞一侧子宫动脉或髂内动脉前干将导致栓塞失败。临床研究结果表明术中发生的难治性产后出血以髂内动脉结扎术和子宫切除术为宜。而术后或顺产后发生的顽固性出血可选择髂内动脉栓塞术。对于复发出血者,尚可再次接血管栓塞治疗。

子宫切除术:适用于各种保守性治疗方法无效者。一般为次全子宫切除术,如前置胎盘或部分胎盘植入宫颈时行子宫全切除术。操作注意事项:由于子宫切除时仍有活动性出血,故需以最快的速度"钳夹、切断、下移",直至钳夹至子宫动脉水平以下,然后缝合打结,注意避免损伤输尿管。对子宫切除术后盆腔广泛渗血者,用大纱条填塞压迫止血并积极纠正凝血功能障碍。

3.补充血容量纠正休克

产妇可因出血量多,血容量急剧下降发生低血容量性休克。在针对病因加强宫缩和止血的同时,应积极纠正休克。建立有效静脉通道,监测中心静脉压、血气、尿量,补充晶体平衡液及血液、新鲜冰冻血浆等,有效扩容纠正低血容量性休克。对于难治性休克,在补足血容量后可给予血管活性药物升压。另外可短期大量使用肾上腺皮质激素,有利于休克的纠正。在积极抢救,治疗病因之后,达到以下状况时,可以认为休克纠正良好:出血停止;收缩压＞90 mmHg;中心静脉压回升至正常;脉压＞30 mmHg;脉搏＜100 次/分;尿量＞30 mL/h;血气分析恢复正常;一般情况良好,皮肤温暖、红润、静脉充盈、脉搏有力。

4.预防多器官功能障碍

严重的宫缩乏力性产后出血可发生凝血功能障碍,并发 DIC,继而发生多脏器功能衰竭。休克和多脏器功能衰竭是产后出血的主要死因,因此治疗宫缩乏力性产后出血时需注意主要脏器的功能保护。明显的器官功能障碍应当采用适当的人工辅助装置,如血液透析、人工心肺机等。

5.预防感染

产妇由于大量出血而机体抵抗力降低,且抢救过程中难以做到完全无菌操作,因此,有效止血和控制病情同时还需应用足量的抗生素预防感染。

(五)预防

重视产前保健、积极治疗引起产后宫缩乏力的疾病、正确处理产程、加强产后观察,可有效降低宫缩乏力性产后出血的发生率。

(1)加强孕期保健,定期产检,发现有引起宫缩乏力性产后出血的高危因素及时入院诊治。

(2)积极预防和治疗产科并发症及妊娠合并症。

(3)正确处理产程,重视产妇休息及饮食,防止疲劳及产程延长;合理使用子宫收缩剂及镇静剂;对孕妇进行精神疏导,减少精神紧张情绪。对有发生宫缩乏力性产后出血可能者适时给予宫缩剂加强宫缩。

(4)加强产后观察,产后产妇应在产房中观察 2 小时,仔细观察产妇的生命体征、宫缩及阴道流血情况,发生异常及时处理。离开产房前鼓励产妇排空膀胱,鼓励产妇与新生儿早接触、早吸吮,能反射性引起子宫收缩,减少出血量。

二、胎盘因素所致出血

(一)概述

胎盘因素是导致产后出血的第二大原因,仅次于子宫收缩乏力,文献报道约占产后出血总数的7％～24％。近年来由于剖宫产及宫腔操作增加,胎盘因素所致产后出血的比例有明显上升趋势,成为严重产后出血且必须切除子宫的最常见原因。主要包括胎盘剥离不全、胎盘剥离后滞留、胎盘嵌顿、胎盘粘连、胎盘植入、胎盘和(或)胎膜残留以及前置胎盘等。

(二)分类

1.胎盘剥离不全

多见于宫缩乏力或第三产程处理不当,如胎盘未剥离而过早牵拉脐带或刺激子宫,使胎盘部分自宫壁剥离,影响宫缩,剥离面血窦开放引起出血不止。

2.胎盘剥离后滞留

多由宫缩乏力或膀胱充盈等因素影响胎盘下降,胎盘从宫壁完全剥离后未能排出而潴留在宫腔内影响子宫收缩。

3.胎盘嵌顿

由于使用宫缩剂不当或第三产程过早及粗暴按摩子宫等,引起宫颈内口附近子宫肌呈痉挛性收缩,形成狭窄环,使已全部剥离的胎盘嵌顿于宫腔内,影响子宫收缩致出血。

4.胎盘粘连

在引起产后出血的胎盘因素中胎盘粘连最常见,胎儿娩出后胎盘全部或部分粘连于子宫壁上,不能自行剥离,称为胎盘粘连,易引起产后出血。胎盘粘连包括所有胎盘小叶的异常粘连(全部胎盘粘连),累及几个胎盘小叶(部分胎盘粘连),或累及一个胎盘小叶(灶性胎盘粘连)。

5.胎盘植入

指胎盘绒毛因子宫蜕膜发育不良等原因而植入子宫肌层,临床上较少见。根据胎盘植入面积又可分为完全性与部分性两类。其发生与既往有过宫内膜损伤及感染有关,绒毛可侵入深肌层达浆膜层甚至穿透浆膜层形成穿透性胎盘,可引起子宫自发破裂。

6.胎盘小叶、副胎盘和(或)胎膜残留

部分胎盘小叶、副胎盘或部分胎膜残留于宫腔内,影响子宫收缩而出血。常因过早牵拉脐带、过早用力揉挤子宫所致。

7.胎盘剥离出血活跃

胎盘剥离过程中出血过多。

8.胎盘早剥

子宫卒中子宫肌纤维水肿弹性下降,易引起宫缩乏力而致产后出血。

9.前置胎盘

在引起剖宫产产后出血的胎盘因素中,最常见的即前置胎盘。前置胎盘易并发产后出血原因主要有以下三点:首先在胎盘前置时,胎盘附着于子宫下段或覆盖于子宫颈中,其附着部位肌肉薄弱或缺乏,胎盘剥离后,不能有效收缩关闭血管,从而导致出血不止,引起产后出血;其次前置胎盘易发生胎盘粘连及植入肌层,胎盘剥离时出血较多;第三点是当胎盘附着于子宫前壁时,切开子宫很容易损伤胎盘而出血。

(三)高危因素

在蜕膜形成缺陷的情况下胎盘粘连比较常见,许多临床资料显示发生胎盘粘连、植入、滞留、前置胎盘与多胎、多产、炎症、化学药物刺激、机械损伤等因素造成子宫内膜损伤有密切关系。随着人工流产次数的增多,胎盘因素所引起的产后出血也逐渐增多,多次吸宫或刮宫过深损伤子宫内膜及其浅肌层可造成再次妊娠时子宫蜕膜发育不良,因代偿性扩大胎盘面积或增加覆着深度以摄取足够营养,使胎盘粘连甚至植入发生率增加。另外,子宫内膜面积减少可引起胎盘面积增加或发生异位形成前置胎盘造成产后大出血。部分患者由于人工流产术中无菌技术操作不严或过早性生活引起子宫内膜炎。

(四)临床特点

胎盘因素导致的产后出血一般表现为胎盘娩出前阴道多量流血,常伴有宫缩乏力,子宫不呈球状收缩,宫底上升,脐带不下移。胎盘娩出、宫缩改善后出血停止。出血的特点为间歇性,血色暗红,有凝血块。胎盘小叶或副胎盘残留是在胎儿娩出后胎盘自然娩出,但阴道流血较多,似子宫收缩不良,应仔细检查胎盘是否完整和胎膜近胎盘周围有无血管分支或有无胎盘小叶缺如的粗糙面。完全性胎盘粘连或植入在手取胎盘前往往出血极少或不出血,而在试图娩出胎盘时可出现大量出血,甚至有时牵拉脐带可导致子宫内翻。胎盘嵌顿时在子宫下段可发现狭窄环。胎盘嵌顿引起的产后出血比较隐匿,出血量与血流动力学的改变不相符。

B超声像特征:正常产后子宫声像图为子宫体积明显增大,宫壁均匀增厚,内膜显示清晰。单纯胎盘残留与胎盘粘连均表现为宫腔内光点密集及边缘轮廓较清晰的光团,提示胎盘胎膜瘤。胎盘植入则表现为宫腔内见胎盘组织样回声,其与部分子宫肌壁关系密切,局部子宫肌壁明显薄于对侧。

(五)治疗措施

1.胎盘剥离不全及粘连

绝大多数可徒手剥离取出。手取胎盘的方法为在适当的镇痛或麻醉下,一手在腹壁按压固定宫底,另一手沿着脐带通过阴道进入子宫。触到胎盘后,即用手掌尺侧进入胎盘边缘与宫壁之间逐步将胎盘与子宫分离,部分残留用手不能取出者,用大号刮匙刮取残留物,最好在B超引导下刮宫。若徒手剥离胎盘时,手感分不清附着界限则切忌以手指用力分离胎盘,因很可能是完全性胎盘粘连或胎盘植入。

2.完全性胎盘粘连

完全性胎盘粘连或胎盘植入以子宫切除为宜。若出血不多需保留子宫者可保守治疗,子宫动脉栓塞术或药物(甲氨蝶呤或米非司酮)治疗都有较好效果。

(1)药物治疗:①米非司酮:是一种受体水平抗孕激素药物,它能抑制滋养细胞增殖,诱导和促进其凋亡,能引起胎盘绒毛膜滋养层细胞周期动力学发生明显变化,阻断细胞周期的运转,从而抑制滋养层细胞的增殖过程,引起蜕膜和绒毛组织的变性。用法:米非司酮 50 mg 口服,3 次/天,共服用12 d。②MTX:MTX用法 10mg 肌内注射,1 次/天,共7d;或 MTX 1mg/kg 单次肌内注射。如血 β-HCG 下降不满意一周后可重复一次用药。③中药治疗:生化汤主要成分有当归 8 g,川芎 3 g,桃仁 6 g,炙甘草 5 g,蒲黄 5 g,红花 6 g,益母草 9 g,泽兰 3 g,炮姜 6 g,南山楂 6 g,五灵脂 6 g,水煎服,每日 1 剂,2 次/天,5 d 为 1 个疗程。

(2)盆腔血管栓塞术由经验丰富的放射介入医生进行,其栓塞成功率可达 95%。对还有生育要求的产妇,可避免子宫切除。介入栓塞的方法是局部麻醉下将一导管置入腹主动脉内,应用荧光显影技术确定出血血管,并放入可吸收的明胶海绵栓塞出血血管,达到止血目的。若出血部位不明确,可将明胶海绵置入髂内血管。此法对多数宫腔出血有效。

3.胎盘剥离后滞留

首先导尿排空膀胱,用手按摩宫底使子宫收缩,另一手轻轻牵拉脐带协助胎盘娩出。

4.胎盘嵌顿

在子宫狭窄环以上者,可使用静脉全身麻醉下,待子宫狭窄环松解后,用手取出胎盘当无困难。

5.胎盘剥离出血活跃

胎盘剥离过程中出现阴道大量流血需立即徒手剥离胎盘娩出,并给予按摩子宫及应用宫缩制剂。

6.前置胎盘剥离面出血

前置胎盘剥离面出血者,可"8"字缝合剥离面止血。或用垂体后叶素 6 U 稀释于 20 mL 生理盐水中,于子宫内膜下多点注射,显效快,可重复使用,无明显不良反应。B-lynch 缝合术也是治疗前置胎盘产后出血较好的保守治疗手段。胎盘早剥子宫卒中并有凝血功能障碍者,要输新鲜血浆,补充凝血因子。Fg<1.5 g/L时,输纤维蛋白原,输 2~4 g,可升高 1 g/L,BPC<50×10^9/L,输 BPC 悬液。

7.宫腔填塞术

前置胎盘或胎盘粘连所导致的产后出血,填塞可以控制出血。宫腔填塞主要有两类方法,填塞球囊或填塞纱布。可供填塞的球囊有专为宫腔填塞而设计的,能更好地适应宫腔形状,如 Bakri 紧急填塞球囊导管;原用于其他部位止血球囊,但并不十分适合宫腔形状,如森-布管、Rusch 泌尿外科静压球囊导管;利用产房现有条件的自制球囊,如手套或避孕套。宫腔填塞纱布是一种传统的方法,其缺点是不易填紧,且因纱布吸血而发生隐匿性出血,建议统一使用规格为 10 cm×460 cm 长的纱布,所填入纱布应于24 h内取出,宫腔填塞期间须予抗生素预防感染;取出纱条前应先使用缩宫素,促进子宫收缩,减少出血。

(六)预防措施

加强婚前宣教,做好计划生育,减少非意愿妊娠,减少人工流产次数,以降低产后出血的发生率。为了预防产后出血,重视第三产程的观察和处理,胎儿娩出后配合手法按摩子宫,正确及时使用缩宫药物,以利胎盘剥离排出,密切观察出血量,仔细检查胎盘、胎膜娩出是否完整,胎膜边缘有无断裂的血管残痕,如有,应当时取出。胎盘未娩出前有较多阴道流血或胎儿娩出后 10 min 未见胎盘自然剥离征象时要及时实施宫腔探查及人工剥离胎盘术可以减少产后出血。有文献报道第三产程用米索前列醇 $400~\mu g +$ NS5 mL灌肠,能减少产后出血量。

对于前置胎盘者,尤其是中央型及部分型前置胎盘,需做好产后出血抢救的各项准备工作,应由有经验的高年资医生上台参与手术,手术者术前要亲自参与B超检查,了解胎盘的位置及胎盘下缘与子宫颈内口的关系,选择合适的手术切口,从而有效降低产后出血的发生率,术中要仔细检查子宫颈内口是否有活动性出血,因为有可能发生阴道出血但宫腔无出血而掩盖了出血现象。

三、软产道损伤

(一)概述

软产道损伤是指子宫下段、子宫颈、阴道、盆底及会阴等软组织在分娩时所引起的损伤。在妊娠期间,软产道组织出现一系列生理性改变,如子宫、阴道、盆底等处的肌纤维增生和肥大,软产道各部的血管增多与充血,淋巴管较扩张,结缔组织变松软,以及阴道壁黏膜增厚、皱襞增多等,因而使软产道组织血液丰富,弹性增加,并且有一定的伸展性。由于这些变化,在分娩时能经受一定程度的压力和扩张,因而有利于胎儿的通过与娩出。但有时由于分娩过程所需的软产道扩张程度已超过最大限度,如娩出巨大胎儿时,或软产道本身有病变不能相应扩张,或在娩出胎儿的助产中操作不当,均可导致不同程度的软产道损伤。

(二)临床表现及诊断

胎儿娩出后出血,血色鲜红能自凝,出血量与裂伤程度以及是否累及血管相关,裂伤较深或波及血管时,出血较多。检查子宫收缩良好,则应仔细检查软产道可明确裂伤及出血部位。特别是急产、阴道助产、臀牵引手术产等,应全面检查会阴、阴道、宫颈以便明确是否有裂伤。有时产道裂伤形成血肿,造成隐性失血,小血肿无症状,若大血肿位于腹膜后及阔韧带等部位,表现为分娩后及剖宫产术后出现心慌、头晕、面色苍白、皮肤湿冷、血压下降、脉搏细速、尿量减少、阴道出血不多、子宫收缩正常、按压子宫无明显血液流出,B超检查有助于明确诊断。

(三)分类及处理

1.会阴阴道裂伤

阴道壁和会阴部的裂伤,是产妇在分娩时最常见的并发症。阴道、会阴裂伤按损伤程度可分为4度:Ⅰ度裂伤是指会阴部皮肤及阴道入口黏膜撕裂;Ⅱ度裂伤指裂伤已达会阴体筋膜及肌层,累及阴道后壁黏膜,向阴道后壁两侧沟延伸并向上撕裂,解剖结构不易辨认;Ⅲ度裂伤指裂伤向会阴深部扩展,肛门外括约肌已断裂,直肠黏膜尚完整;Ⅳ度裂伤指肛门、直肠和阴道完全贯通,直肠肠腔外露,组织损伤严重。发生会阴裂伤后,应立即修补、缝合,缝合时应按解剖层次缝合,注意缝至裂伤底部,避免遗留死腔,更要避免缝线穿过直肠黏膜,否则将形成瘘管。同时缝合时必须注意止血及无菌操作,避免发生血肿及感染。对于Ⅲ、Ⅳ度裂伤,首先用 Allis 钳夹住括约肌断端(断裂时括约肌回缩),用2-0缝线间断缝合,然后用3-0缝线修补直肠,再行阴道黏膜、会阴部肌肉和皮肤缝合。术后注意应用抗生素预防感染。

2.外阴、阴蒂裂伤

阴道分娩时,保护会阴不得当,仅注意保护会阴体,强力压迫后联合,忽略胎头仰伸助其成为俯屈状态,虽会阴未裂伤而导致外阴大小阴唇或前庭阴蒂裂伤小动脉破裂出血,分娩后应仔细检查,发现活动性出血用细线缝合。

3.宫颈裂伤

宫口未开全时,产妇即用力屏气;宫缩过强,宫颈尚未充分扩张而已被先露部的压力所冲破;胎儿方位异常,如枕横位、枕后位、颜面位,宫颈着力不均匀造成损伤及先天性宫颈发育异常的产妇,行阴道助产手术或阴道手术的操作方法不够正确,如产钳之钳叶,误置在宫颈之外,或用产钳旋转胎头的方法不当;在第一产程时曾用力把宫颈托上,企图刺激宫缩与促使宫颈口迅速扩张;这些均有可能引起宫颈撕裂。

疑为宫颈裂伤应暴露宫颈直视下观察,若裂伤浅且无明显出血,可不予缝合并不作宫颈裂伤诊断,若裂伤深且出血多,有活动性出血,应用两把卵圆钳牵拉裂伤两侧的宫颈,在裂口顶端0.5 cm健康组织处先缝合一针,避免裂伤缩血管出血形成血肿,之后间断缝合,最后一针应距宫颈外侧端0.5 cm处止,以减少日后发生宫颈口狭窄的可能性。若经检查宫颈裂口已达穹隆涉及子宫下段时,特别是3点、9点部位的裂伤,可伤及子宫动脉,若勉强盲目缝合,还可能伤及输尿管和膀胱,此时应剖腹探查,结合腹部、阴道行裂伤修补术。

4.阔韧带、腹膜后血肿

凡分娩后及剖宫产术后出现阴道出血正常、子宫收缩正常、按压子宫无明显血液流出,进行性贫血和剧烈腹痛伴腹部包块者应考虑本病的可能。超声波能检查出膀胱后由于出血形成的暗区或反光团块,并可探及子宫破裂处子宫壁不完整,该处可见到血肿暗区或中强反光团块及条索状反光带。较大的或伴有感染的血肿,需待血肿部分吸收或感染控制后才可见到此征象。阔韧带、后腹膜血肿的处理。

(1)保守治疗:监测生命体征,4～6 h复查血常规、凝血功能。B超检查动态观察血肿有无进行性增大。快速补充足够的血容量,抗休克治疗。

(2)急诊剖腹探查:腹膜后血肿是否需切开探查,须按其血肿范围、血流动力学相关指标变化情况来决定,不可以盲目地剖腹探查,增加手术的风险性。腹膜后血肿多由盆壁静脉丛、骨盆小血管出血形成,由于血肿能在腹膜后产生填塞及压迫作用,出血可能自行停止,此种血肿若切开,破坏后腹膜完整性,可引起无法控制出血的危险。若动态观察见血肿属稳定型,范围不大,张力小,无搏动等,无需切开探查。反之,观察见血肿属扩张型,范围大,张力高,有搏动,应及时切开探查并作相应处理。阔韧带血肿一般行剖腹探查止血。若由剖宫产术后所致的腹膜后血肿可拆除子宫下段切口可吸收缝线,从新全层连续缝合子宫下段切口,缝合子宫下段切口时超过子宫下段切口两侧1.5～2 cm,观察切口无出血,阔韧带、后腹膜血肿无增大后,常规关闭腹腔;若子宫破裂合并感染则切除子宫。另外,清理腹腔时不要彻底清理干净血肿,因为血肿可起到压迫作用,防止继续出血,如彻底清理,剥离面渗血更难处理。

(3)介入治疗:选择性子宫动脉栓塞术适用于阔韧带血肿难以找出子宫动脉者。可寻找出血部位,直接进行出血部位栓塞。

(4)术后加强抗感染对症治疗。

(四)预防

预防软产道损伤,应于产前综合评估胎儿大小及产道情况,及时发现巨大儿,畸形胎儿及发育异常的产道。及时正确处理产程,产妇临产后应密切观察宫缩情况,产程进展,勿使第一产程延长。提高接产技术,第二产程宫口开全,接产者在胎头拨露时帮助胎头俯屈,不可使胎头和胎肩娩出过快,并注意保护会阴,及时做会阴切开,防止会阴组织过度扩张,导致盆底组织破损,软产道撕裂出血。提高阴道手术助产技术,正确操作,减少助产对软产道的损伤。手术过程中动作轻柔,精确止血,尽可能避免因软产道损伤造成的产后出血。

四、凝血功能障碍

凝血功能障碍指任何原发或继发的凝血功能异常,均能导致产后出血。其抢救失败,是导致孕产妇死亡的主要原因。

(一)病因与发病机制

特发性血小板减少性紫癜、再生障碍性贫血、白血病、血友病、维生素K缺乏症、人工心脏瓣膜置换术后抗凝治疗、严重肝病等产科合并症可引起原发性凝血功能异常。胎盘早剥、死胎、羊水栓塞、重度子痫前期、子痫、HELLP综合征等产科并发症,均可引起弥散性血管内凝血(DIC)而导致继发性凝血功能障碍。

正常凝血功能的维持依赖于凝血与抗凝血、纤溶与抗纤溶、血小板功能和血管内皮细胞功能四大系统的相互协调。正常妊娠时，若出现明显的血管内皮损伤、血小板活化增强、凝血酶原活性增加、高凝状态导致继发性纤溶亢进和抗纤溶活性增强，而这四个方面相互影响相互渗透，从而维持正常妊娠处于凝血与抗凝血、纤溶与抗纤溶的动态平衡中，即所谓的生理性高凝状态。当存在产科合并症或并发症时打破了这种平衡而出现凝血功能障碍。其主要机制如下。

（1）血管内皮细胞损伤、激活凝血因子Ⅻ，启动内源性凝血系统。

（2）组织严重破坏使大量组织因子进入血液，启动外源性凝血系统：创伤性分娩、胎盘早期剥离、死胎等情况下均有严重的组织损伤或坏死，大量促凝物质入血，其中尤以组织凝血活酶（tissue thromboplastin，即凝血因子Ⅲ，或称组织因子）为多。

（3）促凝物质进入血液：羊水栓塞时一定量的羊水或其他异物颗粒进入血液可以通过表面接触使因子Ⅻ活化，从而激活内源性凝血系统。急性胰腺炎时，蛋白酶进入血液能促使凝血酶原变成凝血酶。抗原抗体复合物能激活因子Ⅻ或损伤血小板引起血小板聚集并释放促凝物质（如血小板因子等）。补体的激活在DIC的发生发展中也起着重要的作用。

（4）血细胞大量破坏：正常的中性粒细胞和单核细胞内有促凝物质，在大量内毒素或败血症时中性粒细胞合成并释放组织因子；在急性早幼粒细胞性白血病患者，此类白血病细胞胞质中含有凝血活酶样物质，当白血病细胞大量坏死时，这些物质就大量释放入血，通过外源性凝血系统的启动而引起DIC。内毒素、免疫复合物、颗粒物质、凝血酶等都可直接损伤血小板，促进它的聚集。微血管内皮细胞的损伤，内皮下胶原的暴露是引起局部血小板黏附、聚集、释放反应的主要原因。血小板发生黏附、释放和聚集后，除有血小板凝集物形成，堵塞微血管外，还能进一步激活血小板的凝血活性，促进DIC的形成。

（5）凝血因子合成和代谢异常：重症肝炎、妊娠脂肪肝、HELLP综合征等疾病可导致凝血因子在肝脏的合成障碍，致使凝血因子缺乏，进而导致凝血功能障碍。

（6）血小板的减少：特发性血小板减少性紫癜和再生障碍性贫血，循环中血小板的减少，是导致凝血功能障碍的主要原因。

（二）临床表现

凝血功能障碍的主要临床表现为出血以及出血引起的休克和多器官功能衰竭。出血的发生时间随病因和病情进展情况而异，可在胎盘娩出前，亦可在胎盘娩出后。大多发现时已处于消耗性低凝或继发性纤溶亢进阶段，临床上可出现全身不同部位的出血，最多见的是子宫大量出血或少量持续不断的出血。开始还可见到血凝块，但血块很快又溶解，最后表现为血不凝。此外，常有皮下、静脉穿刺部位、伤口、齿龈、胃肠道出血或血尿。大量出血时呈现面色苍白、脉搏细弱、血压下降等休克的表现，呼吸困难、少尿、无尿、恶心、呕吐、腹部或背部疼痛、发热、黄疸、低血压、意识障碍（严重者发生昏迷）及各种精神神经症状等多器官功能衰竭的表现。

（三）诊断及实验室检查

凝血功能障碍，主要依靠临床表现结合病因及各种实验室检查来确诊。

1.特发性血小板减少性紫癜

多见于成年女性，主要表现为皮肤黏膜出血。轻者仅有四肢及躯干皮肤的出血点、紫癜及瘀斑、鼻出血、牙龈出血，严重者可出现消化道、生殖道、视网膜及颅内出血。实验室检查，通常血小板$<100\times10^9$/L，骨髓检查，巨核细胞正常或增多，成熟型血小板减少，血小板相关抗体（PAIg）及血小板相关补体（PAC$_3$）阳性，血小板生存时间明显缩短。

2.再生障碍性贫血

主要表现为骨髓造血功能低下，全血细胞减少和贫血、出血、感染综合征。呈现全血细胞减少，正细胞正色素性贫血，网织红细胞百分数<0.01，淋巴细胞比例增高。骨髓多部位增生低下，幼粒细胞、幼红细胞、巨核细胞均减少，非造血细胞比例增高，骨髓小粒空虚。

3.血友病

血友病是一组因遗传性凝血活酶生成障碍引起的出血性疾病。分为血友病 A、血友病 B 及遗传性因子ⅩⅠ缺乏症。其中血友病 A 最常见。血友病 A 发病基础是由于 FⅧ:C 缺乏,导致内源性途径凝血障碍。血友病 B 是由于缺乏 FⅨ,引起内源性途径凝血功能障碍。实验室检查,凝血时间(CT)通常正常或延长,活化部分凝血活酶时间(APTT)延长,简易凝血活酶生成实验(STGT)异常;凝血酶原生成实验(TGT)异常。可通过 TGT 纠正实验、FⅧ:C、FⅨ活性及抗原测定进行分型。也可以行基因诊断确诊。

4.维生素 K 缺乏症

一般情况下,维生素 K 缺乏症的发生率极低,其和长期摄入不足、吸收障碍、严重肝病及服用维生素 K 拮抗剂有关。由于人体内的凝血因子 FⅩ、FⅨ、FⅦ、凝血酶原及其调节蛋白 PC、PS 等的生成,都需要维生素 K 参与。实验室检查,PT 延长、APTT 延长;FⅩ、FⅨ、FⅦ、凝血酶原活性低下。

5.重度肝病

肝脏是除 Ca^{2+} 和组织因子外,其他凝血因子合成的场所,重度肝病时,实验室检查多表现为肝损害的一系列生化改变、凝血酶原时间(PT)、APTT 延长和多种凝血因子的异常,甚至出现 DIC。

6.DIC

DIC 是胎盘早剥、死胎、羊水栓塞、重度子痫前期、HELLP 综合征等产科并发症引起产后出血的共同病理改变。通常血小板$<100\times10^9/L$ 或进行性下降;血浆纤维蛋白原含量$<1.5\ g/L$ 或进行性下降;3P 实验阳性或血浆 FDP$>20\ mg/L$,或 D—二聚体水平升高或阳性;PT 缩短或延长 3 s 以上,或 APTT 缩短或延长 10 s 以上。

(四)治疗

凝血功能障碍的处理原则为:早期诊断和动态监测,积极处理原发病,同时改善微循环,纠正休克,补充耗损的凝血因子,保护和维持重要脏器的功能。

1.早期诊断和动态监测

及早诊断和早期合理治疗是提高凝血功能障碍所致产后出血救治成功率的根本保证。临床有凝血功能障碍高发的产科并发症和合并症或发生各种原因所致的产后出血,都应该及时进行相关出凝血指标的测定。同时在治疗过程中动态监测血小板、纤维蛋白原、纤维蛋白降解物、D—二聚体、PT、APTT、凝血酶时间(TT)的变化,可以监控病情的演变情况指导临床治疗。

2.积极治疗原发病

病因治疗是首要治疗原则,只有去除诱发因素,才有可能治愈凝血功能障碍所致的产后出血。

3.纠正休克

出血隐匿时休克症状可能为首发症状:产妇可因出血量多,血容量急剧下降发生低血容量性休克。在针对病因加强宫缩和止血的同时,应积极纠正休克。建立有效静脉通道,监测中心静脉压、血气、尿量,补充晶体平衡液及血液、新鲜冰冻血浆等,有效扩容纠正低血容量性休克。对于难治性休克,在补足血容量后可给予血管活性药物升压。另外可短期大量使用肾上腺皮质激素,有利于休克的纠正。在积极抢救,治疗病因之后,达到以下状况时,可以认为休克纠正良好:出血停止;收缩压$>90\ mmHg$;中心静脉压回升至正常;脉压$>30\ mmHg$;脉搏<100 次/分;尿量$>30\ mL/h$;血气分析恢复正常;一般情况良好,皮肤温暖、红润、静脉充盈、脉搏有力。

4.补充凝血因子

各种病因引起的凝血功能障碍中,大都有凝血因子的异常。因此积极补充凝血因子和血小板是治疗的一项重要措施。可通过输注新鲜冰冻血浆、凝血酶原复合物、纤维蛋白原、冷沉淀(含Ⅷ因子和纤维蛋白原)、单采血小板、红细胞等血制品来解决。

(1)血小板:血小板低于$(20\sim50)\times10^9/L$ 或血小板降低出现不可控制的渗血时使用。可输注血小板 10 U,有效时间为 48 h。

(2)新鲜冰冻血浆:是新鲜抗凝全血于 6~8 h 内分离血浆并快速冰冻,几乎保存了血液中所有的凝血因子、血浆蛋白、纤维蛋白原。使用剂量 10～15 mL/kg。

（3）冷沉淀：输注冷沉淀主要为纠正纤维蛋白原的缺乏，如纤维蛋白原浓度高于 1.5 g/L 不必输注冷沉淀。冷沉淀常用剂量 1～1.5 U/10kg。

（4）纤维蛋白原：输入纤维蛋白原 1 g 可提升血液中纤维蛋白原 25 mg/dL，1 次可输入纤维蛋白原 2～4 g。

（5）凝血酶原复合物，含因子 Ⅴ、Ⅶ、Ⅸ、Ⅹ，可输注 400～800 U/d。

（6）近年研究发现，重组活化凝血因子Ⅶa（recombinant activated factor Ⅶa，rFⅦa）可用于治疗常规处理无效的难治性妇产科出血性疾病，并取得了满意疗效。产后出血患者应用 rFⅦa 的先决条件是：①血液指标：血红蛋白＞70 g/L，国际标准化比率（INR）＜1.5，纤维蛋白原≥1 g/L，血小板≥50×10⁹/L。②建议用碳酸氢钠提升血液 pH 至≥7.2（pH≤7.1 时，rFⅦa 有效性降低）。③尽可能恢复体温至生理范围。rFⅦa 应用的时机是：①无血可输或拒绝输血时。②在代谢并发症或器官损伤出现之前。③在子宫切除或侵入性操作前。推荐的用药方案是：初始剂量是 40～60 μg/kg，静脉注射；初次用药 15～30 min 后仍然出血，考虑追加 40～60 μg/kg 的剂量；如果继续有出血，可间隔 15～30 min 重复给药 3～4 次；如果总剂量超过 200 μg/kg 后效果仍然不理想，必须重新检查使用rFⅦa的先决条件，只有实施纠正措施后，才能继续给 100μg/kg。

5.肝素的应用

在 DIC 高凝阶段主张及早应用肝素，禁止在有显著出血倾向或纤溶亢进阶段应用肝素。

6.抗纤溶药物的应用

在 DIC 患者中，可以在肝素化和补充凝血因子的基础上应用抗纤溶药物，如：氨基己酸、氨甲环酸、氨甲苯酸等。

7.重要脏器功能的维持和保护

凝血功能障碍性产后出血是产后出血处理中最难治的特殊类型，除了按常规的产后出血处理步骤和方法进行外，更要注重原发病因素的去除和 DIC 的纠正，同时要注重重要脏器功能的保护，才能提高抢救的成功率，降低孕产妇死亡率。

五、稀释性凝集病所致的产科出血

（一）概述

稀释性凝集病是指大失血时由于只补充晶体及红细胞导致血小板缺失及可溶性凝集因子的不足，引起的功能性凝集异常。在妊娠期（如胎盘早剥时），更常见于产后期（如子宫收缩乏力性继发性出血），可由于大量汹涌出血，输血、输液不能止血反而造成稀释性凝集病，其原因是储存的血液和红细胞制品缺乏 Ⅴ、Ⅷ、Ⅺ 因子、血小板和全部可溶血液凝固因子，故严重的出血不输注必要的血液成分止血因子，将会导致低蛋白血症、凝血酶原和凝血激酶时间延长。

（二）临床特点

一般认为，失血时输入不含凝血因子的液体和红细胞达 1 个循环血量时，血浆中凝血因子和血小板浓度会下降至开始值的 37%，在交换 2 个循环血量之后会降低至基础浓度的 14%，便发生稀释性凝集病。在这种情况下第一个下降的凝血因子是纤维蛋白原（FIB），因此，稀释性凝集病的严重程度可以从纤维蛋白原浓度估计，但要除外纤维蛋白原下降的其他原因（如弥漫性血管内凝血，DIC）。研究显示，大量输血使凝血酶原标准单位（INR）和部分凝血活酶时间比率（APTT 比率）增高到1.5～1.8时，血浆因子 Ⅴ 和 Ⅷ 通常降低到 30% 以下。故有人将 INR 和 APTT 比率增加到对照值1.5～1.8成为稀释性凝血障碍的诊断和实施治疗干预的临界值。由于对大量输血所致稀释性凝血障碍一直未有一致的诊断标准，目前多以 INR 和 APTT 比率增加到 1.5～1.8、FIB＜1g/L，同时伴创面出血明显增加作为诊断依据。

如果失血量超过 1 个血容量以上就可以发生消耗性凝血障碍如 DIC 或稀释性凝集病，但 DIC 并不常见。DIC 的诊断依据是全部凝血参数均明显异常。DIC 可出现低纤维蛋白血症,血小板减少症和部分凝血活酶时间(APTT)、凝血酶原时间(PT)延长。由于 DIC 继发产生纤溶,可以检出纤维蛋白崩解后散落的亚单位——栓溶二聚体(D−Dimers),对 DIC 最特异的试验是 D−Dimers,稀释性凝集病虽也表现血小板减少症,低纤维蛋白血症及 APTT、PT 延长,但 D−Dimers 试验阴性。DIC 的纤维蛋白原降解产物(FDP)比稀释性凝集病高,对 DIC 也较敏感,但不如 D−Dimers 特异。

(三)处理

纠正稀释性凝集病主要是补充新鲜冰冻血浆(FFP)、冷沉蛋白、新鲜血或浓缩血小板。目前临床上最容易得到的是 FFP,当凝血障碍伴 APTT 和 PT 显著延长或 FIB 明显减少时应首选 FFP。因为 FFP 含有生理浓度的所有凝血因子,70 kg 成人输入 1UFFP(250 mL)通常可改善 PT5%～6%和 APTT1%,按 15 mL/kg 输入 FFP 可使血浆凝血因子活性增加 8%～10%。为了获得和维持临界水平以上的凝血因子,推荐短期内快速输入足够剂量的 FFP 如 5～20 mL/kg。发生稀释性凝集病时第一个下降的凝血因子是纤维蛋白原,如果单独输入 FFP 不足以提供所需纤维蛋白原时应考虑采用浓缩纤维蛋白原 2～4 g,或含有纤维蛋白原、因子Ⅷ和 Avon Willebrand 因子的冷沉淀。在治疗稀释性凝集病的过程中,血细胞比容(Hct)下降会增加出血危险,尤其是有血小板减少症时,因此不要推迟红细胞的输注,有建议稀释性凝血障碍时应设法提高 Hct 到高于 70～80 g/L 的氧供临界水平。多数大出血患者在交换了 2 个血容量之后会出现血小板减少症,故血小板计数如果低于 50×10^9/L,应当输用血小板治疗。输 1 个单位血小板一般可升高血小板$(5\sim10)\times10^9$/L。重组的Ⅶ激活因子(rⅦa,诺七)与组织因子(TF)相互作用能直接激活凝血,产生大量的凝血酶,因为 TF 全部表达在破损血管的内皮,促凝作用不会影响全身循环。因此在严重稀释性凝集病中,应早期给予 rⅦa。

综上所述,妊娠期(如胎盘早剥时)及产后期(如子宫收缩乏力性继发性出血)大量汹涌出血的患者,要防止稀释性凝集病的发生。如果 FIB<1 g/L,INR 和 APTT 比率>1.5～1.8 及创面出血增加,应考虑稀释性凝血障碍。处理首选 FFP,必要时给予 FIB、血小板或其他凝血因子制品。

(肖艳平)

第二节　胎儿窘迫

胎儿窘迫是指胎儿在子宫内因急性或慢性缺氧而危及其健康和生命的综合症状,是围生儿死亡及智力低下的主要原因之一。急性胎儿窘迫多见于分娩期;慢性胎儿窘迫多见于妊娠晚期,临产后易合并急性胎儿窘迫。

一、病因

(一)母体因素
重度贫血、严重的循环系统或呼吸系统疾病等,母体血液循环或胎盘血液循环氧含量不足。

(二)胎儿因素
严重的胎儿循环或呼吸系统疾病、颅脑损伤、畸形等,对氧的运输和利用能力下降。

(三)胎盘因素
胎盘早剥、胎盘梗死等,对氧的供应能力下降。

(四)脐带因素
脐带发育异常或受压、脱垂、真结等,导致脐带血运受阻。

二、病理生理

轻度缺氧时,胎儿由于二氧化碳蓄积、呼吸性酸中毒而使交感神经兴奋,大量分泌肾上腺儿茶酚胺、肾上腺素,继而血压升高、心率加快。严重缺氧时则改变为迷走神经兴奋,心功能失代偿,心率由快变慢。无氧糖酵解增加使丙酮酸、乳酸等堆积,pH下降,出现混合性酸中毒,引起胎儿重要脏器损伤,甚至死亡。缺氧使肾血流量减少、胎尿减少、羊水减少,并使肠蠕动亢进、肛门括约肌松弛、胎粪排出污染羊水,胎儿宫内呼吸运动加深而吸入羊水出现新生儿吸入性肺炎、胎粪吸入综合征等。妊娠期慢性缺氧可影响胎儿生长发育。急性缺氧可导致新生儿缺血缺氧性脑病,甚至脑瘫等神经系统严重后遗症。

三、检查与诊断

(一)急性胎儿窘迫

多发生在分娩期,伴有脐带脱垂、前置胎盘、胎盘早剥、产程延长或宫缩过强、休克等病理因素。

1.胎心率异常

缺氧早期,无宫缩时胎心率增快达160次/分以上,严重缺氧时胎心率减慢达120次/分以下。胎心率减慢至100次/分以下、基线变异低于5次/分,伴频繁晚期减速或重度变异减速,提示胎儿严重缺氧,随时可能胎死宫内。

2.羊水胎粪污染

Ⅰ度污染呈浅绿色,多见于慢性胎儿窘迫。Ⅱ度污染呈黄绿色、浑浊,多见于急性胎儿窘迫。Ⅲ度污染呈棕黄色、稠厚,提示胎儿严重缺氧当胎心率<120次/分、胎先露部固定前羊水清时,应在无菌条件下于宫缩间歇期轻轻上推胎先露部,使后羊水流出,观察后羊水性状。

3.胎动异常

初期时胎动频繁,继而胎动减少、减弱,甚至消失。

4.酸中毒

正常胎儿头皮血pH为7.25~7.35、PO_2 15~30 mmHg、PCO_2 35~55 mmHg,当pH<7.2、PO_2<10 mmHg、PCO_2>60 mmHg诊断胎儿酸中毒。

(二)慢性胎儿窘迫

其多发生在妊娠晚期,因妊娠期高血压疾病、慢性肾炎、糖尿病、严重贫血、妊娠期肝内胆汁淤积症、过期妊娠等引起,可伴有胎儿宫内发育迟缓。

1.胎动异常

每日早、中、晚各计数1h胎动次数,3个小时胎动次数之和乘以4,结果约为12h的胎动总次数。正常情况下,足月妊娠时胎动次数>20次/24h。胎动减少,尤其是进行减少,提示胎儿窘迫。

2.胎儿电子监护异常

(1)NST无反应型(连续监测胎心率20~40min,胎动时胎心率加速<15次/分、持续时间<15秒)。

(2)无胎动或宫缩时胎心率>180次/分或<120次/分达10min以上。

(3)基线变异<5次/分。

(4)OCT频繁重度变异减速或晚期减速。

3.胎儿生物物理评分低

对NST及B超获得的胎动、胎儿呼吸运动、胎儿肌张力、羊水量进行综合评分,每项2分。总分4~7分可疑缺氧、不足3分提示胎儿窘迫。

4.胎盘激素下降

(1)24h尿E<10mg或连续下降>30%,随意尿E/C比值<10。

(2)妊娠特异β_1糖蛋白<100 mg/L。

（3）胎盘生乳素＜4 mg/L。

5.羊膜镜检查

羊水胎粪污染。

四、处理

（一）急性胎儿窘迫

应积极处理，改善胎儿供氧。

（1）及时寻找原因，积极对因治疗。

（2）一般处理：左侧卧位，吸氧(10 L/min)30 min/次，间隔 5min 以上，纠正酸中毒、水电解质紊乱。

（3）尽快终止妊娠：并做好新生儿复苏准备。

宫口未开全，出现以下任何一项临床表现均应立即剖宫产：①胎心率持续低于 120 次/分或高于 180 次/分，伴羊水Ⅱ度污染。②羊水Ⅲ度污染伴羊水过少。③CST 或 OCT 出现频繁晚期减速或重度变异减速。④胎儿头皮血 pH＜7.2。宫口开全、骨盆各径线正常、胎头双顶径已过坐骨棘平面以下，尽快经阴道助产。

（二）慢性胎儿窘迫

应针对病因、孕龄、胎儿成熟度、胎儿缺氧程度决定处理方案。

1.一般处理

左侧卧位，低流量吸氧每次 30min，每天 2～3 次，针对病因积极治疗合并症或并发症。

2.终止妊娠

近足月，胎动减少，OCT 出现频繁晚期减速或重度变异减速，胎儿生物物理评分小于 3 分，需终止妊娠，以剖宫产为宜。

3.期待疗法

孕周小，估计胎儿娩出后难以存活，尽量保守治疗延长孕周，并给予促胎肺成熟治疗，争取胎儿成熟后终止妊娠。

（付久园）

第三节　羊水栓塞

羊水栓塞是指在分娩过程中羊水突然进入母体血液循环引起急性肺栓塞，过敏性休克，弥散性血管内凝血，肾功能衰竭或猝死的严重的分娩期并发症。发病率为 4/10 万～6/10 万，是造成产妇死亡的主要原因。

一、病因

（1）子宫收缩过强或强直性子宫收缩。

（2）胎膜破裂（其中 2/3 为胎膜早破，1/3 为胎膜自破）。

（3）宫颈或宫体损伤处有开放的静脉或血窦。

（4）多有胎膜早破或人工破膜史。

二、发病机制

（一）急性呼吸循环衰竭

羊水中存在来自胎儿的微粒物质，一旦进入母体血循环，则微粒物质栓塞造成小血管机械性阻塞。这些微粒物质还具有化学介质性质,能刺激肺组织产生和释放前列腺素 F2α,E2 及 5-羟色胺等血管活性物质,使肺血管发生痉挛,致肺动脉压升高,右心负荷加重,左心房压急剧下降,心搏出量明显减少,肺回流量也明显下降,肺通气与血流比例失调,最终致末梢循环衰竭,急性右心衰竭和急性呼吸衰竭。死亡病例中的 75% 死于此种原因。此外,羊水中作用于胎儿的抗原物质可引起过敏反应而导致休克。

（二）急性弥散性血管内凝血（DIC）

羊水中含的促凝物质类似于组织凝血活酶（Ⅲ因子）,可激活外源性凝血系统,羊水进入母体循环后引起凝血功能障碍,导致 DIC。除此外羊水中还含有第 X 因子激活物质、肺表面活性物质及胎粪中的胰蛋白酶样物质。这些促凝物质促使血小板聚积,使凝血酶原转化为凝血酶,同样通过激活血液的外源性凝血系统而发生急性 DIC,血中纤维蛋白原被消耗而下降,纤溶系统被激活造成高纤溶症及凝血障碍。此外纤维蛋白裂解产物蓄积,羊水本身又抑制子宫收缩,使子宫张力下降,致使子宫血不凝而出血不止。

（三）多脏器损伤,急性呼吸循环衰竭

DIC 等病理变化常使母体多脏器受累,以休克、急性肾小管坏死、广泛出血性肝坏死、肺及脾出血等最为常见。临床表现为急性肝、肾功能衰竭。当两个以上重要器官同时或相继发生功能衰竭时称为多系统脏器衰竭（mutiple system organ failure,MSOF）,此时病死率几乎达 100%。

三、临床表现

羊水栓塞临床表现病程可分为三个阶段。

（一）呼吸循环衰竭

根据病情分为暴发型和缓慢型两种。暴发型为前驱症状之后,很快出现呼吸困难、发绀。急性肺水肿时有咳嗽、吐粉红色泡沫痰、心率快、血压下降甚至消失。少数病例仅尖叫一声后心跳呼吸骤停而死亡。缓慢型的呼吸循环系统症状较轻,甚至无明显症状,待至产后出现流血不止、血液不凝时才被诊断。

（二）全身出血倾向

部分羊水栓塞患者经抢救渡过了呼吸循环衰竭时期,继而出现 DIC,表现为大量阴道流血为主的全身出血倾向,如黏膜、皮肤、针眼出血及血尿等,且血液不凝。但是部分羊水栓塞病例在临床上缺少呼吸循环系统的症状,起病即以产后不易控制的阴道流血为主要表现,容易被误认为子宫收缩乏力引起产后出血。

（三）多系统脏器损伤

本病全身脏器均受损害,除心脏外肾脏是最常受损害的器官。由于肾脏缺氧,出现尿少、尿闭、血尿、氮质血症,可因肾功能衰竭而死亡;脑缺氧时患者可发生烦躁、抽搐、昏迷。

四、诊断

（1）床边心、肺摄片看见肺部有弥漫性点、片状浸润影,沿肺门周围分布,伴右心扩大及轻度肺不张。

（2）出血期血液检查符合 DIC 表现。

（3）心脏穿刺抽取血液或尸体解剖在肺动脉中找到羊水成分中的有形物质,如胎儿脱落的鳞状上皮细胞、胎脂、黏液等。

五、治疗

（一）抗过敏

应用大剂量皮质激素,常选用地塞米松,20～40 mg 静脉滴注。

（二）纠正缺氧

应争取行正压持续给氧,至少用面罩给氧或使用人工呼吸机,供氧可减轻肺水肿,改善脑缺氧及其他组织缺氧。

（三）解除肺动脉高压

1.氨茶碱

氨茶碱具有解除肺血管痉挛,扩张冠状动脉及利尿作用,还有解除支气管平滑肌痉挛作用。剂量为 0.25～0.5 g 加入 10％～25％葡萄糖液 20 mL,静脉注射。

2.罂粟碱

罂粟碱对冠状血管和肺、脑血管均有扩张作用,是解除肺动脉高压的理想药物。剂量为 30～60 mg 加入 25％葡萄糖液 20 mL,静脉注射。

3.阿托品

阿托品解除肺血管痉挛,还能抑制支气管的分泌功能,改善微循环。剂量为 0.5～1 mg,静脉注射,每 10～15 min 1 次,至症状好转。

4.酚妥拉明

酚妥拉明解除肺血管痉挛-剂量为 20 mg 加入 10％葡萄糖液 250 mL,静脉滴注。

（四）抗休克

1.扩充血容量

休克时都存在有效血容量不足,应尽早、尽快扩充血容量。扩容液的选择,开始多用右旋糖酐-40 500～1 000 mL,静脉滴注,伴失血者应补充新鲜血及平衡液。

2.纠正酸中毒

首次可给 5％碳酸氢钠 100～200 mL。最好做动脉血血气及酸碱测定,按失衡情况给药。

3.调整血管紧张度

休克症状急骤而严重或血容量虽已补足但血压仍不稳定者,可选用血管活性药物,常用多巴胺 20～40 mg 加入葡萄糖液 500 mL 内,静脉滴注,可保证重要脏器血供。

4.羊水栓塞诊断

一旦确立,就应开始抗凝治疗,尽早使用肝素,以抑制血管内凝血,保护肾脏功能。首次应用肝素量 1 mg,7 kg（约 50 mg）,加入生理盐水 100 mL 内,静脉滴注,1 h 滴完。

（五）预防心力衰竭

可用快速洋地黄制剂,去乙酰毛花苷（西地兰）0.2～0.4 mg 稀释于 25％葡萄糖液 20 mL,静脉注射,必要时 4～6 h 重复 1 次,总量每日＜1.2 mg。另辅以呋塞米 40～80 mg,静脉注射,防治心力衰竭,对提高抢救成功率具有重要意义。

（六）产科处理

如子宫颈口未开或未开全者,应行剖宫产术,以解除病因,防止病情恶化;子宫颈口开全,胎先露位于坐骨棘下者,可行产钳助产。术时及产后密切注意子宫出血等情况。若无出血,继续保守治疗;若有难以控制的产后大出血且血液不凝者,应当机立断行子宫切除术,以控制胎盘剥离面血窦出血,并阻断羊水沉渣继续进入血循环,使病情加重。对宫缩剂的使用意见尚不一致,不同意使用者认为加强宫缩,可促使贮留在子宫壁内的羊水进入母血循环,导致病情恶化。

六、护理

（一）严密观察,加强护理

专人护理,保持呼吸道的通畅,留置导尿管,保持导尿管的通畅,观察尿的排出量和性质,防止肾功能衰竭。定时测量血压、脉搏、呼吸,准确地测定出血量,并观察血凝情况,特别护理应详细记录情况和 24 h 的出入量。防感染,在各项操作中严格执行无菌操作,正确使用大剂量抗生素,防止肺部和生殖道感染。做好血小板、凝血酶原时间、纤维蛋白原定量、鱼精蛋白副凝试验、凝血时间测定血样标本。

（二）产科护理

（1）羊水栓塞在胎儿娩出前或刚临产而发生时，在改善母体呼吸循环功能，并纠正凝血功能障碍后，尽快结束分娩。

（2）胎儿不能及时娩出，应立即做好剖宫产手术的准备，行剖宫产结束分娩。

（3）宫口已开全或接近开全时发病应及时做好阴道分娩及手术助产。准备娩出胎儿。

（4）产后对无法控制的阴道流血患者，予以子宫切除术，做好腹部全子宫切除手术的前后准备和护理。切除子宫可减少胎盘剥离面大血窦的出血，控制病情不再继续恶化。　　　　　　　　　（付久园）

第四节　子宫破裂

子宫破裂是指子宫体部或子宫下段于分娩期或妊娠期发生裂伤，为产科严重并发症，威胁母儿生命。其主要死于出血、感染休克。随着产科质量的提高，城乡妇幼卫生保健的建立和逐步健全，子宫破裂发生率显著下降。城市医院已很少见到，而农村偏远地区时有发生。子宫破裂绝大多数发生于妊娠 28 周之后，分娩期最多见，目前发生率控制在 0.1％以下，产妇病死率为 5％，婴儿病死率高达 50％～75％，甚至更高。

一、病因

（一）梗阻性难产

明显的骨盆狭窄头盆不称，软产道畸形盆腔肿瘤和异常胎位等因素阻碍胎先露下降，子宫为克服阻力加强收缩，子宫下段被迫拉长变薄，最终发生子宫破裂。此种子宫破裂为子宫破裂中最常见类型，破裂处多发生于子宫下段。

（二）子宫瘢痕破裂

曾行子宫手术者，如剖宫产、子宫肌瘤剔除术后妊娠。

（三）滥用宫缩剂

原因主要包括药物剂量过大或给药速度过快，子宫颈不成熟，胎位不正梗阻性难产，用药期间对产程观察不仔细等。

（四）阴道助产手术损伤

宫口未开全，强行产钳术或臀牵引术导致子宫颈严重裂伤并上延到子宫下段。忽略性横位内倒转术、毁胎术、部分人工剥离胎盘术等由于操作不当，均可以造成子宫破裂。

（五）子宫畸形和子宫壁发育不良

最常见的是双角子宫或单角子宫。

（六）子宫本身病变

多产妇多次刮宫史、感染性流产史、宫腔感染史、人工剥离胎盘史、葡萄胎史等。由于上述因素导致子宫内膜乃至肌壁受损，妊娠后胎盘植入或穿透，最终导致子宫破裂。

二、分类

子宫破裂根据破裂程度可分为完全破裂和不完全破裂；根据发生部位可分为子宫下段破裂和子宫体破裂；根据发生时间可分为妊娠期子宫破裂和分娩期子宫破裂。

三、临床表现

子宫破裂可发生在妊娠晚期尚未临产时，但大多数发生在临产过程中分娩遇有困难时，表现为产程延长,胎头或先露部不能入盆或受阻于坐骨棘平面或以上。子宫破裂多数可分为先兆子宫破裂和子宫破裂两个阶段。

(一)先兆子宫破裂

在临产过程中,当胎儿先露部下降受阻时,强有力的阵缩使子宫下段逐渐变薄而宫体更加增厚变短,两者间形成明显的环状凹陷,此凹陷会逐渐上升达脐平或脐部以上,称为病理缩复环。此时,下段膨隆,压痛明显,子宫圆韧带极度紧张,可明显触及并有压痛。产妇自诉下腹十分疼痛难忍、烦躁不安、呼叫、脉搏呼吸加快。由于胎先露部位紧压膀胱使之充血,出现排尿困难,血尿形成。由于子宫过频收缩,胎儿供血受阻,胎心改变或听不清。这种情况若不立即解除,子宫将很快在病理缩复环处及其下方发生破裂。

(二)子宫破裂

根据破裂程度,可分为完全性子宫破裂与不完全性子宫破裂两种。

1.完全性子宫破裂

完全性子宫破裂指宫壁全层破裂,使宫腔与腹腔相通。子宫完全破裂一瞬间,产妇常感撕裂状剧烈腹痛,随之子宫阵缩消失,疼痛缓解,但随着血液、羊水及胎儿进入腹腔,很快又感到全腹疼痛。脉搏加快、微弱,呼吸急促,血压下降。胎心消失,阴道可能有鲜血流出,量可多可少。拨露或下降中的胎先露部消失(胎儿进入腹腔内),曾扩张的宫口可回缩。子宫前壁破裂时裂口可向前延伸致膀胱破裂。

2.不完全性子宫破裂

不完全性子宫破裂指子宫肌层全部或部分破裂,浆膜层尚未穿破,宫腔与腹腔未相通,胎儿及其附属物仍在宫腔内。腹部检查,在子宫不完全破裂处有压痛,若破裂发生在子宫侧壁阔韧带两叶之间,可形成阔韧带内血肿。此时在宫体一侧可触及逐渐增大且有压痛的包块。胎心音多不规则。

四、诊断

(一)先兆子宫破裂

(1)病史和分娩经过。产程中有异常胎位、骨盆狭窄等头盆不称因素,有产程进展过缓或停滞等情况,即阻塞性难产的表现。或缩宫素应用不当致宫缩过强。

(2)产妇烦躁,宫缩阵痛难以忍受,呼叫不已。

(3)子宫下段膨隆、拉长,压痛明显(宫缩间歇亦压痛)。

(4)病理性子宫缩复环出现。

(5)血尿。

(6)圆韧带紧张、触痛。

其中前4条必须具备。

(二)子宫破裂

1.病史及分娩经过

子宫破裂多见于阻塞性难产,也可发生在使用缩宫素时。临产后常有产程停滞或延长。或孕妇为瘢痕子宫者或产钳助产后。

2.临床表现

产程时间长,宫缩好,但进展慢;产妇烦躁、腹痛剧,小便血性。剧烈腹痛后突然疼痛暂时缓解,但很快出现全腹压痛,继而进入失血性休克状态。

3.腹部检查

腹壁下清楚地扪及胎体。胎心音常消失或很弱。

4.阴道检查

已下降的先露部又回升,宫口回缩。

5.B超检查

显示胎儿与子宫的关系及确定有无血肿形成。估计腹腔内出血。

五、治疗

(一)治疗原则

1.先兆子宫破裂

应用镇静剂抑制宫缩后尽快剖宫产。

2.子宫破裂

在纠正休克、防治感染的同时行剖腹探查手术。原则力求简单、迅速，能达到止血目的。根据子宫破裂的程度与部位。手术距离发生破裂的时间长短，以及有无严重感染而定不同的手术方式。

(二)常规治疗

1.一般治疗

输液、输血、氧气吸入等抢救休克。并给予大剂量抗生素预防感染。

2.手术治疗

(1)先兆子宫破裂：发现先兆子宫破裂时立即给以抑制子宫收缩的药物，若给吸入或静脉全身麻醉，肌内注射或静脉注射镇静剂如哌替啶100 mg等，并尽快行剖宫产术。若胎心存在，则尽快剖宫产，可望获得活婴。

(2)子宫破裂的手术治疗：①子宫破裂时间在12 h以内裂口边缘整齐，无明显感染，需保留生育功能者，可考虑修补缝合破口。②破裂口较大或撕裂不整齐且有感染可能者，考虑行子宫次全切除术。③子宫裂口不仅在下段，且自下段延及宫颈口考虑行子宫全切术。④前次剖宫产瘢痕裂开，包括子宫体或子宫下段的，如产妇已有活婴应行裂口缝合术，同时行双侧输卵管结扎术。⑤在阔韧带内有巨大血肿存在时为避免损伤周围脏器，必须打开阔韧带，游离子宫动脉的上行支及其伴随静脉，将输尿管与膀胱从将要钳扎的组织推开，以避免损伤输尿管或膀胱。如术时仍有活跃出血，可先行同侧髂内动脉结扎术以控制出血。⑥开腹探查时注意子宫破裂的部位外，应仔细检查膀胱、输尿管宫颈和阴道，如发现有损伤，应同时行这些脏器的修补术。⑦个别被忽略的、产程长、感染严重的病例，为抢救产妇生命，应尽量缩短手术时间。

六、护理

(一)减轻疼痛，防止子宫破裂

严密监测宫缩、胎心率及子宫先兆破裂的征象。发现有子宫破裂的先兆征象立即报告医生。若静脉滴注缩宫素应立即停止。给予吸氧，建立静脉通路，监测血压、脉搏、呼吸。按医嘱给予镇静剂和抑制宫缩的药物，并做好剖宫产的术前准备。

(二)抢救休克，维持生命体征

若已发生子宫破裂，则协助医生，执行医嘱，提供有效的护理。

(1)迅速建立静脉通路，补充血容量，纠正酸中毒。

(2)保暖，氧气吸入，取平卧位。

(3)尽快做好术前准备。

(4)术中、术后应用大剂量抗生素以防感染。

(5)严密观察生命体征，及时评估失血量，指导治疗护理方案。

(三)提供心理支持，做好心理护理

向产妇和家属解释子宫先兆破裂与子宫破裂的治疗计划以及对未来的影响。对产妇及家属所表现的悲伤、怨恨等情绪，应表示同情和理解。帮助他们尽快从悲伤中解脱出来，稳定情绪。

(付久园)

第十一章

正常产褥

第一节 产褥期母体变化

一、生殖系统的变化

产褥期变化最大的是生殖系统。

(一)子宫复旧

子宫在胎盘娩出后逐渐恢复至未孕状态的全过程,称子宫复旧,主要为宫体肌纤维缩复和子宫内膜再生。

1.宫体变化

子宫复旧不是肌细胞数目减少。而是肌浆中的蛋白质被分解排出,使细胞质减少致肌细胞缩小。被分解的蛋白及其代谢产物通过肾脏排出体外。随着宫体肌纤维不断缩复,子宫体积及重量均发生变化。胎盘娩出后,子宫重量逐渐减少,分娩结束时约为 1 000 g,产后 1 周时约为 500 g,产后 2 周时约为 300 g,产后 6 周恢复至 50~60 g。宫体也逐渐缩小,于产后 1 周子宫缩小至约妊娠 12 周大小,在耻骨联合上方可触及。于产后 10 d,子宫降至骨盆腔内,腹部检查触不到宫底。子宫于产后 6 周恢复到孕前大小。

2.子宫内膜再生

胎盘、胎膜从蜕膜海绵层分离娩出后,遗留的蜕膜分为 2 层,表层发生变性、坏死、脱落,形成恶露的一部分自阴道排出;接近肌层的子宫内膜基底层逐渐再生新的功能层,内膜缓慢修复,约于产后第 3 周,除胎盘附着部位外,宫腔表面均由新生内膜覆盖,胎盘附着部位全部修复需至产后 6 周。

3.子宫下段及宫颈变化

子宫下段肌纤维缩复,逐渐恢复为非孕时的子宫峡部。胎盘娩出后的宫颈外口呈环状如袖口,于产后 2~3 d 宫口仍可容纳 2 指,产后 1 周后宫颈内口关闭而复原,产后 4 周宫颈恢复至非孕时形态。分娩时宫颈外口 3 点及 9 点处常发生轻度裂伤,使宫颈外口由产前圆形变为产后"一"字形横裂。

(二)阴道

分娩后阴道腔扩大,阴道黏膜及周围组织水肿,阴道黏膜皱襞因过度伸展而减少甚至消失,致使阴道壁松弛及肌张力低。阴道壁肌张力于产褥期逐渐恢复,阴道腔逐渐缩小,阴道黏膜皱襞约在产后 3 周重新显现,但阴道于产褥期结束时仍不能完全恢复至未孕时的紧张度。

(三)外阴

分娩后外阴轻度水肿,产后 2~3 d 内逐渐消退。若有轻度撕裂或会阴后一侧切开缝合后均能在产后 3~4 d 内愈合。处女膜在分娩时撕裂,形成残缺的处女膜痕。

（四）盆底组织

分娩可造成盆底肌及其筋膜弹性减弱，且常伴有盆底肌纤维的部分撕裂。若能于产褥期坚持做产后健身操，在产褥期内盆底肌有可能恢复至接近未孕状态。若盆底肌及其筋膜发生严重撕裂造成骨盆底松弛，加之产褥期过早参加重体力劳动；或者分娩次数过多，加之间隔时间短，盆底组织难以完全恢复正常，均是导致阴道壁脱垂及子宫脱垂的重要原因。

二、乳房的变化

产后乳房的主要变化是泌乳。妊娠期体内雌激素、孕激素、胎盘生乳素升高，使乳腺发育及初乳形成。当胎盘剥离娩出后，产妇血中雌激素、孕激素及胎盘生乳素水平急剧下降。抑制下丘脑分泌的催乳激素抑制因子释放，在催乳激素作用下，乳汁开始分泌。婴儿每次吸吮乳头时，来自乳头的感觉信号经传入神经纤维到达下丘脑，通过抑制下丘脑分泌的多巴胺及其他催乳激素抑制因子，使腺垂体催乳激素呈脉冲式释放，促进乳汁分泌。婴儿吸吮乳头还能反射性地引起神经垂体释放缩宫素，缩宫素使乳腺腺泡周围的肌上皮收缩，使乳汁从腺泡、小导管进入输乳导管和乳窦而喷出乳汁，此过程又称为喷乳反射。吸吮是保持乳腺不断泌乳的关键环节。不断排空乳房也是维持乳汁分泌的重要条件。由于乳汁分泌量与产妇营养、睡眠、情绪和健康状况密切相关，保证产妇休息、足够睡眠和可口营养丰富的饮食，并避免精神刺激至关重要。

正常产褥胎盘剥离娩出后，产妇进入以自身乳汁哺育婴儿的哺乳期。母乳喂养对母儿均有益处。哺乳有利于产妇生殖器官及有关器官组织得以更快恢复。初乳是指产后 7d 内分泌的乳汁，因含 β-胡萝卜素呈淡黄色，含较多有形物质，故质稠。初乳中含蛋白质及矿物质较成熟乳多，还含有多种抗体，尤其是分泌型 IgA。脂肪和乳糖含量较成熟乳少，极易消化，是新生儿早期最理想的天然食物。接下来的 4 周内乳汁逐步转变为成熟乳，蛋白质含量逐渐减少，脂肪和乳糖含量逐渐增多。初乳及成熟乳均含大量免疫抗体，有助于新生儿抵抗疾病的侵袭。母乳中还含有矿物质、维生素和各种酶，对新生儿的生长发育有重要作用。

三、循环系统及血液的变化

子宫胎盘血液循环终止且子宫缩复，大量血液从子宫涌入产妇体循环，加之妊娠期潴留的组织间液回流吸收，产后 72h 内循环血量增加 15%～25%，应注意预防心力衰竭。产后 2～3 周循环血量恢复至未孕状态。

产褥早期血液仍处于高凝状态，有利于胎盘剥离创面形成血栓，减少产后出血量。血纤维蛋白原、凝血酶、凝血酶原于产后 2～4 周内降至正常。血红蛋白水平于产后 1 周左右回升。白细胞总数于产褥早期仍较高，可达 $(15\sim30)\times10^9/L$，一般 1～2 周恢复正常。淋巴细胞稍减少，中性粒细胞增多。血小板数增多。红细胞沉降率于产后 3～4 周降至正常。

四、消化系统的变化

妊娠期胃肠肌张力及蠕动力均减弱，胃液中盐酸分泌量减少，产后需 1～2 周逐渐恢复。产后 1～2d 内产妇常感口渴，喜进流食或半流食。产褥期活动减少，肠蠕动减弱，加之腹肌及盆底肌松弛，容易便秘。

五、泌尿系统的变化

妊娠期体内潴留的多量水分主要经肾排出，故产后 1 周内尿量增多。妊娠期发生的肾盂及输尿管扩张，产后需 2～8 周恢复正常。在产褥期，膀胱肌张力降低，对膀胱内压的敏感性降低，加之外阴切口疼痛、不习惯卧床排尿、器械助产、区域阻滞麻醉，均可能增加尿潴留的发生，尤其在产后 24h 内。

六、内分泌系统的变化

产后雌激素及孕激素水平急剧下降,至产后 1 周时已降至未孕时水平。胎盘生乳素于产后 6h 已不能测出。催乳激素水平因是否哺乳而异,哺乳产妇的催乳激素于产后下降,但仍高于非孕时水平。吸吮乳汁时催乳激素明显增高;不哺乳产妇的催乳激素于产后 2 周降至非孕时水平。

月经复潮及排卵时间受哺乳影响。不哺乳产妇通常在产后 6~10 周月经复潮,在产后 10 周左右恢复排卵。哺乳产妇的月经复潮延迟,有的在哺乳期间月经一直不来潮,平均在产后 4~6 个月恢复排卵。产后较晚月经复潮者。首次月经来潮前多有排卵,故哺乳产妇月经虽未复潮,却有受孕可能。

七、腹壁的变化

妊娠期出现的下腹正中线色素沉着,在产褥期逐渐消退。初产妇腹壁紫红色妊娠纹变成银白色陈旧妊娠纹。腹壁皮肤受增大的妊娠子宫影响,部分弹力纤维断裂,腹直肌出现不同程度分离,产后腹壁明显松弛,腹壁紧张度需在产后 6~8 周恢复。

(邹路遥)

第二节　产褥期临床表现

一、生命体征

产后体温多数在正常范围内,体温可在产后 24 h 内略升高。一般不超过 38 ℃,可能与产程延长致过度疲劳有关。产后 3~4 d 出现乳房血管、淋巴管极度充盈,乳房胀大,伴 37.8 ℃~39 ℃发热,称为泌乳热,一般持续 4~16 h 后即下降,不属病态,但需排除其他原因尤其感染引起的发热。产后脉搏在正常范围内。产后由妊娠期的胸式呼吸变为胸腹式呼吸,呼吸深慢,每分钟 14~16 次。血压于产褥期平稳,变化不大。

二、子宫复旧

胎盘娩出后,子宫圆而硬,宫底在脐下一指,产后第 1d 略上升至脐平,以后每日下降 1~2 cm,至产后 10d 子宫降入骨盆腔内。

三、产后宫缩痛

在产褥早期因子宫收缩引起下腹部阵发性剧烈疼痛,称为产后宫缩痛。于产后 1~2d 出现,持续 2~3d 自然消失,多见于经产妇。哺乳时反射性缩宫素分泌增多使疼痛加重,不需特殊用药。

四、恶露

产后随子宫蜕膜脱落,含有血液、坏死蜕膜等组织经阴道排出,称为恶露。因其颜色、内容物及时间不同,恶露分为以下几种。

1.血性恶露

其含大量血液,色鲜红,量多,有时有小血块。镜下见多量红细胞、坏死蜕膜及少量胎膜。血性恶露持续 3~4d。出血逐渐减少,浆液增加,转变为浆液恶露。

2.浆液恶露

其含多量浆液得名,色淡红。镜下见较多坏死蜕膜组织、宫腔渗出液、宫颈黏液,少量红细胞及白细胞,且有细菌。浆液恶露持续 10d 左右,浆液逐渐减少,白细胞增多,变为白色恶露。

3.白色恶露

其含大量白细胞,色泽较白得名,质黏稠。镜下见大量白细胞、坏死蜕膜组织、表皮细胞及细菌等。白色恶露约持续 3 周干净。

正常恶露有血腥味,但无臭味,持续 4～6 周,总量为 250～500 mL。若子宫复旧不全或宫腔内残留胎盘、多量胎膜或合并感染时,恶露增多,血性恶露持续时间延长并有臭味。

五、褥汗

产后 1 周内皮肤排泄功能旺盛,排出大量汗液,以夜间睡眠和初醒时更明显,不属病态。

（邹路遥）

第三节　产褥期处理及保健

一、产褥期处理

产褥期母体各系统变化很大,处理不当易发生感染和其他病理情况。

（一）产后 2h 内的处理

产后 2h 内极易发生严重并发症,如产后出血、子痫、心力衰竭等,应在产房严密观察生命体征、子宫收缩情况及阴道流血量,并注意宫底高度及膀胱是否充盈等。弯盘放于产妇臀下收集阴道流血量。在此期间还应协助产妇首次哺乳。若产后 2h 一切正常,将产妇连同新生儿送回病室,仍需勤巡视。

（二）饮食

产后 1h 可让产妇进流食或清淡半流食,以后可进普通饮食。食物应富有营养、足够热量和水分。适当补充维生素和铁剂,推荐补充铁剂 3 个月。

（三）排尿与排便

产后 4h 内应让产妇排尿。若排尿困难,除鼓励产妇坐起排尿,消除怕排尿引起疼痛的顾虑外,可选用以下方法:①用热水熏洗外阴,用温开水冲洗尿道外口周围诱导排尿。②针刺关元、气海、三阴交、阴陵泉等穴位。③甲硫酸新斯的明 1 mg 肌内注射,兴奋膀胱逼尿肌促其排尿。若使用上述方法均无效时应予导尿,留置导尿管 1～2d。并给予抗生素预防感染。产后因卧床休息、食物缺乏纤维素,加之肠蠕动减弱,产褥早期腹肌、盆底肌张力降低,容易发生便秘,应鼓励产妇多吃蔬菜及早日下床活动。

（四）观察子宫复旧及恶露

每日应观察恶露数量、颜色及气味。若子宫复旧不全,红色恶露增多且持续时间延长时,应及早给予子宫收缩剂。若合并感染,恶露有腐臭味且有子宫压痛,应给予抗生素控制感染。

（五）会阴处理

用 0.05% 聚维酮碘液擦洗外阴,每日 2～3 次,平时应尽量保持会阴部清洁及干燥。会阴部有缝线者,应每日检查切口有无红肿、硬结及分泌物,于产后 3～5d 拆线。若伤口感染,应提前拆线引流或行扩创处理,并定时换药。

（六）观察情绪变化

经历妊娠及分娩的激动与紧张后,精神极度放松、对哺育新生儿的担心、产褥期的不适等,均可造成产妇情绪不稳定,尤其在产后 3～10 日,可表现为轻度抑郁。应帮助产妇减轻身体不适,并给予精神关怀、鼓励、安慰,使其恢复自信。抑郁严重者,需服抗抑郁药物治疗。

(七)乳房护理

准荐母乳喂养,按需哺乳,废弃定时哺乳。母婴同室,做到早接触、早吸吮。重视心理护理的同时,指导正确哺乳方法。于产后半小时内开始哺乳,此时乳房内乳量虽少,可通过新生儿吸吮动作刺激泌乳。哺乳的时间及频率取决于新生儿的需要及乳母感到奶胀的情况。让新生儿吸空一侧乳房后。再吸吮另一侧乳房。每次哺乳后,应将新生儿抱起轻拍背部1~2min,排出胃内空气以防吐奶。哺乳开始后,遇下述情况应分别处理。

1.乳胀

乳胀多因乳房过度充盈及乳腺管阻塞所致。哺乳前湿热敷3~5min,并按摩、拍打抖动乳房,频繁哺乳、排空乳房。

2.催乳

若出现乳汁不足,鼓励乳母树立信心,指导哺乳方法,按需哺乳、夜间哺乳,适当调节饮食。

3.退奶

产妇因病不能哺乳,应尽早退奶。最简单的退奶方法是停止哺乳,不排空乳房,少进汤汁,但有半数产妇会感到乳房胀痛。佩戴合适胸罩,口服镇痛药物,2~3d后疼痛减轻。目前不推荐用雌激素或溴隐亭退奶。其他的退奶方法有:①生麦芽60~90 g,水煎当茶饮,每日一剂,连服3~5d。②芒硝250 g分装两纱布袋内,敷于两乳房并包扎,湿硬时更换。③维生素C,200 mg口服,每日3次,共5~7d。

4.乳头皲裂

轻者可继续哺乳。哺乳前湿热敷3~5min,挤出少许乳汁,使乳晕变软,以利新生儿含吮乳头和大部分乳晕。哺乳后挤少许乳汁涂在乳头和乳晕上,短暂暴露和干燥。也可涂抗生素软膏或10%复方苯甲酸酊。皲裂严重者应停止哺乳,可挤出或用吸乳器将乳汁吸出后喂给新生儿。

二、产褥期保健

防止产后出血、感染等并发症产生,促进产后生理功能恢复。

(一)饮食起居

合理饮食,居室应清洁通风,注意休息。

(二)适当活动及做产后健身操

产后尽早适当活动,做产后健身操有利于体力恢复、排尿及排便,避免或减少静脉栓塞的发生,且能使骨盆底及腹肌张力恢复。产后健身操的运动量应循序渐进。

(三)计划生育指导

若已恢复性生活,应采取避孕措施,原则是哺乳者以工具避孕为宜,不哺乳者可选用药物避孕。

(四)产后检查

产后检查包括产后访视和产后健康检查两部分。产妇出院后,由小区医疗保健人员在产妇出院后3d内、产后14d和产后28d分别做3次产后访视,了解产妇及新生儿健康状况,内容包括:①了解产妇饮食、睡眠及心理状况。②检查两乳房,了解哺乳情况。③观察子宫复旧及恶露。④观察会阴切口、剖宫产腹部切口等,若发现异常应给予及时指导。

产妇应于产后6周去医院常规随诊,包括全身检查及妇科检查。前者主要测血压、脉搏,查血、尿常规,了解哺乳情况,若有内科并发症或产科并发症应做相应检查;后者主要观察盆腔内生殖器是否已恢复至非孕状态;同时应带婴儿去医院做一次全面检查。

(邹路遥)

第十二章

异常产褥

第一节 产褥感染

产褥感染是指分娩及产褥期生殖道受病原体侵袭,引起局部或全身感染,其发病率为6%,足月产妇死亡的四大原因之一。

产褥病率是指分娩24h以后的10d内,每日用口表测量体温4次,间隔4h,有2次体温≥38℃,产褥病率常由产褥感染引起,但也可由生殖道以外感染如急性乳腺炎、上呼吸道感染、泌尿系感染、血栓静脉炎等原因所致。

一、诊断

(1)仔细检查,确定感染部位和严重程度。询问病史提示分娩前存在某些感染、产程较长、产程进展中多次阴道内操作等病史,分娩后出现发热、腹痛、恶露变化、伤口感染症状,并排除引起产褥病率的其他疾病。

(2)体温升高,脉搏加快,宫底有压痛,有的伴有一侧或双侧的下腹剧痛;外阴或腹部伤口局部红肿、压痛、触之有硬结,或伤口有裂开,有的并有脓性分泌物。

(3)血计数明显升常规示白细胞高;B超示子宫复旧差,宫腔内胎盘组织残留;局部血流超声检查发现血栓性静脉炎。

(4)宫腔分泌物、脓肿穿刺物、后穹隆穿刺物做细菌培养和药敏实验,确定病原体。

二、治疗

(1)取半卧位,利于恶露引流,并使炎症局限于盆腔。加强全身支持疗法,增强抵抗力。病情严重或贫血者,多次少量输新鲜血或血浆。

(2)产褥感染多为需氧菌及厌氧菌的混合感染。药敏结果出来前,选用青霉素、氨基糖苷类和甲硝唑等联合用药。中毒症状严重者,短期加用肾上腺皮质激素,增强应激能力。

(3)对于血栓性静脉炎,应用大量抗生素,并可加用肝素,150 U/(kg·d)加入5%葡萄糖注射液500 mL静脉滴注,6 h一次,体温下降后改为3次/天,共4～7d;尿激酶40万U加入0.9%氯化钠注射液或5%葡萄糖注射液500 mL,静脉滴注,共10d。用药期间监测凝血功能。口服双香豆素、阿司匹林等,也可用中药治疗。

(4)外阴伤口、腹壁伤口的感染应及时拆除缝线,避免感染扩散。如伤口已化脓,则扩创引流,盆腔脓肿可经阴道后穹隆切开引流。

(5)子宫感染严重经积极治疗无效者,应积极行子宫切除术。

(袁运水)

第二节　产褥期抑郁症

产褥期抑郁症是指产褥期产妇出现的以抑郁症状为主的精神障碍,介于产后精神病和产后忧郁之间,是产褥期精神综合征最常见的一种类型。该病不仅影响到产妇和婴儿的健康,而且影响到婚姻、家庭和社会。多在产后 2 周内出现症状,产后 4～6 周逐渐明显。

一、诊断

产褥期抑郁症尚无统一的诊断标准。但是多采用 1994 年美国精神病学会在《精神疾病的诊断与统计手册》中制定的产褥期抑郁症诊断标准。

(1)在产后 2 周内出现下列 5 条或 5 条以上的症状,必须具备①②两条。①情绪抑郁。②对全部或多数活动明显缺乏兴趣或愉悦。③体重显著下降或增加。④失眠或睡眠过度。⑤精神运动性兴奋或阻滞。⑥疲劳或乏力。⑦遇事均感毫无意义或有自罪感。⑧思维能力减退或注意力不集中。⑨反复出现想死亡想法。

(2)在产后 4 周内发病。①情绪变化:心情压抑、情绪淡漠,焦虑、恐惧、易怒,有时表现为孤独、不愿见人或伤心、流泪。②自我评价降低:自暴自弃,对身边的人充满敌意。③对生活缺乏信心,出现厌食、睡眠障碍、易疲倦等。

二、治疗

主要是心理治疗和药物治疗。

(一)心理治疗

心理治疗为重要的治疗手段,通过心理咨询,解除致病的心理因素。对产褥期妇女多加关心,尽量调整好家庭关系,指导其养成良好的睡眠习惯。

(二)药物治疗

应尽量选用不入乳汁的抗抑郁药,并在医师指导下用药为宜。

1.5-羟色胺再吸收抑制剂

(1)帕罗西汀:起始剂量 20 mg/d,口服,共 3 周后,根据病情增减剂量,每次增减 10 mg,间隔时间不得少于 1 周。

(2)舍曲林:起始剂量 50 mg/d,口服,逐渐增至 100 mg/d。

2.三环类抗抑郁药

阿米替林起始剂量 50 mg/d,口服,逐渐增至 150～300 mg/d,分 2～3 次口服,维持剂量 50～150 mg/d。

(袁运水)

第三节　产褥中暑

产褥中暑是指产褥期产妇因高温环境使体内余热不能及时散发,引起中枢性体温调节功能障碍,是夏季产妇常见的急性热病。本病起病急骤,发展迅速,处理不当遗留严重后遗症,甚至死亡。

一、诊断

(1)发病前多有短暂的先兆症状,称为中暑先兆。表现为口渴、大量多汗、心悸、胸闷、四肢乏力。此时体温正常或低热。

（2）中暑先兆未能及时处理,产妇体温逐渐升高达 38.5 ℃以上,随后出现面色潮红、恶心、呕吐、胸闷、脉搏细数等。

（3）若产妇体温继续升高达 41 ℃～42 ℃,可出现面色苍白、呼吸急促、抽搐、昏迷。数小时内可因呼吸、循环衰竭而死亡,幸存者也会遗留严重的神经系统后遗症。

二、治疗

（一）治疗原则

立即改变高温和不通风环境,迅速降温,及时纠正水、电解质及酸中毒,积极防治休克。迅速降低体温是抢救成功的关键。

（二）降温

降温包括物理降温和药物降温。物理降温是迅速将产妇移至通风、阴凉处,脱去过多衣物。

（袁运水）

第十三章

外阴疾病

第一节　外阴硬化性苔藓

外阴硬化性苔藓是一种以外阴及肛周皮肤萎缩变薄为主的皮肤病。由于本病以皮肤萎缩为特征,故迄今皮肤科医师仍称此病为"硬化萎缩性苔藓"。

一、病因

病因尚不明确。有母女、姐妹等直系亲属家庭性发病的报道。有报道患者 $HLA-B_{40}$ 抗原的阳性率较高,故认为此病与 $HLA-B_{40}$ 有关。另有学者发现患者可合并斑秃、白癜风、甲状腺功能亢进症或减退症等自身免疫性疾病,说明此病可能与自身免疫性疾病有关。此外,由于此病好发于成年女性,且患者血中二氢睾酮水平明显低于正常同龄妇女,更有临床意义的是当对患处皮肤采用睾酮进行局部治疗时往往有效,因而提示患者血中睾酮水平低下可能为发病因素之一。

二、病理

病变早期真皮乳头层水肿,血管扩大充血。典型的病理特征为表皮层角化和毛囊角质栓塞,表皮棘层变薄伴基底细胞液化变性,黑素细胞减少,上皮脚变钝或消失,在真皮浅层出现均质化,真皮中层有淋巴细胞和浆细胞浸润带。硬化性苔藓极少发展为浸润癌。

三、临床表现

此病可发生于任何年龄的妇女,但以绝经后妇女和青春期少女最多见。主要症状为病损区皮肤发痒,但其程度远较鳞状上皮增生患者为轻,甚至有个别患者无瘙痒不适。病损常位于大阴唇、小阴唇、阴蒂包皮、阴唇后联合及肛周,多呈对称性。早期皮肤发红肿胀,出现粉红、象牙白色或有光泽的多角形平顶小丘疹,中心有角质栓,丘疹融合成片后呈紫癜状,但在其边缘仍可见散在丘疹。进一步发展时皮肤和黏膜变白、变薄,失去弹性,干燥易皲裂,阴蒂萎缩且与其包皮粘连,小阴唇萎缩变薄,逐渐与大阴唇内侧融合以致完全消失。晚期皮肤菲薄皱缩似卷烟纸,阴道口挛缩狭窄,性交困难,但患者仍有受孕可能。幼女患者瘙痒症状多不明显,可能仅在排尿或大便后感外阴及肛周不适。检查时在外阴及肛周区可见锁孔状珠黄色花斑花或白色病损坏。但至青春期时,多数患者的病变可能自行消失。

四、诊断和鉴别诊断

一般根据临床表现做出诊断,确诊需进行病理检查。硬化性苔藓应与老年生理萎缩相鉴别,后者仅见于老年妇女,其外阴部皮肤的萎缩情况与身体其他部位皮肤相同,表现为外阴皮肤各层组织及皮下脂肪层均萎缩,因而大阴唇变平,小阴唇退化,但患者无任何自觉症状。

五、治疗

(一)一般治疗

与外阴鳞状上皮增生治疗相同。

(二)局部药物治疗

丙酸睾酮局部涂搽是治疗硬化性苔癣的主要方法,但疗效因人而异。有些萎缩皮肤可基本恢复正常,有的病变有所改善,但亦有无明显疗效者。临床上一般以 200 mg 丙酸睾酮加入 10 g 凡士林油膏或软膏配制成 2%制剂涂搽患部,搽后稍按揉,每日 3～4 次,至少用药达 1 个月左右始出现疗效,一般应连续治疗 3～6 个月。瘙痒症状消失后 1～2 年,用药次数可逐渐减少,直到每周 1～2 次维持量。如瘙痒症状较严重,亦可将上述丙酸睾酮制剂与 1%或 2.5%氢化可的松软膏混合涂搽,瘙痒缓解后逐渐减少以致最后停用氢化可的松软膏。如在采用丙酸睾酮治疗期间出现毛发增多或阴蒂增大等男性化副反应或疗效不佳时,可改用 100 mg 黄体酮油剂加入 30 g 凡士林软膏或油膏中局部涂擦以替代丙酸睾酮制剂。近年有学者采用 0.05%氯倍他素软膏局部治疗取得良好效果,接近 80%患者获得满意疗效。用法为最初 1 个月每日 2 次,继而每日 1 次共用 2 个月,以后每周 2 次共用 3 个月,总计治疗时间半年。凡瘙痒顽固、表面用药无效者可用曲安奈德混悬液皮下注射。将 5 mg 曲安奈德混悬液用 2 mL 生理盐水稀释后,取脊髓麻醉穿刺针在耻骨联合下方注入皮下,经过大阴唇下直至会阴,然后在缓慢回针头时,将混悬液注入皮下组织。对侧同法治疗。注射后轻轻按摩以使混悬液弥散。幼女硬化性苔癣至青春期时有自愈可能,其治疗有别于成年妇女,一般不宜采用丙酸睾酮油膏或软膏局部治疗以免出现男性化。治疗目的主要是暂时缓解瘙痒症状,现多主张用 1%氢化可的松软膏或用 100 mg 黄体酮油剂加入 30 g 凡士林油膏或软膏中涂搽局部,多数症状可获缓解,但仍应长期定时随访。

(三)手术治疗

手术治疗方法与外阴鳞状上皮增生的治疗相同,但此病恶变机会更少,故很少采用手术治疗。

(董永莉)

第二节　外阴鳞状上皮增生

鳞状上皮增生是以外阴瘙痒为主要症状但病因不明的外阴疾病。迄今为止,尚无确切证据表明慢性损伤、过敏、局部营养失调或代谢紊乱是导致此病的直接原因,但外阴局部皮肤长期处于潮湿状态和阴道排出物的刺激等解剖生理因素可能与其发病有关。

一、病理

主要组织病理变化为表皮层角化过度和角化不全,棘细胞层不规则增厚,上皮脚向下延伸,末端钝圆或较尖,上皮脚愈长则尖端愈细。上皮脚之间的真皮层乳头明显,并有轻度水肿以及淋巴细胞和少量浆细胞浸润。但上皮细胞层次排列整齐,保持极性,细胞大小和核形态、染色均正常。

二、临床表现

此病多发生于绝经后妇女,但亦可发生于生育年龄。外阴瘙痒是此病最主要症状,患者多难忍受。由于搔抓局部时刺激较大的神经纤维,可抑制瘙痒神经纤维反射,患者瘙痒可暂时得到缓解,但搔抓又可导致皮肤进一步损伤,从而触发新的瘙痒反应以致瘙痒更剧,形成恶性循环。外阴病损范围不一,主要累及大阴唇、阴唇间沟、阴蒂包皮、阴唇后联合等处,常呈对称性。早期病变较轻时,皮肤颜色呈暗红或粉红,角化过度部位则呈现白色。由于长期搔抓和摩擦,皮肤增厚似皮革,色素增加,皮肤纹理明显突出,皮嵴隆起,呈多数小多角性扁平丘疹,并群集成片,出现苔癣样变,故临床上亦称此病为慢性单纯性苔癣。由于局部潮湿、搔抓和摩擦的程度不同,以及对局部用药的反应不一,患者不同部位的病损形态亦有所差异,严重者可因搔抓引起表皮抓破、皲裂、溃疡。

三、诊断和鉴别诊断

除临床症状及体征外,本病主要依靠病理检查方能确诊。特别是确定不无不典型增生和癌变,病理检查更是唯一的确诊手段。如出现溃疡长期不愈,特别是有结节隆起时,应警惕局部癌变的可能应及早活检确诊。活检应在皲裂、溃疡、隆起、硬结或粗糙处取材,并应选择不同部位多点取材。为做到取材适当,可先用1%甲苯胺蓝(toluidine blue)涂抹病变皮肤,待白干后用1%醋酸液擦洗脱色。凡不脱色区表明该处有裸核存在,应在该处活检,较易发现不典型增生或早期癌变。若局部破损范围太大,应先治疗数日,待皮损大部愈合后,再选择活检部位以提高诊断准确率。鳞状上皮增生应与白癜风和外阴炎相鉴别。若外阴皮肤出现界限分明的发白区,但表现光滑润泽,质地完全正常,且无任何自觉症状者为白癜风;皮肤增厚、发白或发红,伴有瘙痒且阴道分泌物增多者,应首先排除念珠菌、滴虫感染所致阴道炎和外阴炎;外阴皮肤出现对称性发红、增厚,伴有严重瘙痒,但无阴道分泌物者应考虑糖尿病所致外阴炎的可能。

四、治疗

(一)一般治疗

应注意保持外阴部皮肤清洁干燥,禁用肥皂或其他刺激性药物擦洗,避免用手或器械搔抓患处。不食辛辣和过敏食物。衣着要宽大,忌穿不透气的化纤内裤以避免长时间局部潮湿而加重病变。凡精神较紧张,瘙痒症状明显以致失眠者,可加用镇静、安眠和抗过敏药物以加强疗效。

(二)药物治疗

治疗主要在于控制局部瘙痒。一般均主张采用皮质激素局部治疗。临床常用药物有0.025%氟轻松软膏,0.01%曲安奈德软膏或1%～2%氢化可的松软膏或霜剂等制剂,每日涂搽局部3～4次以缓解瘙痒症状。若长期连续使用高效皮质激素类药物,可导致局部皮肤萎缩;故当瘙痒基本控制后,即应停用高效皮质激素类制剂,改以作用较轻微的氢化可的松软膏每日1～2次继续治疗,连用6周。在局部涂药前可先用温水坐浴,每日2～3次,每次10～15 min,以暂时缓解瘙痒症状,并有利于药物的吸收。坐浴时切忌用毛巾揩擦患处,以免因机械性摩擦而加剧病损。即使瘙痒消失,患者不再搔抓,仍须经过较长时期后,增生变厚的皮肤才逐渐恢复正常,少数完全恢复正常的可能。恢复后镜下检查可见原有的组织病理变化消失。

(三)手术治疗

由于外阴鳞状上皮增生发生癌变的机会仅5%左右,且手术治疗后约50%的患者发生远期复发,故目前主张对此病应以药物治疗为主。手术治疗仅适用于:①已有恶变或恶变可能者。②长期药物治疗无效者。

如病灶极局限,可考虑行单纯病灶切除。但患者一般病变范围较广,多需行单纯外阴切除术。由于切除后形成瘢痕,常导致术后性交痛,故有人主张在手术的同时行皮片移植以减少瘢痕挛缩。术后应定期随访。复发部位多在切口周围,再次手术极有可能再度复发。

(四)激光治疗

一般采用 CO_2 激光或氦氖激光治疗,破坏深达 2 mm 的皮肤层即可消灭异常上皮组织和破坏真皮层内神经末梢,从而阻断瘙痒和搔抓所引起的恶性循环。激光治疗有精确、操作简易、破坏性较小、术后病发率低、愈合后瘢痕组织较少的优点,但远期复发率与手术切除相近。

(董永莉)

第三节　外阴鳞状上皮内瘤变

上皮内瘤变指上皮层内细胞成熟不良、核异常及核分裂象增加。病变始于上皮基底层,严重时向上扩展,甚至占据上皮全层。女性生殖道鳞状上皮内瘤变包括外阴、阴道及宫颈处的鳞状上皮内变。临床上三者或二者常同时并存。

一、病理学诊断与分级

根据细胞成熟度、核异型性、成熟障碍以及有丝分裂的活性,上皮内瘤变分3级(图13-1):

Ⅰ级:即轻度不典型增生。上皮下1/3层细胞核增大,核质比例略增大,核染色稍加深,核分裂象少,细胞极性保存。

Ⅱ级:即中度不典型增生。上皮下2/3层细胞核明显增大,核质比例增大,核深染,核分裂象较多,细胞数量明显增多,细胞极性尚存。

Ⅲ级:即重度不典型增生,包括原位癌。病变细胞几乎占据上皮下大于2/3或全层,细胞核异常增大,核质比例显著增大,核形不规则,染色较深,核分裂象增多,细胞拥挤,排列紊乱,无极性。

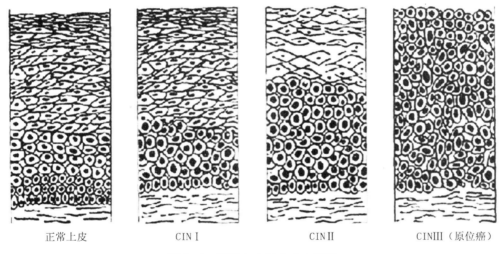

| 正常上皮 | CIN Ⅰ | CIN Ⅱ | CIN Ⅲ(原位癌) |

图 13-1　正常上皮及上皮内瘤变

外阴鳞状上皮内瘤变(squamous vulvar intraepithelial neoplasia,VIN)局限于外阴表皮内,未发生向周围间质浸润及转移的癌前病变。多见于45岁左右妇女。近年来VIN发生率在性生活活跃的年轻妇女中有所增加,患者年龄也趋年轻化(<35岁)。约50%的VIN患者伴有其他部位的上皮内瘤变。年轻患者的VIN常自然消退,但60岁以上或伴有免疫抑制的年轻患者可能转变为浸润癌。

二、命名

VIN的命名一度比较混乱,曾被称为鲍文病(Bowen disease)、Queyrat增殖性红斑、单纯性原位癌。1986年ISSVD将其统一命名为VIN,并分为VIN Ⅰ、Ⅱ和Ⅲ。然而,随着对VIN病程认识的逐渐加深,VIN Ⅰ~Ⅲ的分级标准并不能很好地反映其自然病程发展。一方面,临床研究并无证据表明VIN在病程中也是经历由VIN Ⅰ至VIN Ⅲ的发展过程。

VIN Ⅰ多数为一种反应性改变或是人乳头瘤病毒(HPV)感染的影响,并无证据表明VIN Ⅰ是一种癌前病变。另一方面,VIN Ⅰ的诊断在不同的病理学家之间重复性极差;VIN Ⅱ、VIN Ⅲ的形态学变化的差异较能明确区分。此外,近来研究证实,VIN也分为HPV感染相关型与HPV感染不相关型,它们在流行病学、临床表现、组织病理学以及分子生物学特性上均有所不同。因此,2004 年,ISSVD 对 VIN 分类定义进行了重新修正(表 13-1)。

表 13-1　外阴鳞状上皮内瘤变分类及特征(ISSVD,2004)

分类	特征	
	肉眼	镜下
普通型 VIN	皮肤病损界限清晰	
疣型 VIN	呈湿疣样外观	见挖空细胞、角化不全及角化过度细胞,上皮棘层肥厚,细胞异型性明显
基底细胞型 VIN	呈扁平样增生改变或非乳头瘤病变	上皮层增厚,表皮内见大量增值的、呈基底细胞样的未分化细胞从基底层向上扩展,挖空细胞少于疣型 VIN
混合型 VIN	兼有疣型和基底细胞型 VIN 两种表现	
分化型 VIN	与 HPV 感染无关	
	局部隆起、溃疡、疣状丘疹或过度角化斑片	细胞分化好,细胞异型性局限于上皮基底层基底细胞角化不良,表皮网脊内常有角蛋白形成
未分类型 VIN	其他不能归入普通型或分化型的 VIN	

2004 年 VIN 新的定义仅指高级别 VIN 病变(即原 VIN Ⅱ 及 VIN Ⅲ)。依据病理形态学、生物学及临床特点将 VIN 分为两类。

1.普通型 VIN

与高危型 HPV 感染相关,多发生于年轻女性,超过 30% 的病例合并下生殖道其他部位瘤变(以 CIN 最常见),与外阴浸润性疣状癌及基底细胞癌有关。普通型 VIN 包括以下 3 种亚型:疣型 VIN、基底细胞型 VIN、混合型 VIN。

2.分化型 VIN

与 HPV 感染无关,病变在苔藓硬化基础上发生,形态主要为溃疡、疣状丘疹或过度角化斑片。多发生于绝经后女性,多不伴其他部位病变,与外阴角化性鳞状细胞癌有关。此外,外阴 Paget 病等其他不能归入上述两类的 VIN 病变归入未分类型 VIN。

三、病因

不完全清楚。DNA 检测发现 VIN 病变细胞 DNA 多为单倍体;利用显微分光光度计作多发性病灶 DNA 分析结果显示不同病灶起源于不同的干细胞(stem cell);大的融合病灶可起源于单一的干细胞或是不同散在病灶的融合。普通型 VIN 常与 HPV 感染相关,尤其与 HPV16 感染关系密切。p53 基因异常则可促进分化型 VIN 向鳞癌发展。其他的危险因素有性传播疾病、肛门-生殖道瘤变、免疫抑制以及吸烟等。

四、临床表现

VIN 的症状无特异性,多表现为外阴瘙痒、烧灼感、皮肤破损及溃疡,程度轻重不一。部分患者无症状。病变可发生于外阴任何部位,最常见于会阴、阴蒂周围及小阴唇,可累及肛周、尿道周围。病灶可表现为表皮隆起的丘疹、斑点、斑块或乳头状赘疣,单个或多个,融合或分散,呈灰白、粉红色、黑色素沉着,或者红白相间的片状,严重者可呈弥漫状覆盖整个外阴。通常,多中心病灶更常见于较年轻妇女(<40 岁者);绝经后妇女多为单发病灶。

五、诊断

确诊需依据病理学检查。对任何可疑病灶应做多点活组织病理检查。为排除浸润癌,取材时需根据病灶情况决定取材深度。为了提高活检阳性率:可采用局部涂抹 3%～5% 醋酸或 1% 甲苯胺蓝,阴道镜下观察外阴、会阴及肛周皮肤组织的血管情况,在血管不典型处取材。有条件者,应行阴道内 HPV 检测协助诊断。

六、治疗

治疗的目的在于消除病灶,缓解临床症状,预防 VIN 向恶性转化。选择治疗方案应综合考虑以下 3 个因素:①患者因素,包括年龄、症状、一般情况、手术并发症、随诊情况、心理状态等。②疾病有关因素。病灶的病理类型、大小、数量、位置、发生浸润的风险,病变是否侵犯黏膜及阴毛生长区。③治疗疗效,对于外阴外观、结构、功能的影响。

(一)局部药物治疗

可采用抗病毒、化疗、免疫治疗药物外阴病灶涂抹。例如:①1％西多福韦,广谱抗 DNA 病毒药物。②5％咪喹莫特。③5％ 5-氟脲嘧啶软膏(5-FU)。④干扰素凝胶等。

(二)物理治疗

物理治疗对患者进行准确的评估,排除浸润癌。浸润癌高危者与溃疡者禁用。目前临床应用的物理治疗主要有激光汽化、激光切除、冷冻、电灼以及光动力学治疗。治疗后能保留外阴外观,尤其适用于累及小阴唇或阴蒂的病灶,多用作年轻患者病灶广泛时的辅助治疗。

(三)手术治疗

手术目的在于将病灶完全切除并对病灶进行彻底的组织病理学评定。术式包括:

1.局部扩大切除

适用于病灶局限者。外阴两侧的病灶切除范围应在病灶外 0.5～1.0 cm 处。手术时切除组织边缘需行冰冻切片以确定无残留病灶。若无病灶累及,可保留阴蒂及其正常功能。

2.外阴皮肤切除

适用于年轻患者。切除部分或全部外阴和会阴的皮肤,保留皮下组织,维持外阴形态,缺损区需大腿或臀部皮肤移植,该方法可较满意地维持外阴的结构和功能。

3.单纯外阴切除

适用于治疗老年、广泛性 VIN 病变患者,切除范围包括外阴皮肤及部分皮下组织,与根治性手术的区别在于其不需切除会阴筋膜。

综上所述,VIN 的治疗强调个体化。尽管 2004 年 ISSVD 提出 VIN 新分类已逐步应用于临床,但尚未有充足的临床研究用以评估、指导各分类的治疗。目前国内外均未提出针对 2004 年 VIN 新分类的治疗规范。但以下几点需要强调:①普通型 VIN 与 HPV 感染有关,70％～93％的普通型 VIN 中可检测到 HPV,因此普通型 VIN 治疗中应注意 HPV 感染的检测、治疗、随诊。普通型 VIN 的临床表现及预后均好于分化型,通常局部扩大切除手术治疗效果基本满意。②分化型 VIN 不伴有 HPV 感染,基本上检测不到 HPV。其临床表现及预后与普通型 VIN 差异很大,其经常同时合并有外阴鳞癌。治疗前应仔细检查,除外浸润癌。③约 35％的 VIN 患者同时有阴道和子宫颈病变,故所有 VIN 患者均应行子宫颈刮片检查,并仔细检查阴道、子宫颈等。

七、预后

约 38％的 VIN 可自然消退,治疗后 VIN 的复发率为 10％～20％(多在未经治疗的部位)。其术后复发的高危因素包括:高危型 HPV 感染、多发病灶、切缘阳性等。任何 VIN 均需进行长期随访:一般于治疗后 3 个月、6 个月各检查一次,此后每 6 个月检查一次,至少随访 5 年。

八、预防

避免不洁性生活,预防 HPV 感染,及时治疗外阴炎,避免吸烟,长期应用免疫抑制剂时注意外阴病变。

（董永莉）

第四节　外阴癌

外阴恶性肿瘤约占女性全身恶性肿瘤的 1%，占女性生殖道癌肿的 3%～5%，多见于 60 岁以上妇女。外阴鳞状细胞癌最常见，其他有外阴恶性黑色素瘤、基底细胞癌、外阴前庭大腺癌、汗腺癌及外阴肉瘤等。

一、外阴鳞状细胞癌

占外阴恶性肿瘤的 80%～90%，近年发生率有所增加。

(一)病因

尚不完全清楚，常与 VIN 并发。可能与性传播疾病、病毒感染(单纯疱疹病毒 Ⅱ 型、人乳头瘤病毒、巨细胞病毒)及外阴慢性皮肤疾病有关，外阴癌患者常并发外阴色素减退疾病，其中仅 5%～10% 伴不典型增生者可能发展为外阴癌，外阴受慢性长期刺激如乳头瘤、尖锐湿疣、慢性溃疡等也可发生癌变；外阴癌可与宫颈癌、阴道癌并存。

(二)临床表现

1.症状

久治不愈的外阴瘙痒和不同形态的肿物，如结节状、菜花状、溃疡状。肿物合并感染或较晚期癌可有疼痛、渗液和出血。

2.体征

癌灶可生长在外阴任何部位，大阴唇最多见，其次为小阴唇、阴蒂、会阴、尿道口、肛门周围等。早期局部丘疹、结节或小溃疡；晚期为不规则肿块，伴或不伴破溃或呈乳头样肿瘤，转移至腹股沟淋巴结者，可扪及一侧或双侧腹股沟淋巴结增大，质硬而固定。

(三)转移途径

主要转移方式为直接浸润、淋巴转移，晚期可发生血行转移。

1.直接浸润

癌灶逐渐增大，沿皮肤、黏膜向内侵及阴道和尿道，晚期可累及肛门、直肠和膀胱等。

2.淋巴转移

外阴淋巴管丰富，故外阴癌以淋巴转移为主，而且两侧淋巴管互相交通组成淋巴网，一侧癌灶可经由双侧淋巴结扩散(主要是通向同侧)，最初转移至腹股沟淋巴结，再至股深淋巴结，并经此进入盆腔淋巴结，如髂总、髂内、髂外、闭孔淋巴结等，最后转移至腹主动脉旁淋巴结。阴蒂癌灶常向两侧侵犯，并可绕过腹股沟浅淋巴结直接至股深淋巴结。外阴后部及阴道下段癌可直接转移至盆腔内淋巴结。

(四)临床分期

目前有两种分期方法，即国际妇产科联合会(international federation of ohstericsandgynecology,FIGO)分期和国际抗癌协会(international union against cancer,UICC)的 TNM 分期(表 13-2)。目前多采用 FIGO 分期法。

(五)诊断

根据活组织病理检查，诊断不难。早期易漏诊。应重视外阴瘙痒及小结节，争取早日就医，对可疑病灶应及时做活组织检查，采用 1% 甲苯胺蓝染色外阴部，再用 1% 醋酸洗去染料，在蓝染部位做活检，或借用阴道镜观察外阴皮肤也有助于定位活检，以提高活检阳性率。

表 13-2　外阴癌分期

FIGO	肿瘤范围
0 期	原位癌(上皮内癌)
Ⅰ 期	局限于外阴和(或)会阴,病变直径≤2 cm
Ⅰ~A~ 期	病变直径≤2 cm 伴间质浸润≤1 cm
Ⅰ~B~ 期	病变直径≤2 cm 伴间质浸润>1 cm
Ⅱ 期	肿瘤局限于外阴和(或)会阴,直径>2 cm
Ⅲ 期	肿瘤侵犯下尿道或阴道,或肛门
Ⅳ~A~ 期	肿瘤侵犯尿道上段、膀胱黏膜和/或单侧区域淋巴结转移、直肠黏膜,或固定于骨盆
Ⅳ~B~ 期	任何远处转移,包括盆腔淋巴结转移

* 浸润深度测量从最浅的表皮－间质处的真皮乳头到浸润的最深处

(六)治疗

手术治疗为主,辅以放射治疗与化学药物治疗。

1.手术治疗

手术范围根据病灶大小、浸润深浅及有无淋巴结转移而定。

0 期:单纯外阴切除(多灶病变)。

Ⅰ期:ⅠA 期,外阴广泛局部切除术。ⅠB 期,病灶位于一侧,外阴广泛局部切除术,外阴同侧腹股沟淋巴结切除术。病灶位于中线则行外阴广泛局部切除术;外阴及双侧腹股沟淋巴结切除术。

Ⅱ期:同 IB 期,若有腹股沟淋巴结转移,术后应放疗,也可以加化疗。

Ⅲ期:同Ⅱ期或加尿道前部切除与肛门皮肤切除。

Ⅳ期:外阴广泛切除、直肠下段和肛管切除、人工肛门形成术及双侧腹股沟盆腔淋巴结清扫术。癌灶浸润尿道上段与膀胱黏膜,则需做相应切除术。

2.放射治疗

外阴鳞癌对放射线敏感,但外阴正常组织对放射线耐受性差,使外阴癌灶接受剂量难以达到最佳放射剂量。由于放疗设备和技术的改进,放疗副反应已明显降低。不能耐受手术者、手术不可能切净或切除困难者、晚期外阴癌患者、复发可能性大或复发性外阴癌,可采用放射治疗。放疗采用体外放疗(^{60}Co、^{137}铯、直线加速器或电子加速器)与组织间插植放疗(放射源针^{60}Co、^{137}铯、^{192}Ir和^{226}镭插入癌灶组织内)。

3.化学药物治疗

较晚期癌或复发癌可采用化疗药物作为综合治疗,但效果尚不明确。常用药物有阿霉素类、顺铂类、博来霉素、氟尿嘧啶和氮芥等。采用盆腔动脉灌注给药可以提高局部药物浓度。

(七)预后

预后与病灶大小、部位、细胞分化程度、有无淋巴结转移、治疗措施等有关。无淋巴结转移的Ⅰ、Ⅱ期外阴癌手术治愈率>90%;淋巴结阳性者,治愈率仅为 30%~40%,预后差。

(八)预防

注意外阴部清洁卫生,每日清洗外阴部;积极诊治外阴瘙痒、结节、溃疡或色素减退疾病。

(九)随访

第 1 年:术后 1~6 个月每个月 1 次;7~12 个月每 2 月 1 次;第 2 年:每 3 个月 1 次;第 3~5 年:每 6 个月 1次;第 5 年及以后每年 1 次。

二、外阴恶性黑色素瘤

外阴恶性黑色素瘤占外阴恶性肿瘤的 2%~3%,常来自结合痣或复合痣。可发生于任何年龄妇女,多见于小阴唇、阴蒂,病灶稍隆起,有色素沉着,结节状或表面有溃疡,患者常诉外阴瘙痒、出血、色素沉着范围增大。典型者诊断并不困难,但需根据病理检查结果区别其良恶性。治疗原则是行外阴根治术及腹股沟淋巴结及盆腔淋巴结清扫术。预后与病灶部位、大小、有无淋巴结转移、浸润深度、是否波及尿道和阴道、有无远处转移、手术范围等有关。由于外阴部黑痣有潜在恶变可能,应及早切除,切除范围应在病灶外 1~2 cm 处,深部应达正常组织。

三、外阴基底细胞癌

外阴基底细胞癌可能来源于表皮的原始基底细胞或毛囊。很少见,占外阴恶性肿瘤的2%～13%。多见于 55 岁以上妇女。临床表现为大阴唇小肿块伴瘙痒和烧灼感,发展缓慢,很少侵犯淋巴结,仅局部浸润,很少转移,但切除不全时易局部复发。镜下见肿瘤组织自表皮基底层长出,细胞成堆伸向间质,分化好的基底细胞癌有时呈囊性、腺性或角化等形态的细胞和未分化的、成分一致的细胞混合而成。若在外阴部仅见一个病灶,应检查全身皮肤有无基底细胞瘤。本病也常伴其他原发性恶性肿瘤如乳房、胃、直肠、肺、宫颈、子宫内膜及卵巢癌等。须与前庭大腺癌相鉴别。治疗原则是较广泛切除局部病灶,不需做外阴根治术及腹股沟淋巴结清扫术。单纯局部切除后约 20%局部会复发,须再次手术。5 年生存率 80%～95%。

(董永莉)

第十四章

女性生殖系统炎症

第一节 外阴及阴道炎症

外阴及阴道炎症是妇科最常见的疾病。外阴及阴道炎可单独存在,也可同时存在。

一、概述

(一)阴道自净作用

生理情况下,雌激素使阴道上皮增生变厚并富含糖原,增加对病原体的抵抗力,糖原在阴道乳杆菌作用下分解为乳酸,维持阴道正常的酸性环境(pH≤4.5,多在3.8~4.4),使适应弱碱性环境中的病原体受到抑制,称为阴道自净作用。

1.阴道正常菌群

正常阴道内有病原体寄居形成阴道正常菌群。正常阴道中以产生 H_2O_2 的乳杆菌占优势,乳杆菌一方面分解糖原,使阴道处于酸性环境;另一方面,产生的 H_2O_2 及其他抗微生物因子可抑制或杀灭其他细菌包括厌氧菌,在维持阴道正常菌群中起关键作用。

2.阴道生态系统及影响阴道生态平衡的因素

虽然正常阴道内有多种细菌存在,但由于阴道与这些菌群之间形成生态平衡并不致病,阴道环境影响菌群,菌群也影响阴道环境。阴道生态平衡一旦被打破或外源病原体侵入,即可导致炎症发生。影响阴道生态平衡的因素主要为 pH,体内雌激素水平、频繁性交、阴道灌洗等均可改变阴道 pH,进而影响阴道生态平衡。雌激素水平低,阴道上皮糖原含量下降,阴道 pH 升高;性交后阴道 pH 可上升至 7.2 并维持6~8 h;阴道灌洗,尤其是中性或碱性灌洗液可中和阴道分泌物,使阴道 pH 上升,不利于乳杆菌生长。阴道菌群的变化也可影响阴道生态平衡,如长期应用抗生素抑制乳杆菌生长,从而使其他致病菌成为优势菌。其他因素如阴道异物也可改变阴道生态平衡,引起炎症。

(二)阴道分泌物

正常妇女有一定量的阴道分泌物,分泌物清亮,透明或乳白色,无味,不引起外阴刺激症状。除外阴阴道炎外,宫颈炎症、盆腔炎症等疾病也可导致阴道分泌物增多,因此,对阴道分泌物异常者应做全面的妇科检查。

外阴及阴道炎症的共同特点是阴道分泌物增加及外阴瘙痒,但因病原体不同,分泌物特点、性质及瘙痒轻重不同。在进行妇科检查时,应注意阴道分泌物的颜色、气味及 pH。应取阴道上、中 1/3 侧壁分泌物作 pH 测定及病原体检查。

二、非特异性外阴炎

(一)病因

外阴与尿道、肛门临近,经常受到经血、阴道分泌物、尿液、粪便的刺激,若不注意皮肤清洁易引起外阴炎;其次,糖尿病患者糖尿的刺激、粪瘘患者粪便的刺激以及尿瘘患者尿液的长期浸渍等也可引起外阴炎;此外,穿紧身化纤内裤导致局部通透性差、局部潮湿以及经期使用卫生巾的刺激,亦可引起非特异性外阴炎(non-specific vulvitis)。

(二)临床表现

外阴皮肤瘙痒、疼痛、烧灼感,于活动、性交、排尿及排便时加重。

检查见局部充血、肿胀、糜烂,常有抓痕,严重者形成溃疡或湿疹。慢性炎症可使皮肤增厚、粗糙、皲裂,甚至苔藓样变。

(三)治疗

1.病因治疗

积极寻找病因,去除可能的发病因素,若发现糖尿病应及时治疗糖尿病,若有尿瘘或粪瘘应及时行修补术。

2.局部治疗

可用 0.1% 聚维酮碘或 1:5 000 高锰酸钾液坐浴,每日 2 次,每次 15~30 min。坐浴后擦涂抗生素软膏等。此外,可选用中药水煎熏洗外阴部,每日 1~2 次。急性期还可选用微波或红外线局部物理治疗。

三、前庭大腺炎

病原体侵入前庭大腺引起炎症,称前庭大腺炎(bartholinitis)。因前庭大腺解剖部位的特点,其位于两侧大阴唇后 1/3 深部,腺管开口于处女膜与小阴唇之间,在性交、分娩等其他情况污染外阴部时,易发生炎症。此病以育龄妇女多见,幼女及绝经后妇女少见。

(一)病原体

主要病原体为葡萄球菌、大肠埃希菌、链球菌、肠球菌。随着性传播感染发病率的增加,淋病奈瑟菌及沙眼衣原体已成为常见病原体。急性炎症发作时,病原体首先侵犯腺管,腺管呈急性化脓性炎症,腺管开口往往因肿胀或渗出物凝聚而阻塞,脓液不能外流、积存而形成脓肿,称前庭大腺脓肿(abscess of Bartholin gland)。

(二)临床表现

炎症多发生于一侧。初起时多为前庭大腺导管炎,表现为局部肿胀、疼痛、灼热感、行走不便,有时会致大小便困难。检查见局部皮肤红肿、发热、压痛明显,有时患侧前庭大腺开口处可见白色小点。当脓肿形成时,疼痛加剧,脓肿直径可达 3~6 cm,局部可触及波动感。部分患者出现发热等全身症状,腹股沟淋巴结可呈不同程度增大。当脓肿内压力增大时,表面皮肤变薄,脓肿自行破溃,若破孔大,可自行引流,炎症较快消退而痊愈;若破孔小,引流不畅,则炎症持续不消退,并可反复急性发作。

(三)治疗

急性炎症发作时,需卧床休息,局部保持清洁。可取前庭大腺开口处分泌物作细菌培养,确定病原体。根据病原体选用口服或肌内注射抗生素。此外,可选用清热、解毒中药局部热敷或坐浴。脓肿形成后可切开引流并作造口术,因单纯切开引流只能暂时缓解症状,切口闭合后,仍可形成囊肿或反复感染。

四、前庭大腺囊肿

(一)病因

前庭大腺囊肿(Bartholin cyst)系因前庭大腺管开口部阻塞,分泌物积聚于腺腔而形成。

前庭大腺管阻塞的原因:①前庭大腺脓肿消退后,腺管阻塞,脓液吸收后由黏液分泌物所代替。②先天性腺管狭窄或腺腔内黏液浓稠,分泌物排出不畅,导致囊肿形成。③前庭大腺管损伤,如分娩时会阴与阴道裂伤后瘢痕阻塞腺管口,或会阴侧切开术损伤腺管。前庭大腺囊肿可继发感染形成脓肿反复发作。

(二)临床表现

前庭大腺囊肿多由小逐渐增大,有些可持续数年不变。若囊肿小且无感染,患者可无自觉症状,往往于妇科检查时方被发现;若囊肿大,患者可有外阴坠胀感或有性交不适。检查见囊肿多呈椭圆形,大小不等,囊肿多为单侧,也可为双侧。

(三)治疗

行前庭大腺囊肿造口术取代以前的囊肿剥出术,造口术方法简单,损伤小,术后还能保留腺体功能。近年采用 CO_2 激光或电刀作囊肿造口术效果良好,术中出血少,无需缝合,术后不用抗生素,局部无瘢痕形成,并可保留腺体功能。

(四)护理

(1)提供清凉的环境,室内注意通风,空气清新,保持室温在 18 ℃～20 ℃,湿度 50%～60% 为宜。嘱患者卧床休息,减少活动时对脓肿的刺激,限制活动量。

(2)进食清淡的高蛋白、高热量、高维生素、易消化饮食,增强机体抵抗力。鼓励患者多喝水,每日饮水量保持 1 500～2 000 mL。

(3)注意会阴部清洁,常换内衣裤。遵医嘱用中药或抗生素治疗,局部热敷或坐浴。脓肿形成后可切开引流或做造口术。

(4)测量体温:体温突然升高或骤降要随时测量。体温高可给予物理降温。遵医嘱给予抗生素、退热药。出汗后要及时更换衣服,注意保暖。

(五)健康教育

(1)卧床休息及半卧床的重要性:有利于脓液聚积于直肠子宫陷凹,使炎症局限。适当休息活动。

(2)患者局部热敷及坐浴的方法和注意事项:用 1∶5 000 高锰酸钾坐浴,每天 1～2 次,注意浓度准确,温度 40 ℃左右,时间 20～30 min。

(3)饮食指导:进高蛋白、高维生素、易消化食物。

五、滴虫阴道炎

滴虫阴道炎(trichomonal vaginitis)由阴道毛滴虫引起,是常见的阴道炎。阴道毛滴虫适宜在温度 25 ℃～40 ℃、pH5.2～6.6 的潮湿环境中生长,pH 在 5 以下或 7.5 以上的环境中不生长。月经前后阴道 pH 值发生变化,经后接近中性,故隐藏在腺体及阴道皱襞中的滴虫于月经前、后常得以繁殖,引起炎症发作。滴虫能消耗或吞噬阴道上皮细胞内的糖原,阻碍乳酸生成,使阴道 pH 升高。滴虫阴道炎患者的阴道 pH 值一般在 5～6.5,多数 pH>6。滴虫不仅寄生于阴道,还常侵入尿道或尿道旁腺,甚至膀胱、肾盂以及男方的包皮皱褶、尿道或前列腺中。

滴虫性阴道炎属性传播感染,与沙眼衣原体感染、淋病奈瑟菌感染、盆腔炎性疾病、宫颈上皮内瘤样病变、人获得性免疫缺陷病毒感染,以及早产、胎膜早破、低出生体重儿存在相关性。

（一）传播方式

1.经性交直接传播

成人滴虫性阴道炎90％由性交传播。由于男性感染滴虫后常无症状,易成为感染源。

2.间接传播

较少见,主要是幼女滴虫感染的主要原因。经公共浴池、浴盆、浴巾、游泳池、坐式便器、衣物、污染的器械及敷料等传播。

（二）临床表现

潜伏期为4～28 d。25％～50％的患者感染初期无症状,症状有无及症状轻重取决于局部免疫因素、滴虫数量多少及毒力强弱。

主要症状是阴道分泌物的增多及外阴瘙痒,间或有灼热、疼痛、性交痛等。分泌物的典型特点为稀薄脓性、黄绿色、泡沫状、有臭味。分泌物特点因炎症轻重及有无合并感染而不同。分泌物呈脓性是因分泌物中含有白细胞,若合并其他感染则呈黄绿色;呈泡沫状、有臭味是因滴虫无氧糖酵解,产生腐臭气体。瘙痒部位主要为阴道口及外阴。若尿道口有感染,可有尿频、尿痛,有时可见血尿。阴道毛滴虫能吞噬精子,并能阻碍乳酸生成,影响精子在阴道内存活,可致不孕。

检查见阴道黏膜充血,严重者有散在出血点,甚至宫颈有出血斑点,形成"草莓样"宫颈,后穹隆有多量白带,呈灰黄色、黄白色稀薄液体或黄绿色脓性分泌物,常呈泡沫状。带虫者阴道黏膜无异常改变。

（三）诊断

典型病例容易诊断,若在阴道分泌物中找到滴虫即可确诊。最简便的方法是生理盐水悬滴法,显微镜下见到呈波状运动的滴虫及增多的白细胞。在有症状的患者中,其阳性率达80％～90％。对可疑患者,若多次悬滴法未能发现滴虫时,可送培养,准确性达98％左右。取分泌物前24～48 h避免性交、阴道灌洗或局部用药,取分泌物时窥器不涂润滑剂,分泌物取出后应及时送检并注意保暖,否则滴虫活动力减弱,造成辨认困难。目前聚合酶链反应（PCR）可用于滴虫的诊断,敏感性及特异性均与培养法相似,但较培养方法简单。

（四）治疗

硝基咪唑类药物是主要用于治疗滴虫性阴道炎的药物,滴虫性阴道炎经常合并其他部位的滴虫感染,故不推荐局部用药。主要治疗药物为甲硝唑。

1.推荐方案

全身用药:甲硝唑,2 g,单次口服;或替硝唑,2 g,单次口服。

2.替代方案

全身用药:甲硝唑,400 mg,口服,2次/天,共7 d。

对于不能耐受口服药物或不适宜全身用药者,可选择阴道局部用药,但疗效低于口服用药。

3.性伴侣的治疗

滴虫阴道炎主要经性行为传播,性伴侣应同时进行治疗,治疗期间避免无保护性交。

4.治疗后随诊

治疗后无临床症状及初始无症状者不需随访。

5.妊娠期滴虫阴道炎的处理

对妊娠期滴虫阴道炎进行治疗,可缓解阴道分泌物增多症状,防止新生儿呼吸道和生殖道感染,阻止阴道毛滴虫的进一步传播,但临床中应权衡利弊,知情选择。治疗可选择甲硝唑,400 mg,口服,2次/天,共7 d。

六、外阴阴道假丝酵母菌病

外阴阴道假丝酵母菌病（vulva vaginal candidiasis,VVC）是一种由念珠菌引起的机会性真菌感染,是常见的妇产科感染性疾病,约占微生物所致阴道炎的 1/4～1/3。

(一)病原体及诱发因素

80％～90％的 VVC 由白色念珠菌引起,少数由非白色念珠菌(如光滑念珠菌、近平滑念珠菌以及热带念珠菌等)引起。有研究认为,近年来非白色念珠菌引起的 VVC 有上升的趋势。酸性环境适宜假丝酵母菌的生长,有假丝酵母菌感染的阴道 pH 值多在 4.0～4.7,通常 pH＜4.5。

白假丝酵母菌为双相菌,有酵母相及菌丝相,酵母相为芽生孢子,在无症状寄居及传播中起作用;菌丝相为芽生孢子伸长成假菌丝,侵袭组织能力加强。假丝酵母菌对热的抵抗力不强,加热至 60 ℃后 1 h 即死亡;但对干燥、日光、紫外线及化学制剂等抵抗力较强。

白假丝酵母菌为条件致病菌,10％～20％非孕妇女及 30％孕妇阴道中有此菌寄生,但菌量极少,呈酵母相,并不引起症状。只有在全身及阴道局部细胞免疫力下降,假丝酵母菌大量繁殖,并转变为菌丝相,才出现症状。

VVC 是一种内源性疾病,念珠菌是人阴道内 20 多种微生物中的一种,在 10％的正常女性阴道和 30％妊娠女性阴道内可以存在而不致病,我们称之为定殖。在女性阴道内,占优势的乳杆菌对维持阴道正常菌群及阴道的自净作用起关键作用,同时它分泌的一些物质(如硬脂酸)可以抑制念珠菌由孢子相转为菌丝相,从而减少其繁殖的机会。任何原因造成的乳杆菌减少或消失,都可以给念珠菌提供繁殖的能源和条件。

常见发病诱因主要有以下几种。

1.妊娠

妊娠时机体免疫力下降,性激素水平高,阴道组织内糖原增加,酸度增高,有利于假丝酵母菌生长,雌激素还有促进假菌丝形成的作用。

2.糖尿病

糖尿病患者机体免疫力下降,阴道内糖原增加,适合假丝酵母菌繁殖。

3.大量应用免疫抑制剂

使机体抵抗力降低。

4.长期应用广谱抗生素

改变了阴道内病原体之间的相互制约关系。

5.其他诱因

胃肠道假丝酵母菌、穿紧身化纤内裤及肥胖,后者可使会阴局部温度及湿度增加,假丝酵母菌易于繁殖引起感染。

(二)传染途径

主要为内源性传染,假丝酵母菌除作为条件致病菌寄生于阴道外,也可寄生于人的口腔、肠道,一旦条件适宜可引起感染。部分患者可通过性交直接传染或通过接触感染的衣物间接传染。

(三)临床表现

主要表现为外阴瘙痒、灼痛,严重时坐卧不宁,异常痛苦,还可伴有尿频、尿痛及性交痛。部分患者阴道分泌物增多,分泌物由脱落上皮细胞和菌丝体、酵母菌和假菌丝组成,其特征是白色稠厚呈凝乳或豆腐渣样。若为外阴炎,妇科检查外阴可见地图样红斑,即在界限清楚的大红斑周围有小的卫星病灶,另可见外阴水肿,常伴有抓痕。若为阴道炎,阴道黏膜可见水肿、红斑,小阴唇内侧及阴道黏膜上附有白色块状物,擦除后露出红肿黏膜面,急性期还可能见到糜烂及浅表溃疡。

(四)诊断

典型病例不难诊断。若在分泌物中观察到白假丝酵母菌即可确诊。

1.悬滴法

取少许凝乳状分泌物,放于盛有 10％氢氧化钾的玻片上,混匀后在显微镜下找到芽孢和假菌丝。由于10％氢氧化钾可溶解其他细胞成分,使假丝酵母菌检出率提高,阳性率为70％～80％,高于生理盐水的30％～50％。

2.涂片法

取少许凝乳状分泌物,均匀涂在玻片上,革兰染色后在显微镜下找到芽孢和假菌丝。菌丝阳性率70％～80％。

3.培养法

若有症状而多次涂片检查为阴性,或为顽固病例,为确诊是否为非白假丝酵母菌感染,可采用培养法,应同时进行药物敏感试验。

pH值测定具有重要鉴别意义,若pH$<$4.5,可能为单纯假丝酵母菌感染,若pH$>$4.5,并且涂片中有多量白细胞,可能存在混合感染。

(五)治疗

消除诱因,根据患者情况选择局部或全身应用抗真菌药物。

1.消除诱因

消除诱因是减少或防止复发的关键。若有糖尿病应积极治疗,及时停用广谱抗生素、雌激素及皮质类固醇激素。

2.局部用药

可选用下列药物放于阴道内:①咪康唑栓剂,每晚200 mg,连用7 d;或每晚400 mg,连用3 d;或1 200 mg,单次应用。②克霉唑栓剂,每晚100 mg,塞入阴道深部,连用7 d;或500 mg,单次用药。③制霉菌素栓剂,每晚10万U,连用10～14 d。

局部用药前,是否行阴道冲洗及用何种液体冲洗,目前观点尚不一致。多数国内学者认为,急性期阴道冲洗可减少分泌物并减轻瘙痒症状。临床多用2％～4％硼酸液冲洗阴道,帮助阴道恢复为弱酸性环境。

3.全身用药

症状严重者、经局部治疗未愈者、不能耐受局部用药者、未婚妇女及不愿采用局部用药者均可选用口服药物。首选药物:氟康唑150 mg,顿服。也可选用伊曲康唑每次200 mg,每日2次,仅用1 d。

4.复发性外阴阴道假丝酵母菌病(recurrent vulvovaginal candidiasis,RVVC)的治疗

由于外阴阴道假丝酵母菌病容易在月经前后复发,故治疗后应在月经前后复查阴道分泌物。若患者经治疗临床症状及体征消失,真菌学检查阴性后又出现真菌学证实的症状称为复发,若1年内发作4次或以上称为复发性外阴阴道假丝酵母菌病。

外阴阴道假丝酵母菌病经治疗后5％～10％复发,部分RVVC病例有诱发因素,但大部分患者的复发机制不明。对复发病例应检查并消除诱因,并应检查是否合并其他感染性疾病,如艾滋病、滴虫阴道炎、细菌性阴道病等。

应根据药物敏感试验结果及患者个人情况选择抗真菌药物,原则是先采用长疗程的强化治疗后,复查有效者开始长达半年左右的低剂量巩固治疗。

5.性伴侣治疗

约15％男性与女性患者接触后患有龟头炎,对有症状男性应进行念珠菌检查及治疗,预防女性重复感染。

6.妊娠期VVC的处理

感染率为9.4％～18.5％,可引起新生儿真菌感染。无症状者不需要治疗,如出现外阴瘙痒、白带增多时,应治疗。妊娠期VVC的治疗以阴道用药为主,可选用克霉唑或制霉菌素等。

七、细菌性阴道病

细菌性阴道病(bacterial vaginosis,BV)是以阴道乳杆菌减少或消失,相关微生物增多为特征的临床症候群。与盆腔炎、不孕、不育、流产、妇科和产科手术后感染、早产、胎膜早破、新生儿感染和产褥感染等发生有关。

（一）病因

与 BV 发病相关的微生物包括：阴道加德纳菌、普雷沃菌属、动弯杆菌、拟杆菌、消化链球菌、阴道阿托普菌（atopobium vaginae）和人型支原体等。

正常阴道内以产生 H_2O_2 的乳杆菌占优势。细菌性阴道病时，阴道内产生 H_2O_2 的乳杆菌减少而其他细菌大量繁殖，其中以厌氧菌居多，厌氧菌数量可增加 $100 \sim 1\ 000$ 倍。厌氧菌繁殖的同时可产生胺类物质（尸胺、腐胺、三甲胺），使阴道分泌物增多并有臭味。

促使阴道菌群发生变化的原因仍不清楚，推测可能与多个性伴侣、频繁性交或阴道灌洗使阴道碱化有关。

（二）临床表现

大约半数 BV 患者无临床症状，有症状者可表现为白带增多伴腥臭味，体检见外阴阴道黏膜无明显充血等炎性反应，阴道分泌物呈灰白色，均匀一致，稀薄，常黏附于阴道壁，但黏度很低，容易将分泌物从阴道壁拭去。

（三）诊断

下列 4 项中有 3 项阳性即可临床诊断为细菌性阴道病，其中线索细胞阳性必备。

（1）匀质、稀薄、白色的阴道分泌物。

（2）阴道 pH＞4.5（pH 值通常为 $4.7 \sim 5.7$，多为 $5.0 \sim 5.5$）。

（3）氨试验（Whiff test）阳性：取阴道分泌物少许放在玻片上，加入 10％氢氧化钾 $1 \sim 2$ 滴，产生一种烂鱼肉样腥臭气味，这是由于胺遇碱释放氨所致。

（4）线索细胞（clue cell）阳性：取少许分泌物放在玻片上，加一滴生理盐水混合，高倍显微镜下寻找线索细胞，在严重病例，线索细胞可达 20％以上，但几乎无白细胞。线索细胞即阴道脱落的表层细胞，于细胞边缘贴附颗粒状物即各种厌氧菌，尤其是加德纳菌，细胞边缘不清。

此外，有条件者可采用阴道涂片 Nugent 评分诊断。

本病应与其他阴道炎相鉴别（表 14-1）。

表 14-1　细菌性阴道病与其他阴道炎的鉴别诊断

	细菌性阴道病	外阴阴道假丝酵母菌病	滴虫阴道炎
症状	分泌物增多，无或轻度瘙痒	分泌物增多，重度瘙痒	烧灼感、轻度瘙痒
阴道分泌物特点	白色，匀质，腥臭味	白色，豆腐渣样	稀薄、脓性、泡沫状
阴道黏膜	正常	水肿、红斑	散在出血点
胺试验	阳性	阴性	阴性
显微镜检查	线索细胞，极少白细胞	芽孢及假菌丝，少量白细胞	阴道毛滴虫，多量白细胞
阴道 pH	＞4.5（4.7～5.7）	＜4.5	＞5（5～6.5）

（四）治疗

选用抗厌氧菌药物，主要有甲硝唑、克林霉素。

1.治疗指征

有症状患者、妇科和产科手术前患者、无症状孕妇。

2.具体方案

（1）首选方案：甲硝唑 400 mg，口服，每日 2 次，共 7 d；或甲硝唑阴道栓（片）200 mg，每日 1 次，共 $5 \sim 7$ d；或 2％克林霉素膏（5 g），阴道上药，每晚 1 次，共 7 d。

（2）替换方案：克林霉素 300 mg，口服，每日 2 次，共 7 d。

可选用恢复阴道正常菌群的制剂。

应用甲硝唑期间及停药 24 h 之内禁止饮酒。

3.性伴侣的治疗

本病虽与多个性伴侣有关,但对性伴侣给予治疗并未改善治疗效果及降低其复发,因此,性伴侣不需常规治疗。

4.妊娠期细菌性阴道病的治疗

由于本病与不良妊娠结局有关,应在妊娠中期进行细菌性阴道病的筛查,任何有症状的细菌性阴道病孕妇及无症状的高危孕妇(有胎膜早破、早产史)均需治疗。妊娠期应用甲硝唑需采用知情选择原则。

(1)首选方案:甲硝唑 400 mg,口服,每日 2 次,共 7 d。

(2)替换方案:克林霉素 300 mg,口服,每日 2 次,共 7 d。

八、老年性阴道炎

老年性阴道炎(senile vaginitis)见于自然绝经及卵巢去势后妇女,因卵巢功能衰退,雌激素水平降低,阴道壁萎缩,黏膜变薄,上皮细胞内糖原含量减少,阴道内 pH 值增高,局部抵抗力降低,致病菌容易入侵、繁殖引起炎症。

(一)临床表现

主要症状为阴道分泌物增多及外阴瘙痒、灼热感。阴道分泌物稀薄,呈淡黄色,严重者呈脓血性白带。可伴有性交痛。检查见阴道呈老年性改变,上皮萎缩、菲薄,皱襞消失,上皮变平滑。阴道黏膜充血,有小出血点,有时见浅表溃疡。

(二)诊断

根据年龄及临床表现,诊断一般不难,但应排除其他疾病才能诊断。应取阴道分泌物检查,显微镜下见大量基底层细胞及白细胞而无滴虫及假丝酵母菌。应注意查找造成老年性阴道炎的致病微生物,多为需氧菌和厌氧菌感染引起。

对有血性白带者,应与子宫恶性肿瘤鉴别。对阴道壁肉芽组织及溃疡需与阴道癌相鉴别,可行局部活组织检查。

(三)治疗

治疗原则为增加阴道抵抗力及抑制病原微生物生长。

1.增加阴道抵抗力

给予雌激素制剂,可局部给药,也可全身给药。

2.抑制微生物生长

用 1%乳酸或 0.5%醋酸液冲洗阴道,每日 1 次,增加阴道酸度,抑制细菌生长繁殖。阴道冲洗后,应用抗生素如甲硝唑 200 mg 或诺氟沙星 100 mg,放于阴道深部,每日 1 次,7～10 d 为1 个疗程。

九、婴幼儿外阴阴道炎

婴幼儿阴道炎(infantile vaginitis)常见于 5 岁以下幼女,多与外阴炎并存。

(一)病因

1.婴幼儿解剖特点

幼女外阴发育差,不能遮盖尿道口及阴道前庭,细菌容易侵入。

2.婴幼儿的阴道环境

新生儿出生数小时后,阴道内即可检测出细菌,由于受母亲及胎盘雌激素的影响,阴道上皮内富含糖原,阴道 pH 低,约为 4～4.5。此时,阴道内优势菌群为乳杆菌。出生后 2～3 周,雌激素水平下降,阴道上皮逐渐变薄,糖原减少,pH 上升至 6～8,乳杆菌不再为优势菌,易受其他细菌感染。

3.婴幼儿卫生习惯不良

外阴不洁、大便污染、外阴损伤或蛲虫感染均可引起炎症。

4.阴道误放异物

婴幼儿好奇,在阴道内放置橡皮、纽扣、果核、发夹等异物,造成继发感染。

(二)病原体

常见病原体有大肠埃希菌及葡萄球菌、链球菌等。其他有淋病奈瑟菌、滴虫、假丝酵母菌等。病原体常通过患病母亲或保育员的手、衣物、毛巾、浴盆等间接传播。

(三)临床表现

主要症状为阴道分泌物增多,呈脓性。临床上多由母亲发现婴幼儿内裤上有脓性分泌物而就诊。由于大量分泌物刺激引起外阴痛痒,患儿哭闹、烦躁不安或用手搔抓外阴。部分患儿伴有泌尿系统感染,出现尿急、尿频、尿痛。若有小阴唇粘连,排尿时尿流变细或分道。

检查可见外阴、阴蒂、尿道口、阴道口黏膜充血、水肿,有脓性分泌物自阴道口流出。病变严重者,外阴表面可见溃疡,小阴唇可发生粘连,粘连的小阴唇有时遮盖阴道口及尿道口。在检查时还应做肛诊排除阴道异物及肿瘤。对有小阴唇粘连者,应注意与外生殖器畸形鉴别。

(四)诊断

婴幼儿语言表达能力差,采集病史常需详细询问女孩母亲,同时询问母亲有无阴道炎病史,结合症状及查体所见,通常可做出初步诊断。用细棉拭子或吸管取阴道分泌物找滴虫、假丝酵母菌或涂片染色作病原学检查,以明确病原体,必要时做细菌培养。

(五)治疗

(1)保持外阴清洁、干燥,减少摩擦。

(2)针对病原体选择相应口服抗生素治疗,或用吸管将抗生素溶液滴入阴道。

(3)对症处理有蛲虫者,给予驱虫治疗;若阴道有异物,应及时取出;小阴唇粘连者外涂雌激素软膏后,多可松解,严重者应分离粘连,并涂以抗生素软膏。

(张小玲)

第二节　宫颈炎症

一、急性子宫颈炎

急性子宫颈炎(acute cervicitis)多见于不洁性交后,产后、剖宫产后引起的宫颈损伤,人工流产术时,一些宫颈手术时扩张宫颈的损伤或穿孔,以及诊断性刮宫时宫颈或宫体的损伤等,病原体进入损伤部位而发生的感染,如产褥感染,感染性流产等。此外,医务人员不慎在产道内遗留纱布,以及不适当的使用高浓度的酸性或碱性药液冲洗阴道等均可引起急性子宫颈炎。

(一)病原体

最常见的病原体为淋球菌及沙眼衣原体,淋球菌感染时45%～60%常合并沙眼衣原体感染,其次为一般化脓菌,如葡萄球菌、链球菌、大肠杆菌以及滴虫、念珠菌、阿米巴原虫等。淋球菌及沙眼衣原体可累及子宫颈黏膜的腺体,沿黏膜表面扩散的浅层感染。其他病原体与淋球菌不同,侵入宫颈较深,可通过淋巴管引起急性盆腔结缔组织炎,致病情严重。

(二)病理

急性宫颈炎的病理变化可见宫颈红肿,颈管黏膜水肿,组织学表现可见血管充血,子宫颈黏膜及黏膜下组织、腺体周围见大量嗜中性粒细胞浸润,腺腔内见脓性分泌物,这种分泌物可由子宫口流出。

(三)临床表现

淋菌性宫颈炎和沙眼衣原体性宫颈炎主要侵犯宫颈管内黏膜腺体的柱状上皮,如直接向上蔓延则可导致上生殖道黏膜感染。一般化脓菌则侵入宫颈组织较深,并可沿两侧宫颈淋巴管向上蔓延导致盆腔结缔组织炎。淋菌性或一般化脓菌性宫颈炎表现为脓性或脓血性白带增多,下腹坠痛、腰背痛、性交疼痛和尿路刺激症状,体温可轻微升高。如感染沿宫颈淋巴管向周围扩散,则可引起宫颈上皮脱落,甚至形成溃疡。本病常与阴道炎症同时发生,也可同时发生急性子宫内膜炎。

妇科检查见宫颈充血、红肿,颈管黏膜水肿,宫颈黏膜外翻,宫颈触痛,脓性分泌物从宫颈管内流出,特别是淋菌性宫颈炎时,尿道、尿道旁腺、前庭大腺亦可同时感染而有脓液排出。沙眼衣原体性宫颈炎则症状不典型或无症状,有症状者表现为宫颈分泌物增多,点滴状出血或尿路刺激症状,妇科检查宫颈口可见黏液脓性分泌物。

(四)诊断

根据病史、症状及妇科检查,诊断急性宫颈炎并不困难,关键是确定病原体。疑为淋球菌感染时,应取宫颈管内分泌物作涂片检查(敏感性 50%～70%)或细菌培养(敏感性 80%～90%),对培养可疑的菌落,可采用单克隆抗体免疫荧光法检测。检测沙眼衣原体感染时,可取宫颈管分泌物涂片染色找细胞浆内包涵体,但敏感性不高,培养法技术要求高,费时长,难以推广,目前推荐的方法是直接免疫荧光法(DFA)或酶免疫法(EIA),敏感性在 89%～98%。注意诊断时要考虑是否合并急性子宫内膜炎和盆腔炎。

(五)治疗

以全身治疗为主,抗生素选择、给药途径、剂量和疗程则根据病原体和病情严重程度决定。目前,淋菌性宫颈炎推荐的首选药物为头孢曲松,备用药物有大观霉素、青霉素、氧氟沙星、左氧氟沙星、依诺沙星等,治疗时需同时加服多西环素(强力霉素)。沙眼衣原体性宫颈炎推荐的首选药物为阿奇霉素或多西环素,备用药物有:米诺环素、氧氟沙星等。一般化脓菌感染最好根据药敏试验进行治疗。念珠菌和滴虫性宫颈炎参见阴道炎的治疗方法。急性宫颈炎的治疗应力求彻底,以免形成慢性宫颈炎。

二、慢性子宫颈炎

慢性子宫颈炎(chronic cervicitis)多由急性子宫颈炎转变而来,往往是急性宫颈炎治疗不彻底,病原体隐居于子宫颈黏膜内形成慢性炎症。急性宫颈炎容易转为慢性的原因主要由于宫颈黏膜皱褶较多,腺体呈葡萄状,病原体侵入腺体深处后极难根除,导致病程反复、迁延不愈所致。阴道分娩、流产或手术损伤宫颈后,继发感染亦可表现为慢性过程,此外不洁性生活、雌激素水平下降、阴道异物(如子宫托)均可引起慢性宫颈炎。其病原体一般为葡萄球菌、链球菌、沙眼衣原体、淋球菌、厌氧菌等。也有患者不表现急性症状,直接发生慢性宫颈炎。

(一)病理

慢性子宫颈炎表现为宫颈糜烂、宫颈息肉、宫颈黏膜炎、宫颈腺囊肿以及宫颈肥大。

1.宫颈糜烂

宫颈糜烂(cervical erosion)是慢性宫颈炎的一种形式,宫颈糜烂形成的原因有 3 种。

(1)先天性糜烂:指女性胎儿在生殖系统发育时受母体性激素影响,导致鳞、柱交界向外迁移,宫颈外口为柱状上皮覆盖。正常时新生儿出生后糜烂仅存在较短时间,当来自母体的雌激素水平下降后即逐渐自然消退,但亦有个别患者糜烂长期持续存在,先天性糜烂的宫颈形状往往是正常或稍大,不甚整齐,宫颈口多为裂开。

(2)后天性糜烂:指宫颈管内膜柱状上皮向阴道方向增生,超越宫颈外口所致的糜烂,仅发生于卵巢功能旺盛的妊娠期,产后可自行消退。患者虽诉白带增多,但为清澈的黏液,病理检查在柱状上皮下没有炎症细胞浸润,仅见少数淋巴细胞,后天性糜烂的宫颈往往偏大,宫颈口正常或横裂或为不整齐的破裂。糜烂面周围的境界与正常宫颈上皮的界限清楚,甚至可看到交界线呈现一道凹入的线沟,有的糜烂可见到毛细血管浮现在表面上,表现为局部慢性充血。

(3)炎症性糜烂:是慢性宫颈炎最常见的病理改变,宫颈阴道部的鳞状上皮被宫颈管柱状上皮所替代,其外表呈红色,所以不是真正的糜烂,故称假性糜烂,光镜下可见黏膜下有多核白细胞及淋巴细胞浸润,间质则有小圆形细胞和浆细胞浸润,黏膜下结缔组织的浅层为炎性细胞浸润的主要场所,宫颈的纤维组织增生。宫颈管黏膜也有增生,突出子宫颈口外形成息肉状。

根据糜烂表面可分为几种不同类型:①单纯型,此型糜烂面的表面系一片红色光滑面,糜烂较浅,有一层柱状上皮覆盖。②颗粒型,此型的糜烂面的组织增生,形成颗粒状。③乳头型,糜烂组织增生更明显,形成一团成乳头状。

根据糜烂区所占宫颈的比例可分 3 度:①轻度糜烂,系糜烂面积占整个宫颈面积的 1/3 以内。②中度糜烂,系糜烂面积占宫颈的 1/3~2/3。③重度糜烂,系糜烂面积占宫颈的 2/3 以上。

此外,在幼女及未婚妇女有时见宫颈红色,细颗粒状,形似糜烂,但无炎症,是颈管柱状上皮外移,不应称为糜烂。

宫颈糜烂在其修复的过程中,柱状上皮下的基底细胞(储备细胞)增生,最后分化为鳞状上皮,邻近的鳞状上皮也可向糜烂面的柱状上皮生长,逐渐将腺上皮推移,最后完全由鳞状上皮覆盖而痊愈。糜烂的愈合呈片状分布,新生的鳞状上皮生长于炎性糜烂组织的基础上,故表层细胞极易脱落而变薄,稍受刺激又可恢复糜烂,因此愈合和炎症的扩展交替发生,不容易彻底治愈。这种过程是受到卵巢内分泌、感染、损伤及酸碱度的影响。两种上皮细胞在争夺中不断地增生、增殖,而起到不同的变化。①基底层细胞增生:系基底层与基底旁层形成一界限清楚的厚层,其中细胞浆明显嗜碱,细胞层次清楚,都是成熟的细胞。②储备细胞增生:是在宫颈部表面或腺体内的柱状上皮细胞与基底层之间有 1~2 层细胞增生,这些细胞为多角形或方形,细胞浆有空泡,并稍嗜碱,胞核较大,呈圆形或椭圆形,染色质分布均匀,很少核分裂,这些细胞系储备细胞增生,如储备细胞超过 3 层,则系储备细胞增殖。③鳞状上皮化生:在宫颈部常有鳞状上皮细胞的化生,也是储备细胞的增殖,细胞核成熟,细胞分化良好,细胞间桥形成,深层细胞排列与基底层成直角,而浅层细胞的排列则与表面平行。鳞状上皮化生可能是柱状上皮部分或全部被鳞状上皮所代替,从而形成不规则大小片,层次不清的上皮层,这一过程可在宫颈部上,也可在腺腔内发生。④分化良好的正常鳞状上皮细胞:化生前阶段的上皮细胞则形成波浪式和柱状的上皮细胞团,伸入纤维组织,并可在宫颈管的腺体内看到。

2.宫颈息肉

由于炎症的长期刺激,使宫颈管局部黏膜增生,自基底层逐渐向宫颈外口部突出,形成一个或多个宫颈息肉(cervical polyp)。息肉色红,呈舌形,质软而脆,血管丰富易出血。蒂细长,长短不一,多附着于颈管外口或颈管壁内,直径 1 cm 左右。镜下见息肉表面覆盖一层柱状上皮,中心为结缔组织,伴充血、水肿,及炎性细胞浸润,极易复发。息肉的恶变率不到 1%。

3.宫颈黏膜炎

宫颈黏膜炎(endocervicitis)又称宫颈管炎,病变局限于子宫颈管黏膜及黏膜下组织。宫颈阴道部上皮表面光滑。宫颈口可有脓性分泌物堵塞。由于子宫颈黏膜充血增生,可使子宫颈肥大,可达正常宫颈的 2~3 倍,质硬。宫颈黏膜炎常与糜烂、腺囊肿同时发生。

4.宫颈腺囊肿

在宫颈糜烂愈合的过程中,新生的鳞状上皮覆盖宫颈腺管口或伸入腺管,将腺管口阻塞,腺管周围的结缔组织增生或瘢痕形成,压迫腺管,使腺管变窄甚至阻塞,腺体分泌物不能引流形成子宫颈腺囊肿(naboth cyst)。检查时见宫颈表面突出多个数毫米大小白色或青白色小囊肿,内含无色黏液。

5.宫颈肥大(cervical hypertrophy)

由于慢性炎症的长期刺激,宫颈组织充血、水肿,腺体和间质增生,还可能在腺体深部有黏液潴留形成囊肿,使宫颈呈不同程度的肥大,但表面多光滑,有时可见到潴留囊肿突起。最后由于纤维结缔组织增生,使宫颈硬度增加。

6.宫颈外翻

由于分娩、人工流产或其他原因发生宫颈损伤,宫颈口撕裂,未及时修补,以后颈管内膜增生并暴露于外,即形成宫颈外翻(cervical ectropion)。检查子宫颈口增宽,横裂或呈星状撕裂,可见颈管下端的红色黏膜皱褶,宫颈前、后唇肥大,但距离较远。

(二)临床表现

慢性宫颈炎主要表现为白带增多,常刺激外阴引起外阴不适和瘙痒。由于病原体种类、炎症的范围、程度和病程不同,白带的量、颜色、性状、气味也不同,可为乳白色黏液状至黄色脓性,如伴有息肉形成,可有白带中混有血,或宫颈接触性出血。若白带增多,似白色干酪样,应考虑是否合并念珠菌性阴道炎;若白带呈稀薄泡沫状,有臭味,则应考虑滴虫性阴道炎。如有恶臭则多为厌氧菌的感染。严重感染时可有腰骶部疼痛、下腹坠胀,由于慢性宫颈炎可直接向前蔓延或通过淋巴管扩散,当波及膀胱三角区及膀胱周围结缔组织时,可出现尿路刺激症状。较多的黏稠脓性白带有碍精子上行,可导致不孕。妇科检查可见宫颈不同程度的糜烂、肥大、宫颈裂伤,有时可见宫颈息肉、宫颈腺体囊肿、宫颈外翻等,宫颈口多有分泌物,亦可有宫颈触痛和宫颈触血。

(三)诊断

宫颈糜烂在诊断上不困难,但需与宫颈上皮内瘤样变、早期浸润癌、宫颈结核、宫颈尖锐湿疣等鉴别,还需与淋病、梅毒等鉴别,因此应常规进行宫颈刮片细胞学检查,细胞涂片尚可查出淋菌、滴虫、真菌,能做到与一般慢性宫颈炎鉴别。目前已有电脑超薄细胞检测系统(Thin Prep Pap Test),准确率显著提高。必要时须做病理活检以明确诊断,电子阴道镜辅助活检对提高诊断准确率很有帮助。宫颈息肉、宫颈腺体囊肿及宫颈尖锐湿疣可根据病理活检确诊。

1.阴道镜检查

在宫颈病变部涂碘后在碘不着色区用阴道镜检查,如见到厚的醋酸白色上皮及血管异形可诊断为宫颈上皮内瘤样变,在这类病变区取活体组织检查诊断早期宫颈癌准确率高。

2.活体组织检查

活体组织检查为最准确的检查方法,可检出宫颈湿疣、癌细胞、结核、梅毒等,从而与一般慢性宫颈炎糜烂鉴别。

(四)治疗

须做宫颈涂片先除外宫颈上皮内瘤样变及早期宫颈癌后再进行治疗。治疗方法中以局部治疗为主,使糜烂面坏死、脱落,为新生鳞状上皮覆盖,病变深者,疗程需6~8周。

1.物理治疗

(1)电熨(electrocoagulation):此法较简便,适用于糜烂程度较深、糜烂面积较大的病例。采用电灼器或电熨器对整个病变区电灼或电熨,直至组织呈乳白色或微黄色为止。一般近宫口处稍深,越近边缘越浅,深度为2 mm并超出病变区3 mm,深入宫颈管内0.5~1.0 cm,治愈率50%~90%不等。术后涂抹磺胺粉或呋喃西林粉,用醋酸冲洗阴道,每日1次,有助于创面愈合。

治疗后阴道流液,有时呈脓样,须避免性交至创面全部愈合为止,需时6周左右。术后阴道出血多时可用纱布填塞止血。

(2)冷冻治疗:冷冻治疗术是利用制冷剂,快速产生低温,使糜烂组织冻结、坏死、变性而脱落,创面经组织修复而达到治疗疾病的目的。

操作方法:选择适当的冷冻探头,利用液氮快速达到超低温(-196 ℃),使糜烂组织冻结、坏死、变性而脱落,创面修复而达到治疗目的。一般采用接触冷冻法,选择相应的冷冻头,覆盖全部病变区并略超过其范围2~3 mm,根据快速冷冻,缓慢复温的原则,冷冻1 min、复温3 min、再冷冻1 min。进行单次或重复冷冻,治愈率80%左右。

冷冻治疗后,宫颈表面很快发生水肿,冷冻后 7～10 d,宫颈表层糜烂组织形成一层膜状痂皮,逐渐分散脱落。

(3)激光治疗:采用 Co 激光器使糜烂部分组织炭化、结痂,痂皮脱落后,创面修复达到治疗目的。激光头距离糜烂面 3～5 cm,照射范围应超出糜烂面 2 mm,轻症的烧灼深度为 2～3 mm,重症可达 4～5 mm,治愈率 70%～90%。

(4)微波治疗:微波电极接触局部病变组织时,瞬间产生高热效应(44 ℃～61 ℃)而达到组织凝固的目的,并可出现凝固性血栓形成而止血,治愈率在 90% 左右。

(5)波姆光治疗:采用波姆光照射糜烂面,直至变为均匀灰白色为止,照射深度 2～3 mm,治愈率可达 80%。

(6)红外线凝结法:红外线照射糜烂面,局部组织凝固,坏死,形成非炎性表浅溃疡,新生鳞状上皮覆盖溃疡面而达到治愈,治愈率在 90% 以上。

物理治疗的注意事项:①治疗时间应在月经干净后 3～7 d 进行。②排除宫颈上皮内瘤样病变、早期宫颈癌、宫颈结核和急性感染期后方可进行。③术后阴道分泌物增多,甚至有大量水样排液,有时呈血性,脱痂时可引起活动性出血,如量较多先用过氧化氢溶液(过氧化氢)清洗伤口,用消毒棉球局部压迫止血,24 h 后取出。④物理治疗的持续时间、次数、强度、范围应严格掌握。⑤创面愈合需要一段时间(2～8 周),在此期间禁止盆浴和性生活。⑥定期复查,随访有无宫颈管狭窄。

2.药物治疗

适用于糜烂面积小和炎症浸润较浅的病例。

(1)硝酸银或重铬酸钾液:强腐蚀剂,方法简单,配制容易,用药量少,适宜于基层医院。

(2)免疫治疗:采用重组人干扰素 α-2a,每晚 1 枚,6 d 为一疗程。近年报道用红色奴卡放射线菌细胞壁骨架 N-CWs 菌苗治疗慢性宫颈炎,该菌苗具有非特异性免疫增强及抗感染作用,促进鳞状上皮化生,修复宫颈糜烂病变达到治疗效果。将菌苗滴注在用生理盐水浸透的带尾无菌棉球上,将棉球置于宫颈糜烂的局部,24 h 后取出,每周上药 2 次,每疗程 10 次。

(3)宫颈管炎时,根据细菌培养和药敏试验结果,采用抗生素全身治疗。

3.手术治疗

宫颈息肉可行息肉摘除术或电切术。对重度糜烂,糜烂面较深及乳头状糜烂,或用上述各种治疗方法久治不愈的患者可考虑用宫颈锥形切除术,锥形切除范围从病灶外缘 0.3～0.5 cm 开始,深入宫颈管 1～2 cm,锥形切除,压迫止血,如有动脉出血,可用肠线缝扎止血,也可加用止血粉 8 号、明胶海绵、凝血酶、巴曲酶(立止血)等止血。此法因出血及感染,现多不采用。

此外由淋球菌、沙眼衣原体引起的宫颈炎及糜烂,其治疗方法见相关章节。

(张小玲)

第三节　盆腔炎性疾病

女性内生殖器及其周围的结缔组织、盆腔腹膜发生炎症时,称为盆腔炎(pelvic inflammatory disease,PID),主要包括子宫内膜炎(endometritis)、输卵管炎(salpingitis)、输卵管卵巢脓肿(tubo ovarian abscess,TOA)、盆腔腹膜炎(peritonitis)。炎症可局限于一个部位,也可同时累及几个部位。性传播感染(sexually transmitted infection,STI)的病原体如淋病奈瑟菌、沙眼衣原体是主要的致病原。一些需氧菌、厌氧菌、病毒和支原体等也参与 PID 的发生。多数引起 PID 的致病微生物是由阴道上行发生的,且多为混合感染。延误对 PID 的诊断和有效治疗都可能导致上生殖道感染后遗症(输卵管因素不育和异位妊娠等)。

一、女性生殖道的自然防御功能

女性生殖道的解剖、生理、生化及免疫学特点具有比较完善的自然防御功能,增强了对感染的防御能力,在健康妇女阴道内虽有某些病原体存在,但并不引起炎症。

(1)两侧大阴唇自然合拢,遮掩阴道口、尿道口。

(2)由于盆底肌的作用,阴道口闭合,阴道前后壁紧贴,可防止外界污染。

(3)阴道正常菌群尤其是乳杆菌可抑制其他细菌生长。此外,阴道分泌物可维持巨噬细胞的活性,防止细菌侵入阴道黏膜。

(4)宫颈内口紧闭,宫颈管黏膜为分泌黏液的高柱状上皮所覆盖,黏膜形成皱褶、嵴突或陷窝,从而增加黏膜表面积;宫颈管分泌大量黏液形成胶冻状黏液栓,为上生殖道感染的机械屏障;黏液栓内含乳铁蛋白、溶菌酶,可抑制细菌侵入子宫内膜。

(5)育龄妇女子宫内膜周期性剥脱,也是消除宫腔感染的有利条件。此外,子宫内膜分泌液含有乳铁蛋白、溶菌酶,可清除少量进入宫腔的病原体。

(6)输卵管黏膜上皮细胞的纤毛向宫腔方向摆动以及输卵管的蠕动,均有利于阻止病原体的侵入。输卵管液与子宫内膜分泌液一样,含有乳铁蛋白、溶菌酶,可清除偶然进入上生殖道的病原体。

(7)生殖道的免疫系统:生殖道黏膜如宫颈和子宫含有不同数量的聚集淋巴组织及散在的淋巴细胞,包括 T 细胞、B 细胞。此外,中性粒细胞、巨噬细胞、补体以及一些细胞因子均在局部有重要的免疫功能,发挥抗感染作用。

当自然防御功能遭到破坏,或机体免疫功能下降、内分泌发生变化或外源性致病菌侵入,均可导致炎症发生。

二、病原微生物

几乎所有致病原都是通过阴道而感染宫颈并上行,主要由三类微生物引起:①性传播感染(sexually transmitted infection,STI)致病微生物。②需氧菌。③厌氧菌。

目前国外比较一致的观点认为,PID 的主要致病菌是 STI 致病微生物,最值得一提的是淋菌和沙眼衣原体。美国 1991 年有研究显示淋球菌和沙眼衣原体分别占 PID 病原体的 53% 和 31%。现在美国的一些资料显示 40%~50% 的 PID 是由淋病奈瑟菌引起,10%~40% 的 PID 分离出沙眼衣原体,对下生殖道淋病奈瑟菌及衣原体的筛查及治疗,已使美国盆腔炎发病率有所下降。在我国,STI 近年来发病率迅速增加,由此引起的 PID 及其并发症、后遗症当应予以重视。2001 年安徽省对 PID 的致病微生物研究显示,STI 病原占 42.3%;2003 年天津医药杂志报道淋病奈瑟菌、沙眼衣原体、人型支原体和厌氧菌感染分别占 PID 病原体的 10%、26%、47.5% 和 3%。2003 年青岛市对 325 例 PID 病原体分布的研究显示淋菌占 11.1%,而沙眼衣原体占 15.6%,解脲支原体占 41.2%。国内报道淋球菌的阳性率为 6.19%~10.10%,衣原体的阳性率为 4.16%~26.10%。最新的一项全国多中心的前瞻性研究报告了中国 PID 的致病菌情况:在 477 例 PID 微生物测定的检查中细菌培养阳性占 18.8%,衣原体检查阳性占 19.9%,支原体阳性占 32.4%,淋菌阳性占 10.1%,厌氧菌阳性 25.0%。而细菌培养中以大肠埃希菌最多,其次为金黄色葡萄球菌、链球菌和表皮葡萄球菌。

性传播感染可同时伴有需氧菌及厌氧菌感染,可能是衣原体或淋病奈瑟菌感染造成输卵管损伤后,容易继发需氧菌及厌氧菌感染。

三、感染途径

(一)沿生殖道黏膜上行蔓延

病原体侵入外阴、阴道后,沿黏膜面经宫颈、子宫内膜、输卵管黏膜至卵巢及腹腔,是非妊娠期、非产褥期盆腔炎的主要感染途径。淋病奈瑟菌、衣原体及葡萄球菌等常沿此途径扩散。

(二)经淋巴系统蔓延

病原体经外阴、阴道、宫颈及宫体创伤处的淋巴管侵入盆腔结缔组织及内生殖器其他部分,是产褥感染、流产后感染及放置宫内节育器后感染的主要感染途径。链球菌、大肠埃希菌、厌氧菌多沿此途径蔓延。

(三)经血循环传播

病原体先侵入人体的其他系统,再经血循环感染生殖器,为结核菌感染的主要途径。

(四)直接蔓延

腹腔其他脏器感染后,直接蔓延到内生殖器,如阑尾炎可引起右侧输卵管炎。

四、高危因素

(一)宫腔内手术操作后感染

如刮宫术、输卵管通液术、子宫输卵管造影术、宫腔镜检查、人工流产、放置宫内节育器等,由于手术消毒不严格或术前适应证选择不当,导致下生殖道内源性菌群的病原体上行感染。

(二)下生殖道感染

淋病奈瑟菌性宫颈炎、衣原体性宫颈炎以及细菌性阴道病与 PID 密切相关。10%~17%的淋病可发生上生殖道的感染。

(三)性活动

盆腔炎多发生在性活跃期妇女,尤其是过早性交、有多个性伴侣、性伴侣有性传播感染者。

(四)经期卫生不良

使用不洁的月经垫、经期性交等,均可使病原体侵入而引起炎症。

(五)年龄

据美国资料,盆腔炎的高发年龄在 15~25 岁。年轻者容易发生盆腔炎可能与频繁的性活动、宫颈柱状上皮生理性移位(高雌激素影响)、宫颈黏液的机械防御功能较差有关。

(六)邻近器官炎症直接蔓延

如阑尾炎、腹膜炎等蔓延至盆腔,病原体以大肠埃希菌为主。

五、病理及发病机制

(一)子宫内膜炎及急性子宫肌炎

多见于流产、分娩后。

(二)输卵管炎、输卵管积脓、输卵管卵巢脓肿

急性输卵管炎主要由化脓菌引起,轻者输卵管仅有轻度充血、肿胀、略增粗;重者输卵管明显增粗、弯曲,纤维素性脓性渗出物增多,造成与周围组织粘连。急性输卵管炎因传播途径不同而有不同的病变特点。

1.炎症

经子宫内膜向上蔓延,首先引起输卵管黏膜炎,输卵管黏膜肿胀、间质水肿、充血及大量中性粒细胞浸润,重者输卵管上皮发生退行性变或成片脱落,引起输卵管黏膜粘连,导致输卵管管腔及伞端闭锁,若有脓液积聚于管腔内则形成输卵管积脓。淋病奈瑟菌及大肠埃希菌、类杆菌以及普雷沃菌除直接引起输卵管上皮损伤外,其细胞壁脂多糖等内毒素引起输卵管纤毛大量脱落,最后输卵管运输功能减退、丧失。因衣原体的热休克蛋白与输卵管热休克蛋白有相似性,感染后引起的交叉免疫反应可损伤输卵管,导致严重输卵管黏膜结构及功能破坏,并引起盆腔广泛粘连。

2.病原菌

通过宫颈的淋巴管播散到宫旁结缔组织,首先侵及浆膜层,发生输卵管周围炎,然后累及肌层,而输卵管黏膜层可不受累或受累极轻。病变以输卵管间质炎为主,其管腔常可因肌壁增厚受压变窄,但仍能保持通畅。卵巢很少单独发炎,白膜是良好的防御屏障,卵巢常与发炎的输卵管伞端粘连而发生卵巢周围炎,称输卵管卵巢炎,习称附件炎。炎症可通过卵巢排卵的破孔侵入卵巢实质形成卵巢脓肿,脓肿壁与输卵管积脓粘连并穿通,形成输卵管卵巢脓肿(TOA)。TOA可为一侧或两侧病变,约半数是在可识别的急性盆腔炎初次发病后形成,另一部分是在慢性盆腔炎屡次急性发作或重复感染而形成。脓肿多位于子宫后方或子宫、阔韧带后叶及肠管间粘连处,可破入直肠或阴道,若破入腹腔则引起弥漫性腹膜炎。

(三)盆腔腹膜炎

盆腔内器官发生严重感染时,往往蔓延到盆腔腹膜,发炎的腹膜充血、水肿,并有少量含纤维素的渗出液,形成盆腔脏器粘连。当有大量脓性渗出液积聚于粘连的间隙内,可形成散在小脓肿;若积聚于直肠子宫陷凹处则形成盆腔脓肿,较多见。脓肿的前面为子宫,后方为直肠,顶部为粘连的肠管及大网膜,脓肿可破入直肠而使症状突然减轻,也可破入腹腔引起弥漫性腹膜炎。

(四)盆腔结缔组织炎

内生殖器急性炎症时,或阴道、宫颈有创伤时,病原体经淋巴管进入盆腔结缔组织而引起结缔组织充血、水肿及中性粒细胞浸润。以宫旁结缔组织炎最常见,开始局部增厚,质地较软,边界不清,以后向两侧盆壁呈扇形浸润,若组织化脓则形成盆腔腹膜外脓肿,可自发破入直肠或阴道。

(五)败血症及脓毒血症

当病原体毒性强、数量多、患者抵抗力降低时,常发生败血症。多见于严重的产褥感染、感染性流产及播散性淋病。近年有报道放置宫内节育器、人工流产及输卵管绝育术损伤脏器引起败血症,若不及时控制,往往很快出现感染性休克,甚至死亡。发生感染后,若身体其他部位发现多处炎症病灶或脓肿者,应考虑有脓毒血症存在,但需经血培养证实。

(六)Fitz-Hugh-Curtis综合征

Fitz-Hugh-Curtis综合征是指肝包膜炎症而无肝实质损害的肝周围炎。淋病奈瑟菌及衣原体感染均可引起。由于肝包膜水肿,吸气时右上腹疼痛。肝包膜上有脓性或纤维渗出物,早期在肝包膜与前腹壁腹膜之间形成松软粘连,晚期形成琴弦样粘连。5%~10%的输卵管炎可出现此综合征,临床表现为继下腹痛后出现右上腹痛,或下腹疼痛与右上腹疼痛同时出现。

六、临床表现

可因炎症轻重及范围大小而有不同的临床表现。轻者无症状或症状轻微。常见症状为下腹痛、发热、阴道分泌物增多。腹痛为持续性、活动或性交后加重。若病情严重可有寒战、高热、头痛、食欲缺乏。若有腹膜炎,则出现消化系统症状如恶心、呕吐、腹胀、腹泻等。月经期发病可出现经量增多、经期延长。若有脓肿形成,可有下腹包块及局部压迫刺激症状;包块位于子宫前方可出现膀胱刺激症状,如排尿困难、尿频,若引起膀胱肌炎还可有尿痛等;包块位于子宫后方可有直肠刺激症状;若在腹膜外可致腹泻、里急后重感和排便困难。若有输卵管炎的症状及体征并同时有右上腹疼痛者,应怀疑有肝周围炎。由于感染的病原体不同,临床表现也有差异。淋病奈瑟菌感染以年轻妇女多见,多于月经期或经后7 d内发病,起病急,可有高热,体温在38 ℃以上,常引起输卵管积脓,出现腹膜刺激征及阴道脓性分泌物。非淋病奈瑟菌性盆腔炎起病较缓慢,高热及腹膜刺激征不如淋病奈瑟菌感染明显。若为厌氧菌感染,患者的年龄偏大,容易有多次复发,常伴有脓肿形成。衣原体感染病程较长,高热不明显,长期持续低热,主要表现为轻微下腹痛,并久治不愈。患者体征差异较大,轻者无明显异常发现。典型体征呈急性病容,体温升高,心率加快,下腹部有压痛、反跳痛及肌紧张,若病情严重可出现腹胀、肠鸣音减弱或消失。

盆腔检查:阴道可有充血,并有大量脓性臭味分泌物;宫颈充血、水肿,将宫颈表面分泌物拭净,若见脓性分泌物从宫颈口流出,说明宫颈管黏膜或宫腔有急性炎症。穹隆触痛明显,须注意是否饱满;宫颈举痛;宫体稍大,有压痛,活动受限;子宫两侧压痛明显,若为单纯输卵管炎,可触及增粗的输卵管,压痛明显;若为输卵管积脓或输卵管卵巢脓肿,则可触及包块且压痛明显,不活动;宫旁结缔组织炎时,可扪及宫旁一侧或两侧片状增厚,或两侧宫骶韧带高度水肿、增粗,压痛明显;若有盆腔脓肿形成且位置较低时,可扪及后穹隆或侧穹隆有肿块且有波动感,三合诊常能协助进一步了解盆腔情况。

七、诊断及鉴别诊断

根据病史、症状和体征可做出初步诊断。由于急性盆腔炎的临床表现变异较大,临床诊断准确性不高,尚需作必要的辅助检查,如血常规、尿常规、宫颈管分泌物检查等。

(1)最低诊断标准:①子宫压痛。②附件压痛。③宫颈举痛。

下腹压痛同时伴有下生殖道感染征象的患者,诊断 PID 的可能性大大增加。生育期妇女或 STI 门诊人群,可按最低诊断标准。

(2)支持 PID 诊断的附加条件:①口腔温度≥38.3 ℃。②宫颈或阴道黏液脓性分泌物。③阴道分泌物显微镜检查有白细胞增多。④血沉加快。⑤C 反应蛋白水平升高。⑥实验室检查证实有宫颈淋病奈瑟菌或沙眼衣原体感染。

大多数 PID 患者都有宫颈黏液脓性分泌物或阴道分泌物镜检有白细胞增多。如果宫颈分泌物外观正常并且阴道分泌物镜检无白细胞,则 PID 诊断成立的可能性不大,需要考虑其他可能引起下腹痛的病因。

如有条件应积极寻找致病微生物。

(3)PID 的最特异标准包括:①子宫内膜活检显示有子宫内膜炎的病理组织学证据。②经阴道超声检查或磁共振显像技术显示输卵管管壁增厚、管腔积液,可伴有盆腔游离液体或输卵管卵巢包块。③腹腔镜检查结果符合 PID 表现。

盆腔炎应与急性阑尾炎、输卵管妊娠流产或破裂、卵巢囊肿蒂扭转或破裂等急症相鉴别。

八、治疗

(一)治疗原则

盆腔炎主要为抗生素药物治疗,必要时手术治疗。抗生素治疗可清除病原体,改善症状及体征,减少后遗症。经恰当的抗生素积极治疗,绝大多数急性盆腔炎能彻底治愈。由于急性盆腔炎的病原体多为需氧菌、厌氧菌及衣原体的混合感染,需氧菌及厌氧菌又有革兰氏阴性及革兰氏阳性之分,故抗生素多采用联合用药,并覆盖到所有可能的病原微生物。

(二)具体方案

1.静脉给药

对于症状较重者给予静脉治疗。

(1)头孢替坦 2 g,静滴,每 12 小时 1 次;或头孢西丁 2 g,静滴,每 6 小时 1 次。加用:多西环素 100 mg,口服,每 12 小时 1 次(或米诺环素 100 mg,口服,每 12 小时 1 次);或阿奇霉素 0.5 g,静滴或口服,每日 1 次。

注意:①其他第二代或第三代头孢菌素(如头孢唑肟、头孢噻肟和头孢曲松)也可能对 PID 有效并有可能代替头孢替坦和头孢西丁,而后两者的抗厌氧菌效果更强。②对输卵管卵巢脓肿的患者,通常在多西环素(或米诺环素或阿奇霉素)的基础上加用克林霉素或甲硝唑,从而更有效的对抗厌氧菌。③临床症状改善后继续静脉给药至少 24 h,然后转为口服药物治疗,共持续 14 d。

(2)克林霉素 900 mg,静滴,每 8 小时 1 次,加用庆大霉素负荷剂量(2 mg/kg),静滴或肌注,维持剂量(1.5 mg/kg),每 8 小时 1 次;也可采用每日一次给药。

注意：①临床症状改善后继续静脉给药至少 24 h,继续口服克林霉素 450 mg,每日 1 次,共 14 d。②对输卵管卵巢脓肿的患者,应用多西环素(或米诺环素或阿奇霉素)加甲硝唑或多西环素(或米诺环素或阿奇霉素)加克林霉素比单纯应用多西环素(或米诺环素或阿奇霉素)对治疗厌氧菌感染更优越。③注意庆大霉素的毒副作用。

(3)喹诺酮类药物:氧氟沙星 400 mg,静滴,每 12 小时 1 次,加用甲硝唑 500 mg,静滴,每 8 小时 1 次;或左氧氟沙星 500 mg,静滴,每日 1 次,加用甲硝唑 500 mg,静滴,每 8 小时 1 次;或莫西沙星 400 mg,静滴,每日 1 次。

(4)氨苄西林/舒巴坦 3 g,静滴,每 6 小时 1 次,加用:多西环索 100 mg,口服,每 12 小时1 次,或米诺环素 100 mg,口服,每 12 小时 1 次;或阿奇霉素 0.5,静脉滴注或口服,每日 1 次。

2.非静脉药物治疗

症状较轻者可采用以下方案。

(1)氧氟沙星 400 mg,口服,每日 2 次/天,加用甲硝唑 500 mg,口服,每日 2 次,共 14 日;或左氧氟沙星 500 mg,口服,每日 1 次,加用甲硝唑 500 mg,口服,每日 2 次,共 14 日;或莫西沙星 400 mg,口服,每日 1 次,共 14 d。

(2)头孢曲松 250 mg 肌注,单次给药;或头孢西丁 2 g,肌内注射,加丙磺舒 1 g,口服,均单次给药;或其他第三代头孢类药物,例如头孢唑肟、头孢噻肟等非静脉外给药。加用:多西环素 100 mg,口服,每 12 小时1 次;或米诺环素 100 mg,口服,每 12 小时 1 次;或阿奇霉素 0.5,口服,每日 1 次,共 14 d。可加用甲硝唑 500 mg,口服,每日 2 次,共 14 d。

(3)阿莫西林/克拉维酸加用多西环素可以获得短期的临床效果,但胃肠道不良反应可能会影响该方案的依从性。

(三)手术治疗

1.适应证

(1)药物治疗无效:输卵管卵巢脓肿或盆腔脓肿经药物治疗 48～72 h,体温持续不降,患者中毒症状加重或包块增大者,应及时手术,以免发生脓肿破裂。

(2)脓肿持续存在:经药物治疗病情有好转,继续控制炎症数日(2～3 周),包块仍未消失但已局限化,应手术切除,以免日后再次急性发作,或形成慢性盆腔炎。

(3)脓肿破裂:突然腹痛加剧,寒战、高热、恶心、呕吐、腹胀,检查腹部拒按或有中毒性休克表现,应怀疑脓肿破裂。若脓肿破裂未及时诊治,死亡率高。因此,一旦怀疑脓肿破裂,需立即在抗生素治疗的同时行剖腹探查。

2.手术方式和范围

可根据情况选择经腹手术或腹腔镜手术。手术范围应根据病变范围、患者年龄、一般状态等全面考虑。原则以切除病灶为主。年轻妇女应尽量保留卵巢功能,以采用保守性手术为主;年龄大、双侧附件受累或附件脓肿屡次发作者,行全子宫及双附件切除术;对极度衰弱危重患者的手术范围须按具体情况决定。若盆腔脓肿位置低、突向阴道后穹隆时,可经阴道切开排脓,同时注入抗生素。

(四)随访

患者应在开始治疗 3 天内出现临床情况的改善,如退热、腹部压痛或反跳痛减轻、子宫及附件压痛减轻、宫颈举痛减轻等。在此期间病情无好转的患者需住院治疗,进一步检查以及手术治疗。

对于药物治疗的患者,应在 72 h 内随诊,明确有无临床情况的改善(具体标准如前所述)。如果未见好转则建议住院接受静脉给药治疗以及进一步检查。建议对于沙眼衣原体和淋病奈瑟菌感染的 PID 患者,还应在治疗结束后 4～6 周时重新筛查上述病原体。

(五)性伴侣的治疗

对 PID 患者出现症状前 60 日内接触过的性伴侣进行检查和治疗。这种检查和评价是必要的,因为患者有再感染的危险,而且其性伴侣很可能感染淋病及沙眼衣原体。由淋病或沙眼衣原体感染引起 PID 患者的男性性伴侣常无症状。无论 PID 患者分离的病原体如何,均应建议患者的性伴侣进行 STI 的检测和治疗。在女性 PID 患者治疗期间应避免无保护屏障(避孕套)的性交。

(六)中药治疗

主要为活血化瘀、清热解毒药物,例如:银翘解毒汤、安宫牛黄丸或紫血丹等。

九、预防

(1)做好经期、孕期及产褥期的卫生宣传。
(2)严格掌握产科、妇科手术指征,做好术前准备;术时注意无菌操作;术后做好护理,预防感染。
(3)治疗急性盆腔炎时,应做到及时治疗、彻底治愈,防止转为慢性盆腔炎。
(4)注意性生活卫生,减少性传播感染,经期禁止性交。

十、并发症

(一)复发性盆腔炎

有 25% 的急性盆腔炎可于以后重复发作,年轻患者的重复感染是一般年龄组的 2 倍。由于输卵管在上次感染时的损害,对细菌的侵犯敏感性增加。

(二)输卵管积水

慢性输卵管炎双侧居多,输卵管呈轻度或中度肿大,伞端可部分或完全闭锁,并与周围组织粘连。若输卵管伞端及峡部因炎症粘连闭锁,浆液性渗出物积聚形成输卵管积水;有时输卵管积脓中的脓液渐被吸收,浆液性液体继续自管壁渗出充满管腔,亦可形成输卵管积水。积水输卵管表面光滑,管壁甚薄,由于输卵管系膜不能随积水输卵管囊壁的增长扩大而相应延长,故积水输卵管向系膜侧弯曲,形似腊肠或呈曲颈的蒸馏瓶状,卷曲向后,可游离或与周围组织有膜样粘连。应行手术治疗。

(三)输卵管卵巢囊肿

输卵管发炎时波及卵巢,输卵管与卵巢相互粘连形成炎性肿块,或输卵管伞端与卵巢粘连并贯通,液体渗出形成输卵管卵巢囊肿,也可由输卵管卵巢脓肿的脓液被吸收后由渗出物替代而形成。常无病原体,抗生素治疗无效,应行手术治疗。

(四)慢性腹痛

盆腔炎后遗留慢性腹痛(超过 6 个月),可达 18%。相比较,没有 PID 历史的,罹患慢性腹痛者只有 5%。疼痛常常是周期性的,主要和输卵管、卵巢及其周围组织粘连有关。

(五)不孕

盆腔炎是造成输卵管梗阻及不孕的重要原因,增加不孕的机会与 PID 发作的次数和严重性有关。盆腔炎后不孕发生率为 20%~30%。有文献报道 1 次盆腔炎发作,不孕危险为 13%,2 次为 36%,3 次为 60%~75%。

(六)宫外孕

输卵管由于炎症的损害,其攫取受精卵及转送受精卵的功能受到影响。因而,PID 后宫外孕的发生率明显上升,比未发生过 PID 者高 7~10 倍。

(七)骶髂关节炎

PID 后可有 68% 发生骶髂关节炎,而对照组只有 3%。虽然以骶髂关节炎形式出现的脊椎的慢性关节炎在女性比在男性少,但有 PID 历史的,却是一个重要的易患因素。

十一、护理

(1)保持室内空气新鲜:保持室温在18 ℃~22 ℃,湿度50%~70%。每日通风3次,并注意保暖。患者宜卧床休息,取半卧位以利于脓液聚积于直肠子宫陷窝,使炎症局限。

(2)注意饮食调理:进食高热量,高蛋白,高维生素、易消化饮食,注意多饮水,纠正电解质紊乱及酸碱失衡。如腹胀禁食糖、奶,可多进流质饮食,以促进肠蠕动。

(3)密切观察患者体温:体温突然升高或骤降要随时测量。高热时可采用物理降温,如乙醇擦浴、温水擦浴等。出汗后及时更换衣服。

(4)解除焦虑:家属应耐心倾听患者诉说,关心体贴理解其病痛。

(5)注意患者疼痛有无加重:可采用热敷,理疗,按摩等方法缓解疼痛。观察有无突然腹痛加重、拒按。腹胀患者可轻轻顺时针按摩腹部,以促进肠蠕动。

(6)注意外阴清洁:每日清洁外阴2次,做好日常生活及卫生处理,避免性生活。

十二、健康教育

(1)卧床休息及半卧位的重要性:有利于脓液聚积于直肠子宫陷窝,使炎症局限。修养环境要安静舒适,温湿度适宜。注意通风,使室内空气新鲜。注意休息,以防疾病复发。

(2)饮食的重要性:高营养饮食可提高机体抵抗力,促进康复。选择高蛋白、高维生素饮食,如瘦肉、鸡蛋、牛奶、鱼类,还应注意粗细粮搭配。

(3)有关疾病常见病因:产后感染、不洁性生活、体质虚弱等。人工流产、放置子宫内节育器、诊断性刮宫等治疗1个月内避免性生活。性生活要适度,避免不洁性生活,性伴侣也应接受治疗。

(4)应及时彻底治疗急性盆腔炎:保持良好的心境,增强自信心,愉快的心情有利于疾病康复。

(5)保持外阴清洁的重要性:防止感染,做好经期、孕期及产褥期卫生。经期:注意适当休息,用消毒月经垫,经期避免性生活;孕期:妊娠32周后适当减轻工作量,不值夜班及避免重体力劳动,保证足够的睡眠时间,勤洗澡,勤换内裤,不宜盆浴,可选用淋浴或擦浴,以防污水进入阴道,引起感染。每日用温水清洗外阴部,妊娠12周以内及32周以后均应避免性生活;产褥期:勤换内衣及床单,温水擦浴,保持外阴部清洁,禁止盆浴及性生活。

(张小玲)

第四节　生殖器官结核

一、流行情况与发病机制

由结核杆菌引起的女性生殖器炎症,称为女性生殖器结核。多见于20~40岁妇女,也可见于绝经后的老年妇女。常首先侵犯输卵管,继而感染子宫内膜、卵巢、子宫颈、盆腔,侵犯阴道、外阴者甚为少见。主要通过血行传播;也可经腹膜直接蔓延;经腹腔淋巴结逆行传播和经阴道上行的直接感染。男性患有泌尿生殖器结核,有可能通过性传播,引起女方外阴或阴道的原发性结核病变。

据国外文献报道,女性生殖器结核的发病年龄有向后推迟趋势,50岁以上患者占总数的20%~45%,提示,近年来老年妇女发病有增长趋势。在农村或边远山区经济条件差的地方,生殖器结核仍是妇女不育的主要原因之一。世界各地不孕门诊中不孕妇女患生殖器结核占5%~10%,各国差异很大,澳大利亚不到1%,天津(1974)报道为5.4%,印度则为19%。这显然与不同国家和地区结核病的流行状况有密切的关系。Schaefer(1976)报告尸解死于肺结核的女尸,有生殖器结核者占8%。

二、病理改变

(一)输卵管结核

约占女性生殖器结核的85％～95％,占所有慢性输卵管炎性疾病的10％左右。多为双侧性,随着病情发展一般可分为下列四种类型。

1.溃疡干酪型

输卵管红肿增粗,管径扩大,伞端封闭,管腔内充满或部分节段有灰黄色黏厚的干酪样物质,易被误诊为卵巢囊肿。

2.粟粒结节型

输卵管充血水肿,与周围器官有紧密粘连。输卵管浆膜层散布有大量粟粒状灰白色结节。有时盆腔腹膜、肠管表面及卵巢表面均有类似结节,并可能合并有腹水或并发腹水型结核性腹膜炎。

3.单纯肥大型

输卵管增粗肥大与一般非结核性慢性间质性输卵管炎相似,但伞端常向外翻出呈烟斗状嘴;这是不同于一般炎症的。管腔内有时露出干酪样物质。

4.峡部结节型

输卵管僵直变粗,峡部有多个结节突起。

镜下检查,如病变严重而有广泛肉芽肿增生波及肌层及浆膜层时,在肉芽组织中可发现大量吞噬细胞或典型的结核结节,此时诊断确立,但在那些局部病变不明显的患者,往往需作大量连续切片,并在黏膜层内找到结核结节后方可确诊。有时虽未发现结核结节或上皮样增生时,但黏膜被破坏且相互融合呈现腺样增生时,即应考虑有结核的可能,由于镜检时此种增生、黏膜皱折聚集成腺瘤样颇似输卵管腺癌,需予鉴别。如输卵管结核已痊愈,往往很难再找到明确的结核病变,仅能在切片中见到纤维化、玻璃样性变或钙化区。

(二)子宫内膜结核

输卵管结核约50％～80％并发于子宫底及子宫内膜结核。病变主要在子宫底及子宫双角,子宫大小、形状均可正常,结核病变一般局限在内膜,早期仅有散在的结节,而其余的内膜及腺体基本正常。结节周围内膜的葡萄糖含量低,持续在增生期状态。在结节更外围的内膜则有典型的分泌期改变。因而结核病变的内膜有不同程度的功能障碍,约60％患者月经正常。由于子宫内膜周期性脱落,则不可能形成广泛而严重的结核病灶,干酪化、纤维化以及钙化等现象亦很少见。少数严重病例可累及肌层,黏膜部分或全部破坏,为干酪样组织所替代形成溃疡,宫腔积脓,子宫内膜受到不同程度的破坏,最后代以瘢痕组织,可使子宫腔粘连、变形、缩小。尚有一型少见的增生型内膜结核,内膜全部转变为干酪样肉芽肿样组织,临床上出现大量浆液性恶臭白带,子宫球形增大,易与宫体癌相混淆,子宫内膜改变是诊断生殖器结核的主要依据。

(三)卵巢结核

常双侧受侵,有卵巢周围炎及卵巢炎两型,前者为卵巢肿块,在卵巢表面有结核性肉芽组织,局限于卵巢的皮质的外围部分;后者在卵巢深层间质中形成结节或干酪样坏死性脓肿。

(四)盆腔结核

多合并输卵管结核,常分两型。

1.渗出型

在整个腹膜和盆腔器官的浆膜上,散在无数大小不等的灰黄结节,腹膜充血,渗出,有腹水,腹水为浆液性草黄色液体,可被吸收形成多数包裹性囊肿。

2.粘连型

多数渗出型的后期,腹膜增厚,与网膜、肠管、输卵管等发生紧密粘连,其粘连组织常有干酪样坏死、钙化或瘘管形成。

（五）子宫颈结核

较为少见，病理检查见宫颈组织内有结核结节及干酪坏死。病变多局限于子宫颈表层，有时可发生溃疡及干酪样坏死。病理上可分为溃疡型、乳头型、间质型、黏膜型（结核病变局限于宫颈管内）。

三、临床表现

由于女性生殖器结核病程缓慢，病变隐伏，临床表现可随病情的轻重、久暂而有很大差异。如有的除不孕外，可无任何症状与体征；而较重病例，除有典型的盆腔结核表现外，尚有明显的全身症状，常与晚期恶性肿瘤相混淆。临床表现大致可归纳如下。

（一）不孕

不孕是生殖器结核的主要症状，是就诊的常见原因，患者往往是通过不孕症的常规检查而发现生殖器结核。以不孕为唯一主诉，就医求治，经检查获得诊断的占生殖道结核患者的 40%～50%。据统计，本病患者基本上都有原发或继发不孕，尤以前者为主，可达 85%。主要是由于输卵管黏膜破坏与粘连，常使管腔狭窄或阻塞；或由于输卵管周围粘连，即使管腔尚保持部分通畅，但黏膜纤毛被破坏，输卵管僵硬，蠕动受限，丧失其运输功能，影响精子或受精卵的输送而致不孕。子宫内膜结核妨碍受精卵着床而造成不育或流产。

（二）月经异常

一般月经不受影响，当引起盆腔器官淤血或子宫内膜有炎症改变时，会出现各种各样的月经变化。在炎症初期，因子宫内膜充血及溃疡，可有月经量过多、经期延长或不规则子宫出血。多数患者就诊时患病已久，子宫内膜遭受不同程度破坏，表现为月经稀少，甚至闭经。

（三）下腹坠痛

50%～75%患者有轻微下腹痛。由于盆腔炎症和粘连，可有不同程度的下腹坠痛，于经期、性交后、体力活动时加重。如合并有化脓菌感染，则有明显的腹痛、发热、压痛性包块等类似急性盆腔炎的表现，有的腹腔内粟粒性结核急性播散亦可引起急腹症。

（四）白带增多

盆腔或子宫内膜结核病变均可导致白带增多。特别是宫颈结核时，其分泌物呈脓性或脓血性，有时甚至有接触性出血及臭性脓血带。

（五）全身症状

若为活动期，可有结核病的一般症状，如发热、盗汗、乏力、食欲不振或体重减轻等，但多数生殖器结核患者缺乏自觉症状，常在其他原因体检时发现。真正发热者较自觉发热者多一倍，尤其在月经期明显。

（六）全身及妇科检查

由于病变程度与范围不同而有较大差异，较多患者因不孕而行诊断性刮宫才发现患有子宫内膜结核，而无明显体征和其他自觉症状。较严重患者若有腹膜结核，检查时腹部有柔韧感或腹水征，形成包裹性积液时，触及囊性包块而误诊为卵巢囊肿。生殖器结核患者的子宫活动度可能正常或因粘连而活动受限，子宫一般发育较差。若附件受累，在子宫两侧可触及双侧硬索条状物，严重者于附件处可触及大小不等及形状不规则的肿块，质硬、表面凹凸不平或乳头状突起，或可触及钙化结节。

四、诊断

多数患者缺乏明显症状，阳性体征不多，故诊断时易被忽略。为提高确诊率，应详细询问病史，患有原发不孕，月经稀少或闭经时；未婚女青年有低热、盗汗、盆腔炎或腹水时；慢性盆腔炎久治不愈时；既往有结核病接触史或本人曾患肺结核、胸膜炎、肠结核等，均应考虑有生殖器结核的可能。

(一)辅助诊断方法

1.病理检查

子宫内膜病理检查是诊断子宫内膜结核最可靠的依据。于月经前2～3天或月经来潮时12小时内作刮宫术。在术前3日及术后4日应抗结核治疗,以预防刮宫引起结核病灶扩散。由于子宫内膜结核较多由输卵管结核蔓延而来,故刮宫时应注意刮取子宫角内膜,并将全部刮出物送病理检查,在病理切片上找到典型的结核结节,诊断即可成立;但阴性结果并不能排除结核的可能。遇有子宫腔小而坚硬,无组织物刮出,结合临床病史及症状,也应考虑子宫内膜结核,并作进一步检查。刮取内膜标本分两组,一组固定于10％甲醛液作病理检查,一组放入干燥试管,立即送作细菌培养或PCR检菌及动物接种。病理检查最好作连续切片,以免漏诊。闭经时间长的患者可能刮不出内膜,可收集宫腔血液作细菌培养或PCR检菌、动物接种。若宫颈有结核可疑,作活组织检查,可明确诊断。

2.X线检查

(1)胸部X线拍片,必要时作消化道或泌尿系统X线检查;以便发现原发病灶。

(2)盆腔X线平片:检查若摄片显示多个钙化阴影,表示盆腔淋巴结或输卵管区发生结核病灶形成的钙化,内生殖器结核的诊断可基本肯定。片中未见钙化影,不能排除结核病的存在,可能病程较短,钙化尚未形成。

(3)子宫输卵管碘油造影:在月经净后3～7 d造影,闭经者随时进行,手术前后3日,每日肌注链霉素0.75 g,以防病灶扩散。结核杆菌侵犯输卵管、卵巢、子宫后所造成的组织损害程序不同,始自干酪样坏死、溃疡形成,发展至最终有瘢痕形成或钙化,因此,X线片上表现各异。

诊断价值较高的影像特征为:①盆腔内有多个散在钙化影。②输卵管腔多处狭窄,碘显影剂呈串珠状。③输卵管中段阻塞,伴碘显影剂进入管壁间质。④子宫腔重度狭窄或变形。⑤碘显影剂进入宫壁间质或宫旁淋巴管、血管。⑥卵巢区域见环状或球状钙化影。

可能征象有:①盆腔内仅有单个孤立的钙化影。②输卵管腔僵直,远端阻塞。③输卵管形态不规则,并有阻塞。④双输卵管峡部阻塞。⑤输卵管远端闭锁,管腔内有充盈缺损。⑥子宫腔边缘不规则,呈锯齿形。

3.腹腔镜检查

可直接观察病变情况,并可在镜下取活检做病理检查,腹水做直接涂片抗酸染色镜检或送细菌培养,以及PCR检菌敏感性高度增加,尤其对子宫内膜异位症或卵巢癌的鉴别价值较大。许多超声扫描及CT等检查不能确诊的疑难病例,经腹腔镜而确诊。对病变严重病例,由于致密粘连常可致肠管损伤而列入禁忌,遇此情况可做一小切口取标本更为安全。轻型输卵管结核,外观可无明显改变或仅峡部有结节隆起。随病情发展,可见两种类型的改变:①输卵管表面有大量黄白色结节,增粗、变硬、伞端明显肿大,管口张开—增生粘连型。②管壁有广泛肉芽肿反应及干酪样坏死,管腔内充满干酪样物及渗出液,输卵管膨胀,伞端外翻或封闭,与周围仅有轻度甚至无粘连—渗出型。卵巢结核亦有两种改变,即卵巢周围炎和卵巢炎。

4.结核菌培养与动物接种

刮取子宫内膜,收集血或宫腔、宫颈分泌物做结核杆菌培养或豚鼠接种。于6～8周处死豚鼠,取接种周围的淋巴结涂片找结核菌或进行病理检验,可确立诊断,但一般阳性率不高,急性活动期可高些。

5.其他

白细胞计数不高,分类中淋巴细胞可能增多,不同于一般化脓性炎症。活动期血沉增快,但血沉正常不能除外结核病变。结核菌素试验若为阳性说明体内曾有结核感染;若为强阳性说明目前仍有活动结核病变,但不能说明病灶部位;若为阴性不能完全排除结核病。这些化验检查均非特异性,只能做为诊断的参考。

（二）鉴别诊断

1.慢性盆腔炎（非特异性）

慢性盆腔炎多有分娩、流产、急性盆腔炎病史，月经量一般较多，闭经极少见；而生殖器结核多为不孕、月经量减少甚至闭经，盆腔检查时有时可触及结节。

2.子宫内膜异位症

子宫内膜异位症与生殖器结核的临床表现有很多相似之处，如低热、痛经，盆腔有粘连、增厚及结节等。但子宫内膜异位症痛经明显，月经量一般较多，经诊断性刮宫及子宫输卵管碘油造影及腹腔镜检查可协助诊断。

3.卵巢肿瘤

结核性腹膜炎有包裹性积液时应和卵巢囊肿鉴别，可根据发病过程、有无结核病史、B 型超声波检查帮助鉴别；结核性附件炎形成的包块表面不平，有结节感或乳头状突起，须和卵巢癌鉴别。临床上有时将卵巢癌误认为盆腔腹膜和生殖器结核，长期采用抗结核治疗，以致延误病情，甚至危及患者生命，故诊断困难时，可作腹腔镜检查或剖腹探查以明确诊断。

4.宫颈癌

宫颈结核可有乳头状增生或溃疡，与宫颈癌不易鉴别，应作宫颈刮片及宫颈活组织检查。

五、治疗与预后

（一）药物治疗

参考结核病的药物治疗。

（二）手术治疗

抗结核药物治疗对生殖器结核的疗效虽已较肯定，但在一些情况下，仍需手术治疗。

1.手术指征

（1）药物治疗 6 个月，盆腔包块持续存在。

（2）包裹性积液较大。

（3）药物治疗正规、足量，但无效或反复发作。

（4）瘘管形成未能愈合。

（5）盆腔附件结核，特别是输卵管内积留大量干酪样坏死物或腹水合并感染者。

（6）怀疑同时有生殖道肿瘤存在等，方可考虑手术治疗。

2.术前准备

为了避免手术时感染扩散，减少盆腔器官广泛粘连、充血而导致手术操作困难，也有利于腹壁切口愈合，术前应做抗结核治疗 1～2 个月。如有盆腔结核所形成的瘘管，手术前应做泌尿系及全消化道 X 线检查，以了解瘘管的全部情况。术前数日开始服新霉素、灭滴灵、庆大霉素等药物进行肠道准备。

3.手术范围

根据年龄及病变范围而定。

（1）年龄 40 岁以上，不论病情轻重，均宜行双附件及子宫切除术，以清除病灶及避免术后复发。

（2）年轻妇女可考虑保留卵巢功能，但术中必须剖视卵巢，肉眼无可疑病灶者，可切除双输卵管及子宫。对于要求保留月经者，必须经病理检查证明子宫内膜结核已治愈，才考虑保留子宫。如双输卵管卵巢已形成难以分离的包块，则不论患者年龄大小，均需行双附件及子宫全切术。

（3）结核性包裹性积液经探查，确认不能完全切除时，可行造袋术。在壁上作一小切口，吸净囊液后，将囊壁切口边缘缝于直肌前筋膜使成袋口，用纱条填塞囊腔，一端露于腹壁外。以后每 2～3 天更换纱条一次，直至囊腔封闭为止。

（4）术中注意事项：①凡炎块粘连严重，应避免用力作钝性剥离。一经在器官间做出分离线后，即作锐性剥离,每次宜少剪,循序渐进,以避免损伤邻近脏器。②陈旧性肠管彼此粘连不必予以分离。③愈着性粘连宁可残留小部分宫壁或输卵管于肠管或膀胱,比强行切除全部更为安全。如遇盆腔器官粘连重、广泛,应查明圆韧带,先游离子宫底,便于确定手术方向,进行剥离。

(5)术后药物治疗:①手术已将双附件及子宫完整切除,腹腔内病灶全部除净,无并存其他器官结核,则术后再作 1～2 个月抗结核治疗即可,避免复发。②若病灶未完全清除,或合并其他器官结核(如肺、腹膜或泌尿系统结核等),则需继续用药 6～12 个月,以求根治。③行包裹性积液造袋术者,术后给予抗结核治疗,直至囊腔完全封闭为止。

(三)预后

当前,由于手术的进步及抗结核药物的发展,女性生殖器结核预后较好,但若生殖器官破坏造成功能障碍,则很难恢复。曾有文献报道 100 例生殖器结核,经治疗后,虽再孕率可达 20%,但其中 14 例有 1 次或多次宫外孕,3 例自然流产,而维持到足月产者仅 2%～3%。

有人认为,目前已有可靠的抗结核药物,对年轻患者,仍尽量保留子宫及一侧或双侧卵巢为宜。如术前能确诊为结核,免予手术。结核性输卵管炎行修复(重建)术意义不大,正常宫内妊娠的机遇微乎其微,严格说来,这些人应视为不孕者。

患者应由妇科医生长期随访,关于抗结核药的应用,应与结核科医生共同研究,制订合理的化疗方案。

(彭 玲)

第十五章

女性生殖系统肿瘤

第一节 阴道肿瘤

一、阴道实性良性肿瘤

阴道实性良性肿瘤包括乳头瘤、平滑肌瘤等。其发病原因尚不明了。可能与慢性感染的刺激、结缔组织增生、阴道壁内肌组织或血管壁内肌组织的平滑肌细胞增生有关。

（一）诊断要点

1.乳头状瘤

（1）一般无症状，合并感染时阴道分泌物增多，或少量血性白带。

（2）妇科检查：阴道内可见小菜花状突起的肿物，系由许多小乳头组成。色白，质脆，触之能脱落，有时可合并存在尖锐湿疣。

（3）病理活检：阴道黏膜下鳞状上皮向外呈乳头状增生，伴有不全角化及过度角化。

2.纤维瘤

（1）肿瘤小时无症状，较大时可有阻塞感性交障碍；若肿瘤位于阴道前庭，可有排尿不畅及阴道刺激症状。

（2）妇科检查：阴道前壁可见 1～2 cm 的有蒂肿物，单发，质硬，表面光滑，可活动。如合并感染，则有坏死、破溃。

（3）病理检查：镜下可见增生的纤维结缔组织，伴以少量肌纤维，属良性。

3.平滑肌瘤

（1）一般无症状，较大时，有下坠、阻塞感及性生活障碍。合并感染时分泌物增多。

（2）妇科检查：阴道前壁黏膜下有结节或息肉状肿物，单发或多发，大小不一，质硬。合并感染时，表面坏死、溃疡。

（3）病理活检：镜下可见增生的平滑肌纤维及纤维结缔组织。

（二）鉴别诊断

阴道实性良性肿瘤应与下列疾病相鉴别。

1.尖锐湿疣

常有外阴处病变，自觉瘙痒，局部涂片或活检可找到空泡细胞。

2.阴道原发性癌

肿瘤出现坏死或溃疡时主要根据病理活检区别。

三种类型的良性肿瘤的鉴别可根据好发部位、形状、质地鉴别,但确诊病理活检。

（三）治疗

（1）冷冻、电灼适用于乳头瘤。

（2）局部病灶切除适用于三型实性肿瘤。

（3）抗生素如合并感染时,可选用:①青霉素:80 万 U/次,3 次/天,肌内注射,皮试阴性后使用。②安必仙胶囊,0.5 g/次,3 次/天,口服。③安西林胶囊,0.5 g/次,3 次/天,口服。④灭滴灵,200 mg/次,3 次/天,口服。

（四）注意事项

（1）手术切除时注意防止膀胱、尿道、直肠的损伤。

（2）标本应送病理检查以排除恶性肿瘤。

（3）各类治疗前应做宫颈防癌涂片检查。

二、阴道癌

阴道癌有原发性及继发性两种,以继发性阴道癌多见。继发性阴道癌的治疗,常为原发癌整体治疗的一部分,本节主要涉及原发性阴道癌。原发性阴道癌包括鳞状细胞癌及腺癌,以鳞状细胞癌多见,占阴道癌的 90%,腺癌约占 5%～10%。

（一）原发性阴道鳞状细胞癌

1.概述

原发性阴道鳞状细胞癌较少见,仅占女性生殖道恶性肿瘤的 1%～2%。此肿瘤以老年妇女多见,国外报道平均发病年龄为 65 岁。国内报道发病年龄的高峰在 40～59 岁,较国外为低。

2.病因

本病的病因不清楚,可能与阴道黏膜受到长期刺激或损伤有关,如子宫脱垂配戴子宫托、阴道壁膨出、阴道慢性炎症,阴道白斑等。近年来,女性下生殖道 HPV 感染与生殖道癌的发生引起人们的关注,HPV感染与阴道癌之间的关系,需要进一步研究。

3.组织发生

原发性阴道鳞状细胞癌来源于阴道的鳞状上皮,可以由阴道上皮内瘤样病变(Vaginal Intraepithelial Neoplasia,VAIN)进展而来,VAIN 包括阴道鳞状上皮的不典型增生及原位癌,VAIN 可分为三级,Ⅰ级为阴道上皮轻度不典型增生,即异型细胞局限在上皮的下 1/3;Ⅱ级为阴道上皮中度不典型增生,即异型细胞占据上皮层的下 2/3;Ⅲ级为阴道上皮的重度不典型增生及原位癌,即异型细胞占据上皮超过下 2/3或已达全层,但未穿破基底膜。

4.病理检查

（1）大体检查:大体检查可分为 3 种类型。①菜花型－外生型:最常见,多发生在阴道后壁上 1/3,灰白色,质稍硬、脆易出血、很少向内浸润,癌细胞多呈高分化,预后较好。②结节型－内生型:多发生在阴道前壁,肿瘤向黏膜下浸润,呈硬节状,表面隆起,可向阴道周围浸润,以致阴道壁僵硬,病灶中心可出现坏死,溃疡,预后较差。③表层型－黏膜型:较少见。病灶长时间局限在阴道黏膜,发展缓慢。此型常为多灶性病变,早期发现预后较好。

（2）显微镜检查:多为中分化鳞癌,含少量角化珠,有角化不良细胞和细胞间桥。

5.转移途径

由于阴道壁薄,黏膜下结缔组织疏松,并且阴道壁的血管、淋巴管丰富,有利于癌的生长及扩散,阴道癌的转移途径主要有直接浸润及淋巴转移。

（1）直接浸润:向前累及膀胱、尿道,向后累及直肠及直肠旁,向上累及宫颈,向下累及外阴,向两侧累及阴道旁组织。

（2）淋巴转移：病灶位于阴道上 1/3 者，转移途径与宫颈癌相同，可转移至髂内、闭孔、骶前淋巴结。病灶位于阴道下 1/3 者，转移途径与外阴癌相同，可转移至腹股沟淋巴结。病灶位于中 1/3 者，则同时具有阴道上 1/3 及下 1/3 的转移特点。

（3）血行转移：少见，发生于晚期。

6.临床分期

原发性阴道癌的 1992 年 FIGO 分期标准如下。

0 期：原位癌、上皮内癌。

Ⅰ期：癌局限于阴道黏膜。

Ⅱ期：癌已浸及阴道下组织，但未达盆壁。

Ⅲ期：癌已达盆壁。

Ⅳ期：癌已超过真骨盆或临床已累及膀胱直肠黏膜，但泡样水肿不属于Ⅳ期。

ⅣA 期：肿瘤侵及临近器官或直接扩展出真骨盆。

ⅣB 期：肿瘤扩散至远处器官。

有人提出将Ⅰ期进一步分为：①ⅠA 期，癌侵犯阴道黏膜小于 2 cm。②ⅠB 期，癌侵犯阴道黏膜超过 2 cm。③ⅠC 期，癌侵犯阴道黏膜全长。

将Ⅱ期进一步分为：①ⅡA 期：癌侵及阴道壁下组织，但未侵犯宫旁及阴道旁组织。②ⅡB 期：癌侵及宫旁组织但未达盆壁。

7.诊断要点

（1）病史：阴道黏膜长期慢性炎症刺激病史。

（2）症状：在病变的早期，尤其 VAIN 时可无症状或仅表现为性交后血性分泌物或少量出血，随着病变的进展，可出现以下症状。①阴道出血：绝经前患者可表现为不规则阴道出血，绝经后患者表现为绝经后出血，流血时间可长可短、流血量或多或少，但多为接触性出血。②阴道排液：阴道排液可为水样，米汤样或混有血液，排液主要与肿瘤组织坏死、感染有关。③疼痛：与肿瘤大小及组织反应有关。④压迫症状：晚期可出现压迫症状，如压迫膀胱、尿道可出现尿急、尿频、血尿。压迫直肠可出现排便困难、里急后重，穿透直肠可出现便血。⑤恶液质：晚期癌表现。

（3）体征：妇科检查时可看到或扪及肿瘤。外生型肿瘤由阴道壁向阴道腔呈菜花状突出，触之易出血，并可伴有坏死、感染，体征较明显。而结节型由于向阴道黏膜下生长，有时阴道壁表面变化不大，但触诊时感觉阴道壁僵硬。表层型应注意病灶的多中心性。

（4）辅助检查。①阴道细胞学检查：对阴道检查的可疑区域行阴道细胞学检查，可做为初筛的方法之一。②阴道镜检查：对早期病变有价值，可发现阴道上皮有白色、镶嵌、点状等异常上皮和或异常血管病变区。③活体组织检查：在碘试验的不着色区及阴道镜下做活体组织检查，可提高阳性检出率。由于临床上继发性阴道癌比较多见，因此要诊断原发性阴道癌需符合以下条件：①癌灶局限于阴道。②子宫颈完整，活组织检查证实无癌存在。③其他部位无原发性肿瘤依据。

8.鉴别诊断

原发性阴道癌需同继发性阴道癌相鉴别，并确定病灶是否原发于阴道上皮或来自宫颈、尿道、外阴、前庭大腺、宫体、卵巢、直肠、膀胱等部位。此外还需同良性疾病相鉴别，如结核性溃疡、梅毒性溃疡、腺病、子宫内膜异位症、外伤性溃疡等，必要时行活检进行鉴别诊断。

9.治疗

（1）VAIN 的治疗：主要以局部治疗为主，但在治疗前应除外浸润癌，可行局部电凝或 CO_2 激光治疗，或采用 5%氟尿嘧啶(5-FU)霜剂局部应用，每日 1 次连用 5 d，8～12 d 后复查，观察治疗效果。如仍有病灶，继续应用一个疗程，如无效改用其他治疗方法。根据病变范围及部位也可选择手术治疗。如病灶仅累及阴道穹窿小部分组织可行全子宫切除及局部阴道穹窿切除。如为其他部位的小病灶，可选择局部病灶切除术，如病变累及大部或全部阴道，可行部分阴道切除术或全阴道切除术，或行放射治疗。

(2)阴道浸润癌的治疗:阴道浸润癌的治疗以放疗和手术为主,或两者联合应用。由于阴道癌毗邻膀胱和直肠,就诊时多为中、晚期,治疗比较困难。

放射治疗:各种阴道癌均可行放射治疗,包括阴道腔内放疗及体外放疗。腔内治疗主要是针对阴道内原发灶及其周围浸润区。阴道腔内放疗应根据癌灶的位置、范围及深度选用放疗方法。可采用模型敷贴、组织内插植、阴道限线筒照射,后装式腔内放疗等,可参考以下方法:①癌灶位于阴道上1/3者,与宫颈癌放疗方法类似。阴道腔内肿瘤基底放射剂量70 Cy/4～5周左右,每周治疗1次。②癌灶位于阴道下1/3,且肿瘤较局限者,可采用镭针(^{60}Co针或其他放射源)作阴道原发灶的组织间插植,肿瘤放射总剂量为70～80 Gy/7d内;或者采用阴道腔内后装治疗,肿瘤放射剂量给予70 Gy/5～6周。③癌灶位于阴道中1/3者,可选用后装腔内放射或模型敷贴,肿瘤放射剂量70 Gy左右。

体外放疗主要是针对阴道旁组织、盆壁及其所属的淋巴区进行照射。可采用^{60}Co、加速器等。对阴道浸润癌应常规给予体外照射,照射范围应根据病灶位置决定。若癌灶位于阴道上1/3,体外放疗同子宫颈癌,采用盆腔四野照射,剂量为40～50 Cy。如癌灶位于阴道中、下1/3段,应同时将盆髂、腹股沟区包入放射野,照射面积较一般宫颈癌常规体外放疗的放射野为大,肿瘤放射剂量40～50 Gy/5～6周。

手术治疗:手术治疗主要适用于原位癌及较早期的病例(Ⅰ、Ⅱ期)和部分Ⅳ期仅累及膀胱或直肠的病例。手术切除范围应根据病灶的位置及浸润的深度而定。对位于阴道上1/3处的原位癌,可行单纯子宫切除加阴道上段切除。阴道中、下段原位癌、因手术损伤大,不宜采用手术治疗,可选用放疗。对于Ⅰ期及Ⅱ期病例,病灶位于阴道上1/3者,可按宫颈癌根治术式行广泛性全子宫切除和阴道上2/5切除术及盆腔淋巴结清扫。病灶位于阴道下1/3者,可作外阴广泛切除及阴道下1/3切除,必要时同时作盆髂淋巴结及腹股沟淋巴结清扫。对于病灶位于阴道中1/3者,可行全阴道切除术、广泛性全子宫切除术及盆腔淋巴结清扫术,因手术创伤大,要选择合适的病例施行此手术。对于部分Ⅳ期仅累及膀胱或直肠、患者年轻、体质好,可行盆腔内脏清除术。即在阴道手术同时切除受累膀胱、直肠,行结肠造瘘或尿路改道。关于盆腔内脏清除术是否可改善患者的生存率,国内外有争论,多因手术范围太大,患者生存质量低,而不被患者所接受。

化疗:可作为辅助治疗手段。常用的化疗药物有顺铂、平阳霉素、阿霉素、环磷酰胺、长春新碱等。化疗可以静脉给药,也可行动脉灌注治疗,以盆腔动脉灌注化疗为好,可与手术或放疗联合使用。

综合治疗及治疗方法的选择:阴道癌的主要治疗方法有放疗及手术,如何选择治疗方法及两者联合应用,可参考以下意见。①病灶位于阴道上1/3者:早期可行手术治疗,即行广泛性全子宫切除加盆腔淋巴结清扫术,加部分阴道切除术,术后根据情况决定是否行体外放疗。晚期行放射治疗(包括腔内及体外照射)或先行化疗再行放疗。②病灶位于中1/3者:以放疗为主,如病灶较小,肿瘤直径小于2 cm时,可行组织间插植放疗。如患者年轻,一般情况好,也可行全阴道切除术。对病灶较大者,可先行体外放疗,待病灶缩小后行腔内放疗,也可先行化疗后再行放疗。③病灶位于下1/3者:以手术治疗为主,对病灶较大者,可先行体外放疗,待肿瘤缩小后,行阴道腔内放疗或手术切除。

10.预后

阴道癌总的5年生存率为50%。阴道癌的预后与分期、原发部位及治疗方法有关。Ⅰ期5年生存率为85%,Ⅱ期55%～65%,Ⅲ期30%～35%,Ⅳ期5%～10%。病灶在后穹窿部位,因较少累及邻近脏器及盆腔淋巴结,预后相对较好,而位于阴道下1/3的肿瘤,则容易侵犯邻近器官,且易有盆腔及腹股沟淋巴结转移,5年生存率很低。总之,阴道癌的预后较宫颈癌、宫体癌为差,因此,临床应注意在防癌普查时,同时注意阴道有无异常,以便早期发现阴道癌,及时治疗,改善预后。

(二)阴道透明细胞腺癌

1.概述

原发阴道透明细胞腺癌是一种极少见的阴道恶性肿瘤,可发生于幼女、年轻妇女及老年妇女、但多见于年轻妇女。其组织来源为残留的中肾管、副中肾管或异位的子宫内膜。其发病原因可能与胚胎发育期母亲服用DES导致阴道腺病,进而恶变形成阴道透明细胞腺癌。但也有少部分患者并无DES接触史,其病因不明。

2.病理检查

(1)大体病理:肿瘤可呈结节状、息肉状或扁平斑,质地硬脆,可伴有溃疡,肿瘤大小不等,小者仅1 mm,大者可达10 cm。

(2)显微镜检查:镜下见癌细胞胞浆透明,核呈鞋钉状,细胞结构可呈管囊型、实片型、乳头型、子宫内膜样型等。

3.转移途径及分期

同阴道鳞状细胞癌。

4.诊断要点

(1)病史:胚胎期母亲服用 DES 史。

(2)发病年龄:多在 20 岁左右。

(3)症状:可表现为阴道出血和阴道排液。

(4)体征:妇科检查见病变多位于阴道前壁上 1/3,大小不一,肿瘤一般比较表浅,呈息肉状、结节状、扁平斑,表面可有溃疡形成,质硬。

(5)辅助检查:①阴道脱落细胞学检查:可发现异常细胞。②阴道镜检查:可明确病变累及阴道的范围,协助选取活检部位。③活组织检查:是确诊方法。

5.鉴别诊断

本病需与阴道腺病及其他阴道恶性肿瘤鉴别,活体组织检查为最后确诊的方法。

6.治疗

(1)手术治疗:用于早期(Ⅰ、Ⅱ期)病例,病灶位于阴道上 1/3,可行广泛性子宫切除、阴道上段切除术及盆腔淋巴结清扫;如病变侵犯阴道下 2/3,除行广泛性全子宫切除术、盆腔淋巴结清扫术外,应行全阴道切除术。

(2)放射治疗:Ⅱ期及 Ⅱ 期以上的病例可行放射治疗,放射治疗可参照阴道鳞状细胞癌。

(3)化疗:常用药物有环磷酰胺,长春新碱、5-FU、甲氨喋呤等,因例数太少,疗效不肯定。

7.预后

预后与肿瘤期别、病灶部位、淋巴结有无转移有关。据报道,总的 5 年生存率为 80%,其中Ⅰ期为 87%,Ⅱ期为 76%,Ⅲ期为 30%,阴道上段病变较下段预后好,淋巴结有转移者预后差。

三、阴道肉瘤

阴道肉瘤极为罕见,仅占阴道恶性肿瘤的 2% 以下,包括平滑肌肉瘤、纤维肉瘤、葡萄状肉瘤。

(一)平滑肌肉瘤

1.概述

平滑肌肉瘤可发生于任何年龄,但 40 岁以上者多见,肿瘤可位于阴道任何部位,但常见于阴道后壁,肿瘤的性状与身体其他部位的平滑肌肉瘤相似,开始为小的黏膜下硬结,表面黏膜完整,随病情发展,可穿透黏膜,呈乳头状,菜花状、也可形成溃疡。

2.病理检查

(1)大体检查:肿瘤大小不一,直径 3~10 cm,瘤体质地较硬,切面呈灰红色,可有出血。

(2)显微镜检:镜下可见圆形细胞,梭形细胞及混合性 3 种类型,其中以梭形细胞肉瘤为最常见,核异型明显,分裂相多,一般认为分裂相超过 5 个/10 高倍视野,可考虑为平滑肌肉瘤。

3.转移途径

平滑肌肉瘤生长快,可较迅速地直接浸润邻近脏器,还可通过淋巴及血行转移至区域引流淋巴结及远处器官。

4.分期

同阴道鳞状细胞癌。

5.诊断要点

(1)病史:约 1/3 患者有盆腔放射治疗史。

(2)发病年龄:以 40～60 岁多见。

(3)症状:早期无临床症状,随着病情进展可出现白带增多,阴道不规则出血,阴道胀痛及阴道下坠感,性生活不适等。如肿瘤压迫或侵犯膀胱、直肠可致排尿、排便困难。

(4)体征:妇科检查可见阴道壁肿物,多位于阴道上 1/3,肿物呈结节状,或呈浸润状硬块,阴道壁坚硬、狭窄,表面可有溃疡、坏死。

(5)辅助检查:活组织检查可确诊。

6.治疗

由于肉瘤的恶性度高,手术、放疗、化疗疗效均差。目前的治疗原则是手术为主,化疗为辅,放疗疗效不满意,有人主张术后可以试用放疗。总之此病的预后极差。多数在 5 年内死亡。

(二)胚胎性横纹肌肉瘤

1.概述

胚胎性横纹肌肉瘤过去亦称之为葡萄状肉瘤或中胚叶混合瘤,恶性度极高。幼女及青春期女孩均可发病,但以幼女多见,尤其在 2 岁以内,据报道 5 岁以下发病者占 85%～90%,而 2 岁以下发病者占50%～66%。

2.组织发生

有关胚胎性横纹肌肉瘤的组织起源不清楚,有人认为系苗勒氏管发育异常所致,也有人认为来源于成熟肌源组织,或者来源于具有迷走分化能力的中胚叶组织(过去称之为中胚叶混合瘤),在肉瘤成分中可见到中胚叶成分,尤其是胚胎性横纹肌。因此称之为胚胎性横纹肌肉瘤。

3.病理检查

(1)大体检查:肿瘤好发于阴道前壁下 2/3 处,呈有蒂或无蒂的息肉样组织,远端膨大为圆形水泡状物,形似一串葡萄突向阴道,甚至突出于阴道口外,因此亦称之为葡萄状肉瘤,肿瘤呈淡红色或紫红色,质软,切面呈灰白或呈半透明黏液状,可有出血及坏死。

(2)显微镜检:镜下可见肿瘤表面被覆正常阴道上皮,肿瘤由横纹肌细胞、星形或梭形细胞组成,核异型明显。

4.转移途径

(1)局部浸润:胚胎性横纹肌肉瘤以局部浸润为主,肿瘤恶性程度高,可迅速向四周蔓延。由于肿瘤多发生在阴道前壁,阴道前壁筋膜的下 1/3 与膀胱筋膜紧密融合,其间无间隙,故早期即可侵及膀胱后壁。发生在阴道后壁者由于有阴道直肠隔的存在,侵及直肠较晚。肿瘤亦可直接侵及阴道两侧,并可达子宫直肠窝。

(2)淋巴转移:以区域淋巴为主,转移途径与阴道鳞状细胞癌相同。

(3)血行转移:晚期病例可出现血行转移。

5.诊断要点

(1)症状:婴幼儿女性出现阴道分泌物增多和阴道出血,发现阴道口有组织物脱出。如肿瘤侵犯膀胱或尿道可出现尿急、尿频、排尿困难或血尿。

(2)体征:由于此病多发生于婴幼儿,阴道检查困难,可行一指检查,如必要时行轻度麻醉,用气管镜、尿道镜或其他可屈内窥镜作阴道检查,可见肿瘤呈息肉状物突向阴道,或达阴道口外,肿瘤状似葡萄,表面光滑、淡红色、质软。盲肠指检可了解阴道情况及阴道周围浸润情况。

(3)辅助检查:①活组织检查,凡婴幼儿发现阴道肿物均应行活组织检查以明确诊断。②膀胱镜检查,可了解膀胱是否累及。

6.鉴别诊断

阴道胚胎性横纹肌肉瘤需与先天性阴道囊肿、阴道良性息肉、处女膜息肉鉴别,鉴别诊断主要依靠活体组织检查。阴道异物也可表现为阴道出血及分泌物增多,应仔细询问病史,阴道检查发现异物即可确诊。

7.治疗

胚胎性横纹肌肉瘤的恶性程度高,多数在出现症状后数月内死亡,各种治疗方法均不理想,主要的治疗方法有手术、化疗,目前手术及化疗的联合应用受到人们的重视。

(1)手术治疗:20世纪70年代前,手术范围主张子宫、阴道切除术、盆腔淋巴结清扫术及全盆腔脏器清扫术,显然手术较彻底,但手术并发症及死亡率均较高。目前治疗趋势是行子宫及阴道切除术和盆腔淋巴结清扫术,术后辅以化疗及放疗。由于肿瘤的转移以局部浸润及淋巴转移为主,很少累及卵巢,为提高患儿的生存质量,手术时可保留卵巢。如术后需放疗,术中可将卵巢移植,躲开放射区。

(2)化疗:化疗常作为综合治疗的一个方法。常用化疗方案有VAC及PVB。化疗可与手术联合应用,术前给予化疗,常可使肿物缩小,有利于手术操作,术后继续给予化疗,可提高手术疗效。化疗也可与放疗联合应用,傅应显(1986年)报道1例经化疗及放疗治疗后,肿瘤完全消失,最近北京协和医院报道1例,经阴道局部注射治疗胚胎性横纹肌肉瘤获得短时间缓解。

(3)放射治疗:放射治疗对胚胎性横纹肌肉瘤有一定疗效,但由于婴幼儿正值发育期,肿瘤周围正常组织对放射线敏感性高,极易引起功能障碍。近年由于放疗设备及技术的改进,使放疗的并发症减少,提高放疗效果。

由于胚胎性横纹肌肉瘤多发生在婴幼儿,人们多希望在不影响治疗效果的情况下,缩小手术范围,尽量维持脏器功能。术前或术后辅以化疗,在治疗中的地位日渐重要。

8.预后

预后极差,5年生存率15%左右,多在2年内死亡。

(雷红丹)

第二节　宫颈癌

2007年美国流行病学调查数据显示全球新发子宫颈癌55 094例,死于该病的患者309 808名,其中超过85%的患者来自发展中国家;我国每年子宫颈癌新发病例约17.5万,占世界的三分之一。高发年龄呈双峰,第一峰为35~39岁,第二峰为60~64岁,平均发病年龄为52.2岁。近年来的研究数据还表明,本病的发病率明显上升且呈年轻化的趋势。中国医科院统计显示,35岁以下发病的患者从20世纪70年代至80年代的1.22%~1.42%上升到90年代的9.88%。子宫颈癌是一个可以预防的疾病,其潜伏期长,若能早期发现、及时治疗则其预后较好,且5年存活率高达90%以上。故其筛查和预防具有十分重要的意义。

一、病因

与所有的肿瘤一样,本病的发生也是多种因素协同作用的结果。与子宫颈癌发病有关的因素主要有性传播疾病、与性生活相关因素等。

(一)性传播疾病

易感染生殖道的病毒主要包括人乳突状瘤病毒(human papilloma virus,HPV)、单纯疱疹病毒Ⅱ型(HSV-Ⅱ)、巨细胞病毒(CMV)等。其中HPV感染与子宫颈癌发病关系最为密切。迄今为止,已经鉴定出的HPV亚型多达100余种,其中HPV16、18、33、58等亚型与子宫颈上皮内瘤样病变(CIN)以及子宫颈癌的发生、发展密切相关,故称之为高危型病毒。而HPV 6、11、42、43等亚型与子宫颈癌的发生、发展无明显相关关系,故称其为低危型病毒。

学者们认为,子宫颈癌是一种由病毒感染引起的恶性肿瘤。流行病学及相关研究资料显示,超过80％的 CIN 样本中 HPV DNA 为阳性,95％的子宫颈癌标本中 HPV DNA 为阳性,并且 HPV DNA 含量与子宫颈病变程度呈正相关。此外,研究还表明,20 岁是女性 HPV 感染的高峰年龄,25～35 岁是 CIN 发生的高峰年龄段,而 40 岁以上是子宫颈癌发生的高峰年龄,提示 HPV 感染与子宫颈癌的发生呈时序关系,符合生物学的时相规律。

HPV 的致瘤作用与 HPV DNA 在宿主中的状态有关。HPV 感染宿主细胞后先以游离状态潜伏于基底细胞的核内,然后病毒核酸整合到宿主细胞内,整合后的 DNA 发生致癌作用的主要部分为 E6、E7 和E2。HPV 病毒通过 E1、E2 的开放读码框断裂并线性化插入到人体上皮细胞的染色体中,E2 开放阅读框架断裂后该片段发生丢失或失活。E2 蛋白是一种特异性的 DNA 束缚蛋白,可以调节病毒 mRNA 的转录、DNA 的复制以及 E6、E7 的转化,故 E2 片段的缺失可导致 E6 和/或 E7 片段表达失控。此外,E6、E7还可分别与抑癌基因 P53、Rb 基因结合,并与细胞周期调控蛋白发生相互作用,干扰正常的细胞周期调控,促进细胞的转化,从而诱发肿瘤。

（二）与性生活相关因素

流行病学资料显示,早年性生活(即 20 岁以前有性生活者,子宫颈癌的发病率比 20 岁后有性生活者高 3 倍)、早育、性生活紊乱(有多个性伴侣)、多产等均是子宫颈癌发病的高危因素。

（三）其他

(1)自身免疫低下。

(2)性激素(E)促进作用。

(3)化学致癌因素:如包皮垢。动物试验也证实精液中的精液组蛋白为致癌物质。

(4)精神刺激、吸烟、社会经济地位较低等因素。

二、组织及病理学

（一）正常子宫颈上皮生理变化

子宫颈上皮包括阴道部的鳞状上皮(即扁平上皮)和子宫颈管的柱状上皮。二者交界部即鳞－柱交接(squamou-columnar junction,SCJ),又称转化区或移行带,此区细胞增生活跃,是宫颈癌的好发部位。鳞－柱交接又分为原始鳞－柱交接和生理性鳞－柱交接。原始鳞－柱交接指胎儿期来源于泌尿生殖窦的鳞状上皮向上生长,到子宫颈外口与子宫颈管柱状上皮相邻所形成。原始鳞－柱交接随体内雌激素水平变化发生移位,称为生理性鳞－柱交接。

（二）子宫颈移行带柱状上皮被鳞状上皮替代的机制

1.鳞状上皮化

生鳞状上皮化生指暴露在子宫颈阴道部的柱状上皮受阴道酸性环境的影响,柱状上皮下未分化的储备细胞增生转化为绝大多数不成熟的鳞状上皮,上皮无表、中、底层之分,且代谢活跃,易受外界刺激发生细胞分化不良、排列紊乱、核异常、有丝分裂增加,或发生子宫颈上皮内瘤样病变,甚至癌变。

2.鳞状上皮化

鳞状上皮化指宫颈阴道部的鳞状上皮直接长入柱状上皮与其基膜间并最终替代柱状上皮。

（三）子宫颈上皮内瘤样病变及转归

子宫颈上皮内瘤样病变(cervical intraepithelial neoplasia,CIN)分 3 级,如图 15-1 所示。

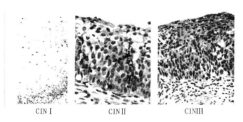

图 15-1　子宫颈上皮内瘤样病变分级

1.CIN Ⅰ

CIN Ⅰ 即轻度非典型增生,指上皮下 1/3 层细胞核增大,核浆比例稍增大、细胞核染色稍加深、分裂象少,细胞极性正常。60％～85％能自然消退,但应该检测 HPV 状态,并进行随访,若病灶持续 2 年,应采用激光或冷冻治疗。

2.CIN Ⅱ

CIN Ⅱ 即中度非典型增生,指上皮下 1/3～2/3 层细胞核明显增大,核浆比例增大,细胞核深染、分裂象较多,细胞数量明显增加,细胞极性存在。约 20％发展为原位癌,5％发展为浸润癌。

3.CIN Ⅲ

CIN Ⅲ 包括重度不典型增生及原位癌(carcinoma in situ,CIS),指病变细胞几乎或全部侵及上皮全层,细胞核异常增大,核浆比例显著增大,细胞核染色深、分裂象多、形状不规则,细胞拥挤、排列紊乱、极性消失。

4.浸润癌

CIN 病变突破上皮下基膜,浸润间质,即形成浸润癌。

(四)组织学分类

组织学分类常采用 WHO 子宫颈恶性肿瘤组织学分类(表 15-1)。

表 15-1　WHO 子宫颈恶性肿瘤组织学分类(2003 年)

(一)上皮肿瘤	3.其他上皮肿瘤
1.鳞状肿瘤和前体	(1)瘤腺鳞癌
(1)鳞状细胞癌,非特异型	(2)毛玻璃状细胞癌型
1)角化	(3)腺样囊性癌
2)非角化	(4)腺样基底细胞癌
3)基底样	4.神经内分泌肿瘤
4)疣状	(1)类癌
5)湿疣性	(2)非典型类癌
6)淋巴上皮瘤样	(3)小细胞癌
7)鳞状移行性	(4)大细胞神经内分泌癌
(2)早期浸润(微灶浸润)	5.未分化癌
(3)鳞状细胞癌	(二)间叶肿瘤
(4)原位鳞状细胞癌	1.平滑肌肉瘤
2.腺性肿瘤和前体	2.子宫内膜间质肉瘤,低度恶性
(1)腺癌	3.未分化宫颈内膜肉瘤
1)黏液腺癌	4.葡萄状肉瘤
2)宫颈内型	5.软组织腺泡状肉瘤
3)肠型	6.血管肉瘤
4)印戒细胞型	7.恶性周围神经鞘瘤
5)微偏型	(三)上皮和间叶混合性肿瘤
6)绒毛膜性	1.癌肉瘤(恶性苗勒混合瘤、化生癌)
(2)子宫内膜样腺癌	2.腺肉瘤
(3)透明细胞腺癌	3.恶性黑色素瘤
(4)浆液性腺癌	(四)杂类肿瘤
(5)中肾性腺癌	1.干细胞型肿瘤
(6)早期浸润腺癌	2.卵黄囊瘤
(7)原位腺癌	3.恶性淋巴瘤(特定型)
	4.白血病(特定型)
	(五)继发肿瘤

（五）巨检

1.鳞状细胞癌

鳞状细胞癌是最常见的,占子宫颈癌的 80%～85%,分为外生型、内生型、宫颈管型和溃疡型 4 种类型。

（1）外生型:最多见,肿瘤向外生长呈菜花状或乳头状,组织脆,易有接触出血,肿瘤多累及阴道。

（2）内生型:肿瘤浸润宫颈深部组织,多有宫颈肥大、变硬,呈桶状,肿瘤多累及宫旁组织。

（3）宫颈管型:肿瘤发生于子宫颈管,多有脉管浸润和盆腔淋巴结转移。

（4）溃疡型:在外生型和内生型的基础上继续发展并合并感染、坏死,组织脱落后形成溃疡、空洞,形成火山口样宫颈。

2.腺癌

腺癌占子宫颈癌的 15%～20%,其中黏液性腺癌最多见。微偏腺癌（宫颈恶性腺瘤）约占 1%,是一种少见的子宫颈腺癌;腺鳞癌占 3%～5%,含腺癌和鳞癌两种成分。

（六）转移途径

子宫颈癌主要以直接蔓延及淋巴转移为主,晚期可有血行播散。

1.直接蔓延

子宫颈癌的转移途径以直接蔓延最多见。

（1）向上:浸润子宫体。

（2）向下:浸润阴道。

（3）两侧:浸润宫旁组织,甚至累及盆腔侧壁,压迫输尿管,导致输尿管扩张和肾盂积水。

（4）前后:晚期可浸润膀胱或直肠（少见）,形成膀胱阴道瘘或直肠阴道瘘。

2.淋巴转移

研究报道,子宫颈癌盆腔淋巴结转移率与 FIGO 分期呈正相关,Ⅰ期～Ⅳ期子宫颈癌盆腔淋巴结转移率分别为 15%、30%、50%、60%。Henrlken 将盆腔淋巴结区域分为两级,即初级（1 级:Ⅰ station）和次级（2 级:Ⅱ station）。初级盆腔淋巴结包括:宫旁淋巴结、宫颈旁淋巴结、闭孔淋巴结、髂内淋巴结、髂外淋巴结、髂总淋巴结、骶前淋巴结;次级盆腔淋巴结包括:腹股沟深浅淋巴结和腹主动脉旁淋巴结。

3.血行播散

子宫颈癌血行播散少见,约占 5%,远处受累器官常见于肺、骨、肝、肾等。

三、临床表现与诊断

（一）临床表现

1.早期

可无明显症状,部分患者有白带增多、白带带血或接触性出血（同房出血）等症状。妇科检查（包括双合诊和三合诊）:宫颈糜烂或粗、硬,宫旁无增厚（无浸润）。

2.晚期

多有阴道不规则出血（或多、或少,甚至大出血）,绝经后妇女可出现阴道出血,血性、脓性或水样白带并伴有特殊臭味,部分患者表现为恶病质。妇科检查（包括双合诊和三合诊）:宫颈菜花样、浸润结节型、溃疡出血或伴坏死,阴道或宫旁组织增厚浸润等。

（二）诊断

根据病史和体格检查、辅助检查、病理组织学检查结果确诊。

早期辅助诊断方法如下所述。

1.宫颈脱落细胞学检查

筛查子宫颈癌的首选方法。希腊医师 Papanicolaou（巴氏）于 1941 年发明,从 20 世纪 40 年代开始沿用了近半个世纪的用于子宫颈癌筛查的传统手工方法为巴氏涂片(Pap Smear)。现发展为液基薄层细胞学技术(TCT),该技术明显提高了子宫颈癌前病变以及子宫颈癌的诊断率,降低了假阴性率。1988 年 Bethesda应用 TBS 报告系统(the Bethesda system),创建了实验报告的标准框架,即除包含了对标本的评估外,还包括了描述性诊断。该系统统一的诊断术语,为临床处理提供了帮助,达到了细胞病理和临床的有效交流。

2.阴道镜指导下活体组织检查(colposcopic directed biopsy)

阴道镜是一座架于临床与病理形态学之间的观察活组织形态学的桥梁。它在醋酸和碘染色的帮助下,将子宫颈阴道部黏膜放大 6 倍～40 倍,通过观察肉眼看不见的表面形态和终末血管网(terminal vascular network)的变化来评价局部病变,以提高早期诊断的准确性,达到早期治疗的目的。

3.子宫颈和子宫颈管活体组织检查(ECC)

组织病理学检查结果是诊断的"金标准"。临床上对宫颈脱落细胞学检查结果异常或可疑患者可取部分子宫颈组织做病理学检查,确定病变的性质,帮助医师决定最终的治疗方法。临床上 ECC 包括点切法、子宫颈管搔刮术、子宫颈锥切术三种方法。①点切法:常用于子宫颈脱落细胞学检查可疑或异常而需进一步明确诊断者。②子宫颈管搔刮术:用于明确子宫颈管内是否有病变或癌灶是否浸润子宫颈管,和点切法联合使用可进一步提高子宫颈上皮内瘤样病变及早期子宫颈癌的检出率。③子宫颈锥切术(conization or cone biopsy):该法不仅可用作诊断也可用于治疗。当子宫颈脱落细胞检查多次发现癌细胞而另外两种子宫颈活体组织检查法均未发现异常;或为明确已诊断的子宫颈原位癌或镜下早期浸润癌患者是否为浸润癌时,可用该法明确诊断。此外,该法可作为子宫颈上皮内瘤样病变患者的治疗方法之一。

4.其他检查

根据患者的具体情况可选择 CT、MRI、膀胱镜、直肠镜、静脉肾盂造影、腹腔镜、穿刺活体组织检查等。

(三)鉴别诊断

病理组织学检查结果是诊断与鉴别诊断的"金标准"。

1.子宫颈良性病变

包括息肉、重度糜烂、乳突瘤、子宫颈结核、尖锐湿疣以及位于子宫颈及阴道穹隆的子宫内膜异位结节等病变。

2.子宫颈恶性肿瘤

包括原发于子宫颈的恶性黑色素瘤、肉瘤、淋巴瘤以及其他转移到子宫颈的恶性肿瘤。

四、临床分期

临床分期在治疗前由 2 位或 3 位妇科肿瘤专科高年资医师共同评估后做出,治疗后不能更改。子宫颈癌的临床分期详见表 15-2。

分期注意事项如下所述。

(1)不分期:子宫体浸润不列入分期。

(2)0 期:不典型细胞覆盖上皮全层,但无间质浸润。

(3)Ⅰ$_a$ 期:为显微镜下诊断。

(4)Ⅲ期:①肿瘤浸润到达盆腔侧壁,完全无间隙,且肿瘤呈结节状。②当其他检查确定肿瘤为Ⅰ或Ⅱ期,但肿瘤浸润输尿管引起癌性狭窄、肾盂积水或肾功能丧生时应确定为Ⅲ期。

(5)Ⅳ期:仅有膀胱泡样水肿者不能确定为本期,当膀胱冲洗液查见肿瘤细胞时,还应做活体组织检查取得病理组织学证据后方能确诊。

表 15-2　子宫颈癌的临床分期(2006 年)

FIGO 分期	肿瘤范围	TNM 分类
	原发肿瘤无法评估	T_X
	没有原发肿瘤的证据	T_0
0 期	原位癌(浸润前癌)	T_{is}
Ⅰ期	肿瘤局限于子宫颈(包括累及子宫体)	T_1
Ⅰ$_a$	肉眼未见癌灶,仅通过显微镜可见浸润癌	T_{1a}
Ⅰ$_{a1}$	间质浸润深度≤3 mm,宽度≤7 mm	T_{1a1}
Ⅰ$_{a2}$	3 mm≤间质浸润深度≤5 mm,宽度≤7 mm	T_{1a2}
Ⅰ$_b$	临床可见癌灶局限在子宫颈,或通过显微镜可见病变>Ⅰ$_{a2}$	T_{1b}
Ⅰ$_{b1}$	临床可见癌灶最长径≤4 cm	T_{1b1}
Ⅰ$_{b2}$	临床可见癌灶最长径>4 cm	T_{1b2}
Ⅱ期	癌灶超出子宫颈,未达盆腔壁;累及阴道,未达阴道下 1/3	T_2
Ⅱ$_a$ 期	无子宫旁浸润	T_{2a}
Ⅱ$_b$	有子宫旁浸润	T_{2b}
Ⅲ期	癌肿扩散至盆腔壁和/或累及阴道下 1/3,导致肾盂积水或无功能肾	T_3
Ⅲ$_a$	癌累及阴道下 1/3,但未达盆腔壁	T_{3a}
Ⅲ$_b$	癌已达盆腔壁,或有肾盂积水或无功能肾	T_{3b}
Ⅳ期		
Ⅳ$_a$	肿瘤播散超出真骨盆或癌浸润膀胱黏膜或直肠黏膜	T_4
Ⅳ$_b$	肿瘤有远处转移	M_1

五、治疗

要高度重视首次治疗。首先应明确诊断及临床分期,根据患者年龄、全身情况、是否有生育要求、病理类型以及医疗技术水平、设备等制订个体化的治疗方案。按照以放射、手术为主,辅以化疗、中医药、免疫治疗等综合治疗的原则进行治疗。

(一)放射治疗

1.适应证

放疗适用于:①各期子宫颈癌,且不受内科疾病的影响。②Ⅱ$_b$ 以上的患者首选。③术后有淋巴结转移,切缘阳性,子宫旁浸润,淋巴或血管间隙、深部间质浸润等高复发风险的患者需补充放疗。

2.规范的子宫颈癌根治性放疗的方案

规范的子宫颈癌根治性放疗的方案是盆腔外照射加盆腔内近距离照射。此外,国际上还推荐同步放化疗。

(1)体外照射:盆腔野包括子宫、子宫颈、子宫旁和上 1/3 阴道(Ⅲa 患者包括全阴道)、盆腔淋巴结、腹股沟深淋巴结。扩大野主要是腹主动脉旁淋巴结范围。照射前应设定好照射野,并用铅板或多叶光栅技术保护正常组织。

照射野包括:①盆腔前后野,又称矩形野,上界为 L_4 与 L_5 间隙,下界为闭孔下缘或肿瘤下缘下 2 cm以上,侧界为真骨盆外 1.5~2 cm。②四野箱式照射,前界为耻骨联合前缘处的垂直线,后界为 S_2 与 S_3 间隙处的垂直线,上、下界同盆腔前后野。③扩大野照射:当髂总和/或腹主动脉旁淋巴结受累时,照射野可从以上两野上缘向上扩大到所需照射的部位。全盆腔照射剂量为 45~50 Gy;或每次 1.8~2.0 Gy,5 次/周。扩大野照射剂量约为 45 Gy,每次 1.8~2.0 Gy,5 周完成。当肿瘤体积大时,先进行体外照射30 Gy 后再做盆腔内近距离照射,疗效更理想。

(2)盆腔内近距离照射:根据对"A"点(子宫颈外口上 2 cm 与旁 2 cm 的交点)的放射剂量率分为高

（超过 20 cGy/min）、中（3.33 cGy/min～20 cGy/min）、低（0.667 cGy/min～3.33 cGy/min）剂量率。多采用高剂量率盆腔内照射，每次 6～7 Gy，1 次/周，总剂量为 35～42 Gy。

当局部肿瘤体积大、出血多时，可选用阴道盒、组织间插植治疗等方法。

（3）同步放化疗：研究已证实放疗同时辅以铂类为基础的化疗可明显控制盆腔肿瘤，提高患者生存率。因为化学药物可以充当放疗的敏感剂，此外其本身还能杀死肿瘤细胞，两种治疗手段的联合，可明显阻止肿瘤细胞的修复，使肿瘤细胞更加同步化，减少了缺氧细胞的比例。同步放化疗（concurrent）的具体方案如下所述。

顺铂（DDP）60～70 mg/m²，静脉滴注，第 1 天和第 29 天联合放疗；氟尿嘧啶（5-FU）3～4 g/m²，96 h 持续静脉滴注，第 1 天和第 29 天联合放疗。

顺铂 40 mg/m²，静脉滴注，第 1 天、第 8 天、第 15 天、第 22 天、第 29 天和第 35 天联合放疗。

3.并发症

子宫颈癌放疗的并发症包括早期及晚期并发症。

（1）早期并发症：早期并发症是指放疗中或放疗结束不久发生的并发症，如子宫穿孔等机械性损伤，局部感染，尿频、尿急、尿痛、血尿等泌尿道反应，以及里急后重、腹泻、便血等胃肠反应等，多较轻。经对症处理，并保证富含蛋白质和多种维生素且易消化的饮食后，患者多能坚持治疗。严重的患者可暂停放疗，经对症治疗好转后，再恢复照射。

（2）晚期并发症：晚期并发症常见的有放射性直肠炎、膀胱炎、小肠炎、局部皮肤及皮下组织的改变、盆腔纤维化等。这里简单介绍最常见的放射性直肠炎和膀胱炎。

放射性直肠炎：多在放疗后半年至一年内发生，按直肠病变程度分为三度。①轻度：有症状，临床检查直肠无明显异常，但直肠镜检查见直肠壁黏膜充血、水肿。②中度：有明显症状，临床检查肠壁有明显增厚或溃疡。③重度：出现需要手术治疗的疾病，如肠梗阻、肠穿孔或直肠阴道瘘等。轻度和中度的放射性直肠炎以消炎、止血、对症处理的保守治疗为主，也可用药物保留灌肠；重度者一经诊断应择日手术。

放射性膀胱炎：多发生在放疗后一年以上，按临床表现分为三度。①轻度：有尿急、尿频、尿痛等症状，膀胱镜下见黏膜充血、水肿。②中度：膀胱黏膜毛细血管扩张性血尿，反复发作，甚至形成溃疡。③重度：膀胱阴道瘘的患者。轻度和中度放射性膀胱炎，采用抗炎、止血、对症治疗的保守治疗；重度者，应择日手术治疗。

盆腔纤维化：即盆腔呈冰冻骨盆状。严重者可导致输尿管梗阻及淋巴管阻塞，可采用活血化瘀类中药治疗，必要时手术。

（二）手术治疗

手术治疗的优点是能保护年轻患者所保留的卵巢及阴道的功能。适用于早期Ⅱa以前、全身情况良好，且无手术禁忌证的患者。

1.手术类型

根据肿瘤对子宫旁、阴道、宫骶韧带、主韧带浸润范围选择不同的手术方式。

（1）Ⅰa1期：年轻有生育要求的妇女可选择子宫颈锥形切除术，无生育要求的妇女可选择子宫全切术，可保留卵巢，无须清除淋巴结（淋巴结转移率小于1%时）。

（2）Ⅰa2期：筋膜外子宫全切术（extrafascial hysterectomy）及盆腔淋巴结清扫术（pelvic lymphadenectomy）。对渴望生育的妇女可选用子宫颈广泛性切除术及盆腔淋巴结清扫术（腹膜外或腹腔镜下），保留正常卵巢，严密随访。

（3）Ⅰb1期：次广泛子宫切除术或广泛子宫切除术（subradical/Radical hysterectomy）及盆腔淋巴结清扫术。肿瘤病灶最长径小于 2 cm，渴望生育的妇女可选用子宫颈广泛性切除术及盆腔淋巴结清扫术（腹膜外或腹腔镜下），保留正常卵巢，严密随访。

（4）Ⅰb2期～Ⅱa期：先行新辅助化疗，确定有效后行广泛性子宫切除术及盆腔淋巴结清扫术，可保留正常卵巢。若术中发现髂总淋巴结有肿瘤转移者，应行腹主动脉旁淋巴结切除或取样。

（5）Ⅲ期以上：放化疗联合治疗。

2.手术中和手术后常见并发症的预防及处理

(1)出血:术中出血常有两处,其一是清除淋巴结时直接损伤动、静脉,其二是分离主韧带或打输尿管隧道时损伤盆膈(盆底)静脉丛。若能看清出血点,可立即钳夹、缝扎止血。否则只有用纱布压迫或使用血管收缩剂,然后再缝扎止血;髂内动脉结扎,有时也能取得较好的效果;必要时还可盆膈填塞长纱条,术后24～48 h后取出。术后出血可因出血点漏扎或结扎线松脱所致。若为阴道断端出血且可见者,可钳夹后缝扎止血;若为腹腔内出血,应立即开腹止血;若术后多日发生,多继发于感染,应加强抗感染并对症处理,积极预防出血可能导致的并发症。预防出血的关键是提高手术技能,操作轻柔,严密结扎止血。

(2)泌尿系统并发症:包括术中的直接损伤和术后的缺血性损伤两类。输尿管直接损伤多发生于处理骨盆漏斗韧带、宫骶韧带和打输尿管隧道等时,故术中应仔细解剖,避免误伤。缺血性损伤是因为局部血液循环差,造成局部输尿管缺血、坏死,故术中要注意保护膀胱、输尿管的营养血管,术后要保持输尿管通畅,积极纠正贫血、加强支持、预防感染。此外,由于手术可不同程度地损伤支配膀胱、尿道的神经;而膀胱功能麻痹也是常见的并发症之一,其发生率高达50%。因此,保留神经功能的手术方式越来越引起大家的关注。

(3)感染:随着抗生素的不断发展,感染的发生率明显降低。预防的措施包括术前仔细准备患者的阴道;术中严格无菌操作;术毕放置引流管,加强引流;术后积极支持患者全身情况,采用广谱预防性或治疗性的抗生素预防感染等。

(4)盆腔淋巴囊肿:由于腹膜后淋巴组织清除后留有死腔,回流的淋巴液潴留在此形成囊肿。大的淋巴囊肿产生压迫症状,甚至引起输尿管梗阻。部分患者在淋巴囊肿的基础上合并感染,甚至高热,对这类患者应在抗感染的基础上行腹膜外淋巴囊肿切开引流术。子宫颈癌淋巴组织清除术中应仔细结扎淋巴管近、远端,预防盆腔淋巴囊肿的发生。

(5)其他并发症:如切口感染、肠梗阻、栓塞性静脉炎及肺栓塞等,其防治方法与其他腹部手术相同,在此不再赘述。

(三)化学药物治疗

近年来,化疗在子宫颈癌治疗中的作用得到了较大的提升。目前已知单药有效的药物包括:顺铂(DDP)、卡铂(CBP)、长春新碱(VCR)、紫杉类药物、拓扑替康、环磷酰胺(CTX)、异环磷酰胺(IFO)、氟尿嘧啶(5-FU)、博来霉素(BLM)、丝裂霉素(MMC)等,其中以顺铂效果较好。禁忌证为再生障碍性贫血、恶病质以及有严重脑、心、肝、肾病变的患者。治疗模式包括:缓解性化疗(姑息性化疗,palliative chemotherapy)、同步放化疗(concurrent chemoradiation)、新辅助化疗(neoadjuvant chemotherapy,NAC)、辅助化疗(adjuvant chemotherapy)。其中,NAC 最令人瞩目。

NAC 主要适用于局部肿瘤体积大的 I_{b2} 期～II_a 期子宫颈癌患者以及较年轻的 II_b 期子宫颈癌患者。其目的是在手术或放疗前先行 1～3 个疗程的化疗,能缩小肿瘤体积、降低分期,使手术更容易实施。同时可控制肿瘤的微小转移,提高疗效。目前的研究证实动脉和静脉化疗疗效相当,按照 WHO 实体瘤疗效评价标准,NAC 总有效率大于 80%,但尚未证实该方法能提高患者生存率。

(四)特殊类型的子宫颈癌的处理

1.子宫颈癌合并妊娠

子宫颈癌合并妊娠时应综合考虑临床期别、孕周、患者及家属的要求来进行治疗。总的原则如下所述。

(1)尽快处理,否则影响预后。

(2)若孕周超过 28 周,估计胎儿能够存活,可先行剖宫产手术,再根据临床分期决定手术类型。

(3)若孕周不足 28 周,胎儿不能存活,可先行放化疗使胎儿流产后再根据临床分期决定手术类型或治疗方案。

2.复发子宫颈癌

规范手术治疗 1 年后、根治性放疗治疗 3 个月后经体检和影像提示,病理证实的复发灶出现即为复发,多数复发灶在盆腔。治疗应根据患者的具体情况制订个体化综合治疗方案。

3.子宫颈残端癌

子宫颈残端癌指子宫次全切除术后所剩子宫颈发生的癌变。其预防、诊断、治疗及预后与普通子宫颈癌没有明显差别,但需特别注意的是对手术的技巧要求更高,损伤发生的概率较大。

(雷红丹)

第三节　子宫肌瘤

子宫肌瘤为女性生殖器官最常见的良性肿瘤,是由子宫平滑肌细胞增生而形成,故称为子宫平滑肌瘤。多发生于30～50岁的妇女,以40～50岁最为多见。据报道,35岁以上的妇女约20%子宫内存在肌瘤。

一、病因

迄今为止,子宫肌瘤的病因尚不明了。大量临床观察和实验证明子宫肌瘤是一种性激素依赖性肿瘤,与过多的雌激素刺激有关。雌激素能使子宫肌细胞增生、肥大、肌层变厚、子宫增大,尤其在只有雌激素作用而无孕激素作用时较易发生。可能是发生肌瘤部位的组织选择性地保留较高浓度的雌激素或肌瘤局部代谢能力不足,使雌二醇浓度过高。除此外,也认为神经中枢活动对肌瘤的发病也可能起重要作用。但其真正原因、机制尚未完全被证实。

二、病理

子宫肌瘤为实性球状形结节,表面光滑,肌瘤周围的子宫肌层受压形成假包膜,因此与周围组织有明显界线。血管由外穿入假包膜供给肌瘤营养,肌瘤越大血管越粗。受压后可发生循环障碍,使肌瘤发生各种退行性变,如玻璃样变、囊性变、红色变、肉瘤变及形成营养不良性钙化。肌瘤一般为白色、质硬,切面为旋涡状结构。肌瘤生长在体部,偶尔生长在颈部,根据肌瘤生长发展的方向分为如下几种:60%～70%发生在壁间,20%生长在浆膜下,10%～15%生长于黏膜下,可为多发性,也可为单发性,大小悬殊较大,小的如米粒大小,大者可至足月妊娠子宫大小,一般为中等大小。

显微镜下,肌瘤由皱纹状排列的平滑肌纤维相交叉组成,肌纤维束间有或多或少的结缔组织纤维,旋涡状,细胞大小均匀,是卵圆形或杆状,核染色较深。

三、诊断及鉴别诊断

(一)临床表现

1.症状

子宫肌瘤症状的出现与肌瘤生长部位、生长速度及肌瘤有无变性有着密切关系,小的肌瘤可无症状。其主要症状如下:

(1)月经改变:多数患者有经量增多,经期延长,不规则阴道出血等。

(2)盆腔肿块:肌瘤较大时,患者自觉下腹部有肿块,为实质性,膀胱充盈时上升。

(3)白带增多:肌壁间肌瘤使子宫腔面积增大,内膜腺体分泌增加及盆腔充血,导致白带增多。也可由于悬垂于阴道内的黏膜下肌瘤合并感染,表面坏死,产生大量脓血性排液或坏死组织排出,伴臭味。

(4)压迫症状:较大肌瘤压迫邻近器官时,可引起尿频或便秘,压迫膀胱颈可引起尿潴留。压迫输尿管可致肾盂积水。

(5)疼痛:一般无明显疼痛症状,但如果较大肌瘤压迫盆腔结缔组织及神经、盆腔粘连或浆膜下肌瘤蒂扭转及肌瘤红色变性时,可出现急性腹痛。

(6)不孕:文献报道为 25%~40%不孕。肌瘤如果压迫输卵管使其阻塞、扭曲或子宫腔变形,黏膜下肌瘤影响孕卵着床时可致不孕症。

(7)继发性贫血:若长期月经过多,可导致继发性贫血。

2.体征

妇科检查可发现子宫增大。表面不平,有单个或多个结节,质硬,浆膜下肌瘤可扪及质硬肿块与子宫有蒂相连,活动;如为黏膜下肌瘤,子宫可均匀增大;如为黏膜下肌瘤脱出于阴道内,在阴道内可见红色、实质性、表面光滑的肿块;如合并感染,表面可有渗出液及溃疡形成,分泌物有臭味。子宫颈肌瘤时,宫颈一唇被肌瘤占据,另一唇被拉平,变薄,正常大小的子宫体则被推向腹腔。

(二)特殊检查

1.超声检查

B 超检查为较普通的方法,诊断率高,可明显显示子宫大小。肌瘤数目及部位,及有否变性,也有助于与卵巢肿瘤及其他盆腔肿块相鉴别。

2.探测宫腔

用探针测量宫腔的深度及方向,结合双合诊,有助于确定包块性质及其包块部位。

3.宫腔镜检

了解宫腔内有否黏膜下肌瘤及其部位、大小。

4.腹腔镜检

了解突起于子宫表面的浆膜下肌瘤或肌壁间肌瘤的数目及大小。

5.子宫输卵管造影

通过造影摄片检查显示宫腔充盈缺损,了解黏膜下肌瘤的数目、大小及部位。

(三)诊断标准

(1)症状:月经量增多,经期延长,有规则阴道出血,白带增多,血性、脓性或伴臭味,盆腔包块及伴随的压迫症状、疼痛、不孕及继发性贫血。

(2)体征:妇科检查子宫增大、结节、不平,单个或多个结节、质硬等。

(3)辅助检查:B 超、探测宫腔、子宫输卵管造影、宫腔镜等可协助诊断。

(四)鉴别诊断

1.妊娠子宫

停经及早孕反应,子宫大小与停经月份相符合。

2.子宫腺肌病

子宫腺肌瘤有继发性、渐进性加剧的痛经,腺肌病时子宫均匀增大,一般不超过 2~3 个月妊娠大小,且伴有经前、经时子宫增大,经后缩小。子宫腺肌瘤时,子宫有局限性、质硬的结节状突起。

3.卵巢肿瘤

无月经改变,多为偏于一侧的囊性肿块,可与子宫分开,但实性卵巢肿瘤常可误诊为浆膜下肌瘤,肌瘤囊性变也易误诊为卵巢肿瘤。

4.盆腔炎性包块

有盆腔感染病史,肿块边界不清,与子宫粘连或不粘连,抗感染治疗后症状体征好转。B 超可协助诊断。

5.子宫畸形

双子宫与残角子宫易误诊为子宫肌瘤,通过 B 超、腹腔镜、子宫输卵管造影可协助诊断。

6.子宫肌性肥大

患者一般有多产,子宫均匀性增大,探测子宫无变形,B 超检查未见肌瘤结节。

7.子宫颈癌

较大带蒂黏膜下肌瘤脱出于阴道内并伴有感染、溃疡、引起不规则出血及恶臭排液,易与外生型子宫颈癌相混淆,应通过细胞学检查及病理检查鉴别。

四、治疗

对于子宫肌瘤的治疗原则,必须根据患者年龄、生育要求、症状、肌瘤大小等情况全面考虑,可分为如下几种治疗方法。

（一）非手术治疗

1.随访观察

对于肌瘤小,无症状者,可不治疗,严密随访观察,可3～6个月随访一次。

2.中药治疗

适用于肌瘤不大者,可用中药治疗改善症状。治疗原则为活血化淤、软坚、通经活络。

3.激素类药物治疗

（1）雄激素:对抗雌激素,控制子宫出血及延长月经周期。丙酸睾酮（testosterone propionate）,25 mg/d,肌内注射,每周2次或甲睾酮（methyltestosterone）,5 mg,2～3次/天,舌下含服。以上两药一般应用3～6个月为一疗程,每月总量不超过300 mg。

（2）促性腺激素释放激素类似物（GnRHa）:GnRHa可抑制垂体、卵巢功能,降低雌激素水平,适用于小肌瘤、更年期或绝经期患者。GnRHa 100 μg/d,连续应用3～6个月。

（3）达那唑（danazol）:有微弱雄激素作用,达那唑200 mg,2～3次/天,口服,从月经第2天开始,连用3～6个月。

（4）他莫昔芬（tamoxifen,TMX）:双苯乙烯衍生物,为非甾体类抗雌激素药。TMX 10～20 mg,2次/天,口服,连续用药3～6个月。

（5）孕三烯酮（gestrinone）:19去甲睾酮衍生物,具有较强的抗孕激素和抗雌激素活性。孕三烯酮（三烯高诺酮片）2.5 mg,2次/周,口服,于月经第2天开始,连服3～6个月。

（6）棉酚:对子宫内膜有特异萎缩作用,抑制子宫内膜受体,对子宫肌细胞产生退化作用,造成假绝经及子宫萎缩。棉酚20 mg,1次/天,口服,连服两个月后改为同剂量每周2次,连服1个月,以后每周1次,连服1个月,共4个月。同时补钾,10%枸橼酸钾10 mL,3次/天。

（7）米非司酮:用药后可使体内孕激素和雌激素水平下降,长期使用可导致闭经,子宫肌瘤萎缩变小。用法:10 mg/d,从月经周期的第1天开始服用,连续用药3～6个月。

（二）手术治疗

手术治疗是治疗子宫肌瘤常用的方法。根据肌瘤的大小、数目、生长部位及对生育的要求等采用相应的手术方式。

1.经腹或经腹腔镜子宫肌瘤剔除术

适用于年轻患者或需保留生育功能的患者,对子宫切除术有顾虑的患者可行子宫肌瘤剔除术,然后行子宫整形术。

2.经阴道黏膜下肌瘤扭除术

黏膜下肌瘤若已脱出子宫颈坠入阴道,可自阴道将蒂扭断摘除肌瘤,然后用刮匙刮除残留之蒂部。

3.宫腔镜下手术治疗黏膜下肌瘤

对于较小的黏膜下肌瘤可应用宫腔镜下电切术。

4.子宫次全切或子宫全切术

对于肌瘤较大、生长迅速,或者临床症状明显,患者无生育要求,已近更年期或绝经期者。可行子宫次全切除术或子宫全切术,保留一侧或双侧附件,为子宫肌瘤最彻底、最可靠的治疗方法。可行开腹手术或腹腔镜手术行子宫次全切或子宫全切术。

五、疗效及预后

（1）药物治疗可缓解症状及控制症状，但达不到根治的目的，停药后症状可再次出现。

（2）子宫肌瘤切除术据报道手术后的复发率为39.2％，剔除的肌瘤数目越多，复发率越高，手术后平均妊娠率可达40％。

（3）子宫切除术可达根治。

六、随访

（1）药物保守治疗者定期随访，观察疗效。

（2）子宫肌瘤剔除术者，手术后3～6个月随访一次，了解肌瘤有无复发。80％肌瘤复发者发生于手术后28个月以内。

七、子宫肌瘤合并妊娠

子宫肌瘤合并妊娠的发病率占肌瘤患者的0.5％～1％，占妊娠的0.3％～5％。妊娠合并肌瘤对妊娠、分娩均有影响。

（一）肌瘤对妊娠的影响

（1）妊娠期子宫黏膜下肌瘤可影响受精卵着床导致早期流产。较大的壁间肌瘤合并妊娠时，因机械性阻碍可造成宫腔畸形导致流产。由于妊娠期肌瘤迅速生长易发生红色变性，浆膜下肌瘤可发生蒂扭转，发生坏死、感染，也可致胎位异常，胎儿宫内发育迟缓、低置或前置胎盘。

（2）分娩期阻塞产道，造成难产，影响子宫收缩，造成子宫收缩乏力和产后出血。

（3）产褥期由于子宫的迅速缩小，也可能使肌瘤发生红色变性及产后子宫收缩不良、产褥期出血。

（二）肌瘤合并妊娠的处理原则

（1）妊娠合并肌瘤者多能自然分娩，不应急于干预，但应预防产后出血。

（2）肌瘤过大阻碍胎儿下降者或发生胎位异常、产力异常者应行剖宫产结束分娩。

（3）妊娠期及产褥期肌瘤发生红色变性时，多采用保守治疗不做手术。

（4）浆膜下肌瘤发生蒂扭转经确诊后应手术治疗。

（5）剖宫产手术时是否同时切除子宫肌瘤及子宫，应根据肌瘤的大小、数目、部位和患者的情况决定。

（雷红丹）

第四节 子宫内膜癌

子宫内膜癌是由子宫内膜腺体上皮发生的恶性肿瘤，因原发在子宫体，又称子宫体癌。约75％的病例发生于50岁以后，尤其好发于绝经后妇女。在女性生殖器癌中，子宫内膜癌的发病率仅次于子宫颈癌，占第二位。

一、病因

子宫内膜癌的病因尚不清楚。据文献报告，大部分子宫内膜癌是由内分泌紊乱引起，而长期持续雌激素的影响是子宫内膜癌发病的重要因素。子宫内膜癌患者常伴有不育、肥胖、高血压、糖尿病、月经异常、绝经后延、多囊卵巢综合征等因素。任何年龄的妇女，尤其是更年期和绝经后的妇女，子宫内膜在长期雌激素刺激下，会产生内膜增生、腺上皮细胞异型性改变。内源性或外源性雌激素持续作用于子宫内膜，可引起内膜的一系列变化,而最后可能发展为癌。

二、病理

子宫内膜癌肉眼所见有两种类型,即弥漫型和局限型。镜下所见分四类。

1.腺癌

腺癌占子宫内膜癌的80%以上,分化较好者,癌实质为排列紊乱的腺体,呈背靠背形态或共壁现象,细胞有不同程度的异型性,大小不等,形态不规则,腺体上皮呈复层,厚处可达5~6层,细胞核大,呈多形性,核分裂多。

2.腺角化癌

腺角化癌又称腺棘皮癌,占子宫内膜癌的11%~20%,恶性程度低,腺癌中可见成团的成熟的复层扁平上皮成分,并可见细胞间桥及角化现象。

3.腺鳞癌

腺鳞癌又称混合癌,约占子宫内膜癌的7%,恶性程度较高。癌组织中有腺癌和鳞状细胞癌两种成分,其中的复层扁平上皮细胞分化不良,呈明显的异型性。

4.透明细胞癌

较少见,恶性程度较其他类型高。镜下常见的组织形态为多数大小不等的小管,呈背靠背排列,内衬透明的鞋钉状细胞。

三、临床分期

目前国际上广泛采用国际妇产科联盟(FIGO)制定并于2009年重新修订的手术—病理分期,如下:

Ⅰ期:Ⅰa期,肿瘤局限于子宫内膜或肿瘤浸润深度$\leqslant 1/2$肌层。Ⅰb期,肿瘤浸润深度$> 1/2$肌层。

Ⅱ期:肿瘤累及子宫颈间质,但是未播散到子宫外。

Ⅲ期:Ⅲa期,肿瘤累及子宫浆膜和(或)附件和(或)腹腔细胞学阳性。Ⅲb期,阴道和(或)宫旁受累。Ⅲc_1期,盆腔淋巴结转移。Ⅲc_2期,腹主动脉旁淋巴结转移。

Ⅳ期:Ⅳa期,肿瘤侵及膀胱和(或)直肠黏膜。Ⅳb期,远处转移,包括腹腔转移或腹股沟淋巴结转移。

四、诊断

子宫内膜癌的诊断主要根据病史、临床检查、病理检查及辅助检查。其中病理检查是确诊子宫内膜癌的主要依据。

(一)临床表现

1.病史

子宫内膜癌患者的高危因素,发病绝大多数足50岁以上的绝经后妇女,有肥胖、不育、糖尿病、高血压和高雌激素症状。

2.症状和体征

本病出现临床症状较早,如不规则阴道出血、阴道排液。妇科检查:早期无明显异常,随后子宫增大,质较软;晚期子宫固定或宫旁或盆腔内触及不规则结节状物。

(二)分段刮宫

分段刮宫对于鉴别原发病灶是在子宫内膜还是在子宫颈,或子宫内膜癌是否已累及子宫颈很有帮助。在刮宫颈管以前不能用探针探测宫腔及扩张宫颈口,以免将子宫腔内的癌组织带至颈管部位。分段诊刮时注意刮取子宫两侧角部及底部组织。若刮出组织肉眼观呈灰白色、质脆,则内膜癌的诊断可能性大,应停止刮宫。因搔刮过多,易致癌组织扩散和穿孔将刮出物分别装进两个小瓶,标注来源送病理检查。

(三)辅助检查

(1)阴道细胞学检查:取阴道后穹隆分泌物涂片检查,但阳性率不高。

（2）宫腔吸液细胞学检查：用细塑料导管连接针筒做吸引术,吸取分泌物找癌细胞。准确率可达90%。也可采用内膜冲洗法,然后吸出冲洗宫腔的生理盐水送检查。细胞学检查阴性不能排除有内膜癌存在的可能。

（3）B型超声波检查：可见内膜明显增厚,其内回声不均匀,若有肌层浸润则可见增厚的内膜与肌层之间的界线显示不清晰。典型病例可见子宫增大,宫腔内可见低密度光团回声。形态不规则,合并出血时出现不规则的液性暗区。

（4）宫腔镜检查：利用宫腔镜检查,可直接观察宫腔内的变化。有助于内膜癌的定位,而且能在直视下对可疑病灶行活组织检查,较常规刮宫更为准确。

（四）鉴别诊断

1.更年期功能失调性子宫出血

更年期常出现月经紊乱,如经期延长或不规则阴道流血等与内膜癌不易鉴别,为明确诊断必须先做诊刮,明确性质后再进行治疗。

2.子宫黏膜下肌瘤及子宫内膜息肉

子宫黏膜下肌瘤常伴有不规则阴道流血、经量增多、经期延长及排液。子宫内膜息肉也有类似症状。最后鉴别可通过B超检查、分段诊刮明确诊断。

3.老年性阴道炎及子宫内膜炎

老年性阴道炎有少量出血及白带增多。妇科检查时前者可见阴道黏膜有点状出血,后者阴道壁正常,排液来自颈管,诊刮有助于诊断,经抗感染治疗短期内可很快好转。

4.其他

如输卵管癌、子宫颈癌、卵巢恶性肿瘤等都可引起阴道流血及排液,在鉴别诊断时根据详细的病史及仔细的妇科检查和一些必要的辅助检查,一般可获得正确的诊断。

五、治疗

子宫内膜癌的治疗应以手术为主,术后辅以放疗和孕激素治疗。手术治疗适应Ⅰ、Ⅱ期病例。Ⅲ期以放疗为主,放疗后视情况决定能否手术。Ⅳ期及复发病例,以综合治疗为主。

（一）手术治疗

Ⅰ期子宫内膜癌一般行筋膜外改良次广泛子宫切除术或称扩大子宫切除术,这种手术包括切除全子宫、双侧附件、部分子宫旁组织和2cm的阴道穹隆部分,Ⅱ期内膜癌行广泛性子宫切除术,其手术范围同子宫颈癌手术。包括全子宫、双侧附件、全部宫旁组织和3cm长的阴道壁以及盆腔淋巴清扫术。术中取腹腔积液或腹腔冲洗液送细胞学检查。

（二）放射治疗或手术与放射的综合治疗

（1）子宫内膜癌对放射治疗不甚敏感,单纯放射治疗适用于晚期或不能耐受手术的患者。放疗包括体外及腔内照射。体外照射多用^{60}Co及直线加速器,腔内照射多用^{137}Cs、^{60}Co等。

（2）术前放射其作用是减少阴道穹隆复发,缩小或根治区域性淋巴结的转移。此外,术前放射还可减少手术时扩散,减少复发,提高生存率。

（3）术后放射术后放疗的目的是补充手术治疗的不足,对Ⅰ期患者若切除的子宫癌灶已累及颈管。或有深的肌层浸润,或为未分化癌及有淋巴结、宫旁、卵巢、阴道转移者,术后应辅以放疗。

（三）激素治疗

主要是孕激素治疗。黄体酮可使子宫内膜癌细胞分化、成熟,最后使细胞萎缩、消退,故孕激素能使子宫内膜原位癌完全逆转为正常子宫内膜,对浸润癌也有不同程度的缓解。在治疗前如能测定患者的雌孕激素受体,可指导选择适当的治疗措施,受体含量高者可用黄体酮治疗,受体含量低者,应采取措施提高受体的含量后再用黄体酮治疗。孕激素治疗期间,应注意检查肝功能。用药原则是高效、大剂量和长期用药。对孕激素受体(PR)阳性的患者,有效率可达 80%。

(1)甲羟孕酮 100 mg/次,每天 2 次,口服。

(2)甲地孕酮 20～40 mg/次,每天 2 次,口服。

(3)己酸孕酮 500～1000 mg/次,肌内注射,每周 2 次。6～8 周后,500 mg/次,每周 1 次。

(4)他莫昔芬为一种抗雌激素类药物,能与肿瘤细胞雌激素受体结合,阻止雌激素的作用,抑制肿瘤的生长。一般用量为 10 mg/次,每天 2 次,口服。

(四)化疗

抗癌药物对子宫内膜癌的疗效比孕激素差。常用于分化差的癌瘤或晚期或复发的病例,作为综合治疗中的一种辅助治疗手段。常用药物有顺铂、多柔比星(阿霉素)、紫杉醇、氟尿嘧啶、环磷酰胺、放线菌素 D 等。可单独或与孕激素同时使用。特殊病理类型,如子宫乳头状浆液性腺癌术后应给予正规足量的化疗,方案与卵巢上皮性癌的化疗相同。

六、预后

子宫内膜癌的预后较好。其预后与癌肿发现的早晚,病理类型,组织分级,临床分期以及有无淋巴转移,肌层浸润和治疗方法等因素有关。腺鳞癌的预后较单纯性腺癌及腺角化癌差。临床分期越晚预后越差。

(雷红丹)

第五节　子宫肉瘤

子宫肉瘤是较为罕见的恶性肿瘤,占子宫恶性肿瘤的 3% 左右。恶性程度较高,预后较差。子宫肉瘤主要来源于子宫平滑肌、子宫内膜间质以及由子宫上皮和结缔组织来源的混合性肉瘤,也可继发于子宫肌瘤。常见发病年龄为 50 岁左右,子宫平滑肌肉瘤发病年龄较轻,内膜间质肉瘤及混合性肉瘤多见于绝经期妇女,而子宫颈的葡萄状肉瘤则多见于幼女。

一、病因

子宫肉瘤临床发病率较低,发病原因尚不明了。有人从组织发生学上认为与胚胎细胞残留和间质细胞化生有关。

二、病理

根据肿瘤发源部位及细胞形态,子宫肉瘤主要有以下几种:

1.子宫平滑肌肉瘤

子宫平滑肌肉瘤是子宫肉瘤中最多见的一种。它可以来自子宫肌层或子宫血管壁的平滑肌纤维,也可由子宫肌瘤恶变而成。当肌瘤内部分肌细胞恶变者称肌瘤肉瘤变,而整个肌细胞均恶变则称为平滑肌肉瘤。肉眼所见肿瘤形态多种多样,可为单个或多个结节,大的结节可使子宫变形。因弥漫生长,与子宫肌层间没有明显界限。切面为淡黄红色或粉红色,呈鱼肉状或脑组织样,失去旋涡状结构。镜下平滑肌细胞增生,大小不一,排列紊乱,核异型性明显,染色质深,核仁明显,核分裂象一般每 10 个高倍视野 5 个以上。

2.子宫内膜间质肉瘤

此类肿瘤甚为少见。恶性程度较平滑肌肉瘤高。起源于子宫内膜间质细胞。肉眼可见肿瘤多呈结节状或息肉状,质软,呈直径 2～20 cm 大小,切面灰黄色呈鱼肉状,常见出血及坏死。镜下瘤细胞高度增生,腺体分散,减少,消失。瘤细胞致密,核大深染,核分裂象多,可找到瘤巨细胞。

3.恶性中肾旁管混合瘤

此瘤罕见。来源于残留的胚胎细胞或间质细胞化生。其特点是肿瘤含有肉瘤和癌组织两种成分,故又称癌肉瘤。肉眼可见肿瘤多从子宫后壁的内膜长出,呈息肉状向宫腔突起,可为多发,一般数厘米大小,长大后从宫颈中脱出,肿瘤蒂部较宽,质软,表面光滑。晚期浸润周围组织。切面呈灰白色有出血、坏死,可见小囊腔,腔内有黏液。镜下:有癌和肉瘤两种成分,并有过渡形式,多见为肉瘤中夹有少量癌组织呈巢状,腺管状。肉瘤组织分化不成熟时细胞呈星形、圆形或菱形,分化成熟时可见内膜间质,纤维结缔组织及平滑肌细胞,当细胞向异源性组织分化时,可见横纹肌、骨、软骨组织。癌组织以腺癌为多。

三、临床表现

1.阴道不规则出血

出血量多少不定。生育年龄妇女表现为月经量增多,经期延长或阴道出血持续至下次月经来潮。老年妇女表现为绝经后出血,量少,时出时止。如肿瘤坏死合并感染,可排臭液,呈脓血样。

2.腹部肿块

因肿瘤增长快,短期内瘤体可迅速增大,或原有肌瘤可发现子宫突然长大并伴有下腹疼痛。

3.腹痛

腹痛为常见症状之一。主要是肉瘤发展较快,生长迅速常使患者感觉腹部胀痛、隐痛等。

4.妇科检查

子宫明显增大,呈多个结节状,质软。如肉瘤从宫腔脱出子宫颈口或阴道内,可见紫红色肿块,合并感染时表面有脓性分泌物。如为葡萄状肉瘤,可于宫颈口处或阴道内发现软、脆、易出血的肿瘤。

四、诊断

子宫肉瘤术前确诊率不高。需根据临床症状、体征及辅助检查全面分析、判断、辅助检查中分段诊刮是诊断子宫肉瘤的可靠方法。如肿瘤呈息肉样突出于子宫颈外口,局部取活检即可明确诊断。

五、鉴别诊断

(1)子宫肌瘤:临床表现与肌瘤生长部位有关,一般常见的症状为月经量增多,经期延长。但子宫肌瘤一般无不规则阴道出血,肌瘤生长较慢、质硬。B超检查、诊断性刮宫可鉴别。

(2)子宫内膜息肉:诊断性刮宫可确诊。宫腔镜检查亦有助诊断。

(3)子宫肉瘤还应与子宫内膜癌、子宫颈癌等疾病相鉴别。

六、治疗

一般采用以手术为主。放疗和化疗为辅的综合治疗。

(一)手术治疗

手术范围以全子宫切除及双侧附件切除。因肉瘤主要经血行转移,宫旁组织常易受浸润,血管内常有瘤栓,所以应尽可能做较广泛的子宫切除术。如子宫明显增大,子宫颈有肿瘤,子宫旁组织增厚,则应行广泛性子宫切除术必要时行腹主动脉旁淋巴结活检。术中腹腔内灌注化疗药物,以预防局部复发,常用氟尿嘧啶1000 mg,或顺铂100 mg,或卡铂400 mg腹腔灌注化疗。

(二)放射治疗

虽然子宫肉瘤对放射线敏感度较低,但文献报道,手术前后辅以放射治疗能提高子宫肉瘤的疗效。子宫内膜间质肉瘤尤为明显,中胚叶混合瘤次之。对复发肿瘤,可再次切除转移病灶,加用放射治疗或化疗,可延长患者生命。

(三)化学治疗

化疗对子宫肉瘤无肯定疗效,可作为综合治疗的方法之一。目前对肉瘤化疗效果较好的药物有顺铂、阿霉素、异环磷酰胺等,方案常用的有 PE 或 PEI,化疗起家需要注意化疗反应。

七、预后

预后与临床期别、病理类型有密切关系。期别越早预后越好。在各种子宫肉瘤中,以葡萄状肉瘤及混合型肉瘤预后最差。其次为子宫内膜间质肉瘤,子宫平滑肌肉瘤预后最好。

(雷红丹)

第六节　卵巢肿瘤

卵巢肿瘤是妇科常见恶性肿瘤之一,发病率在生殖道恶性肿瘤中列第 3 位,但死亡率却位居榜首。由于卵巢肿瘤发病隐匿,早期诊断困难,确诊时 70% 已属临床晚期,加之肿瘤病理类型复杂,化疗及放疗疗效有限。虽经积极综合治疗,晚期卵巢癌患者的 5 年生存率仍然只有 20%～30%,因此,如何提高卵巢癌早期诊断率及改善晚期患者的远期疗效,是临床面临的重点和难点问题。

一、原发性卵巢恶性肿瘤

起源于卵巢上皮—间质细胞,卵巢性索—间质细胞,原始的生殖细胞及卵巢髓质的恶性肿瘤,统称为原发性卵巢恶性肿瘤。

(一)病因

1.遗传因素

5%～7% 卵巢癌具有家族聚集性,其中 90% 以上有 1 位一级亲属发病,约有 1% 有家族性卵巢癌综合征(HOCS),HOCS 的易感基因 BRCA1 定位克隆完成,遗传学分析,BRCA1 携带者在 50 岁时发生乳腺癌和卵巢的风险分别为 73% 和 29%,卵巢癌患者具有癌高发倾向,可与乳腺癌、子宫内膜癌或结肠癌同时或相继出现,这种癌聚集性与遗传因素有关,遗传模式为常染色体显性遗传,家族性卵巢主要发生于上皮性卵巢癌,尤以浆液性囊腺癌多见。

2.内分泌因素

(1)月经史:初潮年龄小于 12 岁,绝经年龄延迟大于 52 岁,卵巢癌风险发生率等明显增加。

(2)妊娠次数:妊娠不能降低卵巢癌。但发生一次足月妊娠,可使卵巢癌发生减少 2%,流行病学研究发现,不孕症和低产次以长期服用促排卵药是卵巢癌发生的重要高危因素。

(3)哺乳,根据卵巢癌发生的持续排卵学说,哺乳期不排卵或排卵减少,对卵巢上皮性癌的发生有一定保护作用。

(4)口服避孕药,可抑制排卵,而使卵巢上皮性癌发病显著减少,停止用药后,这种保护作用可能维持 15 年之久。

(5)外源性雌激素,绝经后使用雌激素替代治疗的危险性在子宫内膜癌患者中明显上升,有报道单一使用雌激素制剂发生卵巢癌危险高达 5.4%。

3.环境因素

在发达的工业化国家中,卵巢癌发病率是发展中国家的 3～5 倍,发展中国家的居民移居到发达国家后,卵巢癌的发病率也相应增加。在高度工业发达城市及社会经济地位较高妇女,卵巢癌发病率亦增高。发病与吸烟、工业粉尘、接触滑石粉等致癌物质相关,滑石粉在"盆腔污染"过程中可能通过细胞胞饮作用进入卵巢上皮细胞中,是导致卵巢上皮,间质功能紊乱致癌危险因素之一。

4.癌基因与抑癌基因

分子生物学,分子遗传学研究发现肿瘤的发生发展是一个多癌基因激活和或抑癌基因失活的多步骤、多因素参与的复杂过程,研究较多的癌基因有 K-ras,C-myc 和 c-erbB-2,抑癌基因有 P53 和 P16。卵巢重复多次的破裂和修复给上皮提供了基因畸变的机会。

（二）发病机制

卵巢恶性肿瘤为卵巢的上皮,性索间质,生殖细胞与髓质在致癌因素,癌基因与抑癌共基因的协同作用下,由卵巢良性肿瘤、交界性肿瘤直至进展到恶性肿瘤的连续复杂的病理过程。

（三）病理

在人体肿瘤中,卵巢肿瘤的病理类型最为繁多且复杂,其中上皮性癌占绝大多数达 85%～90%,其次为卵巢生殖细胞肿瘤,占卵巢肿瘤的 10%～15%。

1.上皮性恶性肿瘤

(1)浆液性囊腺癌:约占卵巢恶性肿瘤的 40%,双侧性占 30%～50%,为单房或多房,部分囊性部分实性,质脆,常有乳头赘生物位于囊内或融合呈实性结节满布囊内壁。1/3 可见沙粒体或钙化,囊液为棕黄色,有时呈血性。囊壁、腺腔、乳头皆衬覆单层或复层癌细胞,增生的腺腔可共壁,乳头粗细不等。实性癌巢可侵犯间质,核分裂象大于 10/10 HPFS,囊壁破溃后易种植腹膜及脏器表面,常伴有腹水,预后较差,5 年生存率约 25%。

(2)黏液性囊腺癌:发生率占卵巢恶性肿瘤 3%～10%,绝大多数发生于 30～60 岁。肿瘤体积较大,多房性占多数,双侧发生率 3%～10%。囊实性多见,乳头呈簇状,囊内充盈稀薄或黏稠无色或血性液体,囊壁衬覆单层柱状黏液细胞,腺体折叠形成乳头,或衬覆子宫内膜样－肠型上皮,细胞异型明显,囊壁破溃黏液流入腹腔可广泛种植形成假黏膜液瘤,5 年生存率为 40%～64%。

(3)子宫内膜样癌:占卵巢恶性肿瘤的 20% 左右,高发年龄为 40～50 岁,约 50% 为双侧性,约 20% 同时患有子宫内膜癌。肿瘤多呈囊性,仅少数为实性。肿瘤大小各异,囊内可有乳头,囊内充盈黏液,衬覆高柱状癌细胞,呈单层或复层排列,癌细胞不典型,10% 可见沙粒体,5 年生存率达 40%～55%。

(4)透明细胞癌:占卵巢恶性肿瘤的 5%～11%,发病年龄多在 40～70 岁,肿瘤体积较大,24%～40% 为双侧性,实性或囊实性,合并子宫内膜异位者占 25%～50%,囊内可有多个息肉突起,囊内充盈水样或黏液状物体,肿瘤主要由嗜酸性细胞、透明细胞与鞋钉细胞组成,细胞排列呈小管小囊型、乳头型、团块型,癌细胞间变轻重不等,钙化灶为 10%～30%,预后较子宫内膜样癌差。

2.生殖细胞肿瘤

(1)无性细胞瘤:好发青少年期,占卵巢恶性肿瘤的 3%～5%。绝大多数为单侧性,肿瘤呈圆形或椭圆形,多为实性,质韧或鱼肉样,少数有囊性变,出血坏死。镜下可见三种类型:典型的大瘤细胞型,间变型,伴有合体滋养母细胞型。该肿瘤低度恶性,对化疗及放疗皆敏感,预后较好,5 年生存率可达 90%。

(2)未成熟畸胎瘤:占卵巢成熟性畸胎瘤的 2%～5%,多发于青少年期及生育年龄。呈实性或囊实性,瘤体往往较大,几乎为单侧性,质地软硬不均,软处似鱼肉状,硬处常有骨、软骨,囊内或见黏液、浆液或脂样物,有时可见毛发,多数成分为未成熟的神经组织,常有腹膜种植。预后与病理分级密切相关,肿瘤对化疗较敏感,但复发率和转移率较高。对复发瘤如采取积极手术治疗可使肿瘤向成熟方向逆转。

(3)内胚窦瘤:占卵巢恶性肿瘤的 6%～15%,占卵巢生殖细胞肿瘤的 22%。好发年轻妇女,中位发病年龄为 19 岁。肿瘤大小差异大,呈圆形或椭圆形,以实性为主,质脆易破裂,常伴有囊内出血坏死。肿瘤破溃出血可出现发热及剧烈腹痛,为一恶性程度极高的卵巢肿瘤,近代应用联合化疗后,预后有很大改善,手术后 11～63 个月生存率提高至 50% 以上。

3.性索－间质细胞瘤

卵巢恶性肿瘤中的 5%～10% 为性索－间质瘤,其中绝大多数为颗粒细胞瘤。90% 的颗粒细胞瘤为单侧,好发于生育年龄或绝经后妇女,在青春期发生的仅占 5%,约 5% 患者可合并子宫内膜癌,肿瘤呈分叶状,实性或囊实性,切面灰白略带黄色,常伴有出血坏死,镜下可见典型的 Call-Exner 小体,属中、低度恶性,但也有少部分恶性程度较高,具有远期复发的倾向。

4.转移途径

卵巢恶性肿瘤的转移途径有局部浸润、直接种植、淋巴转移与血行转移,其中以直接播散和淋巴转移为主。

(1)直接播散:卵巢癌最常浸润部位为膀胱、直肠、乙状结肠、回盲部及子宫输卵管等邻近脏器,形成癌灶粘连封闭盆腔。随大网膜及膈肌上下运动,腹水中脱落癌细胞形成膈肌下,肝脏表面及腹膜脏器浆膜面的广泛种植和转移。大网膜转移率为46.3%,膈肌转移率为15.7%~54.5%,小肠转移率为66%,结肠转移率为78%。

(2)腹膜后淋巴转移:卵巢的淋巴引流很复杂,大部分经骨盆漏斗韧带引流至腹主动脉旁淋巴结,部分经卵巢固有韧带,阔韧带引流到髂组,闭孔淋巴结,即使在早期卵巢癌,也有10%~20%出现腹膜后淋巴转移。

(3)血行转移:多发生于Ⅱ~Ⅳ期患者,进入淋巴系统的肿瘤细胞最终可经静脉至动脉,形成全身各部位的转移,其中以肝、肺等处转移较多见。

(四)临床特点

1.内分泌紊乱

卵巢性腺间质肿瘤及部分上皮性肿瘤,由于肿瘤细胞,间质组织能合成并分泌雌激素,使患者表现为内分泌障碍,青春期前出现性早熟,生育年龄妇女月经不调,不规则阴道出血,在绝经后妇女特征出现阴道出血,在卵泡膜细胞瘤,卵巢支持间质细胞瘤由于雄激素分泌而表现为男性化。

2.腹部包块

良性卵巢肿瘤生长缓慢,早期体积小多无症状,多在妇科检查时发现,当肿瘤增大超出骨盆腔时,可在下腹部触及一活动无压痛肿物,当肿瘤增大迅速,占据整个腹腔时患者才出现腹胀、尿频、便秘、气促及双下肢水肿等症状。

3.消化道症状

临床以消化道症状就诊者可占50%以上,绝经后妇女常可达80%。多由于肿瘤巨大压迫肠道,或因肿瘤侵犯肠道,种植于大网膜、膈肌等部位而产生中等量以上腹水,可表现为腹胀、食欲减退、便血,严重者可发生肠梗阻,常常被误诊为结核性腹膜炎、肝硬化腹水而延误治疗。

4.恶病质

恶病质为恶性肿瘤发展到晚期引起的非特异性消耗性病变,可表现为消瘦,免疫功能低下,多脏器功能衰竭等。

5.卵巢癌三联征

40岁以下妇女,出现胃肠道症状,卵巢功能障碍。

(五)诊断依据

成功的治疗依赖于早期诊断,而大约2/3的卵巢癌初诊时已属于Ⅲ期或Ⅳ期,故对不同年龄段易发生不同类型的卵巢肿瘤要提高警惕,如生殖细胞肿瘤好发于青春期和育龄的年轻妇女,上皮性肿瘤多见于围绝经期前后的妇女。

1.全身检查及妇科治疗

发现附件肿块,大小活动度与周围脏器关系,有无淋巴结肿大,肝脾大小,有无移动性浊音。

2.细胞学检查

阴道后穹隆细胞涂片及腹水瘤细胞检查阳性或查见核异质细胞。

3.影像学检查

(1)B超:通过阴道超声判断肿瘤大小,囊性或实性包膜是否完整,囊内回声,有无乳头与子宫关系,有无腹水,阴道超声可显示同步盆腔解剖结构和肿瘤内血管分布是否丰富及血流特点,肿瘤组织中新生血管大量形成,动、静脉吻合增加,显示血管截面积增加,血管阻力明显下降,超声对卵巢恶性肿瘤诊断的特异性和敏感性分别达到100%和93.3%。明显高于MRI和CA125等检查,普遍适用于各级医院。

(2)CT断层扫描:可对卵巢恶性肿瘤定位,确定其与周围组织关系侵犯程度和范围。病情监测和随访上优于 B 型超声。在确定肿瘤复发,鉴别腹腔内肿瘤与腹膜后肿瘤,判断盆腔或主动脉旁淋巴结肿大方面具有较大的优势。但对小于 2 cm 瘤灶不易分辨,对早期诊断不满意。

(3)磁共振(MRI),可准确辨认肿瘤组织内脂质成分,可特异性地诊断畸胎瘤,MRI 可用于卵巢恶性肿瘤的初步分期,准确率达到 78%。对诊断腹膜种植的特异性可达 96%,对盆腔种植的特异性为 87%,大网膜种植特异性 93%,小肠种植为 100%,淋巴转移为 96%。另外还可用于确定手术残存病灶及肿瘤复发,可作为评价疗效的监测指标,但因检查价格昂贵而非必需的检查手段。

4.肿瘤标志物

(1)CA125,是目前应用较多的对诊断卵巢上皮性癌有重要参考价值的指标,特别是浆液性囊腺癌,其阳性检测率在 80% 以上,临床符合率可达 90%。CA125 测定还可作为评估疗效及随访的监测指标。临床上 CA125 测定以大于等于 35 U/mL 为阳性标准,但 CA125 在子宫内膜异位症、子宫肌瘤、卵巢良性肿瘤、盆腔结核、急性盆腔炎等非恶性妇科疾病中均会出现不同程度升高,故应与 CA19-9 和阴道镜、超声联合检测。

(2)甲胎蛋白(AFP)是检测卵巢生殖细胞肿瘤的重要指标,绝大多数内胚窦瘤的 AFP 极度升高,部分未成熟畸胎瘤,混合性无性细胞瘤及胚胎癌也可不同程度升高,阳性界值小于 20 ng/mL,AFP 还可作为生殖细胞瘤治疗后随访的重要指标。

(3)癌胚抗原(CEA),在晚期卵巢恶性肿瘤,特别是黏液性囊腺癌 CEA 常常升高,但并非卵巢肿瘤的特异性抗原。

(4)绒毛膜促性腺激素(HCG),卵巢绒癌含有绒癌成分的生殖细胞肿瘤患者血中 HCG 异常升高。阳性界值血清 B 亚单位值小于 3.1 μg/L。

(5)乳酸脱氢酶(LDH)是一项非卵巢肿瘤的特异性指标,在部分卵巢恶性肿瘤血清中 LDH 升高,特别是无性细胞瘤常升高。

5.腹腔镜检查

腹腔镜检查为卵巢癌早期诊断的可靠方法,对性质不明的盆腔包块能通过腹腔镜检查,了解肿块大小与性质,还可对多处组织做活检,吸取腹腔冲洗液或腹水做细胞学检查。观察腹膜、膈下及脏器表面,以做出正确诊断分期及制订治疗方案。腹腔镜检查还可作为判断手术化疗后疗效及有无复发病灶的二探手段。但对多次手术或腹膜有广泛粘连者慎用。

(六)临床分期

临床分期见表 15-3。

表 15-3 卵巢癌的国际 FIGO 分期法

期别	肿瘤范围
Ⅰ期	肿瘤局限于卵巢
Ⅰa	肿瘤局限于一侧卵巢,无腹水,包膜包完整,表面无肿瘤
Ⅰb	肿瘤局限于双侧卵巢,无腹水或有腹水但未找到恶性细胞,包膜完整,表面无肿瘤
Ⅰc	一侧或双侧卵巢的Ⅰa或Ⅰb有表面肿瘤生长;包膜破裂;腹水或腹腔冲洗液可见恶性细胞
Ⅱ期	肿瘤侵及一侧或双侧卵巢,并向盆腔蔓延或转移至子宫和(或)输卵管
Ⅱa	蔓延和(或)转移至子宫和(或)输卵管
Ⅱb	蔓延至盆腔其他组织
Ⅱc	不论一侧或双侧卵巢的Ⅱa和Ⅱb有表面肿瘤生长,包膜破裂,腹水或腹腔冲洗液可见恶性细胞
Ⅲ期	肿瘤侵及一侧或双侧卵巢,且盆腔腹膜种植和(或)后腹膜或腹股沟淋巴结阳性,肝脏表面转移为Ⅲ期;肿瘤局限在真骨盆,但组织学证实侵及小肠或大网膜
Ⅲa	肿瘤一般局限在真骨盆未侵及淋巴结,但腹膜表面有镜下种植
Ⅲb	肿瘤侵及一侧或双侧卵巢,腹腔腹膜表面种植范围不超过 2 cm,淋巴结阳性
Ⅲc	肿瘤腹腔膜种植超过 2 cm 直径和(或)后腹膜、腹股沟淋巴结阳性
Ⅳ期	肿瘤侵及一侧或双侧卵巢并远外转移,如出现胸水经细胞学检查为阳性定为Ⅳ期,肝实质有转移同样列式Ⅳ期

为了更准确地估计预后,对Ⅰa期和Ⅰb期的病例应注明肿瘤囊壁系自发破裂或在手术中破裂,对阳

性细胞学发现也应注明系来自腹腔冲洗或来自腹水。

（七）治疗

卵巢恶性肿瘤的治疗应采取以手术为主的综合治疗，在辅助治疗中化疗是重要的治疗手段，另外还可辅以放射治疗、生物治疗及激素治疗。

1.治疗原则及方法选择

（1）必须通过手术获得明确的手术分期及组织学分类。

（2）应尽最大努力将肿瘤完全切除达到理想的减瘤术或最小体积的残余肿瘤。

（3）Ⅰa期高分化（G_1）或交界性瘤术后并非必须辅以化疗，但应定期随访。

（4）各期别的中，低分化癌 G_2、G_3 及Ⅰb期以上者应采用术后化疗。

（5）通常是选择以铂类药物为基础的联合化疗作为一线化疗。

（6）化疗要规范，及时、剂量要足，疗程不少于 6～8 个。

（7）对年轻，要求保留生育功能的生殖细胞肿瘤者可施行单侧附件切除或减瘤术，术后选用 PVB 或 PEB 联合化疗方案。

（8）无性细胞瘤复发或残余病灶局限者可采用术后放疗。

（9）复发的卵巢恶性肿瘤估计可被切除时，可施行再次肿瘤细胞减灭术，若能达到残瘤灶小于 2 cm，术后配合二线化疗可延长生存期。

（10）复发的卵巢恶性肿瘤对铂类耐药者可选用 Taxol，HMM，IFO 及 TPT 作为二线化疗，若为铂类敏感者可继续使用以铂类为主的联合化疗。

2.手术治疗

对早期卵巢癌的治疗，手术是最重要的治疗手段，包括了全面分期手术和保留生育功能的手术。

（1）全面的开腹分期手术：①手术切口，以纵行为宜，切口长度要足够，充分暴露肝区及横膈部位以便切除转移病灶。②探查前留取腹水或腹腔冲洗液做细胞学检查。③全面探查及活检，包括可疑病灶，粘连，大网膜，肠系膜和子宫直肠陷凹，结肠旁沟，肝、膈、脾、胃、肠道表面浆膜及盆腹腔壁腹膜。④大网膜大部分切除。⑤全子宫双侧附件切除。⑥盆腔和腹主动脉旁淋巴结清扫术。⑦上皮性卵巢癌应常规切除阑尾。

（2）保留生育功能的手术：即切除患侧附件保留子宫和健侧附件的保守性手术，其余手术范围同分期手术，适合于需要生育的Ⅰa期性索间质肿瘤和各期卵巢恶性生殖细胞肿瘤，待生育功能完成后根据情况二次手术切除子宫及对侧附件。对上皮性卵巢癌应严格慎重掌握，原则是：①患者年轻，有生育要求。②Ⅰa期别早。③细胞分化好，G_1级。④对侧卵巢外观正常，活检阴性。⑤腹腔细胞学检查阴性。⑥高危区如子宫直肠陷凹、大网膜、肠系膜、结肠旁沟、横膈和腹膜后淋巴结探查和活检均阴性。⑦可按时随访。

对晚期和复发生卵巢癌的治疗，原则仍是首选手术，辅以化疗、放疗和生物治疗。

（3）初次肿瘤细胞减灭术：为化疗开始前、初次剖腹的手术，为明确肿瘤诊断和分期而进行的肿瘤细胞减灭术。原则是尽最大努力切除原发病灶及一切转移瘤，若残余癌灶小于 2 cm，称满意的肿瘤细胞减灭术；残余癌灶大于 2 cm，称为不满意的肿瘤细胞减灭术。临床实践证实：肿瘤细胞减灭术能明确肿瘤分期，减缩癌灶体积，增加对化疗敏感性，改善患者营养状态及生活质量，提高 5 年生存率。肿瘤细胞减灭术，只要患者可以耐受，就应坚决切除一切肉眼可见的病灶，包括部分肠切除，部分膀胱切除及淋巴结清扫等。如无法做到满意的肿瘤细胞减灭术，则应最大限度地减少创伤，术后尽早开始化疗，残余癌灶和未切除的子宫、淋巴结可考虑在化疗后施行中间性肿瘤细胞减灭术。

（4）中间性肿瘤细胞减灭术：指某些晚期卵巢癌病灶估计手术难以切净，或已有肺肝等远处转移者，可先用几个疗程化疗，再行细胞减灭术；部分初次手术因病灶无法切除仅能开腹探查活检的病例，在采用化疗2～3 个疗程后，再行肿瘤细胞减灭术；部分初次肿瘤细胞减灭术不满意，残余癌灶大于 2 cm，待化疗2～4 个疗程后，行二次肿瘤减灭术者，均可称为中间性肿瘤细胞减灭术。

（5）再次肿瘤细胞减灭术：首次治疗患者达到完全缓解后又复发，而再次施行手术治疗称为二次肿瘤细胞减灭术。目前临床随机对照研究资料显示,部分患者二次术后生存期延长,而部分结果为二次手术并不改善化疗期间肿瘤进展和处于稳定状态患者的生存,故再次肿瘤减灭术应注意。①对初次辅助化疗效果不满意可短期缓解后又复发者,无论是否继续治疗,预后均差.②化疗中肿瘤进展或稳定,再次手术不延长生存。③对这类患者可单药化疗或姑息性放疗,或仅使用支持疗法。④缓解超过1年可考虑二次手术,如可切净则可延长生存。⑤复发后仍对铂类敏感者,仅对铂类化疗与手术加化疗的生存相似。

再次减灭术须仔细筛选合适患者,应考虑下列因素:初次手术时残余癌灶的大小;既往化疗情况;临床缓解至复发的时间与间隔;肿瘤复发部位;肿瘤组织学分级;术后有无敏感化疗药物可继续化疗;全身状况及复发症状对患者的影响。

(6)二次探查术:指经过初次满意的肿瘤细胞减灭术后,至少做过6个疗程的规范化疗,经过临床妇科检查,影像学辅助检查和实验室 CA125 检测均无肿瘤复发迹象,临床已达到完全缓解而再次施行的剖腹探查术。目的是了解盆腔有无复发和残存微小病灶,是否可以停止化疗或再行少数几个疗程作为巩固化疗;是否需要更换化疗方案或改用其他治疗方法,可指导临床减少不必要的过度治疗。临床资料显示,二次探查术阴性中约 50% 病例仍将复发,故认为二次探查术不延长生存期,交界性肿瘤、早期卵巢癌、恶性生殖细胞肿瘤和性索间质肿瘤可不考虑二次探查术。

3.化学治疗

卵巢癌的化疗应建立在手术彻底切除肿瘤的基础之上,如残留癌灶小于 2 cm,化疗可能使癌灶完全消退,达到无瘤生存。化疗可使原来不能手术切除的达到理想的肿瘤细胞减灭。化学治疗应根据肿瘤的临床与手术分期,肿瘤的病理类型,分化程度,初次手术切除的范围,选择不同的药物组合,在术前和术后定期使用。

(1)适应证:①估计手术难以大部分切除的晚期卵巢癌可先行术前化疗 1～2 个疗程后再择期手术。②初次手术肿瘤未能切除,可先行化疗 2～3 个疗程后再手术。③初次手术无精确手术临床分期,未行大网膜切除,淋巴结清扫者。④初次手术腹水或冲洗液中查到瘤细胞者。⑤高危组织类型的浆液性囊腺癌、透明细胞癌、中低分化腺癌(G2,G3)。⑥初次手术肿瘤包膜溃破,肿瘤与周围组织粘连者。⑦初次手术盆腔或主动脉旁淋巴结阳性者。⑧术后 4 周,CA125 下降小于 50% 者。

(2)常用的化疗方案。

卵巢上皮性恶性肿瘤。①L-PAM(苯丙氨酸氮芥)方案:L-PAM 7 mg/m²,口服,第 1～5 天,每 3～4 周重复。②HMM(六甲密胺)方案:HMM 260 mg/m²,口服,第 1～14 天,每 4 周重复。③CAP 方案:CTX 600 mg/m²,缓慢静脉注射,第 1 天;ADM 50 mg/m²,缓慢静脉注射,第 1 天;DDP,75 mg/m²,静脉滴注,第 1 天。每第 3～4 周重复。④CHAP 方案:CTX 350 mg/m²,缓慢静脉注射,第 1、8 天;HMM 150 mg/m²,口服,第 1～14 天;ADM 20 mg/m²,缓慢静脉注射,第 1、8 天;DDP 60 mg/m²,静脉滴注,第 1 天。每 3～4 周重复。⑤Hexa-CAF 方案:HMM 150 mg/m²,口服,第 1～14 天;CTX 150 mg/m²,口服,第 1～14 天;MTX 40 mg/m²,缓慢静脉注射,第 1、8 天;5-FU 600 mg/m²,缓慢静脉注射,第 1、8 天。每3～4周重复。⑥TC 方案:Taxol 135～175 mg/m²,静脉滴注(3 h),第 1 天;Carboplatin 300 mg/m²,静脉滴注,第 1 天。每 3～4 周重复。⑦TP 方案:Taxol 135～175 mg/m²,静脉滴注(3 h),第 1 天;DDP 75 mg/m²,静脉滴注,第 1 天。每 4 周重复。⑧泰素、铂类周疗方案:紫杉醇60～80 mg/m²周,加入生理盐水 250 mL,静脉滴注(1 h),化疗 6 周为 1 个疗程,休息 2 周。第 1、4 周同时加用 DDP、卡铂或铂尔定。卡铂 300 mg/m²,加入 5% 葡萄糖液 500 mL,静脉滴注;DDP 70 mg/m²,加入生理盐水 500 mL,静脉滴注;铂尔定 300 mg/m²,加入 5% 葡萄糖液 500 mL,静脉滴注。⑨拓扑替肯、铂类方案:TPT 1 mg/m²,静脉滴注,第 1～5 天;DDP 40 mg/m²,静脉滴注,第 5～6 天。每4周重复。临床药动学的研究表明,泰素的药代效力模型是非线型模型,药物的血浆浓度不一定与投药剂量相关,泰素的抗肿瘤效果主要取决于化疗的计划和方案,低剂量泰素周疗法,可维持有效的血药浓度,发挥抗肿瘤作用,又不会引起太重的骨髓抑制,患者容易接受并坚持。

生殖细胞性肿瘤。①VAC 方案:VCR 1.5 mg/m²,静脉滴注,第 1 天(最大剂量2.0 mg);KSM

0.5 mg/d静脉滴注,第1~5天;CTX 500 mg/m²,缓慢静脉注射,第1~5天,每3~4周重复。②PVB方案:BLM 20 mg/m²,静脉滴注,第2、16天(最大剂量30 U);VCR 1.5 mg/m²,静脉滴注,第1、2天(最大剂量2.0 mg);DDP 2.0 mg/m²,静脉滴注,第1~5天,每3~4周重复。③PEB方案:BLM 20 mg,静脉滴注,第2、9、16天(最大剂量30 mg);VP16 100 mg/m²,缓慢静脉注射,第1~5天。DDP 20 mg/m²,缓慢静脉注射,第1~5天,每3~4周重复,共3次。

性索间质细胞瘤:可参照以上的化疗方案。较常用的化部方案有PAC方案、VAC方案及PVB方案。

(3)化疗途径及期限:化疗途径应以全身化疗为主(静脉或口服),也可配合腹腔化疗及动脉插管栓塞化疗。关于化疗的期限,上皮性癌往往需要6~8个疗程。生殖细胞性肿瘤则为3~6个疗程。疗程的多少还与采用的化疗方案及剂量相关。

(4)介入性栓塞化疗:超选择性动脉插管栓塞化疗,是治疗晚期卵巢癌的又一途径。单纯动脉灌注化疗与静脉化疗相比,可使局部组织的抗癌药物浓度提高2.8倍,动脉栓塞化疗又比单纯动脉灌注化疗局疗组织AUC提高2.36倍,且能使局部组织保持较长时间的药物高浓度,提高了临床疗效,通常以ADM 50 mg/m²、氮芥(NH₂)5~10 mg/m²加入5%葡萄糖液或生理盐水150~200 mL稀释动脉灌注,适用于初诊冰冻骨盆并大量腹水的晚期卵巢癌患者。

(5)复发或耐药者的二线化疗:应用铂类药物治疗后缓解期超过6个月复发者可视为对铂类药物敏感者,可再次使用铂类药物的联合化疗或其他二线化疗。若缓解期少于6个月则属对铂类药耐药,这类患者再次化疗则应选择Taxol、IFO或HMM之一的单药化疗或其他药物的联合化疗。

4.放射治疗

在卵巢恶性肿瘤中,无性细胞瘤对放疗最敏感,颗粒细胞属中度敏感,而上皮性癌不主张以放疗为主要的辅助治疗手段,但在Ⅰc期,或伴有大量腹水者经手术仅有细小粟粒样转移灶或肉眼看不到的残瘤病灶,可辅以放射性核素腹腔内注射以提高疗效,减少复发。

(1)体外照射:由于卵巢恶性肿瘤常并腹腔的转移,所以常采用全腹外照射,肝脏及肾脏挡铅板防护。全腹照野4~5周的剂量为2 500~3 000 cGy,但卵巢肿瘤的主要病变位于盆腔,因此须对盆腔加强照射,剂量应达4 000~5 000 cGy,放射源要用钴、铯或直线加速器。

(2)放射性核素:通常要用放射性³²P,其半衰期为14.2 d,最大穿透距离较短,故只能用于细小散在的粟粒样病灶。治疗应在手术后3~6周开始,先行单针穿刺滴注生理盐水400 mL,接着1次注入³²P 555MBq(1Ci=3.7×10¹⁰Bq),然后再注入生理盐水600 mL,注射完毕后嘱患者每15 min更换体位1次,以使³²P在腹腔内均匀分布,对有肠粘连者应禁用放射性核素腹腔注射。

5.激素治疗

卵巢恶性肿瘤中,上皮性肿瘤组织中ER、PR最高,性索间质肿瘤次之。浆液性囊腺癌的ER、PR含量低于子宫内膜样癌,但高于其他恶性肿瘤,ER、PR在黏液性癌较低,在透明细胞癌中更低,卵巢癌的内分泌治疗基础,是测定癌组织中ER、PR受体浓度,治疗适用为ER、PR(+),临床期别早,高分化,初次手术较彻底,但有复发转移可能者,仅能作为化疗的辅助治疗及复发癌,耐药病例的姑息治疗。

(八)随访

患者在初次手术后,坚持规范化疗6~8个疗程后,如CA125及AFP和影像学检查为阴性时,可停止化疗进行缓解期随访,定期检查肿瘤标记物如CA125,CEA、AFP、B超,妇科检查。3~6个月复查1次,直至发现复发病灶须再次行肿瘤细胞减灭术和化学治疗。

二、转移性卵巢肿瘤

一切从其他器官转移至卵巢的肿瘤,统称为转移性卵巢肿瘤。占卵巢恶性肿瘤的10%~30%,其原发癌以乳腺癌、胃癌、结肠癌和子宫内膜癌最多见。

(一)发病机制

卵巢为一个具有丰富的淋巴和血运,且具有分泌雌、孕激素及睾酮的潜能而成为一个很容易生长转移瘤的器官,转移性肿瘤可通过以下途径波及卵巢。

1.直接侵犯

位于卵巢附件的盆腔原发性肿瘤,如子宫内膜癌,输卵管癌,回盲部或乙状结肠癌均可通过直接侵犯方式转移至卵巢。

2.腹水转移

原发于上腹腔的肿瘤,如胃癌,可在肠蠕动和重力作用下,通过腹水将肿瘤细胞运送到卵巢。

3.淋巴转移

卵巢是一个富有网状淋巴管的器官,输卵巢系膜血管与卵巢血管有丰富的交通支,它可沿子宫卵巢的血管到腹主动脉和下腔静脉淋巴结,故卵巢转移性肿瘤具有特征为以下几种。

(1)卵巢转移瘤绝大多数为双侧性。

(2)因转移而增大的卵巢常保持原来形状,肿瘤局限在包膜内生长。

(3)卵巢转移瘤,外观往往正常,镜下可查见淋巴管内瘤栓。

4.血行转移

这种概率较低,乳腺癌、消化道癌及子宫内膜癌可通过血运转移至卵巢。

(二)病理

1.大体

(1)乳腺癌或子宫内膜癌行预防性卵巢切除术者卵巢外观正常,仅为镜检发现转移病灶。

(2)胃肠道癌多数转移至双侧卵巢,仍保持卵巢形状,切面常有黏液变区域。

(3)卵巢转移癌伴发腹腔内播散性病灶,约20%伴发胸水或腹水。

2.镜下检查

卵巢转移癌可有多种类型,如原发癌是乳腺者,转移瘤保持了原发癌的组织特点,有的则主要是未分化间质细胞浸润。如原发癌来自胃肠道,转移瘤多类似卵巢分泌黏液的原发腺癌,其突出特征是可见印戒细胞,即大的囊腔内被覆产生黏液的高柱状上皮,当胞质内黏液多时,胞核被挤向一侧而贴近细胞膜呈半月形。

(三)临床特点

1.原发性肿瘤史

卵巢转移性肿瘤与早期卵巢癌一样缺乏特异性症状,故术前诊断较困难,在消化道原发癌中约42%在发现卵巢癌前有原发瘤切除史,50%~60%的患者并无原发肿瘤史,在发现卵巢转移瘤后才寻找到原发肿瘤。

2.盆腔包块

约76.2%患者是以发现盆腔包块而就诊。

3.阴道异常出血

原发于子宫内膜癌转移至卵巢的患者可出现不规则阴道出血。

4.腹水

腹水在卵巢转移肿瘤中相当常见,淋巴引流的障碍和转移瘤的渗出是腹水的主要来源,腹水发生率约为62.5%,大多数为草黄色,少数呈血性。

5.腹痛

可能由于转移瘤增长迅速,腹腔内广泛转移,与原发癌灶进展有关。

(四)诊断依据

同原发性卵巢癌。

(五)治疗

卵巢转移性肿瘤,常因形成盆腔的广泛种植而手术无法切净,故生存率较低,预后比原发性卵巢癌要差。临床收治的多数转移性卵巢癌均系原发灶已经治疗,而后发现卵巢转移癌,或先发现卵巢转移癌后,追踪发现原发病灶的,如卵巢转移癌体积大,固定于盆腔,大量腹水伴恶病质,无法手术可姑息性对症治疗,化疗有一定疗效。

1.手术治疗

如患者一般情况尚可,应积极争取手术切除,手术有利于确诊卵巢肿瘤是原发还是继发。如为原发癌,患者能得到及时有效的治疗;如为继发癌,切除盆腔转移性肿瘤,可解除压迫症状,抑制减少腹水产生,通过腹腔和全身化疗延长患者生存期。

(1)手术范围:多数转移癌局限于卵巢或盆腔,须行全子宫双附件和网膜切除术;如盆腹膜转移灶广泛,应争取做肿瘤细胞减灭术,减小肿瘤体积,增加肿瘤组织对化疗的敏感度;患者体质差有恶病质倾向者,术中且腹腔浆膜层已广泛转移,可行单侧或双侧转移灶切除术。

(2)原发瘤的处理:多数卵巢转移癌来自胃肠道,如查明原发灶在结肠,应争取与转移癌一并切除。如原发为胃癌,病期尚属早期,转移灶局限于盆腔,患者情况允许,可考虑同时切除原发癌,来自乳房的卵巢转移癌,绝大多数原发灶在转移出现前,已手术切除。

2.化疗

转移性卵巢癌常因腹膜内广泛转移,肿瘤体积大,腹膜腔化疗效果不佳,可选择介入动脉灌注化疗有一定临床疗效。

(六)预防

1.原发瘤的预防与筛查

胃癌、结肠癌和乳腺癌为转移性卵巢癌的主要来源,预防转移癌,应以提高对原发癌的早期诊断和治疗,防止治疗过程中的扩散和治疗后复发。

2.其他

对40岁以上的消化道癌或乳腺癌者,在切除原发瘤时,应同期将双侧卵巢切除或放射去势。预防性卵巢切除在提高原发癌的治愈率上具有重要意义。

(雷红丹)

第七节　输卵管肿瘤

一、输卵管良性肿瘤

输卵管、子宫及宫颈都是由胚胎期的副中肾管发育而成的,凡是子宫或宫颈可以发生的肿瘤,在输卵管也可发生,故输卵管肿瘤尽管发生率低,但种类甚多。根据肿瘤的组织发生和形态特征分类如下:①上皮来源,如乳头状瘤等。②间胚叶来源,包括平滑肌瘤、纤维瘤、脂肪瘤、神经肿瘤和腺瘤样瘤等。③生殖细胞来源,如囊性成熟性畸胎瘤、甲状腺瘤等。其中腺瘤样瘤相对多见,其他均属罕见。输卵管良性肿瘤体积一般很小,而平滑肌瘤或畸胎瘤有时体积较大甚或巨大。

(一)诊断步骤

1.病史采集

输卵管原发性良性肿瘤很少见,且常无临床症状,故很少在术前做出诊断。

(1)现病史:除在生育年龄伴有不孕外,常无临床症状,往往因其他手术而发现。输卵管乳头状瘤患者随肿瘤发展渐渐出现阴道排液,浆液性,无臭味,合并感染时呈脓性。畸胎瘤患者可有盆腔或腹部疼痛、痛经、月经不规则及绝经后流血。肿瘤扭转时可有急腹痛,肿瘤破裂时出现腹膜刺激症状。

(2)过去史:多无特殊病史。

(3)生育史:多发于生育年龄女性,可有不孕史。

2.体格检查

肿瘤体积较小时一般无明显的体征,待肿瘤体积逐渐变大时,通过盆腔检查可触及附件形成的肿块。

3.辅助检查

(1)B型超声:在肿瘤早期阶段,超声检查不一定能发现输卵管的肿瘤,当患者有临床症状出现时,多数能在附件区发现异常。

(2)腹腔镜及宫腔镜:对于有怀疑,但是超声检查不能确定的患者,可以进行腹腔镜或宫腔镜检查,以协助诊断,但是最后的确诊还依赖病理组织学检查。

4.诊断

(1)病史:除在生育年龄伴有不孕外,常无临床症状,往往因其他手术而发现。

(2)临床表现:肿瘤体积较小时一般无明显的体征,待肿瘤体积逐渐变大时,通过盆腔检查可触及附件形成的肿块。

(3)辅助检查:在肿瘤早期阶段,超声检查不一定能发现输卵管的肿瘤,当患者有临床症状出现时,多数能在附件区发现异常。对于有怀疑,但是超声检查不能确定的患者,可以进行腹腔镜或宫腔镜检查,以协助诊断。

5.鉴别诊断

输卵管良性肿瘤应与子宫、卵巢的肿瘤,输卵管恶性肿瘤,输卵管炎症相鉴别。

(1)卵巢肿瘤:输卵管肿瘤和卵巢肿瘤位置接近,从体征方面很难区分。影像学显示正常卵巢可排除卵巢肿瘤,若显示肿块呈长椭圆形,应考虑输卵管疾病可能,必要时进行腹腔镜检查或剖腹探查。

(2)输卵管恶性肿瘤:典型的患者可有阵发性阴道排液,腹痛及盆腔肿块"三联征",少数患者阴道脱落细胞学检查可找到恶性细胞。

(3)输卵管炎症:常发生在产后、流产后或宫腔内操作后,表现为两下腹隐痛,两侧附件增粗或有肿块,抗感染治疗有效。

(二)治疗方案

治疗原则按良性肿瘤处理,一般行患侧输卵管切除术,预后良好。

二、输卵管恶性肿瘤

输卵管恶性肿瘤远较良性肿瘤多见,但也仅占女性生殖器肿瘤的0.5%～1%。输卵管恶性肿瘤有原发和继发两种。绝大多数为继发性癌,占输卵管恶性肿瘤的80%～90%,原发灶多位于宫体和卵巢,少数由宫颈癌、直肠癌或乳腺癌转移而来。转移途径主要有直接蔓延及淋巴转移。组织形态与原发灶相同。症状、体征和治疗取决于原发灶,预后不良。

原发性输卵管癌其发病率仅占妇科恶性肿瘤的0.5%,但由于部位隐匿,恶性度高,预后较差。平均发病年龄为52岁,多发生于绝经后。

1.病因

病因不明,可能与慢性输卵管炎有关。70%的输卵管癌患者有慢性输卵管炎,50%有不孕史。

2.病理

单侧居多,好发于壶腹部,病灶起自输卵管黏膜。输卵管肿大增粗形如腊肠,类似输卵管积水或积脓,肿瘤大小多数直径在5～10 cm左右。晚期癌瘤可穿出浆膜层,并可侵犯整个输卵管,与周围组织粘连。切面见输卵管管腔扩大,腔内充满灰白色乳头状或颗粒状癌组织。伞端有时封闭,内有血性液体。镜下为腺癌,根据癌细胞分化程度及组织结构分3级。多数输卵管癌为中分化或低分化癌。组织结构多类似于卵巢的乳头状浆液性腺癌,可找到砂粒体。此外,肿瘤有多种变型,如子宫内膜样癌、腺棘癌、腺鳞癌、鳞癌、透明细胞癌、移行细胞癌及黏液性乳头状癌等。

3.转移途径及分期

癌细胞可经开放的伞端种植于腹膜,造成腹腔内广泛种植转移,也可经髂部、腰部及主动脉旁淋巴结转移,癌细胞还可经血液循环转移至阴道及肺等全身器官。现一般采用 FIGO 2000 年制订的分期方法。

4.临床表现

患者的发病年龄 40~60 岁,平均 55 岁。不育史常见。输卵管癌早期无症状,体征常不典型,易被忽视或延误诊断。临床上常表现为阴道排液、腹痛、盆腔肿块,称输卵管癌"三联征"。

(1)阴道排液:排液是输卵管癌患者最常见也是最具特征性的症状,为浆液性黄水,量多少不一,呈间歇性,有时为血水样稀液。一般无气味,但个别有恶臭。液体可能是输卵管上皮在癌组织的刺激下产生的渗液,由于输卵管伞端常常闭锁或被癌瘤阻塞而通过管腔自阴道流出。

(2)腹痛:大约半数患者有下腹部疼痛,多发生于患侧,为钝痛,一般不重,以后逐渐加剧呈痉挛性绞痛。当阴道排出水样或血性液体后,疼痛常随之缓解。钝痛可能与肿瘤发展,分泌物积聚,使输卵管壁承受压力有关,绞痛可能是由于输卵管企图排出其内容而增加输卵管蠕动所致。如出现剧烈腹痛,则多系并发症引起。

(3)下腹或盆腔包块:部分患者自己能在下腹扪及肿块。妇科检查可触及实性、囊性或囊实性肿物,大小不一,位于子宫一侧或后方,有的深陷于直肠子宫陷凹内,活动受限或固定不动。

(4)阴道出血:阴道不规则出血亦是常见症状之一,出血为肿瘤坏死侵破血管,血液流入子宫经阴道排出。

(5)腹水较少见:呈淡黄色,有时呈血性。

(6)其他:晚期肿块压迫附近器官或广泛转移,可出现排尿不畅、部分肠梗阻的症状,以致恶病质。

5.诊断

本病因少见,易被忽视,术前诊断率极低。如注意患者的临床症状,提高警惕,结合盆腔检查及各种辅助检查,术前诊断率将会提高。常用的辅助检查方法有以下几个方面。

(1)阴道细胞学检查:由于输卵管与宫腔相通,涂片中找到癌细胞的机会也较卵巢癌高。阴道涂片阳性,特别是涂片中见不典型腺上皮纤毛细胞,而宫颈和子宫内膜检查又排除癌症存在者,应考虑为输卵管癌的诊断。

(2)分段诊断性刮宫:对绝经后阴道出血或不规则阴道出血,阴道排液者,经分段诊刮,除外宫颈及子宫内膜病变,有助于输卵管癌的诊断。

(3)腹腔镜检查:见输卵管增粗,外观如输卵管积水,有时可见到赘生物。但晚期病变播散到盆腹腔器官及卵巢,并有粘连,腹腔镜检查不易与卵巢癌相鉴别。

(4)B 超、CT 及 MRI 检查:可确定肿块部位、大小、性质及有无腹水等,有助于明确诊断和术前估计分期。

(5)血清 CA125 测定:有助于诊断,但无特异性。

6.鉴别诊断

输卵管癌与卵巢肿瘤、输卵管卵巢囊肿不易鉴别。若不能排除输卵管癌,宜及早剖腹探查确诊。

(1)附件炎性肿物:原发性输卵管癌与输卵管积水或输卵管卵巢囊肿均可表现为活动受限的附件囊肿,盆腔检查时很难区别,且两者均可有长期不育的病史。但是如果患者有阴道排液,则应多考虑为输卵管癌。有时两者在手术中仍难鉴别,应在切下肿物后立即剖开,如输卵管腔内有乳头状组织应送冰冻检查,以利于诊断。

(2)卵巢肿瘤:早期时根据其临床表现鉴别一般不困难,当晚期伴有广泛的盆腹腔种植转移时,术前很难鉴别。

(3)子宫内膜癌:症状易混淆。一般内膜癌没有子宫外的肿块,通过刮宫病理即可确诊。但晚期输卵管癌侵及宫腔并扩散至附件时很难鉴别。

7.治疗

治疗原则同卵巢上皮性癌。

8.预后

输卵管癌的 5 年存活率为 20%~30%。预后与临床分期密切相关,Ⅰ期高达 77%,Ⅱ期约 40%,Ⅲ期仅 20%。

(雷红丹)

第十六章

生殖内分泌疾病

第一节　经前期综合征

经前期综合征（premenstrual syndromes，PMS）又称经前紧张症（premenstrual tension，PMS）或经前紧张综合征（premenstrual tension syndrome，PMTS），是育龄妇女常见的问题。PMS 是指月经来潮前 7～14 d（即在月经周期的黄体期），周期性出现的躯体症状（如乳房胀痛、头痛、小腹胀痛、水肿等）和心理症状（如烦躁、紧张、焦虑、嗜睡、失眠等）的总称。PMS 症状多样，除上述典型症状外，自杀倾向、行为退化、嗜酒、工作状态差甚至无法工作等也常出现于 PMS。由于 PMS 临床表现复杂且个体差异巨大，因此诊断的关键是症状出现的时间及严重程度。PMS 发生于黄体期，随月经的结束而完全消失，具有明显的周期性，这是区分 PMS 和心理性疾病的重要依据；上述心理及躯体症状只有达到影响女性正常的工作、生活、人际交往的程度才称为 PMS。

一、历史、概念及在疾病分类学中的位置

有关 PMS 的定义、概念以及其在疾病分类学中的位置在相当一段时间并无定论。Dalton（1984）的定义为"经前再发症状，月经后期则缺乏症状"。美国精神病协会（APA）出版的诊断统计手册第三修订版（DSM-Ⅲ-R，1987）用"黄体后期心境恶劣障碍（late-luteal phase dysphoric disorder，LLPDD）"来概括经前出现的一组症状，后来在诊断统计手册第四版（DSM-Ⅳ，1994）更名为"经前心境恶劣障碍（premenstrual dysphoric disorder，PMDD）"。国际疾病分类系统（ICD-9，1978；ICD-10，1992）将大多数疾病实体按他们的主要表现分类，PMS 被包括在"泌尿生殖疾病"类之下，犹如伴发于女性生殖器官和月经周期的疼痛或其他状态一样。因此国际上两大分类系统对 PMS 作了不同的处理，DSM 认为它可能是一种心境障碍，ICD 则视为妇科疾病。中国精神疾病分类方案与诊断标准第二版修订（CCMD-2-R，1995）将 PMS 列入"内分泌障碍所致精神障碍"类目中，认为 PMS"能明确内分泌疾病性质"，但命名为经期精神障碍（经前期紧张综合征）。

PMS 的临床特点必须考虑：①在大多数月经周期的黄体期，再发性或循环性出现症状。②症状于经至不久缓解，在卵泡期持续不会超过一周。③招致情绪或躯体苦恼或日常功能受累或受损。④症状的再发，循环性和定时性，症状的严重性和无症状期均可通过前瞻性逐日评定得到证实。

二、流行病学研究

PMS 的患病率各地报道不一，这与评定方法（回顾性或前瞻性）、调查者的专业、调查样本人群、症状严重水平不一，以及一些尚未确定的因素有关。在妇女生殖阶段可发生，初潮后未婚少女的患病率低，产后倾向出现 PMS。

美国妇产科学院委员会声明 66 号(1989 年 1 月)指出,一般认为 20%~40% 妇女在经前体验到一些症状,只有 5% 对工作或生活方式带来一定程度的显著影响。

对生活方式不同(包括尼姑、监狱犯人、女同性恋者)的 384 名妇女进行 147 项问卷研究,结果发现家庭主妇和教育水平低者有较多的水潴留,自主神经症状和负性情感,但年龄、种族、性偏向、显著的体育活动、婚姻状态或收入与 PMS 的发生率不相关(Friedman 和 Jaffe,1985)。双生儿研究显示单卵双生儿发生 PMS 的同病率为 94%,双卵双生儿为 44%,对照组为 31%(Dalton 等,1987)。另一项来自伯明翰的 462 对妇女双生儿的研究亦支持 Dalton 等的结果,并认为 PMS 是具遗传性的(Vanden Akker 等,1987)。口服避孕药(OC)似可降低 PMS 的发生率。爱丁堡大学于 1974 年调查 3298 名妇女,其中 756 人服用 OC,2542 人未服,结果发现口服 OC 者较少发生 PMS(Sheldrake 和 Cormack,1976)。月经长周期(>40 d)和周期不规律者 PMS 发生率低,而且主要表现为躯体症状如胃痛、背痛和嗜睡。月经周期长度在 31~40 d 者体验到较多的经前症状,而且躯体症状和情绪症状均明显。短而不规律的月经周期妇女则经前症状主要表现为情绪症状,如抑郁、紧张和激惹(Sheldrake 和 Cormack,1976)。

PMS 与产后抑郁症呈正相关,已得到证实。Dalton(1982)报告 610 例 PMS 妇女中,56% 在产后出现抑郁症。一些妇女回忆 PMS 是继产后抑郁症之后发生的,另一些则报告受孕前出现 PMS,但 PMS 的严重程度却在产后抑郁症减轻后加重。

PMS 与围绝经期综合征的相关性也为多数学者研究证实。PMS 与围绝经期综合征均有心理症状及躯体症状,均可表现为与卵巢激素水平波动相关的烦躁、抑郁、疲惫、失眠及乳房胀痛、水肿等,在激素水平稳定后(月经结束及绝经后数年)原有症状及体征消失。在经前期和围绝经期原有的抑郁等心理疾患可表现增强,因此 PMS 和围绝经期抑郁均需和原发心理疾病相鉴别。除了临床表现的相关性,围绝经期综合征和 PMS 在流行病学上也密切相关。Harlow 等的研究发现,围绝经期综合征的女性在抑郁流行病学评分(CES-D)中表现为明显抑郁者,多数患有 PMS。同样 Becker 等用视觉模拟评分(VAS)评价女性的心情状态,也发现女性围绝经期的情绪感受与既往经前期的心境变化明显相关。Freeman 等的研究认为患有 PMS 的女性在围绝经期出现抑郁、失眠、性欲低下的可能性大,因此 PMS 在一定程度上可以预测围绝经期抑郁的出现。在易感人群中,PMS 和围绝经期抑郁不但易相继出现,还常常同时发生。围绝经期女性,患有围绝经期抑郁的较未患者出现月经周期相关症状及 PMDD 的明显增多。在 Richards 等的研究中有 21% 的围绝经期抑郁患者同时伴有中度以上的 PMDD,而仅有 3% 的围绝经期非抑郁女性出现这一疾病。此外,患有 PMS 及围绝经期抑郁的女性也常伴有其他激素相关的情绪异常如产褥抑郁,及其他激素非相关的心理疾患如抑郁症。

经前期综合征与精神疾病关系受到妇科学家、心理学家、精神病学家较多的重视与研究。妇女复发性精神病状态,不论是认知、情感或混合功能障碍均易于在经前复发。Schukit(1975)和 Wetzel(1975)报告类似结果,情感性疾病患者不仅 PMS 发生率高(72%),症状严重,出现经前不适症状亦较正常人多(Coppen,1956),并且现存的情感症状在经前趋向恶化。精神分裂症患者往往在经前恶化,急性精神病症状掩盖了经前不适,导致对检出 PMS 发生率带来困难。多数研究指出,经前期和月经期妇女自杀较之其他阶段多,但这些资料的取得多系回顾性。Mackinnon(1959)的研究并非回顾性,而系死后病理检查子宫内膜改变以确定月经周期。他们指出,黄体期自杀者增多,其高峰在黄体期的早、中期,死于黄体中期者约占 60%;与其他死亡者比较,自然死亡发生于黄体期者占 84%,意外事故为 90%,自杀为 89%,提示在月经周期后半期内妇女容易死于自杀、外伤、中毒和疾病。

三、病因与发病机制

近年研究表明,PMS 病因涉及诸多因素的联合,如社会心理因素、内分泌因素及神经递质的调节等。但 PMS 的准确机制仍不明,一些研究结果尚有矛盾之处,进一步的深入研究是必要的。

(一)社会心理因素

情绪不稳定及神经质、特质焦虑者容易体验到严重的 PMS 症状。应激或负性生活事件可加重经前症状,而休息或放松可减轻之,均说明社会心理因素在 PMS 的发生或延续上发挥作用。

(二)内分泌因素

1.孕激素

英国妇产科学家 Dalton(1984)推断 PMS 是由于经前孕酮不足或缺陷,而且应用黄体酮治疗可以获得明显效果。然而相反的报道则发现 PMS 妇女孕酮水平升高。Hammarback 等(1989)对 18 例 PMS 妇女连续二月逐日测定血清雌二醇和孕酮,发现严重 PMS 症状与黄体期血清这两种激素水平高相关。孕酮常见的不良反应如心境恶劣和焦虑,类似普通的经前症状。

这一疾病仅出现于育龄女性,青春期前、妊娠期、绝经后期均不会出现,且仅发生于排卵周期的黄体期。给予外源性孕激素可诱发此病,在激素替代治疗(hormone replace therapy,HRT)中使用孕激素建立周期引发的抑郁情绪和生理症状同 PMS 相似;曾患有严重 PMS 的女性,行子宫加双附件切除术后给予 HRT,单独使用雌激素不会诱发 PMS,而在联合使用雌孕激素时 PMS 复发。相反,卵巢内分泌激素周期消失,如双卵巢切除或给予促性腺激素释放激素激动剂(GnRHa)均可抑制原有的 PMS 症状。因此,卵巢激素尤其是孕激素可能与 PMS 的病理机制有关,孕激素可增加女性对甾体类激素的敏感性,使中枢神经系统受激素波动的影响增加。

2.雌激素

(1)雌激素降低学说:正常情况下雌激素有抗抑郁效果,经前雌激素水平下降可能与 PMS,特别是经前心境恶劣的发生有关。Janowsky(1984)强调雌激素波动(中期雌激素明显上升,继之降低)的作用。

(2)雌激素过多学说:持此说者认为雌激素水平绝对或相对高,或者对雌激素的特异敏感性可招致 PMS。Morton(1950)报告给妇女注入雌激素可产生 PMS 样症状。Backstrom 和 Cartenson(1974)指出,具有经前焦虑的妇女,雌激素/黄体酮比值较高。雌孕激素比例异常可能与 PMS 发生有关。

3.雄激素

Lahmeyer(1984)指出,妇女雄激素来自卵巢和肾上腺。在排卵前后,血中睾酮水平随雌激素水平的增高而上升,且由于大部分来自肾上腺,故于围月经期并不下降,其时睾酮/雌激素及睾酮/孕激素之比处于高值。睾酮作用于脑可增强两性的性躯力和攻击行为,而雌激素和孕酮可对抗之。经前期雌激素和孕酮水平下降,脑中睾酮失去对抗物,这至少与一些人 PMS 的发生有关,特别是心境改变和其他精神病理表现。

(三)神经递质

研究表明在 PMS 女性中血清性激素的浓度表现为正常,这表明除性激素外还可能有其他因素作用。PMS 患者常伴有中枢神经系统某些神经递质及其受体活性的改变,这种改变可能与中枢对激素的敏感性有关。一些神经递质可受卵巢甾体激素调节,如 5-羟色胺(5-HT)、乙酰胆碱、去甲肾上腺素、多巴胺等。

1.乙酰胆碱(Ach)

Janowsky(1982)推测 Ach 单独作用或与其他机制联合作用与 PMS 的发生有关。在人类 Ach 是抑郁和应激的主要调节物,引起脉搏加快和血压上升,负性情绪,肾上腺交感胺释放和止痛效应。Rausch(1982)发现经前胆碱能占优势。

2.5-HT 与 γ-氨基丁酸

经前 5-HT 缺乏或胆碱能占优势可能在 PMS 的形成上发挥作用。选择性 5-HT 再摄取阻断剂(SSRLS)如氟西汀、舍曲林问世后证明它对 PMS 有效,而那些主要作用于去甲肾上腺素能的三环抗抑郁剂的效果较差,进一步支持 5-HT 在 PMS 病理生物学中的重要作用。PMDD 患者与患 PMS 但无情绪障碍者及正常对照组相比,5-HT 在卵泡期增高,黄体期下降,波动明显增大,因此 Inoue 等认为,5-HT 与 PMS、PMDD 出现的心理症状密切相关。5-羟色胺能系统对情绪、睡眠、性欲、食欲和认知具有调节功能,在抑郁的发生发展中起到重要作用。雌激素可增加 5-HT 受体的数量及突触后膜对 5-HT 的敏感性,并增加 5-HT 的合成及其代谢产物 5-羟吲哚乙酸的水平。有临床研究显示选择性 5-HT 再摄取抑制剂(SSRIs)可增加血液中 5-HT 的浓度,对治疗 PMS/PMDD 有较好的疗效。

另外,有研究认为在抑郁、PMS、PMDD 的患者中 γ-氨基丁酸(GABA)活性下降,Epperson 等用磁共振质谱分析法测定 PMDD 及正常女性枕叶皮质部的 GABA、雌激素、孕激素等水平发现,PMDD 者卵泡期 GABA 水平明显低于对照组;同时 Epperson 等认为 PMDD 患者可能存在 GABA 受体功能的异常。PMS 女性黄体期异孕烷醇酮水平较低,而异孕烷醇酮有 GABA 激活作用,因此低水平的异孕烷醇酮使 PMS 女性 GABA 活性降低,产生抑郁。此外,雌激素兼具增加 GABA 的功能及 GABA 受体拮抗剂的双重功能。

3.类鸦片物质与单胺氧化酶

Halbreich 和 Endicott(1981)认为内啡肽水平变化与 PMS 的发生有关。他们推测 PMS 的许多症状类似类鸦片物质撤出。目前认为在性腺类固醇激素影响下,过多暴露于内源性鸦片肽并继之脱离接触可能参与 PMS 的发生(Reiser 等,1985)。持单胺氧化酶(MAO)学说则认为 PMS 的发生与血小板 MAO 活性改变有关,而这一改变是受孕酮影响的(Klaiber 等,1971)。正常情况下,雌激素对 MAO 活性有抑制效应,而黄体酮对组织中 MAO 活性有促进作用。MAO 活性增强被认为是经前抑郁和雌激素/孕激素不平衡发生的中介。MAO 活性增加可以减少有效的去甲肾上腺素,导致中枢神经元活动降低和减慢。MAO 学说可解释经前抑郁和嗜睡,但无法说明其他众多的症状。

4.其他

前列腺素可影响钠潴留,以及精神、行为、体温调节及许多 PMS 症状,前列腺素合成抑制剂能改善 PMS 躯体症状。一般认为此类非甾体抗炎药物可降低引起 PMS 症状的中介物质的组织浓度起到治疗作用。维生素 B_6 是合成多巴胺与五羟色胺的辅酶,维生素 B_6 缺乏与 PMS 可能有关,一些研究发现维生素 B_6 治疗似乎比安慰剂效果好,但结果并非一致。

四、临床表现

历来提出的症状甚为分散,可达 200 项之多,近年研究提出大约 20 类症状是常见的,包括躯体、心理和行为三个方面。其中恒定出现的是头痛、疼痛、肿胀、嗜睡、易激惹和抑郁,行为笨拙,渴望食物。但表现有较大的个体差异,取决于躯体健康状态,人格特征和环境影响。

(一)躯体症状

1.水潴留

经前水潴留一般多见于踝、小腿、手指、腹部和乳房,可导致乳房胀痛、体重增加、面部虚肿和水肿,腹部不适或胀满或疼痛,排尿量减少。这些症状往往在清晨起床时明显。

2.疼痛

头痛较为常见,背痛、关节痛、肌肉痛、乳房痛发生率亦较高。

3.自主神经功能障碍

常见恶心、呕吐、头晕、潮热、出汗等。可出现低血糖,许多妇女渴望摄入甜食。

(二)心理症状

主要为负性情绪或心境恶劣:

1.抑郁

心境低落、郁郁不乐、消极悲观、空虚孤独,甚至有自杀意念。

2.焦虑、激动

烦躁不安,似感到处于应激之下。

3.运动共济和认知功能改变

可出现行动笨拙、运动共济不良、记忆力差、自感思路混乱。

(三)行为改变

可表现为社会退缩,回避社交活动;社会功能减低,判断力下降,工作时失误;性功能减退或亢进等改变。

五、诊断与鉴别诊断

(一)诊断标准

PMS 具有三项属性(经前期出现;在此以前无同类表现;经至消失),诊断一般不难。

美国国立精神卫生研究院的工作定义如下:一种周期性的障碍,其严重程度是以影响一个妇女生活的一些方面(如为负性心境,经前一周心境障碍的平均严重程度较之经后一周加重 30%),而症状的出现与月经有一致的和可以预期的关系。这一定义规定了 PMS 的症状出现与月经有关,对症状的严重程度做出定量化标准。美国精神学会对经前有精神症状(premenstrual dysphoric disorder,PMDD)的 PMS 测定的诊断标准见表 16-1。

表 16-1 PMDD 的诊断标准

对患者 2～3 个月经周期所记录的症状前瞻性评估。在黄体期的最后一个星期存在 5 个(或更多个)下述症状,并且在经后消失,其中至少有 1 种症状必须是 1、2、3 或 4。
1.明显的抑郁情绪,自我否定意识,感到失望。
2.明显焦虑、紧张,感到"激动"或"不安"。
3.情绪不稳定,比如突然伤感、哭泣或对拒绝增加敏感性。
4.持续和明显易怒或发怒或与他人的争吵增加。
5.对平时活动(如工作、学习、友谊、嗜好)的兴趣降低。
6.主观感觉注意力集中困难。
7.嗜睡、易疲劳或能量明显缺乏。
8.食欲明显改变,有过度摄食或产生特殊的嗜食渴望。
9.失眠。
10.主观感觉不安或失控。
11.其他身体症状,如乳房触痛或肿胀、头痛、关节或肌肉痛、肿胀感、体重增加。
这些失调必是明显干扰工作、学习或日常的社会活动及与他人的关系(如逃避社会活动,生产力和工作学习效率降低)。
这些失调务必不是另一种疾病加重的表现(如重症抑郁症、恐慌症、恶劣心境或人格障碍)

(二)诊断方法

前瞻性每日评定计分法目前获得广泛应用,它在确定 PMS 症状的周期性方面是最为可信的,评定周期需患者每天记录症状,至少记录 2 至 3 个周期,见表 16-2。

表 16-2 经前症状日记

姓名		日期			末次月经		
	周一	周二	周三	周四	周五	周六	周日
月经(以×表示)							
体重增加							
臂/腿肿胀							
乳房肿胀							
腹部肿胀							
痛性痉挛							
背痛							
身体痛							
神经紧张							

姓名		日期			末次月经		
	周一	周二	周三	周四	周五	周六	周日
情绪波动							
易怒							
不安							
失去耐心							
焦虑							
紧张							
头晕							
抑郁							
健忘							
哭闹							
精神错乱							
失眠							
嗜甜食							
食欲增加							
头痛							
疲劳							
兴奋							
松弛							
友好							
活力							
每天体重							
每天基础体温							

1.每晚记下你注意到的上述症状;无:空格;轻:记 1;中:记 2(干扰每天生活);重:记 3(不能耐受);2.记录每天清晨的体重(排空膀胱);3.起床前测基础体温

(三)鉴别诊断

1.月经周期性精神病

PMS 可能是在内分泌改变和心理社会因素作用下起病的,而月经周期性精神病则有着更为深刻的原因和发病机制。PMS 的临床表现是以心境不良和众多躯体不适组成,不致发展为重性精神病形式,可与月经周期性精神病区别。

2.抑郁症

PMS 妇女有较高的抑郁症发生风险以及抑郁症患者较之非情感性障碍患者有较高的 PMS 发生率已如上述。根据 PMS 和抑郁症的诊断标准,可作出鉴别。

3.其他精神疾病经前恶化

根据 PMS 的诊断标准与其他精神疾病经前恶化进行区别。

须注意疑难病例诊断过程中妇科、心理、精神病专家协作的重要性。

六、治疗

PMS 的治疗应针对躯体、心理症状、内在病理机制和改变正常排卵性月经周期等方面。此外,心理治疗和家庭治疗亦受到较多的重视。轻症 PMS 病例采取环境调整、适当膳食、身体锻炼、改善生活方式、应激处理和社会支持等措施即可,重症患者则需实施以下治疗。

（一）调整生活方式

包括合理的饮食与营养、适当的身体锻炼、戒烟、限制盐和咖啡的摄入。可改变饮食习惯，增加钙、镁、维生素 B₆、维生素 E 的摄入等，但尚没有确切、一致的研究表明以上维生素和微量元素治疗的有效性。体育锻炼可改善血液循环，但其对 PMS 的预防作用尚不明确，多数临床专家认为每日锻炼 20～30 min 有助于加强药物治疗和心理治疗。

（二）心理治疗

心理因素在 PMS 发生中所起的作用是不容忽视的。精神刺激可诱发和加重 PMS。要求患者日常保持乐观情绪，生活有规律，参加运动锻炼，增强体质，行为疗法曾用以治疗 PMS，放松技术有助于改善疼痛症状。生活在经前综合征妇女身边的人，如父母、丈夫、子女等，要多关心患者，对她们在经前出现的心境烦躁，易激惹等给以容忍和同情。工作周围的人也应体谅她们经前发生的情绪症状，在各方面予以照顾，避免在此期间从事驾驶或其他具有危险性的作业。

（三）药物治疗

1.精神药物

（1）抗抑郁药：5-羟色胺再摄取抑制剂（selective serotonergic reuptake inhibitors，SSRIs）对 PMS 有明显疗效，达 60%～70% 且耐受性较好，目前认为是一线药物。如氟西汀（百忧解）20 mg 每日一次，经前口服至月经第 3 天。减轻情感症状优于躯体症状。舍曲林（sertraline）剂量为每日 50～150 mg。三环类抗抑郁药氯丙咪嗪（clomipramine）是一种三环类抑制 5 羟色胺和去甲肾上腺素再摄取的药物，每天 25～75 mg 对控制 PMS 有效，黄体期服药即可。SSRIs 与三环类抗抑郁药物相比，无抗胆碱能、低血压及镇静等不良反应，并具有无依赖性和无特殊的心血管及其他严重毒性作用的优点。SSRIs 除抗抑郁外也有改善焦虑的效应，目前应用明显多于三环类。

（2）抗焦虑药：苯二氮䓬类用于治疗 PMS 已有很长时间，如阿普唑仑为抗焦虑药，也有抗抑郁性质，用于 PMS 获得成功，起始剂量为 0.25 mg，1 天 2～3 次，逐渐递增，每日剂量可达 2.4 mg 或 4 mg，在黄体期用药，经至即停药，停药后一般不出现戒断症状。

2.抑制排卵周期

（1）口服避孕药：作用于 H-P-O 轴可导致不排卵，常用以治疗周期性精神病和各种躯体症状。口服避孕药对 PMS 的效果不是绝对的，因为一些亚型用本剂后症状不仅未见好转反而恶化。就一般病例而论复方短效单相口服避孕药均有效。国内多选用复方炔诺酮或复方甲地孕酮。

（2）达那唑：一种人工合 17a-乙炔睾酮的衍生物，对下丘脑-垂体促性腺激素有抑制作用。100～400 mg/d 对消极情绪、疼痛及行为改变有效，200 mg/d 能有效减轻乳房疼痛。但其雄激素活性及致肝功能损害作用，限制了其在 PMS 治疗中的临床应用。

（3）促性腺激素释放激素激动剂（GnRHa）：GnRHa 在垂体水平通过降调节抑制垂体促性腺激素分泌，造成低促性腺激素水平及低雌激素水平，达到药物切除卵巢的疗效。有随机双育安慰剂对照研究证明 GnRHa 治疗 PMS 有效。单独应用 GnRHa 应注意低雌激素血症及骨量丢失，故治疗第 3 个月应采用反加疗法（add-back therapy）克服其不良反应。

（4）手术切除卵巢或放射破坏卵巢功能：虽然此方法对重症 PMS 治疗有效，但卵巢功能破坏导致绝经综合征及骨质疏松性骨折、心血管疾病等风险增加，应在其他治疗均无效时酌情考虑。对中、青年女性患者不宜采用。

3.其他

（1）利尿剂：PMS 的主要症状与组织和器官水肿有关。醛固酮受体拮抗剂螺内酯不仅有利尿作用，对血管紧张素功能亦有抑制作用。剂量为 25 mg 每天 2～3 次，可减轻水潴留，并对精神症状亦有效。

（2）抗前列腺素制剂：经前子宫内膜释放前列腺素，改变平滑肌张力，免疫功能及神经递质代谢。抗前列腺素如甲芬那酸 250 mg 每天 3 次，于经前 12 天起服用。餐中服可减少胃刺激。如果疼痛是 PMS 的标志,抗前列腺素有效。除对痛经、乳胀、头痛、痉挛痛、腰骶痛有效,对紧张易怒症状也有报告有效。

(3)多巴胺拮抗剂:高催乳素血症与 PMS 关系已有研究报道。溴隐亭为多巴胺拮抗剂,可降低 PRL 水平并改善经前乳房胀痛。剂量为 2.5 mg,每日 2 次,餐中服药可减轻副反应。

七、临床特殊情况的思考和建议

由于经前期综合征临床表现复杂且个体差异巨大,因此诊断的关键是症状出现的时间及严重程度。PMS 发生于黄体期,随月经的结束而完全消失,具有明显的周期性。轻症 PMS 病例通过调整环境、改善生活方式、提供社会支持等予以治疗。重症患者尤其伴有明显负性情绪或心境恶劣如焦虑、抑郁、甚至有自杀意念等,应及时与精神疾病科联系,协作管理治疗,包括采用抗抑郁、抗焦虑药物的治疗。

(杨秀玮)

第二节 功能失调性子宫出血

功能失调性子宫出血(简称功血,dysfunctional uterine bleeding)是因下丘脑一垂体一卵巢轴内分泌功能调节失衡所导致的大量的子宫出血,而没有器质性原因。功血可发生在青春期至绝经期之间的任何年龄,表现为周期的缩短、经期的延长和(或)月经量的增多,是妇产科的常见病和多发病之一。临床上一般分为无排卵型和有排卵型两大类,85%的患者为无排卵型,其中绝大部分发生在绝经前期。

功血出血所涉及的机制各不相同,但每个机制均与类固醇激素的刺激相关。临床治疗的关键是要识别或确定发生机制。各式各样的内外生殖道病理都可以表现成无排卵性出血。仔细询问月经病史和体格检查,通常可提供区别于其他异常出血的原因的大部分信息。当强烈怀疑有器质性改变或经验治疗失败时,需额外的评估。

一、病理生理机制

(一)正常月经出血的生理

月经期的阴道流血是子宫内膜在卵巢周期的调控下发生的规律性剥脱的结果。它的正常周期的范围应是 25～35 d,平均 28～30 d。月经期的时间范围应是 2～7 d,平均 3～5 d。月经量平均是每周期 80 mL 左右。子宫内膜在卵巢周期的卵泡期中受雌激素的影响,发生增生期改变;排卵后,黄体形成分泌大量的孕激素和雌激素,子宫内膜发生分泌期改变。如果排出的卵母细胞没有发生受精,黄体的寿命为 10～12 d,当黄体自然萎缩造成雌孕激素的水平骤然下降到一定的水平,子宫内膜的血管破裂出血,形成黏膜下血肿和出血,内膜组织崩解,月经来潮。

1.月经的出血机制

经典的关于月经期出血的机制认为,一个月经周期的子宫内膜变化,是由于雌孕激素的撤退诱导子宫内膜基底层中的螺旋小动脉血管痉挛,引起内膜缺氧的凝固性坏死,导致月经的开始。而持续更强烈的血管收缩导致子宫内膜萎缩坏死脱落,月经血止。在下一个周期中产生的雌激素作用下子宫内膜上皮再生。

但是较近期的调查结果不支持经典的月经缺氧学说。在月经前,经过灌注研究未能证明子宫内膜血流减少,人类在处于月经前期子宫内膜并未测到经典的缺氧诱导因子。组织学证明,月经早期的子宫内膜是呈灶性坏死、炎症和凝血改变,而不是血管收缩和缺氧引起的弥漫性透明变性或凝固性坏死。过去十年中,月经发生机制的理论已经有所改变。可能不能完全用"血管事件"来解释,推测是延伸到子宫内膜基底层螺旋动脉系统上的子宫内膜功能层的毛细血管丛的酶的自身消化引发月经。月经止血的经典机制没有发生变化,包括了凝血机制、局部的血管收缩和上皮细胞再形成。血管事件在月经止血中发挥重要的作用。

2.月经出血机制相关的酶活性

由雌孕激素的撤退引起的子宫内膜酶降解机制,包括细胞内溶酶体酶的释放数量,炎性细胞的浸润蛋白酶和基质金属蛋白酶。在分泌早期,酸性磷酸酶和其他溶解酶只限于细胞内溶酶体内,孕激素抑制溶酶体膜的稳定,抑制酶的释放。由于雌激素和孕激素水平在经前下降,溶酶体膜破坏,酶释放到上皮细胞和间质细胞的胞浆中,最终进入细胞间隙。完好的子宫内膜表层和桥粒可以阻碍这些蛋白酶对自身的消化降解,桥粒的溶解也就破坏了这个防御功能,造成内膜细胞连接的崩解导致血管内皮细胞中血小板沉积,前列腺素释放,血管栓塞,红细胞渗出和组织坏死。

3.月经出血时内膜的炎性反应

孕激素撤退也会刺激子宫内膜的炎性反应。在月经前期,子宫内膜白细胞总数显著增加,较血浆增加高达 40%,子宫内膜中炎性细胞浸润(包括中性粒细胞、嗜酸性粒细胞巨噬细胞和单核细胞),趋化因子合成的白细胞介素-8(IL-8)等细胞因子增加。月经时,白细胞产生一系列细胞分子活化,包括细胞因子、趋化因子以及一系列的酶,有助于降解细胞外基质,直接或间接地激活其他蛋白酶。

基质金属蛋白酶是蛋白水解酶家族的一种,可降解细胞外基质和基膜。基质金属蛋白酶包括了可降解细胞间质和基膜的胶原酶,进一步消化胶原的胶原酶,可连接纤维蛋白、层粘连蛋白和糖蛋白的纤维连接蛋白。每个家族成员都需要酶作用底物和以酶原形式存在,能被纤维蛋白酶、白细胞蛋白酶或其他金属蛋白酶激活。在月经前期子宫内膜酶原被广泛激活并显著增加。总之,孕激素抑制子宫内膜金属蛋白酶的表达,孕激素的撤退促进了细胞外基质的金属蛋白的酶的分泌,局部子宫内膜上皮细胞,基质和血管内皮细胞和局部组织的基质金属蛋白酶抑制了酶的活化。在正常月经后因为增加的雌激素水平,金属蛋白酶的表达也是被抑制的。

4.月经的内膜毛细血管出血机制

由于子宫内膜内逐渐增加的酶的降解,最终扰乱了内膜下毛细血管和静脉血管系统,导致间质出血;内膜的表面破溃,血液流入子宫内膜腔。最终内膜的改变延伸到功能层,基底动脉破裂导致增厚、水肿和松懈的内膜间质出血。子宫内膜脱落开始并逐步延伸至宫底。

月经血是包括子宫内膜碎片、大量的炎症细胞、血红细胞和蛋白水解酶。由于纤维蛋白溶解酶对纤维蛋白的溶解作用,使月经血呈不凝固,并促进蜕变组织排出。纤维蛋白酶原(纤维蛋白溶酶原激活剂)常出现在分泌晚期和月经期内膜中,激活了蛋白激酶导致出血。在一定程度上,月经出血量是由纤维蛋白溶解和凝固之间的平衡所决定的。子宫内膜间质细胞组织因子和纤溶酶原激活物抑制物(PAI)-1 促进凝血纤维溶解之间的平衡。月经早期,血管内血小板以及血栓形成自限性地减少出血量。血小板减少症及血友病的妇女月经量多,可以推断在月经止血中血小板和凝血因子的重要作用。然而,最终的月经出血停止依赖于血管收缩反应,有可能是子宫内膜基底层螺旋动脉,或子宫肌层的动脉的收缩。内皮素是强有力的长效血管收缩剂,月经期子宫内膜含有高浓度的内皮素和前列腺素,两者共同作用导致螺旋动脉收缩。

5.子宫内膜月经期出血还受到内分泌和免疫系统各种因子的调节

(1)前列腺素(prostaglandins,PGs):PGs 在全身分布广泛。子宫内膜不仅是 PGs 的合成场所,也是作用部位。主要的种类是 PGF_{2a} 和 PGE_{2a}。PGs 在月经周期各个阶段都有分泌,但在月经期含量最高。PGs 对血管平滑肌有强收缩作用,在雌孕激素的调控下,使月经期子宫内膜血管发生痉挛,出血。

(2)血管内皮素(endothelin,ET):内皮素-1 是一种强血管收缩剂,在子宫内膜中合成和释放。它能够促使 PGF_{2a} 的合成,对月经后内膜修复起重要的作用。

(3)雌激素受体和孕激素受体:雌激素受体有 ERα 和 ERβ 两个亚型,在内膜中以 ERα 为主。孕激素受体亦有 PRA 和 PRB 两个亚型,位于子宫内膜的受体以 PRA 为主。雌孕激素通过其受体分别作用在子宫内膜上,使子宫内膜产生周期性改变。雌激素促使子宫内膜腺体和腺上皮增生,而孕激素则促使子宫内膜间质水肿,使间质中的酸性黏多糖结构崩解,便于内膜的剥脱。

(4)溶酶体酶:在月经周期中的子宫内膜,受雌孕激素调节,合成许多溶酶体,包含很多种水解酶。当雌孕激素水平下降或撤退时,溶酶体膜释放大量水解酶和胶质酶,使子宫内膜崩解,刺激 PGs 的大量合成,使螺旋小动脉痉挛性收缩,继而破裂出血。

(5)基质金属蛋白酶(matrix metalloproteinase,MMPs):MMPs包括胶原酶、明胶酶、间质溶解素等,月经期子宫内膜中分泌增多,这些酶对细胞外基质有强的降解作用,可能参与月经内膜的溶解和破坏的机制。

6.正常月经出血的自限性模式

(1)在雌孕激素同时撤退时,子宫内膜脱落产生月经。由于月经周期中的雌孕激素均匀作用于整个子宫内膜,导致内膜功能层脱落和基底上皮层血管收缩、血液凝固、上皮重建等机制有效地限制出血的量和时间。

(2)随着雌孕激素序贯刺激子宫内膜,使上皮细胞增殖、间质细胞和微血管的结构稳定,避免了内膜的突破性出血。

7.子宫内膜对类固醇激素的生理和药理反应

正常月经出血是由一个排卵周期结束后雌孕激素同时撤退引起的。同样的出血机制也出现在黄体酮撤退时或激素剂量不足时,包括绝经后雌孕激素替代治疗后和规律口服避孕药后的阴道出血。在这种情况下,出血一般是可预测的,量和时间都是可控的。

(1)雌激素撤退性出血:卵巢去势,即双侧卵巢切除术后的妇女或绝经后妇女接受单一的雌激素替代治疗时或停药时可发生出血,或某些患者排卵前雌激素短暂下降时可引起月经间期出血。

(2)雌激素突破性出血:发生在各种原因的长期持续性无排卵的妇女。雌激素突破性出血的量和持续时间取决于子宫内膜雌激素作用的剂量和持续时间。相对较低的长时间的雌激素刺激通常出血量少或点滴出血,但持续时间较长。而持续的高水平雌激素刺激常在时间不等的闭经后,发生急剧的大量出血。

(3)孕激素撤退性出血:发生在外源性孕激素治疗停止后。孕激素撤退性出血通常只发生在已经有一定外源性或内源性雌激素的子宫内膜中。出血量和持续时间差别很大,一般与既往雌激素刺激子宫内膜的时间和量有关。雌激素水平作用或闭经时间很短时,出血程度轻,量很少,甚至可能不会发生出血。雌激素高水平持续作用或闭经很长时间时,出血可能量大,持续时间长,但仍然是自限性的。在接受外源性雌激素和孕激素治疗的妇女,即使雌激素持续应用,孕激素撤退仍然可以发生出血;当雌激素水平提高10倍时,孕激素撤退性出血可能会延长。

(4)孕激素突破性出血:孕激素突破性出血发生在孕激素和雌激素的比值较高时,特别是单独使用孕激素避孕药或其他长效孕激素(孕激素植入物,甲羟孕酮)时,除非有足够的雌激素水平与孕激素对抗才能止血。非常类似于雌激素水平低时的突破性出血。使用结合雌孕激素口服避孕药的妇女有时也会有突破性出血。尽管所有的口服避孕药含有标准药理学上雌激素和孕激素的剂量,但孕激素始终是主导成分。

(二)功血的出血机制

1.无排卵性功血

因排卵障碍,下丘脑-垂体-卵巢轴的功能紊乱,卵巢自然周期丧失,子宫内膜没有周期性的雌孕激素的作用,而为单一的雌激素刺激,不规则地发生雌激素突破性出血(breakthrough bleeding)。因为雌激素对内膜的增生作用,间质缺少孕激素所诱导的溶解酶的生成和基质的降解,子宫内膜常常剥脱不完全,修复不同步,使阴道出血淋漓不尽。内膜组织反复剥脱,组织破损使纤维溶解酶活化,子宫内膜纤溶亢进,局部凝血功能缺陷,出血不止;但如果雌激素水平较高,对内膜的作用较强,子宫内膜持续增厚而不发生突破性出血,临床上出现闭经。一旦发生突破性出血,血量将会很大,甚至出现失血性贫血和休克。最严重的无排卵性出血往往发生在雌激素水平持续刺激,而无孕激素作用的妇女。临床上多见的是多囊卵巢综合征、肥胖女性、青春期和绝经期妇女。青少年可出现贫血,老年妇女则担心的是患癌症的风险。

无排卵性妇女的卵巢类固醇激素对子宫内膜刺激的模式是混乱和不可预测的。根据定义,无排卵女性总是处于卵巢周期的卵泡期和子宫内膜增生期。子宫内膜唯一接受的卵巢激素是雌激素,子宫内膜受雌激素持续刺激,异常增生但高度脆弱。持续性增生和局灶增殖的子宫内膜近基质层表面的细胞小血管多灶破裂,基质细胞内毛细血管的血小板/纤维蛋白血栓形成脱落。因此功血的发生不仅与异常增生的上皮和基质细胞组成的子宫内膜密切相关,还与内膜表面的微循环有关。

在持续增生和增殖的子宫内膜中毛细血管非正常增加、扩张,超微结构的研究揭示了这种非正常的结构使得组织变脆弱。微血管异常也可能是导致不正常出血的直接原因。从组织学和分子生物学研究表明,增生的异常血管结构脆弱、易破裂,引起溶酶体蛋白水解酶的释放,周围上皮细胞、基质细胞、迁徙白细胞和巨噬细胞聚集,导致了无排卵性出血。一旦启动,这个过程进一步加剧了局部前列腺素的释放尤其是前列腺素 E_2（PGE_2）,其他分子抑制毛细血管血栓和降低毛细血管静脉丛的形成。因为局部浅表组织破损子宫内膜基底层和肌层血管不发生收缩。正常月经的止血机制是子宫上皮细胞修复重建和内膜增生。然而,在异常月经出血中多个局灶上皮细胞修复和脱落出血和局灶性脱落。

2.有排卵性功血

有排卵性功血的子宫内膜虽然有周期性的雌孕激素刺激,但其规律和调节机制的缺陷,使子宫内膜不能正常剥脱。①黄体萎缩不全是由于溶黄体因子功能不良或缺陷,使黄体萎缩的时间过长,孕激素持续分泌,子宫内膜呈不规则剥脱,出现阴道持续流血不止。②黄体功能不足也是一种常见的内分泌紊乱,卵泡缺乏足够的 FSH 的刺激,卵泡颗粒细胞增生不良,不能分泌足够的雌激素,并且卵泡不能成熟,因而无法具备正常的颗粒黄体细胞来提供孕酮的分泌。还可以因为下丘脑-垂体分泌促性腺激素 LH 的频率和幅度的异常,使得卵泡黄体细胞不能产生足够的孕酮,子宫内膜的分泌相对滞后和缩短,月经周期变短和频繁,出血量增多。

二、诊断

一般视月经周期短于 21 d,月经期长于 7 d 或经量多于 80 mL/周期,为异常子宫出血,经临床检查排除器质性的病变,如子宫肌瘤、凝血机制障碍等,方能作出功血的诊断。如果出血量较多,可能伴随失血性贫血的临床症状和体征。

(一)病史

月经史是区别无排卵性子宫出血和其他异常出血最简单而重要的方法。详细记录月经周期时间(天数,规律性)、月经量(多,少,或变化)、持续时间(正常或延长,一致的或变化的)、月经异常的发病特点(初潮前,突然的,渐进的)、发生时间(性交后,产后,体重增加或减少)、伴随症状(经前期不适,痛经,性交困难,溢乳,多毛)、全身性疾病(肾,肝,造血系统,甲状腺)和药物(激素,抗凝血剂)等均可以快速帮助评估出血原因,是否需要治疗。

(二)体检

体格检查应发现贫血的全身表现,应排除明显的阴道或宫颈病变,确定子宫的大小(正常或增大)、轮廓(光滑,对称或不规则)、质地(硬或软)和触痛。

(三)辅助检查

对大多无排卵性子宫出血的妇女,根据月经史便可以制订治疗方案,不需要额外的实验室或影像学检查。

1.妊娠试验

可以迅速排除任何与妊娠相关或妊娠并发症导致的异常子宫出血。

2.血常规

对于经期延长或经量增多的妇女,血常规可排除贫血和血小板减少症。

3.内分泌激素

(1)在黄体期血清孕酮测定可鉴别有无排卵,当数值大于 3 ng/mL 均提示有排卵可能。但出血频繁时很难确定检查孕激素的适当时机。

(2)血清促甲状腺激素(TSH)水平可迅速排除甲状腺疾病。

4.凝血机制检测

对那些有可疑的个人史或家庭史的青少年,出现不明原因月经过多,凝血筛选实验可排除出血性疾病。对于血友病患者凝血因子的检测是最好的筛查指标,同时需咨询血液病学家。

5.子宫内膜活组织检查

可以排除子宫内膜增生过长或癌症。年龄40岁以上是子宫内膜疾病的危险因素,所以需进行子宫内膜活检。在绝经前妇女的子宫内膜组织学异常的比例相对较高(14%),而月经规则者则较低(小于1%)。目前广泛应用的宫腔吸引管较传统的方法可减少患者痛苦。除了可以发现任何子宫内膜疾病,活检有助于对子宫异常出血进一步诊断或直接止血。在异常出血,近期没有服用外源性孕激素的妇女,"分泌期子宫内膜"给排卵提供可靠的证据,就需进一步检查其他器质性病变。

6.子宫影像学检查

可以帮助区分无排卵性和器质性病变所致子宫出血,最常见的是子宫肌瘤、子宫内膜息肉。标准的经阴道超声检查可以检测子宫平滑肌瘤大小、位置,可以解释因肌瘤所致异常出血或月经量过多。还可发现宫腔损坏,或薄或厚的子宫内膜。子宫内膜很薄(小于5 mm)时,内膜活检可能根本取不到组织。在围绝经期和绝经后妇女子宫异常出血时,如果子宫内膜厚度小于4或5 mm,则认为没有必要进行子宫内膜活检,因为此时子宫内膜发生增生或癌症的风险很小。同样适用于绝经前期异常出血的妇女。但是否活检取决于临床证据和危险因素,而不是超声检测子宫内膜的厚度,一旦子宫内膜厚度增厚(大于12 mm),就增加了疾病的危险。抽样研究表明,即使在临床病理诊断疾病风险低时也需行内膜活检;特别是当临床病史提示有长期雌激素作用史时,即使子宫内膜厚度正常,都应进行活检;当子宫内膜厚度大于12 mm,即使临床没有发现病变时都应该行活检。

宫腔声学造影(hydrosonography)经阴道超声下,导管灌注无菌生理盐水充盈宫腔显示宫腔轮廓,显现子宫内小占位,敏感性和特异性均高于经阴道超声和宫腔镜检查。宫腔镜检查同时能诊断和治疗宫腔内病变。磁共振(MRI)方法可以诊断子宫内膜病变的性质,是否向基层浸入。

7.宫腔镜检查

在治疗疾病中较其他方法入侵最小,现代宫腔镜手术直径仅有2 mm或3 mm,对可疑诊断进行直观的诊断和精细手术操作。目前在各级医院已经相当的普及。

三、分类诊断标准

(一)无排卵性功血

1.诊断的依据

各项排卵功能的检查结果为无排卵发生:①基础体温(basic body temperature,BBT)测定为单相。②闭经时、不规则出血时、经期6小时内或经前诊断性刮宫提示子宫内膜组织学检查无分泌期改变。③B超动态监测卵巢无优势卵泡可见。④激素测定提示孕激素分泌始终处于基础低值水平。⑤宫颈黏液始终呈单一雌激素刺激征象。

2.病理诊断分类

(1)子宫内膜增生过长(国际妇科病理协会ISGP,1998)。①简单型增生过长:即囊腺型增生过长。腺体增生有轻至中度的结构异常。子宫内膜局部或全部增厚,或呈息肉样增生。镜下为腺体数目增多,腺腔囊性扩大,犹如瑞士干酪样外观。腺上皮细胞高柱状,可形成假复层排列,无分泌表现。②复杂型增生过长:即腺瘤型增生过长。腺体增生拥挤且结构复杂。子宫内膜腺体高度增生,形成子腺体或突向腺腔,腺体数目明显增多,出现背靠背现象。腺上皮细胞呈复层或假复层排列,细胞核大、深染,有核分裂,但无不典型病变。③不典型增生过长:即癌前病变,10%~15%可转化为子宫内膜癌。腺上皮出现异型改变,增生层次增多,排列紊乱,细胞核大,深染有异型性。

(2)增生期子宫内膜:与正常月经周期的增生期子宫内膜完全一样,但不发生分泌期改变。

(3)萎缩型子宫内膜:子宫内膜萎缩,菲薄,腺体少而小,腺管狭而直,腺上皮为单层立方形或低柱状细胞。

3.常见的临床分类

(1)青春期功血:是指初潮后1~2年内,一般不大于18岁,由于下丘脑－垂体－卵巢轴发育不完善,雌激素对下丘脑和垂体的反馈机制不健全,不能形成血LH的峰值诱发排卵,使子宫内膜缺乏孕激素作用而长期处于雌激素的刺激之下,继而出现子宫内膜不能同步脱落引发的子宫多量的不规则出血。

(2)围绝经期功血:该类患者由于卵巢功能衰退,雌激素分泌显著减少,不能诱导垂体的LH峰值发生排卵,出现周期、经期和经量不规则的子宫出血。

(3)育龄期的无排卵性功血:该组患者常常由于下丘脑－垂体－卵巢轴以及肾上腺或甲状腺等内分泌系统功能紊乱造成。例如,多囊卵巢综合征造成的慢性无排卵现象,在临床上除了闭经、月经稀发外,也常常表现为功血。

(二)有排卵型功血

1.诊断依据

卵巢功能检测表明有排卵发生而出现的子宫异常出血:①基础体温(BBT)测定为双相。②经期前诊断性刮宫提示子宫内膜组织学检查呈分泌期改变。③B超动态监测卵巢可见优势卵泡生长。④黄体中期孕酮测定≥10 ng/mL。⑤宫颈黏液呈周期性改变。

2.常见的临床分类

(1)黄体功能不足:因不良的卵泡发育和排卵以及垂体FSH、LH分泌,导致的黄体期孕激素分泌不足造成的子宫异常出血。表现为:①经期缩短和经期延长。②基础体温高温相持续短于12 d。③黄体期子宫内膜病理提示分泌相有2天以上的延迟,或分泌反应不良。④黄体中期的孕酮值持续5~15 nmol/L。

(2)子宫内膜不规则脱落:发育良好的黄体萎缩时间过长,雌、孕激素下降缓慢,使子宫内膜不能同步剥脱,出现异常子宫出血。表现为:①经期延长,子宫出血淋漓不净。②基础体温高温下降缓慢,伴有子宫不规则出血。③月经期第5天子宫内膜病理,提示仍可见到分泌期子宫内膜,并呈残留的分泌期子宫内膜和新增生的子宫内膜混合现象。

(三)子宫异常出血的其他类型鉴别

并非所有的不规则或月经过多或经期延长都是因为不排卵。妊娠并发症可通过一个简单的怀孕测试排除。任何可疑的子宫内膜癌和生殖道肿瘤都需要宫颈和子宫内膜活检。

1.慢性子宫内膜炎

慢性子宫内膜炎很少单独引起出血,但往往可能是一个间接的或促使异常出血的原因。炎症细胞释放蛋白水解酶,破坏上皮的毛细血管丛和表面上皮细胞,组织变脆弱。蛋白酶阻止内膜修复和血管的再生。此外,白细胞和巨噬细胞释放血小板活化因子和前列腺素这些强血管扩张剂使血管扩张,出血增加。

慢性炎症相关的异物反应,几乎可以肯定是导致月经增多的原因,这与带铜宫内节育器(IUD)导致异常子宫出血的机制相同。组织学研究提示慢性子宫内膜炎也与黏膜下肌瘤或肌壁间肌瘤、子宫内膜息肉引起的异常出血有关。

2.子宫肌瘤

子宫异常出血最常见的临床原因是子宫肌瘤,特别是导致排卵女性持续大量出血的主要病因,大多数患子宫肌瘤的妇女有正常月经。子宫肌瘤发病率高,首先需鉴别异常出血的原因是否为排卵异常或有其他原因。因此,肌瘤在不能排除其他明显因素导致异常出血,特别是当肌瘤不凸出在宫体外或脱出在子宫腔内的时候。经阴道超声通常提供关于肌瘤大小、数量和位置。

宫腔声学造影更清楚地显示肌瘤与子宫腔的关系,因此可帮助诊断无症状的肌瘤。肌瘤导致子宫异常出血的机制不是很清楚,可能主要取决于肌瘤的位置。组织学研究表明,黏膜下肌瘤和大而深的壁间肌瘤导致子宫内膜拉长和受压。受压迫的上皮细胞可能会导致慢性炎症,甚至溃烂、出血。在压迫或损坏的子宫内膜,血小板等其他止血机制也可能受到损害,进一步导致经期延长和大量出血。远离子宫内膜的多发的大肌瘤使患者宫腔表面积严重扩大,导致月经过多。

对有些妇女,内科治疗可以降低由子宫肌瘤导致的异常出血。黏膜下肌瘤的妇女使用口服避孕药可减少月经量和持续时间。非甾体抗炎药和促性腺激素释放激素激动剂对控制出血也有益处。

对造成异常出血的子宫肌瘤的手术治疗必须考虑到个性化,肌瘤大小、数量以及位置、相对风险、手术利益和不同手术方案,以及年龄和生育要求。一般来说,对于单个黏膜下小肌瘤,不论年龄和生育要求宫腔镜下肌瘤切除术是合适的选择。对于多个黏膜下大肌瘤,宫腔镜下黏膜下肌瘤手术需要更多的技术和更大的风险,这些更适于有生育要求的妇女。位置较深的黏膜下子宫肌瘤根据手术技巧和生育要求选择宫腔镜下子宫肌瘤切除术、腹式子宫肌瘤切除术或子宫切除术。对于经验丰富的医生,腹腔镜子宫肌瘤切除术为未生育妇女提供了更多选择。对于多个子宫大肌瘤,没有生育要求的妇女首选的治疗是子宫切除术。

3.子宫内膜息肉

子宫内膜息肉是因慢性炎症和表面侵蚀等造成血管脆性增加的异常出血,较大的有蒂息肉在其顶部毛细血管缺血坏死,阻止血栓形成。阴道超声或子宫声学造影可发现息肉,宫腔镜手术是一种简单高效治疗方法。

4.子宫内膜异位症

子宫内膜异位症是非子宫肌瘤而因月经过多行子宫切除最常见的病因。超声见到子宫肌层出现特异性回声可帮助诊断。磁共振成像也可用于鉴别子宫腺肌病和子宫肌瘤,主要表现局部厚度增加大于12 mm或与肌层厚度比小于40%,为最有价值的诊断标准,但是性能价格比是否合适还是需要考虑。带孕酮宫内避孕器是一种有效的治疗方法。在80%的患者子宫腺肌病和子宫肌瘤是同时发生的,增生的肌层多在子宫内膜异位灶附近,发生的机制可能类似于肌瘤。

5.出血性疾病

许多研究已提示月经过多与遗传的凝血功能障碍有关。当出现不能解释的月经过多时需要查凝血功能。血管性血友病是最常见的女性遗传性出血的疾病。血管性血友病在血液循环中缺少凝血因子Ⅷ,以致在血管损伤部位的血小板黏附蛋白和血栓形成减少。这种疾病有几个亚型,出血倾向在个人和家庭之间有很大的差异。

四、治疗原则

(一)无排卵性功血

1.支持治疗

对长期出血造成贫血的患者,要适当补充铁剂和其他造血营养成分;对急性大出血的患者,要及时扩容,补充血液成分,防止休克发生;对已经发生休克的患者,在争分夺秒止血的同时,应积极抗休克治疗,防止重要器官的衰竭;对长期出血的患者,要适当给予预防感染的治疗。去氨加压素是一种精氨酸加压素合成类似物,可用于治疗子宫异常出血的凝血功能障碍,特别是血管性血友病患者。该药物可静脉注射和可作为高度集中的鼻腔喷雾剂(1.5 mg/mL)使用。鼻腔喷雾制剂一般建议血友病的预防性治疗。

2.止血

(1)刮宫:适用于绝经前和育龄期出血的患者,可以同时进行子宫内膜的病理诊断;如果青春期功血在充分的药物治疗无效和生命体征受到威胁时,也可在麻醉下进行刮宫;雌激素低下的患者在刮宫后可能出现淋漓不净的子宫出血,需补充雌激素治疗。

(2)甾体激素。

雌激素:适用于内源性雌激素不足的患者,过去常用于青春期功血,现已较少用。①苯甲酸雌二醇2 mg,每6小时1次,肌内注射,共3~4 d血止;之后每3天减量1/3,直至维持量2 mg,每天1次,总时间22~28 d。②结合雌激素1.25~2.5 mg,每6小时1次,血止后每3天减量1/3,直至维持量每天1.25 mg,共22~28 d。③雌二醇1~2 mg,每6小时1次,血止后每3天减量1/3,直至维持量每天1 mg,共22~28 d。

孕激素:适用于有一定内源性雌激素水平的无排卵性功血患者。炔诺酮 2.5 mg,每 6 小时 1 次,3~4 d血止后;以后每 3 天减量 1/3,直至维持量 2.5 mg,每天 2 次,总时间 22~28 d。含左炔诺孕酮(LNG)释放性宫内节育器(曼月乐)是 2000 年批准在美国使用的唯一的孕激素释放性宫内节育器,使用年限是 10 年。近年来在国际上因为性能价格比优越被广泛使用。由于孕酮可使子宫内膜转化,可使月经量减少 75%。与非甾体抗炎药或抗纤溶药物相比,宫内节育器更有效。手术可以更显著地减少出血量,但闭经发生率高,这两种治疗方案在临床的满意度最高。

雌孕激素联合止血:是最常用和推荐的方法。①在孕激素止血的基础上,加用结合雌激素 0.625~1.25 mg,每天 1 次,共 22~28 d。②在雌激素止血的基础上,于治疗第 2 天起每天加用甲羟孕酮 10 mg 左右,共 22~28 d。③短效避孕药 2~4 片,每天 1 次,共 22~28 d。无论有无器质性病变,口服避孕药明显减少月经量。在不明原因的月经过多者,预计将减少约 40% 的出血量。

雄激素:适用于绝经前功血。甲睾酮 25 mg,每天 3 次。每月总量不超过 300 mg。

其他药物:①非甾体抗炎药:抗前列腺素制剂氟芬那酸 200 mg,每天 3 次;在月经周期的人类子宫内膜中 PGE_2 和 $PGF_{2\alpha}$ 逐渐增加,月经期含量最高。非甾体类抗炎药可以抑制 PG 的形成,减少月经失血量。甾体抗炎药也可改变血栓素 A_2(血管收缩剂和血小板聚集促进剂)和前列环素(PGI_2)(血管扩张剂和血小板聚集抑制剂)的水平。一般情况下,类固醇抗炎药减少了约 20% 的失血量。非甾体抗炎药可被视为无排卵性和功能性子宫大量出血的一线治疗方案。不良反应很少,通常开始出血时使用并持续 3 d。在正常月经中,甾体抗炎药可改善痛经症状。②一般止血药,如纤溶药物氨甲苯酸、卡巴克洛等。③促性腺激素释放激素激动剂(GnRH-α)可以短期止血,经常作为异常出血术前辅助治疗。月经过多伴严重贫血者术前使用 GnRH-α 暂时控制出血,可使血红蛋白恢复正常,减少手术输血的可能性。GnRH-α 治疗也往往减少子宫肌瘤和子宫的体积。在因为大肌瘤的子宫切除术前使用可以缩小子宫便于经阴道手术,并减少手术难度。GnRH-α 可以减少在器官移植后免疫抑制药物降低性激素造成的毒性作用。然而,由于价格昂贵和低雌激素不良反应,使其不能作为长期治疗方案。

3.调整周期

止血治疗后调整周期的治疗是提高治愈效果的关键。止血周期撤药性出血后即开始周期治疗,共连续 4~6 个周期。对无生育要求的患者,可以长期周期性用药。

(1)对子宫内膜增生过长的患者,可给甲羟孕酮 10 mg,每天 1 次,共 22~28 d。

(2)对高雄激素血症,长期无排卵的患者,可给半量或全量短效避孕药周期用药。

(3)对雌激素水平较低的患者,可给雌孕激素序贯治疗调整周期,结合雌激素 0.625 mg,或雌二醇 2 mg于周期第 5 天起,每天 1 次,共 22~28 d,于用药第 12~15 d 起,加用甲羟孕酮8~10 mg,每天 1 次共 10 d,两药同时停药。

4.诱导排卵

对要求生育的患者,在调整周期后,进行诱导排卵治疗。

(1)氯米芬:50~100 mg,于周期第 3~5 天起,每天 1 次共 5 d;B超监测卵泡生长。

(2)促性腺激素(HMG 或 FSH):于周期第 3 天起,每天 0.5~2 支(75 U/支),直至卵泡生长成熟;也可和氯米芬合用,于周期第 5~10 d,氯米芬 50 mg,每天 1 次,于周期第 2~3 天开始,每日或隔日 1 次肌内注射 HMG 或 FSH 75 U,直至卵泡成熟。

(3)人绒毛膜促性腺激素(hCG):于卵泡生长成熟后,肌内注射 hCG 5000 U,模拟内源性 LH 峰值促进卵母细胞的成熟分裂,发生排卵。

(4)促性腺激素释放激素(LHRH):对下丘脑性功能失调的患者,可给 LHRH 泵式脉冲样静脉注射 25~50 μg,每 90~120 分钟的频率,促使垂体分泌 FSH 和 LH 刺激卵巢排卵。

5.手术治疗

对药物治疗无效,并且已经没有生育要求的患者,可以行手术治疗。

(1)子宫内膜去除术:现有的子宫内膜去除术包括热球法、微波法、电切法、热疗法、滚球法等。可以有效地破坏子宫内膜的基底层结构,起到止血的目的。这些操作大多在宫腔镜下进行,需要有经验的医师进行很细致的手术,防止子宫穿孔。热球法较为方便安全,但是内膜有可能残留,造成出血淋漓不净,也有个别手术后怀孕的病例。

(2)子宫血管选择性栓塞术:在大出血的急诊情况下,或黏膜下和肌壁间肌瘤,或子宫肌腺症患者,可以在 X 线下进行放射介入的选择性子宫血管栓塞术。能够紧急止血,并减少日后的出血量。有报道术后的患者似乎仍然可能妊娠。

(3)子宫切除术:对合并子宫器质性病变、不能或不愿行子宫内膜去除术的患者,可行子宫次全或全切术。

(4)子宫内膜消融术:是另一种日益流行的治疗月经过多的方法,尤其是药物治疗失败、效果不佳或耐受性的。有多种子宫内膜射频消融的方法,宫腔镜下 Nd:YAG(钕:yttrIUm-铝-garnet)激光气液化治疗现已超过 20 年的历史;虽然许多患者消融治疗后还需要后续治疗,使治疗费用升高,但获得的满意率高近期有一些新的不需要宫腔镜的子宫内膜消融技术,与传统的宫腔镜相比,在技术上更容易掌握,需要更短的时间。新设备和新技术仍在发展和完善中。

接受子宫内膜消融术后,80%的患者减少了出血量,闭经占 25%,痛经减少了 70%,75%对手术满意,80%的不需要在五年之内行后续治疗。有证据显示,子宫内膜消融术后可能发生子宫内膜癌,往往能在宫腔残余部分的孤立的子宫内膜发展成腺癌,因为没有出血不易被发现。因此应充分强调术前评估的重要性,其中包括子宫内膜活检,消融的规范和患者的选择。不建议在子宫内膜癌高风险的患者使用子宫内膜消融术。

(二)有排卵型功血

针对患者的不同病因,采用个体化的治疗方案。

1.黄体功能不足

主要是促排卵治疗以促进黄体功能,通常采用氯米芬方案刺激卵泡生长,并辅以黄体酮20 mg或口服孕激素,或 3 d 一次肌内注射 hCG 2000 U,每 3 天 1 次肌内注射的健黄体治疗。

2.子宫内膜不规则脱落

于排卵后开始,黄体酮 20 mg 每天肌内注射,或甲羟孕酮 10 mg 每天 1 次口服,共 10～14 d,促使黄体及时萎缩。

3.排卵期出血

雌孕激素序贯疗法可以改善症状,一般需要连续治疗 4～6 个月。

4.月经过多

在不需要生育的情况下可以使用口服短效避孕药,或进行子宫内膜去除术,减少月经量。

(三)疗效评估

治愈标准:①恢复自发的有排卵的规则月经者。②月经周期长于 21 d,经量少于 80 mL,经期短于7 d者。

(四)治疗原则

考虑到异常月经出血是最常见的就诊原因,所有医生都必须在治疗前有能力给出充分的合乎逻辑的评估和处理问题的方法。

(1)某一个月经周期突然的异常出血,最常见的原因是偶然的妊娠及其并发症。

(2)无排卵性子宫出血通常是不规则的,不可预测的,月经量不定,时间长短和性质不定,最常见于青少年和老年妇女、肥胖妇女,有多囊卵巢综合征的妇女。

（3）规则的、逐渐加重的或长时间的出血往往是子宫结构异常的原因，而不是因为无排卵。

（4）从月经初潮开始就出现、创伤或手术时失血过多，月经过多未见其他原因，往往警惕出血性疾病的可能性。一般常发生在自月经初潮以来月经过多的青少年和不明原因重度或长期月经过多的妇女，检查凝血试验即可明确诊断。

（5）当临床病史和检查显示无排卵性出血时，可行经验性治疗，不需要额外的实验室或影像学检查。但怀孕测试和全血细胞计数是合理的和必需的。

（6）当不确定是否为无排卵性出血时，测定血清孕酮的水平帮助诊断。TSH 检查可以排除无排卵患者的甲状腺疾病。

（7）无论年龄如何，长期暴露于雌激素的患者在治疗前需行子宫内膜活检，除非子宫内膜很薄（<5 mm）时。子宫内膜异常增厚（>12 mm），无论如何都应该行子宫内膜活检。

（8）当病史（出血周期、持续时间、新发的月经间期出血）、实验室检查（血清孕酮大于 3 ng/mL），或子宫内膜活检（分泌期）均显示有排卵时，经验性治疗失败，需行子宫声学造影与超声显像检查，以发现子宫异常大小或轮廓。

（9）宫腔声学造影及子宫内膜活检组合是一个高灵敏度的、预测子宫内膜癌和子宫结构异常的指标。

（10）孕激素治疗对于异常出血的无排卵妇女是合适的，但没有避孕目的，此时雌孕激素避孕药是更好的选择。

（11）对长期大量无排卵性出血的患者，通常最佳治疗是口服避孕药，必要时增加起始剂量（一次一片，2 次/天，持续 5~7 d），然后逐渐变成标准避孕药的剂量。治疗失败时需进一步的评估。

（12）当子宫内膜脱落不全或萎缩不全时雌激素是最好的治疗药物。临床上雌激素治疗对象包括组织活检数量极少、长期接受孕激素治疗和子宫内膜较薄的妇女。治疗失败时需进一步的评估。

（13）当需立即止血的或来不及使用止血药物的患者需要行诊刮术时，宫腔镜检查下诊刮更有助于协助诊断。

（14）长期无排卵妇女，因为无孕激素作用会导致子宫内膜增生，往往没有细胞学异型性改变。除了少数例外，可使用周期孕激素疗法或雌孕激素避孕药。

（15）有细胞学异型性的子宫内膜增生是一种癌前病变，除了有生育要求的妇女，最佳治疗方案是手术。非典型子宫内膜增生需要高剂量孕激素治疗，需定期行子宫内膜活检和长期的密切随访。

（16）子宫肌瘤是常见病，如没有排除其他明显原因的阴道异常出血，特别当肌瘤不凸进子宫腔。宫腔声学造影明确界定肌瘤的位置，帮助区分无害的肌瘤。

（17）甾体抗炎药、雌激素、孕激素避孕药，以及宫内节育器，可有效地治疗子宫腺肌症、宫腔扩张与多个肌壁间肌瘤和其他不明原因的月经过多。

（18）宫腔镜下子宫内膜消融，在异常子宫出血患者中替代治疗时，尤其是药物治疗被拒绝、失败或效果不佳，不能耐受药物时采用。

功血，特别是长期的无排卵性功血，不仅有出血、不孕的近期问题，长期单一的内源性雌激素的刺激会带来子宫内膜癌、冠心病、糖尿病、高脂血症等一系列远期并发症，造成致命的健康损害。适当合理的药物治疗可以改善和治愈部分患者的功血，但对有些患者的治疗周期可能会较长。一般坚持周期性的治疗可以较好地改善出血，保护子宫内膜，甚至妊娠，但药物治疗也有一定的不良反应；对顽固不愈的患者，或合并有其他疾患的患者，可以选择手术治疗。

功能失调性子宫出血是妇科一种常见的疾病，是一种内分泌系统的功能紊乱。它的临床类型和发病原因非常复杂，在诊断和治疗功血的问题时，一定要非常清楚地理解月经生理和雌孕激素的治疗原理和机制，治疗一定要针对病因，并且采用个体化的方案，才能得到较为有效和合理的治疗。

（杨秀玮）

第三节 痛 经

痛经(dysmenorrhea)是指伴随着月经的疼痛,疼痛可以出现在行经前后或经期,主要集中在下腹部,常呈痉挛性,通常还伴有其他症状,包括腰腿疼、头痛、头晕、乏力、恶心、呕吐、腹泻、腹胀等。痛经是育龄期妇女常见的疾病,发生率很高,文献报道为 30%～80% 不等,每个人的疼痛阈值差异及临床上缺乏客观的评价指标使得人们对确切的发病率难以评估。我国 1980 年全国抽样调查结果表明:痛经发生率为33.19%,其中原发性痛经占 36.06%,其余为继发性痛经。不同年龄段痛经发生率不同,初潮时发生率较低,随后逐渐升高,16～18 岁达顶峰,30～35 岁时下降,生育期稳定在 40% 左右,以后更低,50 岁时约为20% 左右。

痛经分为原发性和继发性两种。原发性痛经(primary dysmenorrhea)是指不伴有其他明显盆腔疾病的单纯性功能性痛经;继发性痛经(secondary dysmenorrhea)是指因盆腔器质性疾病导致的痛经。

一、原发性痛经

青春期和年轻的成年女性的痛经大多数是原发性痛经,是功能性的,与正常排卵有关,没有盆腔疾患;但有大约 10% 的严重痛经患者可能会查出有盆腔疾患,如子宫内膜异位症或先天性生殖道发育异常。原发性痛经的发病原因和机制尚不完全清楚,研究发现原发性痛经发作时有子宫收缩的异常,而造成收缩异常的原因有局部前列腺素、白三烯类物质、血管加压素、催产素的增高等。

(一)病因和病理生理

1.子宫收缩异常

正常月经期子宫的基础张力<1.33 kPa,宫缩时可达 16 kPa,收缩频率为 3～4 次/分。痛经时宫腔的基础压力提高,收缩频率增高且不协调。因此原发性痛经可能是子宫肌肉活动增强、过渡收缩所致。

2.前列腺素(PG)的合成和释放过多

子宫内膜是合成前列腺素的主要场所,子宫合成和释放前列腺素过多可能是导致痛经的主要原因。PG 的增多不仅可以刺激子宫肌肉过度收缩,导致子宫缺血,并且使神经末梢对痛觉刺激敏感化,使痛觉阈值降低。

3.血管紧张素和催产素过高

原发性痛经患者体内的血管紧张素增高,血管紧张素可以引起子宫肌层和血管的平滑肌收缩加强,因此,被认为是引起痛经的另一重要因素。催产素是引起痛经的另一原因,临床上应用催产素拮抗剂可以缓解痛经。

4.其他因素

主要是精神因素,紧张、压抑、焦虑、抑郁等都会影响对疼痛的反应和主观感受。

(二)临床表现

原发性痛经主要发生在年轻女性身上,初潮或初潮后数月开始,疼痛发生在月经来潮前或来潮后,在月经期的 48～72 h 持续存在,疼痛呈痉挛性,集中在下腹部,有时伴有腰痛,严重时伴有恶心、呕吐、面色苍白、出冷汗等,影响日常生活和工作。

(三)诊断与鉴别诊断

诊断原发性痛经,首先要排除器质性盆腔疾病的存在。全面采集病史,进行全面的体格检查,必要时结合辅助检查,如 B 超、腹腔镜、宫腔镜、子宫输卵管碘油造影等,排除子宫器质性疾病。鉴别诊断主要排除子宫内膜异位症、子宫腺肌症、盆腔炎等疾病,并区别于继发性痛经,还要与慢性盆腔痛相区别。

(四)治疗

1.一般治疗

对痛经患者,尤其是青春期少女,必须进行有关月经的生理知识教育,消除其对月经的心理恐惧。痛经时可卧床休息,热敷下腹部,还可服用非特异性的止痛药。研究表明,对痛经患者施行精神心理干预可以有效减轻症状。

2.药物治疗

(1)前列腺素合成酶抑制剂:非甾体类抗炎药是前列腺素合成酶抑制剂,通过阻断环氧化酶通路,抑制前列腺素合成,使子宫张力和收缩力下降,达到止痛的效果。有效率60%~90%,服用简单,不良反应小,还可以缓解其他相关症状,如恶心、呕吐、头痛、腹泻等。用法:一般于月经来潮、痛经出现前开始服用,连续服用2~3 d,因为前列腺素在月经来潮的最初48小时释放最多,连续服药的目的是减少前列腺素的合成和释放。因此疼痛时临时间断给药效果不佳,难以控制疼痛。

常用于治疗痛经的非甾体类药物及剂量见表16-3。

表16-3 常用治疗痛经的非甾体类止痛药

药物	剂量
甲灭酸	首次500 mg,250 mg/6 h
氟灭酸	100~200 mg/6~8 h
消炎痛	25~50 mg/6~8 h
布洛芬	200~400 mg/6 h
酮基布洛芬	50 mg/8 h
芬必得	300 mg/12 h

布洛芬和酮基布洛芬的血药浓度30~60 min达到峰值,起效很快。吲哚美辛等对胃肠道刺激较大,容易引起消化道大出血,不建议作为治疗痛经的一线药物。

(2)避孕药具:短效口服避孕药和含左炔诺孕酮的宫内节育器(曼月乐)适用于需要采用避孕措施的痛经患者,可以有效地治疗原发性痛经。口服避孕药可以使50%的患者疼痛完全缓解,40%明显减轻。曼月乐对痛经的缓解的有效率也高达90%左右。避孕药的主要作用是抑制子宫内膜生长、抑制排卵、降低前列腺素和血管加压素的水平。各类雌、孕激素的复合避孕药均可以减少痛经的发生,它们减轻痛经的程度无显著差异。

(3)中药治疗:中医认为痛经是由于气血运行不畅引起,因此一般以通调气血为主,治疗原发性痛经一般用当归、川芎、茯苓、白术、泽泻等组成的当归芍药散,效果明显。

3.手术治疗

以往对原发性痛经药物治疗无效者的顽固性病例,可以采用骶前神经节切除术,效果良好,但有一定的并发症。近年来主要用子宫神经部分切除术。无生育要求者,可进行子宫切除术。

二、继发性痛经

继发性痛经是指与盆腔器官的器质性病变有关的周期性疼痛。常在初潮后数年发生。

(一)病因

有许多妇科疾病可能引起继发性痛经,它们包括:

1.典型周期性痛经的原因

处女膜闭锁、阴道横隔、宫颈狭窄、子宫异常(先天畸形、双角子宫)、子宫腔粘连(Asherman综合征)、子宫内膜息肉、子宫平滑肌瘤、子宫腺肌病、盆腔瘀血综合征、子宫内膜异位症、IUD等。

2.不典型的周期性痛经的原因

子宫内膜异位症、子宫腺肌病、残留卵巢综合征、慢性功能性囊肿形成、慢性盆腔炎等。

(二)病理生理

研究表明,子宫内膜异位症和子宫腺肌症患者体内产生过多的前列腺素,可能是痛经的主要原因之一。前列腺素合成抑制制剂可以缓解该类疾病的痛经症状。环氧化酶(COX)是前列腺素合成的限速酶,在子宫内膜异位症和子宫腺肌症患者体内表达量过度增高。这些均说明前列腺素合成代谢异常与继发性痛经的疼痛有关。

宫内节育器(IUD)的不良反应主要是月经过多和继发痛经,其痛经的主要原因可能是子宫的局部损伤和IUD局部的白细胞浸润导致的前列腺素合成增加。

(三)临床表现

痛经一般发生在初潮后数年,生育年龄妇女较多见。疼痛多发生在月经来潮之前,月经前半期达到高峰,此后逐渐减轻,直到结束。继发性痛经症状常有不同,伴有腹胀、下腹坠痛、肛门坠痛等。但子宫内膜异位症的痛经也有可能发生在初潮后不久。

(四)诊断和鉴别诊断

诊断继发性痛经,除了详细询问病史外,主要通过盆腔检查,相关的辅助检查,如B超、腹腔镜、宫腔镜及生化指标的化验等,找出相应的病因。

(五)治疗

继发性痛经的治疗主要是针对病因进行治疗,具体方法其参阅相关章节。

三、临床特殊情况的思考和建议

1.痛经的严重程度与处理

疼痛是患者个人的一种主观感觉,除了疾病本身造成疼痛外,精神心理因素也会影响患者对疼痛的体验。另外,个人疼痛阈值的不同也会影响患者对疼痛程度的判断。对疼痛程度的判断与评估影响医生的治疗决策和疗效判断。由于疼痛无法用仪器检测,只能依靠患者描述,根据疼痛的部位、持续时间、是否需要休息、是否需要服药等因素将其分为4度。就痛经而言:0度,无痛经;1度,可以忍受,可以工作,轻度影响工作效率,不影响睡眠,不需要服药;2度,需休息1天或更长时间,中度影响工作,需要服用止痛药;3度,不能工作,需要卧床休息,需要服用强止痛药。

2.止痛药的应用

非甾体类抗炎药是痛经治疗的首选药物,作用是通过抑制前列腺素合成达到止痛的效果。此类药是通过有效遏制前列腺素合成达到持续止痛的目的,往往需要数小时才能开始起效,因此,建议连续使用直至预期痛经结束的时间停药,否则就不能达到期望的效果。

3.短效避孕药和曼月乐治疗痛经

随着对避孕药具的应用效果研究进展,发现短效避孕药和曼月乐具有避孕以外的益处——预防和治疗痛经,不仅可以用于治疗原发性痛经,对继发性痛经的疗效也非常好,如子宫腺肌症、子宫内膜异位症引起的痛经,都可以用避孕药具治疗,可以通过抑制前列腺素合成达到止痛目的,通过抑制内膜生长抑制疾病的发展。

(杨秀玮)

第四节 闭 经

闭经(amenorrhea)在临床生殖内分泌领域是一个最复杂而困难的症状,可由多种原因造成。对临床医生来说,妇科内分泌学中很少有问题像闭经那样烦琐而有具有挑战性,诊断时必须考虑到一系列可能潜在的疾病和功能紊乱,其中一些可能给患者带来致病甚至致命的影响。传统上将闭经分成原发性和继发性。但因为闭经的病因和病理生理机制十分复杂,加上环境和时间的变迁,以及科技的发展,人们对闭经的认识、定义、诊断标准和治疗方案都有了较大的改变和进步。

闭经有生理性和病理性之分。青春期前、妊娠期、哺乳期、绝经后月经的停止,均属于生理性闭经。本文讨论的只是病理性闭经的问题。

一、闭经的定义和分类

(一)闭经的定义
(1)已达 14 岁尚无月经来潮,第二性征不发育者。
(2)已达 16 岁尚无月经来潮,不论其第二性征发育是否正常者。
(3)已经有月经来潮,但月经停止 3 个周期(按自身原有的周期计算)或超过 6 个月不来潮者。

(二)闭经的分类
根据月经生理的不同层面和功能,为便于对导致闭经的原因的识别和诊断,将闭经归纳为以下几类:
Ⅰ度闭经:子宫和生殖道的异常。
Ⅱ度闭经:卵巢异常。
Ⅲ度闭经:垂体前叶的异常。
Ⅳ度闭经:中枢神经系统(下丘脑)的异常。

先天性性腺发育不良在闭经中占有重要的比例。既往对于性腺衰竭导致的闭经的病因和病理生理是根据染色体和月经情况划分的,概念比较混乱且各型疾病之间有交叉和重复的内容。一般认为,原发性闭经伴 45,XO 或 45,XO/46,XX 嵌合型染色体核型异常且身材矮小者定义为 Turner 综合征,但此类核型患者中有一小部分为继发性闭经;患者如果染色体核型大致正常,身高正常但卵巢先天性未发育,原发性闭经,我们把其定义为先天性性腺发育不良。但该类患者可能伴有染色体的异位或微缺失;另一些患者为继发性闭经,染色体核型大致正常,卵巢曾有排卵但提前衰竭,被临床定义为卵巢早衰。实际上,这一类疾病在本质上是相同的,即性腺(卵巢)发育不良,但临床表现和闭经时间则有不同程度的差别。

二、闭经的诊断程序

(一)病史和临床表现
对闭经的诊断首先应开始于一个细致和完整的病史采集程序:神经精神方面的状况;家族遗传史;营养情况;发育成长史;生殖道的完整性;中枢神经系统体征;还要仔细鉴别半乳糖血症的存在。

(二)经典的闭经诊断程序
多年来,对闭经的诊断有一个经典的程序。
第一步:孕激素试验+血清促甲状腺激素测定+血清催乳素测定
孕激素试验的方法为:① 黄体酮 20 mg,每天 1 次肌内注射,共 3 d。或② 微粒化黄体酮,100～200 mg/次每天 3 次,共 7～10 d。或③地屈孕酮 10 mg/次,每天 2 次,共 7～10 d。或④甲羟孕酮 8～10 mg/d,共 5～7 d。为避免不良反应最好在睡前服用。观察停药后一周内是否发生子宫内膜脱落造成的撤药性出血。

此步骤可以大致诊断：①孕激素试验有撤药性出血可确定卵巢、垂体、下丘脑有最低限度的功能。说明体内有一定水平的雌激素但缺少孕激素的分泌，提示卵巢内有可能有窦卵泡分泌雌激素但没有发生排卵。②PRL 水平正常说明可以基本排除由高催乳素血症引起的闭经；PRL 水平异常升高伴溢乳则提示可能存在高催乳素血症或垂体分泌 PRL 的肿瘤。如果 PRL 水平持续较高，建议行垂体影像学检查。③促甲状腺激素的异常可能反映甲状腺功能亢进或低下对月经的影响。虽然发病率较低，但是因为治疗较简单且有效，因此仍然建议作为第一步筛查。④孕激素试验有撤药性出血说明生殖道解剖正常，且子宫内膜存在一定程度的功能，女性生殖道是完整的。⑤即使内源性 E_2 足够，仍有两种情况导致孕激素撤药试验阴性。即子宫内膜蜕膜化，停用外源性孕激素后子宫内膜不会剥脱。第一种情况是子宫内膜应对高孕酮水平而蜕膜化，见于黄体期或妊娠；第二种情况即子宫内膜由于高浓度的孕激素或睾酮伴随一种特殊的肾上腺酶的不足而蜕膜化，见于雄激素过多症伴无排卵及多囊卵巢的患者，但这种临床现象并不常见。

第二步：雌孕激素试验

雌孕激素试验的方法为：雌孕激素序贯用药一个周期（结合雌激素、天然雌激素或其他类型的雌激素，每天 1～2 mg 口服共 20～28 d，最后 7～10 d 加口服或肌内注射黄体酮（见第一步），与雌激素共用并同时停药。观察一周内是否有撤药性出血。

此步骤可以大致诊断：①雌孕激素试验有撤药性出血说明体内缺少雌激素分泌，雌激素分泌低下可能是卵巢功能低下所致。②雌孕激素试验无撤药性出血说明子宫或生殖道异常，有子宫内膜病变或生殖道畸形可能。

第三步：血清 FSH、LH、E_2、T、DHEA-S 水平测定

仅对第二步试验有撤药性出血的闭经患者进行，用来确定内源性雌激素低下是否由于卵泡（Ⅱ度闭经）的缺陷，抑或中枢神经系统-垂体轴的（Ⅲ或Ⅳ度闭经）功能缺陷。孕激素试验阴性的闭经妇女，其 Gn 水平可能异常地偏高、偏低或正常水平。

此步骤可以大致诊断：①FSH，LH 水平升高（FSH＞20 U/L）和 E_2 水平降低，提示卵巢功能衰竭，低雌激素导致的反馈性高促性腺激素分泌。②LH/FSH 和 T 水平升高提示高雄激素血症及多囊卵巢综合征可能。③DHEA-S 明显升高提示有肾上腺来源的高雄激素血症。④FSH、LH 和 E_2 水平正常或降低（FSH 和 LH 均＜5 U/L），提示下丘脑性或垂体性闭经。

第四步：垂体兴奋试验

如果血清 FSH 和 LH 水平测得正常或偏低，则需要通过垂体兴奋试验来鉴别垂体或下丘脑所导致的闭经原因。方法为：LHRH 25～50 μg，静脉推注，于注射前、注射后 30 min、60 min、90 min、120 min 分别测血清 LH 和 FSH。因为 LHRH 主要刺激 LH 的分泌，也可以只测血清 LH。

此步骤可以大致诊断：鉴别下丘脑或垂体的功能异常；正常情况下 LH 和 FSH 的升高峰值在 LHRH 注射后 30 min 左右，数值升高基础值的 3 倍以上。如果 LH 和 FSH 水平没有反应、反应低下或反应延迟，均提示闭经的原因可能在垂体而非下丘脑。如果反应正常，则提示为下丘脑性的闭经。对垂体的 LH 反应延迟者，也可能因为正常垂体长期"失用"而对 LHRH 的刺激不敏感，可以反复试验几次，以激活垂体。

（三）闭经的其他诊断方法

1.B 超

盆腔的 B 超扫描提示子宫和内生殖器是否发育正常；子宫的大小、内膜的厚度和形态与月经的关系密切，长期雌激素低下的患者，子宫可能发育不良，也可能发生萎缩。两侧卵巢的体积和形态学是否正常，是否有优势卵泡生长，卵巢内窦卵泡数目等反映了卵巢的排卵功能和储备状况，卵巢的形态学异常与闭经的病因有关，卵巢体积增大，多个窦卵泡发育，提示高雄激素血症和多囊卵巢可能；卵巢体积小于 10 mm³，且两侧卵巢窦卵泡总数小于 4～6 枚，提示卵巢发育不良或提早衰竭。超声应作为常规检查。

2.内镜检查

宫腔镜可以直接观察到宫腔和子宫内膜的形态，鉴别子宫内膜的厚度、色泽、子宫腔发育畸形、宫腔粘连等造成闭经的病因。腹腔镜可在直视下观察卵巢的形态、大小、排卵的痕迹等，鉴别闭经的原因。如果

卵巢呈条索状形态,无卵泡和排卵证据,可提示卵巢发育不全,可伴或不伴子宫的发育不良。

3.染色体检查

所有 30 岁以下因高 Gn 水平诊断为卵巢早衰的患者,必须检查染色体核型。一些患者存在 Y 染色体嵌合现象,因为性腺内(卵巢)存在任何睾丸成分,都有形成恶性肿瘤风险,必须手术切除性腺。因为嵌合体核型(比如 XX/XO)的妇女在过早绝经之前可以有正常的青春期发育、正常月经甚至正常妊娠。有 10%～20%的卵巢早衰或先天性性腺发育不良者伴有染色体畸变,10%的 Turner 综合征女孩有自发性的青春期发育,2%有月经初潮。虽然染色体核型检查对治疗不产生影响,但对于诊断还是有一定意义。况且对其家人的生育功能咨询亦有一定价值。

三、闭经的分类诊断

(一)Ⅰ度闭经[生殖道或(和)子宫性闭经]

为子宫和生殖道畸形,造成的先天性阙如或梗阻,以及反复子宫手术、子宫内膜结核或炎症造成的不可逆的损伤。

1.诊断依据

(1)雌孕激素试验无撤药性出血。

(2)B 超检查子宫发育不良或阙如,或子宫内膜极薄和回声异常。

(3)子宫造影和(或)宫腔镜提示子宫腔粘连、畸形或子宫内膜病变。

(4)对周期性腹痛的青春期患者注意下生殖道的发育畸形。

2.Asherman 综合征

子宫内膜的破坏(Asherman 综合征)可导致继发性闭经,这种情况通常是由产后过度刮宫致子宫内膜损伤的结果。子宫造影可以看到宫腔不规则粘连的典型影像;阴道 B 超可见子宫内膜线不连续和间断征象;宫腔镜检查诊断更精确,可以检出 X 线片无法显现的极微小的粘连。患者卵巢功能正常时,基础体温是双相的,提示闭经的原因与排卵无关。

Asherman 综合征还可发生于剖宫产术、子宫肌瘤切除术、子宫成形术后。产后刮宫术后伴发产后性腺功能减退(如席汉综合征)者因内膜缺少雌激素支持,严重营养不良和菲薄,也可发生严重的宫腔粘连据报道,选择性子宫动脉栓塞治疗子宫平滑肌瘤术后可能导致局部缺血性反应,造成子宫内膜的损伤而发生 Asherman 综合征。粘连可导致子宫腔、子宫颈外口、宫颈管或这些区域部分或完全闭塞,但不一定发生宫腔积血。如果影像学检查提示宫腔内积血,用宫颈扩张术就可以解决积血的引流问题。

Asherman 综合征患者除了闭经还可能有其他问题,如流产、痛经、月经过少,也可有正常的月经周期轻度粘连也可导致不孕。反复性流产或胎儿丢失。此类患者须通过子宫造影或宫腔镜检查确诊子宫内膜腔的情况。

子宫内膜损伤导致闭经也可由结核病引起。将经血或子宫内膜活检组织进行培养找到结核杆菌方可确诊。子宫血吸虫病是导致终末器官功能障碍的另一个罕见原因,可在尿、粪、直肠排出物、经血以及子宫内膜内找到寄生虫虫卵。还有因子宫内感染发生严重而广泛盆腔炎导致的 Asherman 综合征的病例报道。

过去,Asherman 综合征的治疗是通过扩张宫颈及刮宫术来解除粘连。宫腔镜下通过电切、电凝、激光等技术直接松解粘连,效果优于扩张宫颈及刮宫术。手术后为了防止宫腔壁的粘连,过去会放置一枚宫内节育器(IUD),然而儿科的气囊导尿管也是很好的选择。囊内充有 3 mL 液体,7 天后将导管取出。术前即开始用广谱抗生素持续 10 天。前列腺素合成抑制剂可解除子宫痉挛。患者连续两个月用高刺激剂量的雌激素治疗,如每月前 3 周每天口服结合雌激素 2.5 mg,第三周开始每日加用醋酸甲羟孕酮 10 mg。如果初次手术未能重建月经流出道,为了恢复生育能力,还需要重复数次持续治疗。此类患者有 70%能成功妊娠,然而妊娠经常合并早产、胎盘植入、前置胎盘和(或)产后出血。

3.苗勒管异常

苗勒管发育不全是指无明显阴道的原发性闭经患者,这是原发性闭经相对常见病因,发生率仅次于性腺发育不全。在芬兰,其发生率大约为 1/5000 新生女婴。原发性闭经者须先排除苗勒管终端导致的生殖道不连续,对青春期女孩,必须先排除处女膜闭锁、阴道口闭锁以及阴道腔不连续、子宫颈甚至子宫缺失。这类患者阴道发育不全或缺失,且通常伴子宫及输卵管缺失。有正常子宫者却缺乏对外的通道,或者有始基子宫或双角子宫存在。如果有部分子宫内膜腔存在,患者可能主诉有周期性下腹痛由于与男性假两性畸形的某些征象相似,所以应证明是否为正常女性核型。由于卵巢不属于苗勒结构,故卵巢功能正常而且可以通过双相基础体温及外周血孕酮水平来证实。卵巢的生长及发育都无异常。生殖道闭锁导致的闭经伴随有阴道积血、子宫腔积血或腹腔积血所致的扩张性疼痛。

苗勒管发育不全的确切原因至今未明。可能是抗苗勒管激素(AMH)基因或 AMH 受体基因突变。尽管通常为散发,偶尔也有家族性发病。苗勒管发育不全的女儿和她们的母亲可存在半乳糖-1-磷酸尿苷酰基转移酶的基因突变。这与经典的半乳糖血症不同,推断由于半乳糖的代谢失调致使子宫内暴露有过高浓度的半乳糖,这可能就是苗勒管发育不全的生物学基础。给孕期小鼠高半乳糖喂食,会延迟雌性子代的阴道开放。在这群苗勒管发育不全的患者中,卵巢衰竭亦较常见。

进一步评估和诊断需包括放射学检查,大约 1/3 患者伴有泌尿道畸形,12% 以上的患者有骨骼异常其中多数涉及脊柱畸形,也可能发生缺指或并指。肾畸形包括异位肾、肾发育不全、马蹄肾、集合管异常B超检查子宫的大小和匀称性,若 B 超的解剖图像不确定,可选择 MRI。通常没必要用腹腔镜直视检查 MRI比 B 超准确得多,而且费用及创伤性都低于腹腔镜检查。然而存在不同程度的 MRI 描述与腹腔镜检查所见不符。术前准确诊断有助于手术规划及手术的顺利实施。

手术之前必须明确拟解决的问题,切除苗勒管残留肯定是没有必要的,除非导致子宫纤维增生,子宫积血、子宫内膜异位症或有症状的腹股沟疝。宫、腹腔镜手术可以解决上述病症。顾虑到手术困难及并发症高,更倾向于用替代材料方法构造人工阴道。推荐用渐进式扩张术,如 Frank 及后来的 Wabrek 等人描述的方法。首先向后,2 周后改为向上沿着通常的阴道轴线方向,用阴道扩条每天扩张 20 分钟直至达到明显的不适。每次使用的扩条逐渐增粗,几个月后即可产生一条功能性阴道。塑料的注射器可用于代替昂贵的玻璃扩条,将扩条放在阴道的部位,维持类似于坐在赛车车座上的压力。Vecchietti 在经腹或腹腔镜手术中采用一种牵引装置。术后再牵引 7 天就可形成一个功能性阴道。

对于不愿意或不能进行扩张术的患者。采用 Williams 阴道成形术的 Creatsas 矫形可迅速并简便的构建新阴道。该手术适用于那些不能接受 Frank 扩张术或 Frank 扩张术失败的妇女,或有完好的子宫并保留生育能力的患者。一种推荐方式为先做开腹手术来评估宫颈管情况,如果子宫颈闭锁就切除子宫,如果是相对简单的处女膜闭锁或阴道横隔问题,就联合阴道手术。多数人建议不必试图保留完全性阴道发育不全患者的生育力,建议在构建新阴道的同时切除苗勒管组织。

阴道横隔患者(远端 1/3 阴道未能成腔)通常有梗阻及尿频症状,阴道横隔可利用声门关闭强行呼气法与处女膜闭锁相鉴别,前者阴道外口处无膨胀。阴道横隔可合并有上生殖道畸形,如输卵管的节段性缺失或单侧输卵管、卵巢的缺失。

生殖道远端闭锁可视为急症,延误手术治疗可能会因炎症性改变或子宫内膜异位症导致不孕,须尽快完成矫形引流手术。应尽量避免进行诊断性穿刺,因为一旦感染阴道积血则会转变为阴道积脓。

在引导患者进行一系列治疗的程序中,须进行心理咨询和安抚,帮助患者处理好失去生殖道以后的心理障碍。

(二)Ⅱ度闭经(卵巢性闭经)

1.Turner 综合征和先天性性腺发育不良

无论是原发性闭经或继发性闭经都可以有性腺发育的问题,30%～40% 的原发性闭经为性腺条索化的性腺发育不全者。核型的分布为 50% 的 45,X,25% 的嵌合体,25% 的 46,XX。继发性闭经的妇女也可存在性腺发育不全,有关的核型按出现频率依次排列为 46,XX(最常见),嵌合体(如 45,X/46,XX),X 长臂或短臂缺失,47,XXX,45,X。染色体核型正常的性腺发育不全者也与感音神经性聋症(Perrault 综合征)有关联。所以核型为 46,XX 的性腺发育不全者都必须进行听力评估。

单纯性腺发育不全是指双侧性腺条索状,无论其核型如何。混合型性腺发育不全是指一侧性腺内含有睾丸组织,而另一侧性腺条索状。常染色体异常也可与高促性腺激素性卵巢衰竭相关,如一个28岁的18染色体三体的嵌合体的高促性腺激素的继发性闭经患者,所有卵巢功能丧失。性染色体量变的患者都可列入性腺发育不全的范畴。

(1)Turner综合征:临床诊断依据为:①16岁后仍无月经来潮(原发性闭经)。②身材矮小、第二性征发育不良、蹼状颈、盾胸、肘外翻。③高促性腺激素,低性腺激素。④染色体核型为45,XO;或46,XX/45,XO;或45,XO/47,XXX。⑤体检发现内外生殖器发育均幼稚,卵巢常呈条索状。

Turner综合征为一条X染色体缺失或存在异常导致的性腺发育不良。由于卵泡的损失,青春期时无性激素产生,故此类患者多表现为原发性闭经。然而须特别关注此症较少见的变异类型,如自身免疫性疾病、心血管畸形以及各种肾脏异常。Turner综合征的患者40%为嵌合体或在X、Y染色体上有结构改变。

嵌合体即不同的性染色体成分形成的多核型细胞系。若核型中存在Y染色体,说明性腺内存在的睾丸组织,容易形成肿瘤及存在向男性发育的因素,需切除性腺区域。大约30%的Y染色体携带者不会出现男性第二性征,故即使正常外观女性,高促性腺激素性闭经患者都必须检查核型,以发现功能静止的Y染色体,以便在癌变之前对性腺进行预防性切除术。

大约5%诊断为Turner综合征的患者核型上有Y染色体成分。进一步用Y染色体特异性DNA探针发现另有5%的核型中有Y染色体成分。然而Turner综合征的患者的性腺肿瘤发生率较低(约5%),似乎局限于那些常规核型检查有Y染色体成分的患者。即使常规核型未发现有Y染色体成分,一旦出现男性第二性征或当发现一个未知来源的染色体片段时,都需用探针来特异性检测Y染色体成分。

嵌合体的意义重大,当有XX细胞系嵌合时,性腺内可找到功能性卵巢组织,有时可有正常的月经甚至可生育。嵌合体者也可表现正常月经初潮,达到正常的身高,但出现过早绝经。大多数这类患者身材矮小身高低于160 cm,由于功能性卵泡加速闭锁导致早年绝经。

(2)先天性性腺发育不良:染色体核型和身高正常,第二性征发育大致正常,性腺呈条索状。余同Turner综合征。该类患者的染色体可能存在嵌合型、小的微缺失、平衡易位或基因的缺陷。

2.卵巢早衰和卵巢抵抗综合征

两组均属于高Gn性的闭经患者,去势或绝经后的Gn高水平与卵泡加速闭锁所致的卵泡缺乏之间存在联系,但并不是绝对的,因为在某些少见的情况下,Gn高水平时仍有卵泡存在。发生单纯FSH或LH分泌异常的罕见病例可能由于某种Gn基因的纯合子突变所致。曾报道过由于LH亚基的基因突变造成性腺功能低下,和由于FSH的亚基突变造成原发性闭经。基因的突变导致生成蛋白的亚基改变,使之失去了应有的免疫活性及生物活性。所以这种性腺功能低下者表现为一种Gn升高而另一种Gn降低。基因突变杂合子携带者常有相对不孕的问题,利用外源性Gn促排卵可以让这些患者成功妊娠。当出现FSH高水平,而LH低或正常水平时,伴有垂体占位则提示存在分泌FSH的腺瘤。表现为持续性无排卵、自发性的卵巢过度刺激,卵巢上有多发的大卵泡囊肿,而且影像学证据提示有垂体腺瘤。因此强调两种Gn同时测定,如果一种异常单独升高,需要考虑上述情况。一般卵巢功能衰退的顺序首先是FSH的升高,逐渐伴随LH升高。

(1)卵巢早衰(premature ovarian failure,POF):卵巢早衰的诊断依据:①40岁前绝经。②高促性腺激素和低性腺激素,FSH>20 U/L,雌激素水平低值。③约20%有染色体核型异常,常为易位、微缺失、45XO/46,XX嵌合型等。④约20%伴有其他自身免疫性疾病,如弥漫性甲状腺肿,肾上腺功能减退等。⑤病理检查提示卵巢中无卵泡或仅有极少原始卵泡,部分患者的卵巢呈浆细胞浸润性的"卵巢炎"现象。⑥腹腔镜检查见卵巢萎缩,体积变小,有的呈条索状。⑦有的患者有医源性损坏卵巢的病史,如卵巢肿瘤手术史卵巢巧克力囊肿剥除术史、盆腔严重粘连史以及盆腔放疗和化疗史等。⑧对内源性和外源性促性腺激素刺激无反应,用氯米芬无法诱导出反馈的Gn升高,用外源性Gn刺激卵巢呈不反应或低反应,无卵泡生长。

大约1%的妇女在40岁之前会发生卵巢衰竭,而在原发性闭经患者中,发生率为10%~28%,多数病例的卵巢早衰机制不明。各个不同年龄都可以发生卵巢早衰,取决于卵巢所剩的卵泡数目。无论患者年龄多少,如果卵泡的丢失速度较快,则将表现为原发性闭经及性腺发育低下。假如卵泡耗损发生在青春期或青春期之后,则继发性闭经发生的时间将相应地推迟。

脆性 X 染色体综合征携带者中卵巢早衰的发生率为 10%,已经鉴定出至少有 8 个基因与卵巢早衰有关,5 个在 X 染色体上,3 个在常染色体上。此类患者可考虑供卵妊娠。对于卵巢早衰妇女,推荐进行脆性 X 染色体综合征的筛查,尤其当有 40 岁之前绝经的家族史的情况下。一种由 3 号染色体上转录因子基因(FOXL2)突变引起的常染色体显性疾病也已证实与眼睑畸形及卵巢早衰有关。另外卵巢早衰也有可能是自身免疫性疾病、感染流行性腮腺炎性卵巢炎,或化疗及放疗造成的卵泡破坏所致。这些先天性因素导致卵泡消失加速所致。

卵巢早衰存在一定比例的特异性性染色体异常,最常见的异常是 45,X 及 47,XXX,其次是嵌合体、X 染色体结构异常。用荧光原位杂交法寻找 45,X/46,XX 嵌合体,卵巢早衰患者体内发现较高比例的单 X 性染色体细胞,也曾发现 X 染色体长臂上关键区域的易位。

放疗对卵巢功能的影响取决于患者年龄及 X 线的剂量,卵巢内照射 2 周后可出现甾体类激素水平下降,Gn 水平升高。年轻妇女体内有较多的卵母细胞可以抵抗内照射的完全去势作用,闭经多年后仍可恢复卵巢功能。如放疗时正常怀孕,子代的先天异常率并不高于普通人群。若放射区域为骨盆以外,则无卵巢早衰的风险。对盆腔肿瘤患者腹腔镜手术中将卵巢选择性的移出骨盆再作放疗,可有望今后妊娠。

烷化剂(抗肿瘤药)对性腺有剧毒,与放疗一样,导致卵巢衰竭的剂量与开始治疗时患者年龄存在负相关。其他化疗药物也有潜在的卵巢损害性,但研究较少,联合化疗对卵巢的影响与烷化剂相似。约 2/3 的绝经前乳腺癌患者使用环磷酰胺、甲氨蝶呤、5-氟尿嘧啶治疗者丧失卵巢功能。虽然月经及生育力的确有可能恢复,但无法预测未来的卵巢功能以及生育力。在猴模型模拟放疗过程中,用 GnRH-α 抑制 Gn 并不能抵抗卵泡的丢失但确实可保护卵泡免受环磷酰胺的损害。化疗或放疗前将卵母细胞或卵巢组织深低温保存将是保存此类患者生育力的最佳选择。

对自身免疫性"卵巢炎"的卵巢早衰患者,应进行自身免疫性疾病的血液检查,而且需要每几年一次周期性进行,作为对自身免疫性相关疾病的长期监测。检查内容包括血钙、血磷、空腹葡萄糖、21-羟化酶的肾上腺抗体、游离 T_4、TSH、甲状腺抗体。

曾有建议,有时需要每周测 Gn 及 E_2 水平,如 FSH 低于 LH(FSH/LH<1),或如果 E_2 高于 50 pg/mL 时,应考虑诱导排卵。由于很多案例报道证实了核型正常患者可恢复正常的卵巢功能(10% 的患者),由于有偶发性排卵,对无生育要求者雌孕激素联合性避孕药是较好的选择。如有生育要求者,最好选择供卵。不推荐用治疗剂量的糖皮质激素治疗特发性卵巢早衰,因为并未证明能使卵泡恢复对 Gn 的反应性。

(2)卵巢抵抗综合征(resistant ovarian syndrome,ROS):卵巢抵抗综合征的临床特征为:①原发或继发性闭经。②高促性腺激素和低性腺激素。③病理检查提示卵巢中有多量始基卵泡和原始卵泡。④腹腔镜检查见卵巢大小正常,但无生长卵泡和排卵痕迹。⑤对内源性和外源性促性腺激素刺激无反应。也称卵巢不敏感综合征,这是一组少见但颇有争议的病征。其临床表现与卵巢早衰极其相似,但如果行卵巢组织学检查,可以发现卵巢皮质中多个小的原始卵泡结构。有人推测这是 Gn 受体不敏感或缺陷,或受体前信号缺陷的原因。在雌激素和孕激素序贯治疗数月后,卵巢可能自然恢复排卵和妊娠。也有人认为这是 POF 的先兆征象和过渡阶段。

3.多囊卵巢综合征(见无排卵和多囊卵巢综合征节)

(1)临床表现:①月经稀发、闭经、不孕的持续性无排卵现象。②多毛、痤疮和黑棘皮病等高雄激素血症现象。③肥胖。

(2)超声检查诊断标准:①双侧卵巢各探及 12 个以上的小卵泡排列在卵巢表面,形成"项链征"。②卵巢偏大,卵巢髓质部分增多,反光增强。

(3)实验室检查:①血清 LH/FSH 增高 2 倍以上。②雄激素 T、A、DHEA-S 升高,SHBG 降低。③胰岛素升高;糖耐量试验(OGTT)和餐后胰岛素水平升高。④PRL 可轻度升高。

(4)经腹或腹腔镜:卵巢体积增大,表面光滑、白色,无排卵痕迹,见表面多枚小卵泡。

(三) Ⅲ度闭经(垂体性闭经)

1.垂体肿瘤和高催乳素血症

(1)概况:由于颅底狭窄的垂体窝空间,垂体良性肿瘤的生长也会造成问题。肿瘤向上生长压迫视神经交叉,产生典型的双颞侧偏盲。如果肿瘤很小则很少出现视野受损。而此区域的其他肿瘤(如颅咽管瘤,影像学上通常以钙化为标志),由于更邻近视神经交叉,会较早导致视力模糊和视野缺损。除了颅咽管瘤,还有其他更少见的肿瘤,包括脑膜瘤、神经胶质瘤、转移性肿瘤、脊索瘤。曾报道,可能由于松果体的囊性病变导致褪黑激素分泌增加,引起青春期延迟。性腺发育不全及青春发育延迟者应检查头颅 MRI。

当 GH 过度分泌导致肢端肥大症,或 ACTH 的过量分泌引起 Cushing 综合征时,会更加怀疑垂体肿瘤的存在。TSH 分泌性肿瘤(不到垂体肿瘤的 1%)引起继发性甲状腺功能亢进,或 ACTH 或 GH 分泌的肿瘤则非常罕见。如果临床表现提示 Cushing 综合征,则须检测 ACTH 水平及 24 小时尿中游离皮质醇水平,以及地塞米松快速抑制试验;如怀疑为肢端肥大症,则应做 GH 的检测。循环中 IGF-Ⅰ水平较稳定,随机测定血样中 IGF-Ⅰ高水平即可诊断 GH 过度分泌;ACTH 或 GH 分泌性肿瘤都很少见,最常见的两种垂体肿瘤是 PRL 分泌性肿瘤及无临床功能性肿瘤。PRL 分泌性肿瘤也可在青春期前或青春期出现,故可能影响生长发育,并导致原发性闭经。

大多数无临床功能性肿瘤(约占垂体肿瘤的 30%)起源于 Gn 细胞,活跃分泌 FSH 及其游离亚基,但很少分泌 LH,故此类患者仅表现肿瘤占位性症状。所分泌的 FSH 游离亚基可作为一项肿瘤指标。然而由于游离 FSH 亚基增加合并本身 Gn 的升高,在绝经后妇女情况就变得复杂。但并不是所有 Gn 腺瘤都合并有游离 FSH 亚基增加。对于 FSH 升高而 LH 低水平者高度提示为 Gn 分泌性腺瘤。绝经前出现 Gn 分泌性腺瘤的妇女,其特征是卵巢内多发囊性改变(卵巢过度刺激)、E_2 高水平以及子宫内膜超常增生。用 GnRH-a 治疗通常不能降低 Gn 的分泌,反而可导致 FSH 及其游离亚基的持续升高。然而大多数此类肿瘤患者由于肿瘤对垂体柄的压迫影响了下丘脑 GnRH 向垂体的运输,导致 Gn 分泌下降和闭经,并常因肿瘤的占位阻碍了多巴胺向垂体前叶的运输,PRL 水平的轻度升高。

并非所有蝶鞍内占位都是肿瘤,据报道囊肿、结核病、肉瘤样病以及脂肪沉着体也可成为垂体压迫的原因,导致低促性腺素性闭经。淋巴细胞性垂体炎是垂体内少见的自身免疫性浸润,酷似垂体肿瘤,常发生于妊娠期或绝经后的前 6 个月。初期出现高 PRL 血症,接着可发生垂体功能减退症。经蝶骨手术可诊断并治疗这类有潜在致命危险的垂体疾病。在一项大型经蝶骨手术调查中发现,91% 的蝶鞍内及蝶鞍周围占位是腺瘤,与尿崩症无关,但常常伴随着非垂体来源性肿瘤。

垂体周围的病变,如颈内动脉瘤、脑室导水管梗阻也可导致闭经。垂体局部缺血即梗死可导致功能不全,即为产科著名的 Sheehan 综合征。

(2)临床表现:①闭经或月经不调。②泌乳。③如较大的垂体肿瘤可引起头痛和视力障碍。④如为空蝶鞍综合征可有搏动性头痛。⑤须排除服药引起的高催乳素血症。

(3)辅助检查:①血清 PRL 升高。②如果为垂体肿瘤或空蝶鞍综合征可经蝶鞍 X 摄片、CT 或 MRI 检查垂体确诊,应强调增强扫描,以增加检出率。

2.垂体功能衰竭

(1)临床表现:①有产后大出血或垂体手术的病史。②消瘦、乏力、畏寒、苍白,毛发稀疏,产后无乳汁分泌,无性欲,无卵泡发育和月经,生殖道萎缩。③查为性腺激素低下、甲状腺功能低下和肾上腺功能低下的症状和体征,根据病情程度,功能低下的程度不同。但常见以性腺激素低下为主,其次为甲状腺功能低下,最后为肾上腺功能低下。

(2)辅助检查(根据病情依次有):①血 FSH、LH、E_2、PRL、T 值均低下,血甲状腺激素(FT_3、FT_4)下降促甲状腺素(TSH)升高。②血肾上腺皮质激素(皮质醇,17-羟孕酮)水平低下。③垂体兴奋试验显示垂体反应低下。④空腹血糖和糖耐量试验提示血糖值偏低,反应低下。

(四) Ⅳ度闭经(中枢和下丘脑性闭经)

下丘脑性闭经(促性腺激素不足性性腺功能减退)的患者具有 GnRH 脉冲式分泌的缺陷。在排除了下丘脑器质性病变后,可诊断为功能性抑制,常常是由生活事件所致的心理生理反应,也可与工作或学校中面对的应激状况有关,常见于低体重及先前月经紊乱的妇女。很多垂体性闭经的妇女也表现为由亚临床饮食障碍引起相似的内分泌、代谢和心理特征。

GnRH 的抑制程度决定了临床表现。轻度抑制可对生育力有微小影响,如黄体期不足;中度抑制可致无排卵性月经失调;重度即表现为下丘脑性闭经。

下丘脑性闭经患者可表现为低或正常水平促性腺激素,正常催乳素水平,正常蝶鞍的影像学表现,雌孕激素撤退性出血试验多为阴性。对这样的患者应每年评估一次,监测指标包括催乳素及蝶鞍的影像学检查。如果几年监测指标均无变化,影像学检查可不必要。与心理应激或体重减轻有关的闭经,大多在 $6 \sim 8$ 年内都自然恢复。83% 的妇女在病因(应激、体重减少或饮食障碍)纠正后恢复月经。但仍有一部分患者需持续监测。在饮食障碍的妇女当中,月经往往与体重增加有关。

无明显诱因的下丘脑性闭经的妇女,其下丘脑-垂体-肾上腺轴的活性是存在的,可能是应激反应干扰了生育功能的过程。自发性下丘脑性闭经的妇女其 FSH、LH、催乳素的分泌降低,促肾上腺皮质素释放激素所致皮质醇的分泌增加。有些患者有多巴胺能抑制的 GnRH 脉冲频率,GnRH 脉冲性分泌的抑制可能与内源性阿片肽及多巴胺的增加有关。功能恢复过程中高皮质醇血症先于卵巢功能恢复正常。

需要告知患者促排卵的有效性及生育的可能性,促排卵仅用于有怀孕需求的妇女。没有证据表明周期性激素补充或是促排卵可以诱导下丘脑恢复正常生理功能。

下丘脑性闭经的诊断依据:①原发性闭经;卵泡存在但不发育。②有的患者有不同程度的第二性征发育障碍。③Kallmann 患者伴嗅觉丧失。④FSH、LH、E_2 均低下。⑤对 GnRH 治疗有反应。⑥可有 X 染色体(Xp22.3)的 KAL 基因缺陷。

功能性下丘脑性闭经的临床表现:①闭经或不规则月经。②常见于青春期或年轻女性,多有节食、精神紧张、剧烈运动及不规律生活史。③体型多瘦弱。

主要的辅助检查:①TSH 水平正常,T_3 和 T_4 较低。②FSH 和 LH 偏低或接近正常,E_2 水平偏低。③超声检查提示卵巢正常大小,多个小卵泡散在分布,髓质反光不增强。

1.体重下降,厌食和暴食综合征

肥胖可以与闭经有关,但肥胖者闭经时促性腺激素分泌不足的状态不常见,除非这个患者同时有情绪障碍。相反,急剧的体重降低,可致促性腺激素分泌不足。对下丘脑性闭经的诊断必须先排除垂体瘤。

临床表现从与饮食匮乏所致的间歇性闭经到神经性厌食所致的危及生命的极度衰弱。因为这种综合征的死亡率大概为 6%,因此受到高度重视。也有些研究认为大多数患者都能够复原,而死亡率并没有增加。这些结果的差异可能因为被评估的人群不一致。临床医生应该警惕有些患者可能会死于神经性厌食。

(1)神经性厌食的诊断。

主要临床特点:①发病于 $10 \sim 30$ 岁。②体重下降 25% 或是体重低于正常同年龄和同身高女性的 15%。③特殊的态度,包括:对自己身体状况的异常认知,对食物奇怪的存积或拒绝。④毳毛的生长。⑤心动过缓。⑥过度活动。⑦偶发的过度进食(食欲过盛)。⑧呕吐,可为自己所诱发。

临床表现:①闭经。②无已知医学疾病。③无其他精神疾病。

其他特征:①便秘。②低血压。③高胡萝卜素血症。④糖尿病、尿崩症。

(2)神经性厌食的临床表现:神经性厌食曾被认为多见于中高阶层的低于 25 岁的年轻白人妇女,但现在看来这个问题可出现在社会各阶层,占年轻妇女的 0.5%。厌食一族均期望成功改变形象,其实家庭往往存在严重的问题,父母却努力维持和谐家庭的表象,掩饰或者否认矛盾冲突。根据心理学家的理解,父母一方,私下里对另一方不满,希望获得他们孩子的感情。当一个完美的孩子的角色变得极其困难时,厌食便开始了。病程往往起源于为控制体重而自行节食,这种感觉带来一种力量和成就感,随即有一种若自我约束松懈则体重不能控制的恐惧感产生。有观点认为厌食症可以作为一项辨别内在混乱家庭的指标。

青少年时期,正常的体重增加可能被认为过度增加,这可以使青少年患上真性神经性厌食症。过度的体力活动是神经性厌食症的最早信号。这些孩子是典型的过分强求者,他们很少惹麻烦,但很挑剔,要求其他人达到他们苛刻的价值标准,常常导致自己在社会上的孤立。

有饮食问题的患者常常表现出滞后的性心理发展,其性行为出现得很晚。由身材苗条判断社会地位的价值观,影响她们的进食。依赖身体苗条的职业及娱乐环境容易使得妇女暴露于神经性厌食及神经性贪食的风险之中。所以通常饮食问题反映的是心理上的困境。

除了痛经,便秘也是其常见的临床表现,常常较为严重并合并腹痛。大量进食低热量食物。低血压、低体温、皮肤粗糙、背部及臀部出现松软汗毛、心动过速及水肿是最常见的合并症。长期利尿剂及泻药的滥用可致明显的低钾。低钾性酸中毒可导致致死性的心律失常。血清胡萝卜素的升高表示机体存在维生素 A 的利用障碍,见于手脚掌的皮肤黄染。

贪食症典型表现在阶段性偷偷地疯狂进食,紧接着便是自己诱发呕吐,禁食,或是服用缓泻药和利尿剂,甚至灌肠剂。尽管贪食行为相对较常见,但临床上真正的贪食症并不常见(在一个大学学生样本中,占女性学生的 1%,男性学生的 0.1%)。贪食症行为常见于神经性厌食症患者(约占一半)。有贪食症行为的患者其抑郁症状或焦虑障碍的发生率较高,而且还会有入店行窃的问题(通常是偷食物)。约 50% 的病例神经性厌食和贪食症行为长期持续。神经性厌食症患者可分为贪食性厌食症和禁食伴过度锻炼者。贪食性厌食症者比较年长,相对更加抑郁、在社交上不太孤立,但家庭问题的发生率较高。单纯贪食症者体重波动较大,但不会减少到厌食症者那么低水平。克服了贪食症的患者可有正常的生育力。

严重的神经性厌食病例经常被内科医师碰到,而临界性神经性厌食病例通常来看妇科医生、儿科医生或家庭医生。厌食症相关的各种问题都代表下丘脑调控的身体功能的障碍:食欲、渴感、水分保持、体温、睡眠、自主平衡以及内分泌。FSH、LH 水平下降,皮质激素水平升高,PRL、TSH、T_4 水平正常,但 T_3 水平较低,反式 T_3 水平升高。许多症状可用甲状腺功能减退来解释(如便秘、寒冷耐受不良、心动过缓、低血压、皮肤干燥、基础代谢率低、高胡萝卜素血症)。随着体重的增长,所有的代谢性改变恢复到正常,Gn 的分泌也可恢复到正常水平。有 30% 的患者持续闭经,这是持续性心理冲突的指标。

当体重恢复到正常体重 15% 以下时,即可恢复机体对 GnRH 的反应,方可恢复正常月经。神经性厌食患者的 Gn 持续低水平,与青春期前孩子的水平相似;随着体重的增长,出现 LH 夜间分泌,类似于青春早期的水平;而当完全恢复正常体重时,24 小时 LH 分泌形式就与正常成年人一样,只是峰值有所差异。如果患者 Gn 的浓度低到无法检测的水平时,可检测血中的皮质醇含量。没必要做其他太多的实验室检测。

需要告知患者闭经与低体重之间的紧密联系,以刺激患者恢复正常体重,进而恢复正常月经。有时有必要参与指导患者的每日能量计算方案[每日至少进食 10 920 J(2600 cal 能量)],以打破患者养成的饮食习惯。如果进展很慢,则可用激素治疗。对于体重低于 45.36 kg(100 磅)的患者,如体重持续下降,需进行心理咨询,进行心理干预。

关于厌食症目前尚无特殊的或新的治疗方法,只能强调在疾病发展到最严重的阶段之前,及早发现并进行心理干预。需要初诊医生、心理医生、营养学医生进行临床会诊帮助患者处理自己情绪的认知行为必要时也可以加用抗抑郁药治疗。

2.过度运动与闭经

从事女性竞赛运动员、芭蕾、现代舞的专业人员中,月经失调或下丘脑抑制性闭经的发生率较高。多达 2/3 有月经的跑步运动员黄体期较短,甚至无排卵,即使月经正常,周期与周期之间的差异也很大,常常合并有激素功能的下降。如在月经初潮之前就开始过度运动,则月经初潮会延迟长达 3 年之久,随后月经紊乱的发生率较高。对于体重低于 115 kg 的年轻妇女,如在训练中体重下降大于 10 kg 就很可能出现闭经,也支持 Frisch 关于临界体重观念。

临界体重理论描述为:月经正常需要维持在临界水平之上的体重,需达到临界的躯体脂肪含量。可利用 Frisch 的临界体重计算。基于身体总水量占总体重的百分比,计算出躯体脂肪的百分比,为脂肪指数。16 岁时身体总水量占总体重 10% 时相当于脂肪含量为 22%,这是维持月经所需的最低标准,13 岁时身体总水量占总体重 10% 时相当于脂肪含量为 17%,这是发生月经初潮所需的最低标准,减少标准体重的

10％～15％时就可使躯体脂肪含量下降到22％以下,造成月经紊乱。

这种闭经类似于下丘脑功能障碍,剧烈运动减少Gn分泌,但促进PRL、GH、睾酮、ACTH以及肾上腺激素的分泌,同时减低它们的清除率从而增加了这些激素的血浓度。低营养状态妇女的PRL一般无改变,相反过度运动者的PRL是增加的,但幅度较小,持续时间极短,所以不能用PRL的增加来解释月经异常。当闭经运动员与非闭经运动员或非运动员相比较时,她们的PRL含量并没有明显差异。另外,月经正常的女性运动员褪黑素水平在白天升高,而闭经运动员褪黑素有夜间分泌。这也可见于下丘脑性闭经的妇女,反映对GnRH脉冲分泌的抑制。与低营养状态妇女相反的另一个现象出现在甲状腺轴。运动员的 T_4 水平相对较低,过度锻炼的闭经患者的甲状腺激素都完全受抑制,包括反式 T_3。

运动员经常会有竞赛后或训练后的欣快愉悦感。尚不清楚这究竟是一种心理反应还是由于内源性阿片的增加。大量证据显示:内源性阿片通过抑制下丘脑GnRH的分泌来抑制Gn的分泌。纳曲酮(一种长效的阿片受体阻滞剂)用于体重下降导致的闭经患者可促使恢复月经,提示内啡肽在应激相关的下丘脑性闭经中的关键作用。运动员不管是否闭经都会出现运动诱导的血内啡肽水平的升高。

下丘脑性闭经(包括运动相关性或饮食失调)妇女由于CRH及ACTH增加,伴有皮质醇增多症,表明这是应激状态干扰生殖功能。皮质醇水平恢复正常的闭经运动员6个月内可恢复正常的月经。

闭经运动员处于能量负平衡的状态,IGFBP-1水平升高,胰岛素敏感性增强,胰岛素水平下降,IGF-Ⅰ不足以及GH水平升高。IGFBP-1的增加会抑制下丘脑IGF的活性,继而抑制GnRH的分泌。

leptin对生殖的影响也被视为维持应激反应,月经周期正常的运动员leptin水平可显示出正常的昼夜节律,然而闭经患者则不具有昼夜节律。运动员leptin水平普遍较低(不到30％),这与身体脂肪含量的减少有关,但在血胰岛素不足及皮质醇增多症者其水平进一步降低。当身体脂肪减少到体重的15％以下,以及leptin低于3ng/mL的水平时会发生月经紊乱及闭经。

Fries描绘了饮食障碍连续的四个阶段:以美容为目的的忌口;因对饮食及体重神经过敏而忌口;厌食反应;神经性厌食。

厌食反应与真正的神经性厌食之间有几点重要差异,从心理上来说,神经性厌食患者对疾病以及她自身的问题缺乏认识,她并不认为自己体重过低,毫不担心自己可怕的身体现状及外表,医患之间很难沟通,患者对医生极其不信任。而厌食反应的患者有自我批评的能力,他们知道问题所在,而且能描述出来运动员、过度锻炼的妇女或舞蹈演员都可能发生厌食反应。厌食反应的发生是自觉地有意识的故意努力减少体重。及早发现,给予忠告以及自信心的支持可以制止问题的进展。由病理性饮食失调进展到完全综合征仅需1年时间。

尽早发现的预后较好,简单的增加体重就可以扭转闭经状态。然而这些患者通常不愿意放弃他们的运动规律。所以应鼓励激素治疗来阻止骨质流失及心血管系统的改变。如正常激素水平仍不足以使骨质密度恢复到正常水平,必须恢复足量的饮食和体重。当患者有生育要求时,推荐其减少运动量并增加一定的体重,有时必须考虑诱导排卵。

3.遗传基因缺陷

导致低促性腺素功能减退症特异性遗传缺陷尚不清楚。然而,随着分子生物学研究的深入,发现FSH亚基突变和Kallmann综合征的基因缺陷。

(1)闭经、嗅觉丧失、Kallmann综合征:有一种少见的因GnRH分泌不足导致低促性腺素功能减退症,联合嗅觉丧失或嗅觉减退的综合征,亦即Kallmann综合征。在女性,这种综合征的特征是原发性闭经、性发育幼稚、低促性腺素,正常女性核型以及无法感知嗅觉,比如咖啡、香水。她们的性腺对Gn有反应。所以可用外源性Gn成功地诱导排卵,而氯米芬无效。

Kallmann综合征与特殊的解剖缺陷有关,MRI和尸体剖检证实了嗅脑内嗅沟的发育不全或缺失。这一缺陷是嗅觉神经轴突及GnRH神经元未能从嗅板中迁移出来的结果。目前已证实有3种遗传方式:X染色体连锁遗传、常染色体显性遗传、常染色体隐性遗传。男性的发病率高出5倍,表明X染色体连锁遗传是其主要的遗传方式,但在女性患者中,遗传模式为常染色体隐性或常染色体显性遗传。X染色体连锁遗传的 Kallmann 综合征可联合有其他因 X 染色体短臂远端的邻近基因缺失或易位所致的疾病(如 X 染色体连锁的矮小症或鱼鳞病及硫酸酯酶缺乏症)。

导致这一综合征的 X 染色体连锁基因的突变或缺失包括 X 染色体短臂上(Xp22.3)的一个独立基因(KAL),它编码一种负责神经迁移的必需蛋白 anosmin-1。这种嗅觉丧失闭经综合征是由于嗅觉神经及 GnRH 神经元未能穿透前脑,组织了成功迁移。同时还可能有其他神经异常,如镜像运动、听觉缺失、小脑性共济失调等,提示泛发的神经缺陷。肾和骨异常、听力缺陷、色盲唇裂、腭裂(最常见的异常)也可以出现在这些患者中。表明除了下丘脑这一基因突变还可以在其他组织内表达。这一综合征的发生具有家族遗传性及散发性。尚未证实有常染色体的突变。

(2)单纯促性腺激素低下性闭经:单独的 GnRH 分泌不足导致的下丘脑性闭经患者可能有类似于 Kallmann 综合征患者的缺陷,但由于外显率较低,只有 GnRH 神经元的迁移缺陷表达出来。在一些嗅觉正常的闭经患者中,其家族成员有嗅觉丧失的患者。一些 GnRH 分泌不足但嗅觉正常的患者有常染色体遗传形式。然而尚未发现 GnRH 基因缺陷,X 染色体连锁基因的突变也并不常见。

报道一个家族遗传性 GnRH 受体基因突变所致的低促性腺素功能减退症,患者的父母和一个姐妹是正常的杂合子,所以突变是常染色体隐性遗传的。筛选 46 个低促性腺素功能减退症男女,发现有女性患者的家族中,1/14 存在常染色体遗传性 GnRH 受体基因突变,在另一项研究中,证实常染色体隐性遗传嗅觉正常的患者中有 40% 存在 GnRH 受体基因突变。GnRH 受体基因突变会干扰信号传导,导致对 GnRH 刺激抵抗,各种不同的表型反映了特殊突变后基因表达的质与量的差异。GnRH 受体基因突变可能在 20% 的自发性下丘脑性闭经患者中发生。GnRH 受体基因突变导致的低促性腺素功能减退症不容易用 GnRH 治疗,但外源性的 Gn 的反应未受损。由于大多数低促性腺素功能减退症患者对 GnRH 治疗起反应,因此 GnRH 受体基因突变并不常见。只有家族成员有类似表现的患者才值得继续追踪。

四、闭经的治疗

闭经的治疗应根据患者的病因、年龄、对生育的要求,采用个体化的方案进行。

(一)雌孕激素疗法

1.雌孕激素序贯疗法

适用于因卵巢早衰、卵巢抵抗综合征、垂体或下丘脑性闭经等情况。对要求生育的患者,雌激素种类的选择应为天然制剂。

2.雌孕激素联合疗法

适用于显著高雄激素血症和没有生育要求的情况。一般可选用避孕药半量或全量。对暂时不需要生育的患者,可长期服用数年。

(二)促排卵治疗

对要求生育的患者,针对不同的闭经原因,个体化地选择适当的促排卵药物和方案。

(三)手术治疗

针对患者病因,采用适当的手术诊断和治疗。对先天性下生殖道畸形的闭经,多有周期性腹痛的急诊情况,需要紧急进行矫形手术,以开放生殖道引流月经血;对多囊卵巢综合征的患者经第一线的促排卵治疗卵巢抵抗者,可通过经腹或腹腔镜进行卵巢打孔术,促进卵巢排卵;对垂体肿瘤的患者,可行肿瘤切除手术。垂体分泌催乳素的腺瘤的患者,在有视神经压迫症状时,可选择手术治疗。

(四)其他治疗

根据患者的具体情况,可针对性地采用适当的治疗方法。

(1)对高催乳素血症的患者用溴隐亭治疗。

(2)对高雄激素血症的患者可应用螺内酯、环丙孕酮等抗雄激素制剂治疗。

(3)对胰岛素抵抗的高胰岛素血症,可用胰岛素增敏剂及减轻体重的综合治疗。

（4）对甲状腺功能减低的患者应补充甲状腺素。

（5）对肾上腺来源的高雄激素血症可用地塞米松口服。

（6）对卵巢早衰、先天性性腺发育不良或 Turner 综合征可采用激素替代，并运用赠卵的辅助生殖技术帮助妊娠。

（五）治愈标准

（1）恢复自发的有排卵的规则月经。

（2）自然的月经周期长于 21 d，经量少于 80 mL，经期短于 7 d。

（3）对于不可能恢复自发排卵的患者，如卵巢早衰等，建立规律的人工周期的阴道出血即可。

闭经是一组原因复杂的临床症状，有一百余种病因，有功能性的，也有器质性的。对闭经的诊断是在病史、体格检查和妇科检查的基础上，根据一套经典的诊断程序逐步作出的。这一诊断程序可以将闭经的原因定位在下丘脑、垂体、卵巢、子宫和生殖道以及其他内分泌腺的部位，以便准确诊断和合理治疗。

因为闭经是由多种不同的原因造成的，所以对闭经的治疗方案也要根据其基础疾病而制订。有的疾病因原因不明，治疗的原则就是调整和维护机体的正常内分泌状态，帮助因闭经而不孕的夫妇怀孕，防止因闭经导致的近期和远期并发症。

（刘万梅）

第五节　多囊卵巢综合征

多囊卵巢综合征（PCOS）是青春期少女和育龄期妇女最常见的妇科内分泌疾病之一，据估计其在育龄期妇女中的发生率为 5%～10%。1935 年 Stein 和 Leventhal 首次描述了多囊卵巢综合征，因此它又被称为 Stein-Leventhal 综合征。PCOS 在临床上主要表现为功能性高雄激素血症和不排卵，近年来发现继发于胰岛素抵抗的高胰岛素血症也是它的特征性表现之一。

1970 年以来，已对 PCOS 做了大量的研究工作，可是其发病机制迄今仍不清楚。20 世纪 70 年代发现许多 PCOS 患者的血清 LH/FSH 比值偏高，因此当时认为促性腺激素分泌紊乱是 PCOS 发病的主要原因。从 20 世纪 80～90 年代迄今对 PCOS 发病机制的研究主要集中在雄激素分泌过多和胰岛素抵抗方面。目前认为 PCOS 的发病机制非常复杂，H-P-O 轴紊乱、胰岛素抵抗、肾上腺皮质功能异常，一些生长因子和遗传因素都牵涉其中。

PCOS 不但影响生殖健康，而且还引起糖尿病、高血压、子宫内膜癌等远期并发症，对健康的危害很大。但是由于 PCOS 的发病机制尚不清楚，因此现在的治疗往往都达不到根治的目的。

一、病理生理机制

关于 PCOS 发病的病理生理机制，人们做了许多研究，提出了一些假说，如促性腺激素分泌失调、性激素分泌失调、胰岛素抵抗和遗传因素等。近年又发现，脂肪细胞分泌的一些激素也可能与PCOS的发生有关。

（一）促性腺激素分泌失调和性激素分泌失调

卵巢合成雄激素受促性腺激素调节，LH 刺激卵泡膜细胞分泌雄激素。20 世纪 70 年代发现 PCOS 患者体内的 LH 水平异常升高，FSH 水平相对偏低，当时认为 PCOS 患者体内过多的雄激素是促性腺激素分泌紊乱的结果。

PCOS 患者体内过多的雄激素在周围组织的芳香化酶作用下转化成雌酮。与排卵正常的妇女相比，PCOS 患者体内的雌酮/雌二醇比值偏高。雌激素对促性腺激素的分泌有反馈调节作用，过去认为雌酮/雌二醇的比值不同，反馈作用也有差异。当雌酮/雌二醇比值偏高时可引起 LH 分泌增加，从而加重 PCOS 的促性腺激素分泌紊乱。

过去认为在 PCOS 患者体内,促性腺激素分泌失调和性激素分泌失调相互影响形成恶性循环是 PCOS 发病的关键,因此当时把 LH/FSH 比值作为 PCOS 的诊断标准之一。目前认为,促性腺激素分泌失调和性激素分泌失调很可能只是 PCOS 的临床表现,因此新的 PCOS 诊断标准没有考虑 LH/FSH 比值。

（二）胰岛素抵抗

胰岛素抵抗指机体对胰岛素不敏感,在正常人群中的发生率为 $10\%\sim25\%$,在 PCOS 妇女中的发生率为 50% 以上。在胰岛素抵抗时,机体为代偿糖代谢紊乱会分泌大量的胰岛素,从而导致高胰岛素血症。PCOS 患者往往同时存在高胰岛素血症和高雄激素血症,目前认为高胰岛素血症与高雄激素血症之间存在因果关系。

1.在 PCOS 中高胰岛素血症引起高雄激素血症

由于人们观察到有胰岛素抵抗和高胰岛素血症的妇女常常有男性化表现,因此考虑胰岛素可能影响雄激素代谢。Taylor 第一次提出有胰岛素抵抗的 PCOS 者体内过多的睾酮是高胰岛素血症直接作用于卵巢的结果。以后又有许多临床观察结果支持这一假说,部分或全部切除卵巢或用长效 GnRH-A 抑制卵巢雄激素合成后,胰岛素抵抗依然存在,高胰岛素血症没有得到改善。黑棘皮症患者在青春期就存在胰岛素抵抗和高胰岛素血症,可是在若干年后才能观察到血雄激素水平升高。因此,如果说高胰岛素血症与高雄激素血症之间存在因果关系,很可能是高胰岛素血症引起高雄激素血症。

近年来许多实验证实胰岛素对血雄激素水平具有一定的调节作用。这些实验一般采用高胰岛素——正常血糖钳夹技术或口服葡萄糖方法,使胰岛素水平在短期内迅速提高,结果发现无论是胰岛素水平正常的妇女还是高胰岛素血症患者的血雄激素水平都有不同程度的升高。笔者也发现高胰岛素血症患者体内的雄激素水平明显高于胰岛素水平正常的妇女,尽管她们体内的 LH 水平及 LH/FSH 差别无统计学意义,这提示胰岛素能刺激卵巢合成更多的睾酮,胰岛素水平升高可能会引起高雄激素血症。为研究慢性高胰岛素血症对雄激素合成的影响,一些实验用二甲双胍改善胰岛素抵抗降低胰岛素水平,结果发现睾酮水平也相应降低。口服二甲双胍并不影响血 LH 的脉冲频率和振幅、LH/FSH 值、LH 对 LHRH 的反应和体内性类固醇激素合成。这些研究的结果从反面进一步证实,胰岛素能增加卵巢雄激素的合成。

2.高胰岛素血症引起高雄激素血症的机制

胰岛素增强细胞色素 $P_{450c}17\alpha$ 的活性,从而刺激卵巢雄激素的合成。细胞色素 $P_{450c}17\alpha$ 是一种双功能酶,同时有 17α-羟化酶和 17,20 裂解酶活性,是性类固醇激素合成的关键酶。在许多 PCOS 者的卵巢内,细胞色素 $P_{450c}17\alpha$ 的活性显著增强。二甲双胍能抑制肝糖原的合成,提高周围组织对胰岛素的敏感性,从而减少胰岛素的分泌,降低胰岛素水平。伴有高胰岛素血症的 PCOS 者口服二甲双胍 $4\sim8$ 周后,血胰岛素水平降低,细胞色素 P450c17α 的活性也显著降低,睾酮的合成也受到抑制。用控制饮食的方法改善肥胖型 PCOS 者的胰岛素抵抗做类似实验得到同样的结果。这表明 PCOS 者卵巢中细胞色素 P450c17α 活性增强可能是高胰岛素直接刺激的结果。

高胰岛素增强胰岛素样生长因子-1(IGF-1)的生物活性。IGF-1 是一种能促进合成代谢的多肽,其结构类似于胰岛素。IGF-1的作用是由 IGF-1 受体介导的,该受体在结构和功能上类似于胰岛素受体,与胰岛素也有一定的亲和力。另外体内还存在胰岛素和 IGF-1 的杂交受体,其两条链中一条来自于胰岛素受体,另一条来自于 IGF-1 受体,同胰岛素和 IGF-1 均有较高的亲和力。体内大多数 IGF-1 与 IGF 结合球蛋白(IGFBP)结合,只有少部分是游离的,具有生物活性。体内共有 6 种 IGFBP,其中 IGFBP-1 是由肝脏合成的,在调节 IGF-1 活性方面最重要。

IGF-1 能直接刺激卵泡膜细胞合成雄激素,也能协同 LH 的促雄激素合成作用。许多研究证明胰岛素能通过影响 IGF-1 系统促进卵巢雄激素的生物合成,这可能是高胰岛素诱发高雄激素的机制之一。体内升高的胰岛素则竞争性地结合于 IGF-1 受体或杂交受体,发挥类似 IGF-1 的生物学效应,从而促进卵巢雄激素的合成。

更多的研究表明胰岛素主要通过影响 IGFBP-1 的合成来促进卵巢雄激素的合成,胰岛素能抑制肝脏 IGFBP-1 的合成,提高卵巢组织 IGF-1 的生物活性,促进雄激素的合成。PCOS 者血胰岛素水平升高时,血 IGFBP-1 浓度明显降低。PCOS 者胰岛素抵抗得到改善,胰岛素水平降低后,血 IGFBP-1 会相应升高。

LH 主要作用于已分化的卵泡膜细胞,促进其合成雄激素。LH 是促进雄激素合成的最重要的因子,它能增强细胞色素 $P_{450c}17\alpha$ 的活性,促进雄激素的生物合成。体外实验发现胰岛素能协同 LH 促进卵巢雄激素的合成,这可能是高胰岛素血症引起高雄激素血症的又一机制。另外有学者认为胰岛素可能在垂体水平调节 LH 的分泌,从而增强卵巢雄激素的合成。

近年来的研究还表明,高胰岛素对雄激素代谢的调控不仅与直接参与卵巢雄激素的合成有关,而且还可能与影响性激素结合球蛋白(SHBG)合成有关。SHBG 是由肝脏合成的,与睾酮有很高的亲和力,而与其他性类固醇激素的亲和力则较低。体内大多数睾酮都与 SHBG 结合,只有小部分是游离的。被组织直接利用的只是游离的睾酮,而不是与 SHBG 结合的部分。因此,SHBG 能调节雄激素的生物利用度。

胰岛素能抑制肝细胞 SHBG 的生物合成,SHBG 降低能增加游离睾酮浓度,诱发高雄激素血症。青春期性成熟过程中常伴有胰岛素抵抗和高胰岛素血症,此时女孩体内 SHBG 水平偏低。生育年龄妇女中也发现血胰岛素水平与 SHBG 水平呈负相关,高胰岛素血症患者的血 SHBG 水平显著低于胰岛素正常的正常妇女。当高胰岛素血症患者的胰岛素抵抗改善后,胰岛素水平下降,SHBG 水平也明显升高。在离体培养的肝细胞中发现,胰岛素能直接抑制 SHBG 的生物合成。

高胰岛素血症引起高雄激素血症的机制非常复杂,一些脂肪细胞分泌的激素或因子也可能参与其中,如瘦素、脂联素和抵抗素等。

(三)肾上腺皮质与 PCOS

肾上腺皮质是雄激素的又一重要来源,由于 95% 以上的硫酸脱氢表雄酮(DHEAS)来自于肾上腺皮质,因此临床上把 DHEAS 水平作为衡量肾上腺皮质雄激素分泌的指标。研究发现一半以上的 PCOS 患者伴有 DHEAS 的分泌增加,这提示肾上腺皮质可能在 PCOS 的发病机制中发挥一定的作用。

有作者认为肾上腺皮质功能早现与 PCOS 的发生有关。作为第二性征的阴毛和腋毛是肾上腺皮质分泌的雄激素作用的结果,正常女孩在 8 岁以后,肾上腺皮质分泌的雄激素开始增加,临床上主要表现为血脱氢表雄酮和硫酸脱氢表雄酮水平升高及阴毛出现,这被称为肾上腺皮质功能初现。另外,青春期阴毛的出现称为阴毛初现。8 岁以前发生肾上腺皮质功能启动称为肾上腺皮质功能早现,许多研究发现肾上腺功能早现在 PCOS 的发病机制中可能扮演一定的角色。

(四)遗传因素

PCOS 具有家族集聚性。与普通人群相比,多囊卵巢(PCO)患者的姐妹更容易发生月经紊乱、高雄激素血症和多囊卵巢;PCOS 患者的姐妹发生 PCOS 的概率是普通人群的 4 倍左右;早秃是男性雄激素过多的临床表现,PCOS 患者的一级男性亲属有较高的早秃发病风险。目前许多学者认为遗传因素在 PCOS 的发病机制中起重要作用,但是 PCOS 的高度异质性却提示 PCOS 的遗传模式可能非常复杂。

目前国、内外学者对 PCOS 的相关基因做了大量研究,其中包括类固醇激素代谢相关基因、糖代谢和能量平衡基因、与下丘脑和垂体激素活动有关的基因等。目前对调节类固醇激素合成和代谢的酶的基因研究较多。文献表明 PCOS 患者的 CYP11A、CYP17、CYP11B2、SHBG、雄激素受体、GnRH、LH、ISNR、IGF 和瘦素的基因都可以发生表达水平或单核苷酸多态性变化。虽然已对 PCOS 的遗传学做了很多研究,可是迄今仍未发现能导致 PCOS 的特异基因。目前发现的与 PCOS 有关的基因,只是对 PCOS 临床表现的严重程度有所修饰,而对 PCOS 的发生没有决定作用。疾病基因连锁分析和关联分析均不能证明这些基因与 PCOS 存在特异的遗传学关系。

随着遗传学的发展,人们发现人类疾病有半数原因与基因遗传有关,另一半则取决于基因组外遗传变化,这种基因组外遗传变化不改变遗传信息,但可导致细胞遗传性质发生变化,这就是表观遗传学。表观遗传调控可以影响基因转录活性而不涉及 DNA 序列改变,其分子基础是 DNA 甲基化以及染色质的化学修饰和物理重塑。大量的临床和基础研究结果表明环境因素在疾病发生、发展中有巨大的影响,而表观遗传调控在遗传因素和环境因素的互动关系中起着桥梁的作用。

PCOS除了有高雄激素血症、排卵障碍和多囊卵巢以外,还常伴有胰岛素、血糖和血脂的变化,因此近年来人们认为PCOS也是一种代谢性疾病。饮食结构、生活方式可以影响PCOS的发生,控制饮食、增加锻炼、降低体重等措施能明显改善PCOS的症状,这提示PCOS的发生、发展与环境因素有密切关系。由于一直没找到导致PCOS的特异基因,因此笔者推测,PCOS的发生可能是PCOS易感基因与环境因素共同作用的结果。也就是说,在环境因素的影响下,人体启动了表观遗传调控,PCOS易感患者的相关基因表达发生了变化,从而导致了PCOS的发生。虽然目前关于其他代谢性疾病与表观遗传学关系的研究已经有了大量的报道,可是关于PCOS与表观遗传学变化关系的研究国内外却鲜有报道。

二、临床表现

PCOS临床表现呈高度异质性,有月经稀发或闭经、多毛、痤疮、肥胖、黑棘皮症、多囊卵巢、不孕、LH/FSH升高、血睾酮水平升高、血清性激素结合球蛋白(SHBG)降低和空腹胰岛素水平升高等。

(一)症状

1.月经失调

月经失调是由排卵障碍引起的,多表现为月经稀发或闭经,少数可表现为月经频发或月经规则。

2.不孕

PCOS是排卵障碍性不孕的主要病因,许多患者正是由于不孕才来就诊的。有统计表明,约75%的PCOS患者有不孕。

(二)体征

1.肥胖

一半以上的PCOS患者有肥胖表现。体重指数[BMI,体重(kg)/身高^2(m^2)]是常用的衡量肥胖的指标。肥胖的标准为BMI≥25。

腰臀围比(WHR)=腰围/臀围,WHR的大小与腹部脂肪的量呈正相关。根据WHR可以把肥胖分为两类:WHR≥0.85时称为男性肥胖、腹部型肥胖、上身肥胖或中心型肥胖;WHR<0.85时称为女性肥胖、臀股肥胖、下身肥胖或外周型肥胖。PCOS多与男性肥胖有关。

2.多毛、雄激素性脱发和痤疮

多毛、雄激素性脱发和痤疮是由高雄激素血症引起的。多毛是指性毛过多,妇女的性毛主要分布于上唇、下唇、腋下、胸中线、腹中线和外阴,雄激素水平过高时这些部位的毫毛就会变成恒毛,临床上表现为多毛(图16-1)。四肢和躯干的毛发生长受雄激素的影响较少,它们主要与体质和遗传有关,这些部位的毛发增多不一定与高雄激素血症有关。约2/3的PCOS患者有多毛。

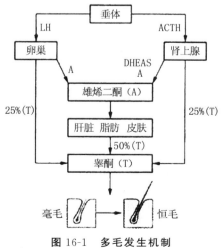

图16-1 多毛发生机制

临床上多用 Ferriman-Gallway 半定量评分法(即 FG 评分)来评判多毛的严重程度(图 16-2)。Ferriman 和 Gallway 把对雄激素敏感的毛发分为 9 个区,根据性毛生长情况,分别评 0～4 分。对每个区进行评分,最后把 9 个区的评分相加作为总评分。如果总评分>7 分,则诊断为多毛。

雄激素性脱发为进行性头发密度减少,男女均可发生,但女性症状较轻。临床上表现为头顶部毛发变得稀疏,其病理特点是生长期毛囊与休止期毛囊比例下降,毛囊逐渐缩小,毛囊密度减少。

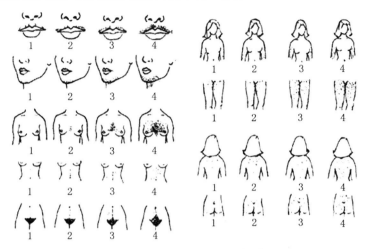

图 16-2　Ferriman-Gallway 评分

痤疮主要分布于面部,部分患者的背部和胸部也可有较多的痤疮。痤疮是高雄激素血症的一个重要体征,不少患者因面部痤疮过多而就诊。

3.黑棘皮症

继发于胰岛素抵抗的高胰岛素血症患者常有黑棘皮症。黑棘皮症是一种较常见的皮肤病变,受累部位皮肤增厚成乳头瘤样斑块,外观像天鹅绒;病变皮肤常伴有色素沉着,呈灰褐色至黑色,故称为黑棘皮症。黑棘皮症多发生于皮肤皱褶处,如腋、颈部和项部、腹股沟、肛门生殖器等部位,且呈对称性分布。黑棘皮症评分标准如下。

0:无黑棘皮症。

1+:颈部和腋窝有细小的疣状斑块,伴有或不伴有受累皮肤色素沉着。

2+:颈部和腋窝有粗糙的疣状斑块,伴有或不伴有受累皮肤色素沉着。

3+:颈部、腋窝及躯干有粗糙的疣状斑块,伴有或不伴有受累皮肤色素沉着。

4.妇科检查

可发现阴毛呈男性分布,有时阴毛可延伸至肛周和腹股沟外侧;阴道、子宫、卵巢和输卵管无异常。

(三)辅助检查

1.内分泌检查

测定血清促卵泡素(FSH)、黄体生成素(LH)、泌乳素(PRL)、睾酮、硫酸脱氢表雄酮(DHEAS)、性激素结合球蛋白(SHBG)、雌二醇、雌酮和空腹胰岛素。有月经者在月经周期的第 3～5 天抽血检测,闭经者随时抽血检测。

PCOS 患者的 FSH 在正常卵泡早期水平范围,为 3～10 IU/L。约 60% 患者的 LH 水平较正常妇女高,LH/FSH>2.5,如 LH/FSH≥3,有助于诊断。多数患者的 PRL 水平在正常范围(<25 ng/mL),少部分患者的 PRL 水平可轻度升高(40 ng/mL)。

妇女体内的睾酮水平往往升高,如伴有肾上腺皮质分泌雄激素过多时,DHEAS 水平也可升高。一般来说,大多数 PCOS 患者体内的睾酮水平偏高(>0.55 ng/mL),一半患者体内的 DHEAS 水平偏高。妇女体内的大多数睾酮是与 SHBG 结合的,只有少部分是游离的。当 SHBG 水平降低时,游离睾酮会增加,此时即使总睾酮在正常范围,也可有多毛和痤疮等表现。PCOS患者的SHBG水平往往较低。

PCOS患者的雌二醇水平往往低于雌酮水平,这是过多的雄激素在周围组织中转化成雌酮的缘故。

有胰岛素抵抗的患者空腹胰岛素水平升高,大于 20 mU/L。

2.超声检查

已常规用于PCOS的诊断和随访,PCOS患者在做超声检查时常发现卵巢体积增大,皮质增厚,皮质内有多个直径为 2~10 mm 的小卵泡。

3.基础体温(BBT)

由于患者存在排卵障碍,因此BBT呈单相反应。

4.腹腔镜检查

腹腔镜下见卵巢体积增大,皮质增厚,皮质内有多个小卵泡。

(四)PCOS临床表现的异质性

不同的PCOS患者,临床表现不完全相同。前面介绍的各种表现可以有多种组合,这些不同的组合均可以诊断为PCOS(图 16-3)。

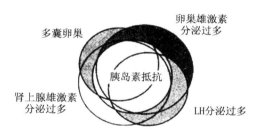

图 16-3 PCOS临床表现的异质性过多

三、诊断标准

PCOS是一个综合征,因此严格来说没有一个诊断标准能完全满足临床诊断要求。目前,临床上最为广泛接受的诊断标准是 2003 年鹿特丹诊断标准。该标准是从 1990 年 NIH 诊断标准发展而来的,其依据的基础是 10 多年来的临床研究结果。鹿特丹诊断标准不可能是PCOS的最终诊断标准。随着对PCOS认识的深入,将来可能会在鹿特丹诊断标准的基础上修订出一个更好的诊断标准。由于国内缺乏大样本、多中心的PCOS临床流行病学资料,因此国内学者无法基于自己的资料建立一个适合中国人的诊断标准。目前国内多采用鹿特丹诊断标准(表 16-4)。

表 16-4 PCOS 2003 年鹿特丹诊断标准

修正的 2003 年标准(3 项中符合 2 项)
1.排卵稀发或无排卵
2.高雄激素血症的临床和(或)生化证据
3.多囊卵巢
以及排除其他病因(先天性肾上腺皮质增生、分泌雄激素的肿瘤和库欣综合征)

(一)排卵障碍的诊断

多数患者有月经稀发或继发性闭经,故排卵障碍不难诊断。如患者月经正常,则需要测定基础体温或做卵泡监测来了解有无排卵。

(二)高雄激素血症的诊断标准

高雄激素血症的诊断标准见表 16-5。女性体内雄激素有 3 个来源:卵巢、肾上腺皮质和周围组织转化。人体内的雄激素有雄烯二酮、睾酮、双氢睾酮、DHEA 和 DHEAS 等,任何一种雄激素水平的异常升高都可引起高雄激素血症的临床表现。目前临床上能常规测定的雄激素是睾酮,由于游离睾酮测定的技术要求高,因此国内包括上海市各医院只测定总睾酮。多数 PCOS 有总睾酮的升高,但总睾酮不升高并不意味着可除外高雄激素血症。

表 16-5　高雄激素血症的诊断标准

1.有高雄激素血症的生化证据:血睾酮升高或 DHEAS 升高或血 SHBG 下降
2.有高雄激素血症的临床证据:多毛或痤疮
只要满足上述两项中的一项即可诊断为高雄激素血症

多毛是指性毛异常增多,单纯的临床诊断不需要做 FG 评分。上唇、颏、胸部中线、乳头周围、下腹中线等部位出现毛发即可诊断,阴毛增多也可诊断。脱发也是高雄激素血症的临床表现,但临床上较少见。

痤疮出现也是高雄激素血症存在的标志,单纯的临床诊断不需要做 Rosenfield 评分。反复出现的痤疮是诊断高雄激素血症的有力证据。

(三)多囊卵巢的诊断

多囊卵巢的诊断标准见表 16-6。由于卵巢体积也是多囊卵巢的诊断标准之一,因此在做超声检查时应同时测定卵巢的 3 个径线。该诊断标准不适用于正在口服避孕药的妇女,因为使用口服避孕药能改变正常妇女和 PCOS 妇女的卵巢形态。如果存在优势卵泡(>10 mm)或黄体的证据,需在下个周期再做超声检查和测定基础体温。

表 16-6　多囊卵巢的诊断标准

1.每侧卵巢至少有 12 个直径为 2～9 mm 的卵泡
2.卵巢体积增大(>10 mL),用简化的公式 0.5×长(cm)×宽(cm)×厚度(cm)来计算
卵巢的体积只要一侧卵巢满足上述两项中的一项即可诊断为多囊卵巢

(四)排除相关疾病

排除先天性肾上腺皮质增生、库欣综合征和分泌雄激素的肿瘤等临床表现相似的疾病,对诊断 PCOS 非常重要。当血睾酮水平≥ 1.5 ng/mL 时应除外分泌雄激素的肿瘤,患者有向心性肥胖、满月脸等体征时应除外库欣综合征。当环丙孕酮/炔雌醇对降低雄激素的疗效不明显时,应考虑排除 21-羟化酶缺陷引起的不典型肾上腺皮质增生症。

高雄激素血症患者常规除外甲状腺功能失调的意义有限,因为其在高雄激素血症患者中的发生率并不比正常生育年龄妇女中的发病率高。在评估高雄激素血症患者时应常规测定泌乳素,目的是排除高泌乳素血症。需要注意的是许多高雄激素血症患者的泌乳素水平可处于正常范围的上限或稍微超过正常范围。严重的胰岛素抵抗综合征(如高雄激素血症-胰岛素抵抗-黑棘皮综合征或 Hairan 综合征)不难诊断,因为这些患者往往有典型的黑棘皮症。

(五)胰岛素抵抗

胰岛素抵抗在 PCOS 妇女中,无论是肥胖的还是不肥胖的,都很常见(高达 50%)。但基于以下理由鹿特丹标准并未把胰岛素抵抗列为 PCOS 的诊断标准。

(1)PCOS 妇女中所报道的胰岛素抵抗的发生率,因所使用试验的敏感性和特异性的不同以及 PCOS 的异质性而不同。

(2)缺乏标准的全球性的胰岛素分析。

(3)目前尚没有在普通人群中探查胰岛素抵抗的临床试验。公认的评估胰岛素抵抗的最佳方法是正常血糖钳夹试验,但该方法操作复杂,患者依从性差,因此只适于小样本的科学研究,不适于临床应用。

国内、外许多学者都通过计算 OGTT 试验的胰岛素水平曲线下面积与血糖水平曲线下面积比值,来评估胰岛素抵抗状况,可是该方法无法给出判断胰岛素抵抗的参考值,因此不能用于胰岛素抵抗的诊断。目前,临床上常用的诊断胰岛素抵抗的指标有胰岛素敏感指数(ISI)和 HOMA-IR,这两个指数都是根据空腹胰岛素水平和葡萄糖水平计算出来的。它们的优点是计算简便,患者依从性高;缺点是不能反映胰岛素水平的正常生理变化和 β 细胞的功能变化。目前使用的 ISI 和 HOMA-IR 的参考值不是来自于大规模的多中心研究,因此其可靠程度令人置疑。

(4)目前缺少资料证明,胰岛素抵抗的指标可预测对治疗的反应,因此这些指标在诊断 PCOS 及筛选治疗方面的作用尚不明确。2003 年鹿特丹共识关于代谢紊乱筛选的总结如下:①对诊断PCOS来说没有一项胰岛素抵抗试验是必需的,它们也不需要选择治疗。②应该对肥胖型 PCOS 妇女做代谢综合征的筛选,包括用口服糖耐量试验筛选葡萄糖不耐受。③对不肥胖的 PCOS 妇女有必要做进一步的研究以确定这些试验的使用,尽管在胰岛素抵抗额外危险因素如糖尿病家族史存在时需要对这些试验加以考虑。

(六)鉴别诊断

1.多囊卵巢

虽然患者的卵巢皮质内见多个小卵泡,呈多囊改变,但患者的月经周期规则、有排卵,内分泌激素测定无异常发现。

2.库欣综合征

由于肾上腺皮质增生,肾上腺皮质分泌大量的皮质醇和雄激素。临床上表现为月经失调、向心性肥胖、紫纹和多毛等症状。内分泌激素测定:LH 在正常范围、皮质醇水平升高,小剂量的地塞米松试验无抑制作用。

3.迟发性 21-羟化酶缺陷症

临床表现与 PCOS 非常相似,诊断的依据是 17-羟孕酮的升高和有昼夜规律的 ACTH-皮质醇分泌。

4.卵巢雄激素肿瘤

患者体内的雄激素水平更高,睾酮多数>3 ng/mL,男性化体征也更显著。超声检查可协助诊断。

5.高泌乳素血症

患者虽有月经稀发或闭经,可是常伴有溢乳。内分泌激素测定除发现泌乳素水平升高外,余无特殊。

四、治疗

由于 PCOS 的具体发病机制尚不清楚,因此现在的治疗都达不到治愈的目的。PCOS 治疗的目的是解决患者的需求,减少远期并发症。

(一)一般治疗

对于肥胖的 PCOS 患者来说,控制体重是最重要的治疗手段之一。控制体重的关键是减少饮食和适当增加体育锻炼。一般来说不主张使用药物控制体重,除非患者极度肥胖。

1.控制饮食

节食是治疗肥胖最常见的方法,优点是短时间内就可使体重下降。如果每天膳食能量缺乏 5 021 kJ(1 200 kcal),10~20 周后患者的体重就可以下降 15%。节食的缺点是不容易坚持,为了达到长期控制体重的目的,现在不主张过度节食。刚开始减肥时,每天膳食能量缺乏 2 092 kJ(500 kcal),坚持 6~12 个月体重可以下降 5~10 kg。每天膳食缺乏 418 kJ(100 kcal)时,可以保持体重不增加。

在节食的同时,还应注意食物结构。建议患者总的能量摄入不低于 5 021 kJ/d,其中 15%~30%的能量来自脂肪,15%的能量来自蛋白质,55%~60%来自糖类。患者应不吃零食,少吃或不吃油炸食品和含油脂高的食品,多吃蔬菜和水果。喝牛奶时,应选择脱脂牛奶或脂肪含量少的牛奶。另外,每天的膳食还应保证提供足够的维生素和微量元素。

2.增加体力活动

体力活动可以消耗能量,因此对控制体重有帮助。为降低体重,患者每天应坚持中等强度的体育锻炼 60 min。如果做不到上述要求,那么适当增加体力活动也是有意义的。步行或骑自行车 1 h,可以消耗能量 251~836 kJ(60~200 kcal)。

每天坚持体育锻炼对很多人来说不现实。但是,每天适当增加体力活动还是可行的。为此建议患者尽量避免长时间的久坐少动,每天坚持有目的的步行 30~60 min(有条件的可以做中等强度的体育锻炼），这对控制体重很有帮助。

体重减少 5%～10% 后，患者有可能恢复自发排卵。体重减轻对改善胰岛素抵抗和高雄激素血症也有益，临床上表现为空腹胰岛素、睾酮水平降低，SHBG 水平升高，黑棘皮症、多毛和痤疮症状得到改善。另外，控制体重对减少远期并发症，如糖尿病、心血管疾病、子宫内膜癌等也有帮助。

（二）治疗高雄激素血症

高雄激素血症是 PCOS 的主要临床表现。当患者有高雄激素血症，但无生育要求时，采用抗高雄激素血症疗法。有生育要求的患者，也应在雄激素水平恢复正常或下降后，再治疗不孕症。

1.螺内酯

螺内酯又名安体舒通。该药原本用作利尿剂，后来发现它有抗雄激素的作用，所以又被用于治疗高雄激素血症。治疗方案：螺内酯 20 mg，每天 3 次，口服，最大剂量每天可用至 200 mg，连续使用 3～6 个月。在治疗的早期患者可能有多尿表现，数天以后尿量会恢复正常。肾功能正常者一般不会发生水和电解质的代谢紊乱。如果患者有肾功能损害，应禁用或慎用该药。在使用螺内酯时，往往会出现少量、不规则出血。由于螺内酯没有调节月经的作用，因此如果患者仍然有月经稀发或闭经，须定期补充孕激素，以免发生子宫内膜增生症或子宫内膜癌。

2.复方口服避孕药

PCOS 的雄激素主要来自于卵巢，卵巢分泌雄激素的细胞主要是卵泡膜细胞。LH 能刺激卵泡膜细胞分泌雄激素，当 LH 水平降低时，卵泡膜细胞分泌的雄激素减少。复方口服避孕药能负反馈地抑制垂体分泌 LH，减少卵巢雄激素的分泌，因此可用于治疗多毛和痤疮。另外，复方口服避孕药还有调整月经周期的作用。

（1）复方甲地孕酮片：又称避孕片 2 号，每片含甲地孕酮 1 mg、炔雌醇 35 μg。治疗方案：从月经周期的第 3～5 天开始每天服用 1 片，连服 21 d 后等待月经来潮。

（2）复方去氧孕烯片：为短效复方口服避孕药，每片复方去氧孕烯片含去氧孕烯 150μg、炔雌醇 30 μg。治疗方案：从月经周期的第 3～5 天开始每天服用 1 片，连服 21 d 后等待月经来潮。

（3）环丙孕酮/炔雌醇：为短效复方口服避孕药，每片环丙孕酮/炔雌醇含环丙孕酮 2 mg、炔雌醇 35 μg。由于环丙孕酮具有很强的抗雄激素活性，因此环丙孕酮/炔雌醇除了能通过抑制 LH 的分泌来治疗高雄激素血症外，还能通过环丙孕酮直接对抗雄激素来治疗高雄激素血症。总的来讲，环丙孕酮/炔雌醇的疗效优于复方甲地孕酮片和复方去氧孕烯片。治疗方案：从月经周期的第 3～5 天开始每天服用 1 片，连服 21 d 后等待月经来潮。

3.地塞米松

地塞米松为人工合成的长效糖皮质激素制剂，它对下丘脑－垂体－肾上腺皮质轴有负反馈抑制作用，对肾上腺皮质雄激素的分泌有抑制作用。如果患者体内的 DHEAS 水平升高，提示肾上腺皮质来源的雄激素增多，可给予地塞米松治疗。一般情况下较少使用地塞米松，往往在氯米芬疗效欠佳且 DHEAS 升高时才使用地塞米松。方法：地塞米松 0.5～0.75 mg/d。一旦确诊怀孕，应立即停用地塞米松。为了避免肾上腺皮质功能受到抑制，地塞米松治疗时间一般不超过 3 个月。

4.非那雄胺

非那雄胺是 20 世纪 90 年代研制开发的新一类 Ⅱ 型 5α-还原酶抑制剂，其结构与睾酮相似，临床上主要用于治疗前列腺疾病，近年也开始用于治疗女性高雄激素血症。非那雄胺每片 5 mg，治疗前列腺增生时的剂量是 5 mg/d，女性用药的剂量需要摸索。

5.氟他胺

氟他胺为非类固醇类雄激素受体拮抗剂。临床证据表明，其抗高雄激素血症的疗效不亚于螺内酯。用法：氟他胺 250 mg/次，每天 1～3 次。抗雄激素治疗 1～2 个月后痤疮体征就会得到改善，6～12 个月后多毛体征得到改善。在治疗高雄激素血症时，一般至少治疗 6 个月才停药。在高雄激素血症改善后，改用孕激素疗法。患者往往在停止抗高雄激素血症治疗一段时间后又复发，复发后可以再选用抗高雄激素疗法。有学者认为没有必要在高雄激素血症缓解后仍长期使用抗高雄激素疗法。

（三）治疗高胰岛素血症

1.控制体重

对肥胖患者来说，治疗高胰岛素血症首选控制体重。控制体重的关键是减少饮食和适当增加体育锻炼。

2.二甲双胍

二甲双胍能抑制肝糖原的合成，提高周围组织对胰岛素的敏感性，从而减少胰岛素的分泌。降低血胰岛素水平，是目前用于改善胰岛素抵抗最常见的药物。由于 PCOS 中胰岛素抵抗的发生率较高，因此从 20 世纪 90 年代以来二甲双胍越来越普遍地用于治疗 PCOS。治疗方案：二甲双胍 250～500 mg，每天 3 次，口服。部分患者服用后有恶心、呕吐、腹胀或腹泻不适，继续服药 1～2 周后症状会减轻或消失，少部分患者会因无法耐受该药而终止治疗。

许多研究均报道二甲双胍能通过改善胰岛素抵抗来降低雄激素水平，促进排卵。因此，许多作者在联合使用二甲双胍和氯米酚治疗耐氯米酚的 PCOS 患者时取得了很好的疗效。可是，在对 1966 年-2002 年发表的有关文献分析后却发现，根据当时的资料无法确定二甲双胍治疗 PCOS 不孕症的疗效。二甲双胍也可用于无生育要求的育龄期 PCOS 患者，研究报道胰岛素抵抗和高雄激素血症可因此得到改善。无胰岛素抵抗的育龄期 PCOS 患者可否使用二甲双胍，尚有待进一步的研究。

青春期 PCOS 患者可否使用二甲双胍治疗，目前还存在很大的争议。理论上讲，二甲双胍能改善胰岛素抵抗，减少糖尿病和心血管疾病的发生率。可是糖尿病和心血管疾病多发生在 40 岁以后，青春期 PCOS 患者使用二甲双胍治疗 20 年（或以上）是否安全，根据目前的文献无法回答该问题。间断或短期使用二甲双胍与不使用二甲双胍有何区别一，目前也不清楚。

3.罗格列酮

该药为噻唑烷二酮类药物，其主要功能是改善胰岛素抵抗，因此被称为胰岛素增敏剂。用法：罗格列酮 2～8 mg/d。其疗效优于二甲双胍。罗格列酮可能有肝毒性作用，因此在使用期间应严密随访肝功能。目前，在治疗胰岛素抵抗时往往首选二甲双胍，如果二甲双胍疗效欠佳，则加用罗格列酮。对重度胰岛素抵抗，开始时就可以联合使用二甲双胍和罗格列酮。

改善胰岛素抵抗时首选饮食控制和体育锻炼，当饮食控制和体育锻炼效果不佳时才加用二甲双胍和罗格列酮。在药物治疗时应继续坚持饮食控制和体育锻炼，一旦确诊患者怀孕应停用二甲双胍或罗格列酮。

一般来说，一旦选用二甲双胍治疗，至少使用 6 个月。笔者一般在使用二甲双胍 6 个月后对患者进行评价，如果胰岛素抵抗得到改善，则停用二甲双胍。在停药随访期间，如果再次出现明显的胰岛素抵抗，则再选用二甲双胍治疗。

（四）建立规律的月经周期

如果多毛和痤疮不严重，且又无生育要求，可采用补充激素的方式让患者定期来月经，这样可以避免将来发生子宫内膜增生或子宫内膜癌。

1.孕激素疗法

每月使用孕激素 5～7 d，停药后 1～7 d 可有月经来潮。例如，甲羟孕酮 8～12 mg，每天 1 次，连续服用 5～7 d。甲地孕酮 6～10 mg，每天 1 次，连续服用 5～7 d。该方案适用于体内有一定雌激素水平的患者（如子宫内膜厚度≥7 mm），停药后 1 周左右会有月经来潮。如果撤药性出血较多，可适当延长孕激素的使用天数。

孕激素疗法的优点是使用方便，患者容易接受。如果没有特殊情况，该方案可以长期使用。在采用孕激素治疗时，如果患者出现明显的高雄激素血症的临床表现，需要改用降雄激素治疗。如果患者有生育要求，可改用促排卵治疗。

2.雌、孕激素序贯治疗

每月使用雌激素20～22 d,在使用雌激素的最后5～7 d加用孕激素。例如,戊酸雌二醇1～2 mg,每天1次,连续服用21 d;从使用戊酸雌二醇的第15天开始加用甲羟孕酮10 mg,每天1次,连续服用7 d。停药后1～7 d有月经来潮。使用3～6个周期后可停药,观察患者下一周期有无月经自发来潮,如果有月经自发来潮可继续观察下去;如无月经自发来潮,则继续使用激素治疗。

由于许多PCOS患者体内的雌激素水平并不低,所以大多数情况下不需要采用此方案。如果患者体内雌激素水平偏低,单用孕激素治疗。患者的月经量偏少或无"月经",可以选择该方案。

3.雌、孕激素联合治疗

每月同时使用雌激素和孕激素20～22 d。例如,戊酸雌二醇1～2 mg,每天1次,连续服用21 d;在使用戊酸雌二醇的同时服用甲羟孕酮4 mg。停药后1～7 d就有月经来潮。长期使用雌、孕激素联合治疗,患者的月经会逐步减少,如果停药后无月经来潮,应首先排除妊娠可能,如果没有怀孕则说明子宫内膜生长受到抑制,此时可改用雌、孕激素序贯治疗。雌、孕激素连续治疗3～6个周期后可停药,观察下一周期有无月经自发来潮,如果有月经自发来潮则继续观察下去;如无月经自发来潮,可继续使用激素治疗。

复方口服避孕药属于雌、孕激素联合治疗。由于复方口服避孕药使用方便,治疗高雄激素血症和多囊卵巢综合征的疗效好,因此临床上在考虑雌、孕激素联合治疗时往往选择复方口服避孕药。

(五)促卵泡发育和诱发排卵

仅适用于有生育要求者。无生育要求者一般不采用此治疗方法。为提高受孕的成功率,在促排卵之前往往先治疗高雄激素血症和胰岛素抵抗,使血睾酮、LH和胰岛素水平恢复至正常范围,增大的卵巢恢复正常,卵泡数减少。

1.氯米芬

氯米芬为雌激素受体拮抗剂,它能竞争性地结合下丘脑、垂体上的雌激素受体,解除雌激素对下丘脑-垂体-卵巢轴的抑制,促进卵泡的发育。氯米芬为PCOS患者促卵泡发育的首选药。氯米芬治疗PCOS时,排卵成功率可高达80%,但受孕率却只有40%。目前认为受孕率低下与氯米芬拮抗雌激素对子宫内膜和宫颈的作用有关。

从月经周期的第2～5天开始服用氯米芬,开始剂量为50 mg,每天1次,连续服用5 d。停药5 d开始进行卵泡监测。宫颈黏液评分,可了解氯米芬是否抑制宫颈黏液的分泌。超声检查,可了解卵泡发育情况和子宫内膜厚度。

一般停用氯米芬5～10 d内会出现直径＞10 mm的卵泡。如果停药10天还没有出现直径＞10 mm的卵泡,则视为氯米芬无效。卵泡直径＞10 mm时,应每2～3 d做一次卵泡监测。当成熟卵泡直径＞16 mm时,肌内注射HCG 6 000～10 000 IU诱发排卵,一般在注射HCG36 h后发生排卵。

如果低剂量的氯米芬无效,下个周期可以增加剂量。氯米芬的最大剂量可以用到200 mg/d。不过,许多医生认为没必要使用大剂量的氯米芬(＞100 mg/d),有研究表明使用大剂量的氯米芬并不增加诱发排卵的成功率。当氯米芬治疗无效时,应改用HMG＋HCG。与HMG治疗相比,氯米芬治疗的受孕率较低,不易引起严重的卵巢过度刺激综合征(OHSS)。

如果氯米芬抑制宫颈黏液分泌,就表现为卵泡发育与宫颈黏液不同步。此时可加用戊酸雌二醇1～2 mg/d,以改善宫颈黏液。部分患者的宫颈黏液因此得到改善,但是也有许多患者无效。如果无效,则采用人工授精。肌内注射HCG前停用戊酸雌二醇。

如果氯米芬抑制子宫内膜的生长,就表现为卵泡发育与子宫内膜的厚度不一致。此时也可加用戊酸雌二醇2 mg/d,以刺激内膜生长。但是该治疗方法往往无效。临床上如果出现氯米芬抑制内膜生长的情况,往往改用其他药物治疗,如HMG等。对诊断为氯米芬抵抗的患者来说,加用地塞米松或二甲双胍可能有效。许多报道发现地塞米松或二甲双胍,尤其是二甲双胍,能提高氯米芬治疗的成功率。

氯米芬的不良反应有多胎和卵巢过度刺激。一般来说,氯米芬很少引起严重的卵巢过度刺激综合征,所以还是很安全的。

2.他莫昔芬

他莫昔芬与氯米芬一样也是雌激素受体拮抗剂,其作用机制与氯米芬相似,也是通过解除雌激素对下丘脑－垂体－卵巢轴的抑制,促进卵泡的发育。临床上较少使用他莫昔芬。从月经周期的第 2～5 天开始服用他莫昔芬 20～40 mg,每天 1 次,连续服用 5 d。用药过程中需监测卵泡的发育。当成熟卵泡的直径达到18～20 mm时,肌内注射 HCG 6 000～10 000 IU,36 h 后发生排卵。

他莫昔芬也可以抑制宫颈黏液的分泌和子宫内膜的生长。如果出现这些情况,可以参考氯米芬的处理方法。

3.来曲唑

来曲唑是第三代非类固醇芳香化酶抑制剂,临床上主要用于治疗乳腺癌,近年来也开始用于诱发排卵的治疗。来曲唑能抑制雌激素的合成,减轻雌激素对下丘脑－垂体－卵巢轴的抑制作用,这是来曲唑诱发排卵的机制。用法:从月经周期的第 2～4 天开始服用来曲唑 2.5～7.5 mg,每天 1 次,连续服用 5 天。用药过程中需监测卵泡的发育。当成熟卵泡的直径达到 18～20 mm 时,肌内注射 HCG 6 000～10 000 IU,36 h 后发生排卵。

有研究表明来曲唑诱发排卵的成功率优于氯米芬,另外来曲唑没有对抗宫颈和子宫内膜的缺点。由于来曲唑半衰期短,因此有作者推测它可能对胎儿无不利影响。来曲唑用于诱发排卵的时间还很短,远期不良反应还有待于进一步的观察。

由于来曲唑治疗的资料还很少,因此临床上应慎用。

4.人绝经期促性腺激素(HMG)

该药是从绝经妇女的尿液中提取的,每支含 FSH 和 LH 各75 U,适用于氯米芬治疗无效的患者。

从月经周期的第 2～5 天开始每天肌内注射 HMG,起步剂量是 1 支/d,治疗期间必须监测卵泡发育的情况。一般在使用 3～5 d 后做第一次超声监测,如果卵泡直径＞10 mm,应缩短卵泡监测间隔时间。当 B 超提示优势卵泡直径达 16～20mm 时,停用 HMG,肌内注射 HCG 5000～10000 IU,48 h 后复查 B 超了解是否排卵。

如果卵泡持续 1 周不增大,则增加剂量至 2 支/d。如果治疗2 周还没有优势卵泡出现,应考虑该周期治疗失败。

HMG 治疗的并发症有卵巢过度刺激综合征(OHSS)和多胎妊娠。严重的 OHSS 可危及患者的生命,因此在使用 HMG 时应严密监测卵泡的发育,一旦发现有 OHSS 的征象,应立即采取适当的措施。当超声检查发现一侧卵巢有 3 个以上直径＞14 mm 的优势卵泡或卵巢直径＞5 cm时容易发生严重的OHSS,此时应建议患者放弃使用 HCG。在采用雌激素测定监测卵泡发育时,雌二醇浓度＞2 000 pg/mL提示有发生 OHSS 的可能。

HMG＋FSH 治疗可能对减少 OHSS 的发生有帮助。由于患者不同,具体用法也不相同。临床上应根据卵泡监测的结果调整剂量。

在使用 HMG 治疗前,如果发现卵巢体积大、卵泡数多,可以先用环丙孕酮/炔雌醇或 GnRH-a 治疗,待卵巢体积缩小后,再给予促排卵治疗。

使用药物怀孕的患者常有黄体功能不全,因此一旦确诊怀孕,立即给予黄体酮或 HCG 肌内注射。用法:黄体酮 20～40 mg/d 或 HCG1 000～2 000 IU/d。有卵巢过度刺激的患者,不宜采用 HCG 保胎。

5.体外受精－胚胎移植术(IVF-ET)

当患者经上述治疗仍达不到怀孕目的时,可以选择 IVF-ET。

6.未成熟卵泡体外培养

近年来未成熟卵泡体外培养也开始用于治疗 PCOS 引起的不孕,该方法的优点是可以避免 OHSS。

(六)手术治疗

由于手术疗效有限,因此近年来不主张手术治疗。手术治疗仅限于迫切要求生育且要求手术治疗的患者。在手术治疗后的 3～6 个月内,由于卵泡液的丢失,卵巢局部雄激素水平有所降低,所以患者可能有自发排卵。手术6个月后,卵巢局部雄激素水平又恢复至手术前水平,卵泡发育及排卵存在障碍,此时患者很难自然怀孕。

1.腹腔镜下行皮质内卵泡穿刺及多点活检

术中注意避免过多使用电凝,否则会灼伤周围组织,从而影响卵巢的功能,引起卵巢早衰。

2.经腹卵巢楔形切除术

此法是最早用于多囊卵巢的手术方法,由于术后输卵管、卵巢周围的粘连率高,近年来已被腹腔镜手术所替代。本手术楔形切除的卵巢组织不应大于原卵巢组织的1/3,以免引起卵巢早衰。

(刘万梅)

第六节　高泌乳素血症

机体受到内外环境因素(生理性或病理性)的影响,血中催乳激素(PRL)水平升高,其升高值达到或超过30 ng/mL时,称高泌乳血症(HPRL)。发生高泌乳血症时,除有泌乳外常伴性功能低下,女性则有闭经不孕等表现。若临床上妇女停止授乳半年到1年仍有持续性溢乳,或非妊娠妇女有溢乳伴有闭经者,称闭经－溢乳综合征(AGS)。HPRL在妇科内分泌疾患中较常见,其发病率约29.8%(12.9%～75%)。引起催乳激素增高的原因十分复杂。

一、催乳激素的来源和内分泌调节

PRL来源于垂体前叶分泌细胞,妊娠和产褥期此种分泌细胞占垂体20%～40%,其余时间占10%。下丘脑分泌多巴胺,经门脉系统进入垂体抑制PRL的分泌。也有人认为下丘脑分泌PRL抑制因子(PIF)抑制PRL分泌。下丘脑的促甲状腺释放激素(TRH)在促使垂体释放促甲状腺激素(TSH)的同时又能促使PRL的释放。5-羟色胺亦可促使PRL的分泌。通常PRL的分泌是受下丘脑的控制和调节。正常情况下,PRL主要受下丘脑的持续性抑制控制。

二、病因

正常情况PRL的分泌呈脉冲式释放,其昼夜节律对乳腺的发育、泌乳和卵巢功能起重要调节作用,一旦此调节作用失衡即可引起HPRL。

(一)生理性高催乳素血症

日常的生理活动可使PRL暂时性升高,如夜间睡眠(2～6 Am),妊娠期、产褥期3～4周,乳头受吸吮性刺激、性交、运动和应激性刺激,低血糖等均可使PRL有所升高,但升高幅度不会太大,持续时间不会太长,否则可能为病理状态。

(二)病理性高催乳素血症

1.下丘脑－垂体病变

垂体PRL腺瘤是造成高催乳素血症主要原因,一般认为大于10 mm为大PRL腺瘤,小于10 mm称PRL微腺瘤,一般说来血中PRL大于250 ng/mL者多为大腺瘤,100～250 ng/mL多为微腺瘤。随着CT、MRI、放免测定使PRL腺瘤的检出率逐年提高。微小腺瘤有时临床长期治疗观察中才能确诊。

颅底炎症、损伤、手术,空泡蝶鞍综合征,垂体柄病变、压迫等亦可引起发病。

2.原发性和/或继发性甲状腺功能低下

由于甲状腺素分泌减少,解除了下丘脑－垂体的抑制作用,使TRH分泌增加,从而使TSH分泌增加,也刺激PRL分泌增加并影响卵巢与生殖功能。

(三)医源性高催乳血症

药物治疗其他疾病时往往造成 PRL 的增高。

1.抗精神失常药物

氯丙嗪、阿米替林、丙咪嗪、舒必利、安坦、罗拉、奋乃近、眠尔通、胃复安、灭吐灵等,以上药物可影响多巴胺的产生,影响 PIF 的作用而导致 PRL 分泌增多。

2.甾体激素

雌激素和口服避孕药可通过对丘脑抑制 PIF 的作用或直接刺激 PRL 细胞分泌,使 PRL 升高。

3.其他药物

α-甲基多巴、利血平、苯丙胺、异烟肼、吗啡等也可使 PRL 升高。

(四)其他疾病

其他疾病亦可同时引起 PRL 的升高,例如:未分化支气管肺癌、肾上腺瘤、胚胎癌、阿狄森氏病、慢性肾衰竭、肝硬化、妇科手术、乳头炎、胸壁外伤、带状疱疹等。

(五)特发性闭经-溢乳综合征

此类患者与妊娠无关,临床亦查不到垂体肿瘤或其他器质性病变,许多学者认为可能系下丘脑-垂体功能紊乱,促性腺激素分泌受到抑制,而 PRL 分泌增加。其中部分病例经数年临床观察,最后发现垂体 PRL 腺瘤,故此类患者可能无症状性潜在垂体瘤。所以对所有 HPRL 患者应定期随诊,早期发现肿瘤。

三、临床表现

(一)月经失调-闭经

当 PRL 升高超过生理水平时,则对性功能有影响,可表现功能性出血、月经稀发以至闭经。有人报告 PRL 小于 60 ng/mL 仅表现月经稀发,PRL 大于 60 ng/mL 易产生闭经。月经的改变可能是渐进而非急剧的变化,病早期时可能有正常排卵性月经,然后发展到虽有排卵而黄体功能不全、无排卵月经、月经稀发以至闭经。

(二)溢乳

溢乳的程度可表现不同,从挤压出一些清水或乳汁到自然分泌出不等量的乳汁。多数患者在检查乳房时挤压乳房才发现溢乳。有人报道,当 PRL 很高时则雌激素很低,而泌乳反停止,故溢乳与 PRL 水平不呈正相关。

(三)不孕/习惯性早期流产史

(1)高 PRL 血症伴无排卵,即使少数患者不闭经,但从 BBT、宫内膜活检及孕酮测定均证实无排卵,所以常有原发不孕。

(2)高 PRL 血症伴黄体功能不全,主要表现为:①BBT 示黄体期短于 12 d,黄体期温度上升不到 0.3 ℃。②宫内膜活检显示发育迟缓。③黄体中期孕酮值小于 5 ng/mL。故高 PRL 血症患者易不孕,有习惯性早期流产史。

(四)其他表现

若发病在青春期前,第 2 性征不发育。成年妇女可有子宫萎缩,性功能减退,部分患者由于雌素水平低落而出现更年期症状。微小腺瘤(小于 1 cm 直径)时,很少有自觉症状,肿瘤长大向上压迫视交叉时,则有头痛、视力障碍、复视、偏盲、甚至失明等。

四、诊断

(一)病史及体格检查

重点了解月经史、婚育史、闭经和溢乳出现的始因、诱因、全身疾病史和引起 HPRL 相关的药物治疗史。查体时应注意有无肢端肥大和黏液性水肿。妇科检查了解性器官和性征有无萎缩或器质性病变。乳房检查注意乳房发育、形态、有无肿块、炎症、观察溢乳(多用双手轻挤压乳房)溢出物性状和数量。

（二）内分泌检查

1.PRL 的测定

取血前患者至少 1 个月未服用激素类药物或多巴胺拮抗剂,当天未做乳房检查,一般在晨8～10点空腹取血,取血前静坐半小时,两次测定值均不低于 30 ng/mL 为异常。药物引起的 HPRL 很少超过 80 ng/mL,停药后则 PRL 恢复正常。当 PRL 大于 100 ng/mL 时应首先除外垂体瘤可能性。一般认为 PRL 值的升高与垂体瘤体积呈正相关。巨大腺瘤出血坏死时 PRL 值可不升高。需指出的是目前所用 PRL 放免药盒仅测定小分子 PRL(MW25 000),而不能测定大/大大分子(MW5 万～10 万)PRL,故某些临床症状明显而 PRL 正常者,不能排除所谓隐匿型高泌乳素血症。

2.其他相关内分泌测定

各种原发的或继发的内分泌疾病均可能与高泌乳血症有关。除测定 PRL 外应测 FSH、LH、E_2、P,了解卵巢及垂体功能。TRH 测定除外原发性甲状腺功能低下,肾上腺功能检查和生长激素测定等。

（三）泌乳素功能试验

1.泌乳素兴奋试验

(1)促甲状腺激素释放激素试验（TRH Test）:正常妇女 1 次静脉注射 TRH 100～400 μg 后,25～30 minPRL 较注药前升高 5～10 倍,TSH 升高 2 倍,垂体瘤不升高。

(2)氯丙嗪试验:氯丙嗪促进 PRL 分泌。正常妇女肌注 25～50 mg 后 60～90 min 血 PRL 较用药前升高 1～2 倍。持续 3 h,垂体瘤时不升高。

(3)灭吐灵试验:该药为多巴胺受体拮抗剂,促进 PRL 合成和释放。正常妇女静注 10 mg 后 30～60 min,PRL 较注药前升高 3 倍以上。垂体瘤时不升高。

2.泌乳素抑制试验

(1)左旋多巴试验:该药为多巴胺前体物,经脱羧酶作用生成多巴胺,抑制 PRL 分泌。正常妇女口服 500 mg 后 2～3 h PRL 明显降低。垂体瘤时不降低。

(2)溴隐亭试验:该药为多巴胺受体激动剂,强力抑制 PRL 合成和释放。正常妇女口服2.5～5 mg 后 2～4 h PRL 下降达到 50％,持续 20～30 h,特发性 HPRL 和 PRL 腺瘤时下降明显。

（四）医学影像学检查

1.蝶鞍断层

正常妇女蝶鞍前后径小于 17 mm、深度小于 13 mm、面积小于 130 mm²,若出现以下现象应做 CT 或 MRI 检查:①风船状扩大。②双蝶底或重像。③鞍内高/低密度区或不均质。④平面变形。⑤鞍上钙化灶。⑥前后床突骨质疏松或鞍内空泡样变。⑦骨质破坏。

2.CT 和 MRI

可进一步确定颅内病灶定位和放射测量。

3.各种颅内造影

各种颅内造影包括海绵窦造影,气脑造影和脑血管造影。

（五）眼科检查

明确颅内病变压迫现象,包括视力、眼压、眼底检查等。

五、治疗

针对病因不同,治疗目的不同,合理选择药物和手术方式等。

（一）病因治疗

若病因是由原发性甲状腺功能低下引起的 HPRL,可用甲状腺素替代疗法。由药物引起者,停药后一般短期 PRL 可自然恢复正常，如停药后半年 PRL 仍未恢复，再采用药物治疗。

（二）药物治疗

1.溴隐亭

溴隐亭为治疗高 PRL。血症的首选药物，它是麦角生物碱的衍生物，多巴胺受体激动剂，直接作用于下丘脑和垂体，抑制 PRL 合成与分泌，且抑制垂体瘤的生长使肿瘤缩小或消失。用药方法较多，一般先每日 2.5 mg，5～7 d，若无不良反应可增加到 5～7.5 mg/d（分 2～3 次服），根据 PRL 水平增加剂量，连续治疗 3～6 个月或更长时间。一般治疗 4 周左右，血 PRL 降到正常。2～14 周溢乳停止，月经恢复。治疗期间一旦妊娠即应停药。

不良反应：治疗初期有恶心、头痛、眩晕、腹痛、便秘、腹泻，有时尚可出现体位性低血压等。不良反应一般症状不重，在 1～2 周内自行消失。

2.溢乳停（甲磺酸硫丙麦角林）

20 世纪 80 年代新开发的拟多巴胺药物，其药理作用和临床疗效与溴隐亭相似，但剂量小，毒副作用少，作用时间长。目前已由天津药物研究院 1995 年完成 Ⅱ 期临床研究，并开始临床试用，剂量每片 50 μg。用法每日 25～50 μg，1 周后无不良反应加量，根据 PRL 水平增加剂量，直至 PRL 水平降至正常。

3.左旋多巴

左旋多巴在体内转化为多巴胺作用于下丘脑，抑制 PRL 分泌，但作用时间短，需长期服药。剂量每日 0.5 mg，3 次/天，连续半年。大部分患者用药后 1 个月恢复月经，1.5～2 个月溢乳消失。此药对垂体瘤无效。

4.维生素 B_6 可抑制泌乳

其作用机理可能是作为多巴脱羧酶的辅酶，增加下丘脑内多巴向多巴胺转化，刺激 PIF 作用，而抑制 PRL 分泌。用法为每日 200～600 mg，可长期应用。

5.其他药物

长效溴隐亭（LA）注射剂每次 50 mg，每日肌内注射 1 次，最大剂量可达 100 mg。

CV205～562（苯并喹啉衍生物）是一种新的长效非麦角类多巴胺激动剂，作用时间长达 24 h。剂量每日 0.06～0.075 mg。

（三）促排卵治疗

对 HPRL 患者中无排卵和不孕者，单纯用以上药物不能恢复排卵和妊娠。因此除用溴隐亭治疗外，应配伍促排卵药物的治疗，具体方法有以下 3 种方式。

（1）溴隐亭-CC-HCG。

（2）溴隐亭-hMG-HCG。

（3）GnRH 脉冲疗法——溴隐亭。

综合治疗，除缩短治疗的周期并可提高排卵率和妊娠率。

（四）手术治疗

对垂体瘤患者手术切除效果良好，对微腺瘤治疗率可达 85%。目前经蝶鞍显微手术切除垂体瘤安全、方便、易行，损伤正常组织少，多恢复排卵性月经。但对较大垂体瘤，因垂体肿瘤没有包膜，与正常组织界限不清，不易切除彻底，故遗留 HPRL 血症，多伴有垂体功能不全症状。因此有人建议对较大肿瘤术前选用溴隐亭治疗，待肿瘤缩小再手术，可提高手术疗效。如术后肿瘤切除不完全，症状未完全消除，服用溴隐亭等药物仍可获得疗效，术后出现部分垂体功能不全，PRL 仍高可用 HMG/HCG 联合治疗，加用溴隐亭等药物，若有其他内分泌腺功能不全现象，可根据检查结果补充甲状腺素、强的松等。

（五）放射治疗

放射治疗适用肿瘤已扩展到蝶鞍外或手术未能切除干净术后持续 PRL 高水平者。方法可行深部 X

线、^{60}Co、α粒子和质子射线治疗,同位素^{198}Au种植照射。

(六)综合疗法

综合疗法对那些HPRL合并有垂体瘤患者单纯手术或单纯放疗疗效均不满意。1988年Chun报告垂体瘤单纯手术、放疗、手术后加放疗,肿瘤的控制率分别为85%、50%、93%,而平均复发时间为3、7、4、4.5年。因此有人主张对有浸润性PRL大腺瘤先用溴隐亭治疗使肿瘤缩小再手术,术后加放疗,可提高肿瘤的治愈率。对溢乳闭经综合征患者,不论采用何种疗法均应定期随访检查,包括PRL测定和蝶鞍X线复查。

(韦昕芳)

第七节　围绝经期综合征

围绝经期综合征(climacteric syndrome)是指妇女在自然绝经前或因其他原因丧失卵巢功能,而出现一系列性激素减少所致的症状,包括自主神经功能失调的表现。

一、病因及病理生理

更年期的变化包括两个方面:一方面是卵巢功能衰退,此时期卵巢逐渐趋于排卵停止,雌激素分泌减少,体内雌激素水平低落;另一方面是机体老化,两者常交织在一起。神经血管功能不稳定的综合征主要与性激素水平下降有关,但发生机制尚未完全阐明。

二、诊断

1.临床表现

临床表现主要根据患者的自觉症状,而无其他器质性疾病。

(1)血管舒缩综合征:潮热、面部发红、出汗,瞬息即过,反复发作。

(2)精神神经症状:情绪不稳定、易激动,自己不能控制,忧郁失眠,精力不集中等。

(3)生殖道变化:外阴与阴道萎缩,阴道干燥疼痛,外阴瘙痒。子宫萎缩、盆底松弛导致子宫脱垂及阴道膨出。

(4)尿频急或尿失禁;皮肤干燥、弹性消失;乳房萎缩、下垂。

(5)心血管系统:胆固醇、三酰甘油和致动脉粥样化脂蛋白增高,抗动脉粥样硬化脂蛋白降低,可能与冠心病的发生有关。

(6)全身骨骼发生骨质疏松。

2.鉴别诊断

必须排除心血管、神经精神和泌尿生殖器各处的病变;潮热、出汗、精神症状、高血压等需与甲状腺功能亢进症和嗜铬细胞瘤相鉴别。

3.辅助检查

(1)血激素测定:FSH及LH增高、雌二醇下降。

(2)X线检查:脊椎、股骨及掌骨可发现骨质疏松。

三、治疗

1.一般治疗

加强卫生宣教,解除不必要的顾虑,保证劳逸结合与充分的睡眠。轻症者不必服药治疗,必要时可选用适量镇静药,如地西泮2.5~5 mg/d或氯氮革10~20 mg/d睡前服,谷维素20 mg,每天3次。

2.性激素治疗

绝经前主要用孕激素或雌孕激素联合调节月经异常;绝经后用替代治疗。

(1)雌激素:对于子宫已切除的妇女,可单纯用妊马雌酮0.625 mg或17β-雌二醇 1 mg,连续治疗 3 个月。对于存在子宫的妇女,可用尼尔雌醇片每次 5 mg,每月 1 次,症状改善后维持量1～2 mg,每月 2 次,对稳定神经血管舒缩活动有明显的疗效,而对子宫内膜的影响少。

(2)雌激素、孕激素序贯疗法:雌激素用法同上,后半期加用7～10 d炔诺酮,每天 2.5～5 mg 或黄体酮6～10 mg,每天 1 次或甲羟孕酮 4～8 mg,每天 1 次,可减少子宫内膜癌的发生率。但周期性子宫出血的发生率高。

(3)雌激素、雄激素联合疗法:妊马雌酮 0.625 mg 或 17β-雌二醇 1 mg,每天 1 次,加甲睾酮5～10 mg,每天 1 次,连用 20 d,对有抑郁型精神状态患者较好,且能减少对子宫内膜的增殖作用,但有男性化作用,而且常用雄激素有成瘾可能。

(4)雌激素替代治疗应注意的几点:①HRT 应该是维持围绝经期和绝经后妇女健康的全部策略(包括关于饮食、运动、戒烟和限酒)中的一部分。在没有明确应用适应证时,比如雌激素不足导致的明显症状和身体反应,不建议使用 HRT。②绝经后 HRT 不是一个给予标准女性的单一的疗法,HRT 必须根据临床症状,预防疾病的需要,个人及家族病史,相关试验室检查,女性的偏好和期望做到个体化治疗。③没有理由强制性限制 HRT 使用时限。她们也可以有几年时间中断 HRT,但绝经症状可能会持续许多年,她们应该给予最低有效的治疗剂量。是否继续 HRT 治疗取决于具有充分知情权的医患双方的审慎决定,并视患者特殊的目的或对后续的风险与收益的客观评估而定。只要女性能够获得症状的改善,并且了解自身情况及治疗可能带来的风险,就可以选择 HRT。④使用 HRT 的女性应该至少 1 年进行一次临床随访,包括体格检查,更新病史和家族史,相关试验室和影像学检查,与患者进行生活方式和预防及减轻慢性病策略的讨论。⑤总体来说,在有子宫的所有妇女中,全身系统雌激素治疗中应该加入孕激素,以防止子宫内膜增生或是内膜癌。无子宫者,无需加用孕激素。用于缓解泌尿生殖道萎缩的低剂量阴道雌激素治疗,可被全身吸收,但雌激素还达不到刺激内膜的水平,无需同时给予孕激素。⑥乳腺癌与绝经后 HRT 的相关性程度还存在很大争议。但与 HRT 有关的可能增加的乳腺癌风险是很小的(少于每年 0.1%),并小于由生活方式因素如肥胖、酗酒所带来的风险。⑦禁忌证,如血栓栓塞性疾病、镰状细胞贫血、严重肝病、脑血管疾病、严重高血压等。

(韦昕芳)

第八节　卵巢过度刺激综合征

卵巢过度刺激综合征(ovarian hyperstimulation syndrome,OHSS),是一种以促排卵为目的而进行卵巢刺激时,特别在体外受精(IVF)辅助生育技术中,所发生的医源性疾病,是辅助生殖技术最常见且最具潜在危险的并发症,严重时可危及生命,偶有死亡病例报道。

OHSS 为自限性疾病,多发生于超促排卵周期中的黄体期与早妊娠期,发病与 HCG 的应用密不可分。按发病时间分为早发型与晚发型两种;早发型多发生于 HCG 应用后的 3～9 d 内,其病情严重程度与卵泡数目、E_2 水平有关。如无妊娠,10 d 后缓解,如妊娠则病情加重。晚发型多发生于 HCG 应用后10～17 d,与妊娠尤其是多胎妊娠有关。

一、流行病学

大多数 OHSS 病例的发生与应用促性腺激素进行卵巢刺激有关,尤其发生在体外受精助孕技术应用促性腺激素进行卵巢刺激后;也有病例在应用克罗米酚后被观察到;非常个别的病例报道发生在未行卵巢刺激而自然受孕的早孕期,称为自发性 OHSS。

（一）OHSS 的高危因素

OHSS 的高危因素包括原发性高危因素和继发性高因素。

1.原发性高危因素

（1）年龄＜35 岁。

（2）身体瘦弱。

（3）PCOS 患者或 B 超下卵巢表现为"项链"征的患者。

（4）既往有 OHSS 病史。

2.继发性高危因素

（1）血 E_2＞3 000 pg/mL。

（2）取卵日卵泡数＞20 个。

（3）应用 HCG 诱导排卵与黄体支持。

（4）妊娠。

（二）发病率

OHSS 发病率的不同依赖于患者因素、监测方法与治疗措施。轻度,20%～33%;中度,3%～6%;重度,0.1%～2%。轻度病例的发生在用促性腺激素进行控制性卵巢刺激的 IVF 中将近 30%或更多,但由于症状与体征的温和往往不被认识。通常 IVF 中少于 5%的患者将可能发展为中度症状,1%患者将发展为重度症状。妊娠患者的发病率是非妊娠患者的 4 倍。

二、病理生理学

OHSS 是在促排卵后卵泡过度反应的结果,但发生在黄体期 LH 峰后或外源性 HCG 应用后。其严重性与持续时间因为应用外源性 HCG 进行黄体支持以及内源性 HCG 水平的升高而加重与延长。其病理生理机制于 1983 年由 Haning 等首次提出,现已认为促排卵后卵巢内生成一种或几种由黄体颗粒细胞分泌的血管活性因子,其释放入血,可以引起血管通透性升高、液体渗出,导致第三腔隙液体积聚,从而形成胸腔积液、腹水,继而导致血液浓缩与血容量减少,甚至血栓形成（图 16-4）。

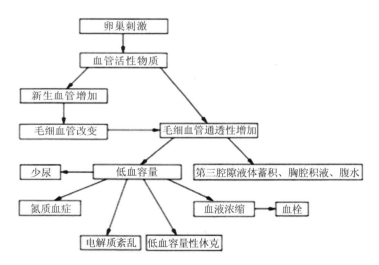

图 16-4 OHSS 的病生理改变

可能参与 OHSS 病理生理的因子目前研究认为有肾素-血管紧张素系统（RAS）中的活性肾素与血管紧张素Ⅱ、血管内皮生长因子（VEGF）、其他细胞因子家族与内皮素等。这些因子较多文献报道参与了卵泡与黄体生成的正常生理过程。促排卵后过多卵泡被刺激生长,HCG 应用后形成的黄体使这些血管活性因子生成量增加,它们直接或间接进入血循环甚至腹腔,引起广泛的血管内皮通透性增加从而形成胸腔积液与腹水,偶有严重者发生心包积液、全身水肿。胸腔、腹腔穿刺后这些物质的减少有助于毛细血管通透性的降低,临床上可改善病情。

文献报道与我们工作均表明血管紧张素Ⅱ在OHSS患者的血清、卵泡液中含量比促排卵未发生OHSS者显著升高,并且随着病情好转明显降低;免疫组化显示排卵前卵泡的颗粒细胞与黄体细胞内均存在血管紧张素Ⅱ与其两型受体AT1、AT2;动物实验中应用ACEI阻断血管紧张素Ⅱ生成,降低了OHSS的发生率。因此我们的研究提示卵巢内RAS以自分泌的形式引起或参与了OHSS的发病。

与OHSS发生的相关因子还包括VEGF。过多的VEGF引起的血管过度新生导致血管通透性增加。颗粒细胞生成的VEGF可被HCG升调节,血与腹水中非结合性VEGF的水平随OHSS的发展而升高,因此有作者认为非结合性VEGF的水平与OHSS的严重性相关。VEGF的作用是通过VEGFR-2完成的,动物实验中应用VEGFR-2的特异抗体(SU5416)可以阻断VEGFR-2的细胞内磷酸化而致血管通透性降低,从而抑制OHSS的发展。

家族自发性OHSS可能是由于FSH受体的变异,导致其对HCG的过度敏感所致;因此本病多在同一患者重复发生,或同一家族中多人发病。发病与妊娠相关,其中最多一例患者六次妊娠均发病。与医源性OHSS不同,其发病时间多在妊娠8～14周,亦即内源性HCG升高之后,作用于变异的FSH受体,引发卵巢内窦卵泡生长发育,之后HCG又作用于LH受体,而致卵泡黄素化,启动OHSS的病理生理过程。

三、对母儿的影响

(一)OHSS与妊娠

1.OHSS对妊娠率的影响

OHSS的发生与妊娠密切相关,妊娠是晚发型OHSS的发病因素之一,因此在OHSS人群妊娠率往往高于非OHSS人群。有资料显示OHSS患者妊娠率约82.8%,明显高于非OHSS人群32.5%,符合OHSS的发患者群的倾向性。但是对于早发型OHSS对移植后是否影响胚胎着床一直存在争议。有学者认为OHSS患者中过高的E_2水平以及P/E_2比例的改变,尤其是后者对内膜的容受性产生影响,从而降低妊娠率;过高的细胞因子如IL-6也将降低妊娠率;OHSS患者的卵子与胚胎质量较非OHSS患者差,从而影响妊娠率;但也有研究发现相反结论:OHSS妊娠患者与未妊娠患者相比E_2水平反而略高;OHSS患者虽高质量卵子比例低于非OHSS患者,但因其获卵数多,最终高质量胚胎数与非OHSS患者无差异。而笔者所在的中心观察到早发型OHSS患者移植后的妊娠率为60.5%,较非OHSS人群32.5%的妊娠率高,支持后者观点。

2.妊娠对OHSS的影响

有研究发现妊娠与晚发型OHSS密切相关,并影响了OHSS病程的长短;妊娠与病情轻重虽无显著性相关,但病情重者与多次腹腔穿刺患者均为妊娠患者,进一步说明了妊娠影响了OHSS病情的发展与转归。

(二)中重度OHSS对孕期流产的影响

中重度OHSS是否会增加妊娠流产率,文献报道较少。多数研究认为过高的E_2水平,血管活性因子包括肾素-血管紧张素、细胞因子、前列腺素水平改变,以及OHSS病程中的血流动力学变化、血液浓缩、低氧血症、肝肾功能异常等,都将增加早期妊娠流产率。有学者对同期OHSS与非OHSS患者进行了对比分析,两组总体流产率(早期流产+晚期流产)相近,分别为16.9%与18.7%,与Mathur的结果相同。我们同时观察到妊娠丢失与患者的继发妊娠所致病情加重、病程延长有一定的相关性,但并未改变总体流产率。这一点可能与我们在发病早期就积极进行扩容治疗有关,扩容后改变了原先的血液浓缩状态,甚至降低了妊娠期的血液浓缩状态,减轻了因高凝状态、低氧血症等对妊娠的不良影响,因此中度、病程短的患者妊娠丢失率降低,而病情越重、病程越长,引起的血液改变、肝功升高等持续时间延长,相应地增加了妊娠丢失。

(三)中重度 OHSS 对远期妊娠的影响

有文献报道 OHSS 患者因血液浓缩,血栓素与肾素-血管紧张素水平升高,孕期并发症如子痫前期与妊娠期糖尿病的发生率升高;但 Wiser 的研究显示 OHSS 患者中子痫前期与妊娠期糖尿病的发病率与对照组无差异。也有研究发现妊娠期并发症包括 PIH、GDM 与前置胎盘的发病率略高于对照组,但无统计学差异,支持后者观点;且与对照组相比正常分娩比例、出生缺陷率相同;早产与低体重儿比例略高于对照组,但无统计学差异,这点可能与 OHSS 组双胎率略高有关;发病早晚、病情轻重、病程长短也均未影响早产率与低体重儿比例,而双胎与早产、双胎与低体重儿均显著性相关,此结果与常规妊娠结局相同。因此我们认为 OHSS 的发生并未影响远期的妊娠发展,未增加妊娠期并发症,对妊娠的分娩结局(包括早产率与低体重儿率)也未产生不良影响。

四、临床表现

(一)胃肠道症状

轻度患者可有恶心、呕吐、腹泻,因卵巢增大与腹水增多腹胀逐渐加重。

(二)腹水

腹胀加重,腹部膨隆,难以平卧;腹壁紧绷即称为张力性腹水,有腹痛感;膈肌被压迫上抬可出现呼吸困难。

(三)胸腔积液

多数单独发生,30％患者合并有腹水;胸腔积液可单侧或双侧发生;表现为咳嗽,胸腔积液加重致肺组织萎缩出现呼吸困难。

(四)呼吸系统症状

胸腔积液与大量腹水可致胸闷、憋气、呼吸困难;发生肺栓塞或成人呼吸窘迫综合征(ARDS)时出现呼吸困难,并有低氧血症。

(五)外阴水肿

张力性腹水致腹部压力增大,特别是久坐或久立后,压迫下腔血管使其回流受阻,甚至引起整个大阴唇水肿。

(六)肝功异常

液体渗出可致肝水肿,约25％患者出现肝酶升高,GOT↑,GPT↑,ALP 往往处于正常值上限,肝功升高水平与 OHSS 病情轻重相关,并随病情的好转恢复正常。

(七)肾功异常

血容量减少或因大量腹水致腹腔压力增大,导致肾灌注减少,出现少尿、低钠血症、高钾血症与酸中毒,严重时出现 BUN↑,Cr↑,也随病情好转恢复正常。

(八)电解质紊乱

液体渗出同时入量不足,出现少尿甚至无尿;另外可能出现低钠、高钾血症或酸中毒表现。

(九)低血容量性休克

液体渗出至第三腔隙,血容量减少可发生低血容量性休克。

(十)血栓

发病率在重度 OHSS 患者中约占10％,多发生于下肢、脑、心脏与肺,出现相应部位症状,发病时间甚至出现在 OHSS 好转后的数周。血栓形成是 OHSS 没有得到及时正确的治疗而发生的极严重后果,危及患者生命,甚至可留下永久性后遗症,必须予以积极防治。

OHSS 具有自限性,如未妊娠它将在月经来潮时随着黄体溶解自然恢复。表现为腹水的进行性减少与尿量的迅速增多。如果妊娠,在排卵后的第 2 周,由于升高的内源性 HCG,症状与体征将进一步持续或加重,如果胚胎停育,OHSS 症状也可自行缓解。临床处理经常需要持续 2～4 周时间,一般在孕 6 周后逐渐改善。

五、诊断

依据促排卵史、症状与体征,结合 B 超下腹水深度与卵巢大小的测量,检测血细胞比容(HCT)、WBC、电解质、肝功能、肾功能等,以诊断 OHSS 及其分度,并确定病情严重程度。

六、临床分级

1989 年 Golan 等根据临床症状、体征、B 超以及实验室检查将其分为轻、中、重三度及五个级别(表 16-7)。

表 16-7 OHSS 的 Golan 分级

	轻	中	重
I	仅有腹胀及不适		
II	I ＋恶心、呕吐,腹泻卵巢增大 5～12 cm		
III		II ＋B 超下有腹水	
IV			III ＋临床诊断胸水/腹水,呼吸困难
V			IV ＋低血容量改变,血液浓缩,血液黏度增加,凝血异常,肾血流减少,少尿,肾功能异常,低血容量休克

Navot 等于 1992 年又将重度 OHSS 分为严重与危重 2 组,其依据更为重视实验室检查(表 16-8)。

表 16-8 OHSS 的 Navot 分级

重度症状	严重	危重
卵巢增大	≥12 cm	≥12 cm
腹水、呼吸困难	大量腹水伴或不伴呼吸困难	大量腹水致腹部胀痛伴或不伴呼吸困难
血液浓缩	HCT＞45％,WBC＞15 000/mm³	HCT＞55％,WBC＞25 000/mm³
少尿	少尿	少尿
血肌酐	0～1.5 mg/dL	≥1.6 mg/dL
重度症状	严重	危重
肌酐清除率	≥50 mL/min	＜50 mL/min
低蛋白血症	重度	重度
	肝功能异常	肾衰竭
	全身水肿	血栓
		AIDS

2010 年 Peter Humaidan 等根据 OHSS 各项客观与主观指标将其分为轻、中、重三度,这一分度临床应用似更简便、明晰(表 16-9)。

表 16-9 OHSS 的 Peter Humaidan 分级

	轻	中	重
客观指标			
直肠窝积液	√	√	√
子宫周围积液(盆腔)		√	√
肠间隙积液			√
HCT＞45％		√[a]	√
WBC＞15 000/mm³		±[a]	√
低尿量＜600 mL/d		±[a]	√
Cr＞1.5 mg/dL		±[a]	±

续表

	轻	中	重
肝功升高		±a	±
凝血异常			±c
胸水			±c
主观指标			
腹胀	√	√	√
盆腔不适	√	√	√
呼吸困难	±b	±b	√
急性疼痛	±b	±b	±b
恶心、呕吐	±	±	±
卵巢增大	√	√	√
妊娠	±	±	√

注释:±可有可无;a≥2次,住院;b≥1次,住院;c≥1次,加强监护

七、治疗

(一)治疗原则

OHSS 为医源性自限性疾病,OHSS 的病情发展与体内 HCG 水平相关,未妊娠患者随着月经来潮病情好转;妊娠患者早孕期病情加重。

1.轻度 OHSS

被认为在超促排卵中几乎不可避免,患者无过多不适,可不予处理,但需避免剧烈活动以防止卵巢扭转,也应警惕长期卧床休息而致血栓。

2.中度 OHSS

可在门诊观察,记 24 h 尿量,称体重,测腹围。鼓励患者进食,多饮水,尿量应不少于 1 000 mL/d,2 000 mL/d 以上最佳,必要时可于门诊静滴扩容。

3.重度 OHSS

早期与中度 OHSS 相同,可在门诊观察与治疗,适时监测血常规、电解质与肝功、肾功,静滴扩容液体,必要时行腹腔穿刺;病情加重后应住院治疗。

(1)住院指征:①严重的腹痛与腹膜刺激征。②严重的恶心呕吐,以致影响每日食水摄入。③严重少尿(<30 mL/h)甚至无尿。④张力性腹水(tense ascites)。⑤呼吸困难或急促。⑥低血压、头昏眼花或晕厥。⑦电解质紊乱(低钠,血钠<135 mmol/L;高钾,血钾>5.5 mmol/L)。⑧血液浓缩(HCT>45%,WBC>15×10⁹/L)。⑨肝功异常。

(2)病情监护:每日监测 24 h 出入量、腹围、体重,监测生命体征,检查腹部或肺部体征;每日或隔日检测血细胞比容(HCT)、WBC、尿渗透压;每 3 天或 1 周监测电解质、肝功、肾功,B 超监测卵巢大小及胸腔积液及腹水变化,必要时监测 D-Dimer 或血气分析,以了解治疗效果,病情危重时随时复查。

(二)治疗方法

1.扩容

OHSS 因液体外渗第三腔隙致血液浓缩,扩容是最主要的治疗。扩容液体包括晶体液与胶体液。晶体液可选用 5% 葡萄糖、10% 葡萄糖、5% 葡萄糖盐或乳酸林格液,但避免使用盐林格液;一般晶体液用量约 500～1 500 mL。只用晶体液不能维持体液平衡,因此需加用胶体液,如清蛋白、贺斯、低分子右旋糖酐、冰冻血浆等胶体液扩容。

(1)清蛋白:为低分子量蛋白质,由肝产生,75% 的胶体渗透压由其维持,50 g 的清蛋白可以使大约

800 mL 液体 15 min 内回流至血循环中;同时可以结合并运送大分子物质如一些激素、脂肪酸、药物等,以减少血中血管活性物质的生物浓度。OHSS 患者因液体外渗,血中清蛋白浓度降低,因此最初选用清蛋白作为扩容药物,可用 10～20 g/d 静滴,如病情加重,最大剂量可用至 50 g/d。但因清蛋白为血液制品,有传播病毒等风险,现在临床应用已严格控制,因此仅用于低蛋白血症的患者。

(2)羟乙基淀粉:平均分子量为 200 000,半衰期大于 12 h,可有效降低血液黏度、血细胞比容,减少红细胞聚集;因其为糖原结构,在肝内分解,因此不影响肝肾功能,并可显著改善肌酐清除率;因无抗原性,是血浆代用品中过敏反应率最低的一种。静滴剂量为 500～1 000 mL/d,应缓慢静滴以避免肺部充血。因其价格低于白蛋白,且为非血液制品,现已作为中重度 OHSS 时首选扩容药物。

(3)低分子右旋糖酐:可以增加肾灌注量、尿量,降低血液黏滞度,改善微循环,防止血栓形成;但低分子右旋糖酐有降低血小板黏附的作用,有出血倾向者禁用,个别患者存在过敏反应,且有临床死亡病例报道;因此临床使用应慎重,一般应用剂量为 500 mL/d。

2.保肝治疗

肝功升高者需用保肝药物治疗,轻度升高者可用葡醛内酯 400～600 mg/d、维生素 C 2～3 g/d 静滴;肝功升高,ALT>100 U/L 时,可加用古拉定 0.6～1.2 g/d 静滴。经治疗后肝功一般不会进一步恶化,并随 OHSS 症状的好转而恢复。

3.胸腔、腹腔穿刺

适应证:①中等量以上胸腔积液伴明显呼吸困难。②重度腹水伴呼吸困难。③纠正血液浓缩后仍少尿(<30 mL/h)。④张力性腹水。但是在有腹腔内出血或血流动力学不稳定的情况下禁忌腹腔穿刺;腹腔穿刺放水可采用经腹与经阴道两途径。一般多采用经腹途径。穿刺应在扩容后进行,要在 B 超定位下施行,避免损伤增大的卵巢。穿刺不仅可以减少腹腔压力,增加肾血流灌注,从而增加尿量。同时减少了与发病相关的血管活性因子而缩短病程,腹水慢放至不能留出为止,有研究表明最多曾放至约 6 000 mL;穿刺后症状明显缓解,且不增加流产率。有学者认为穿刺后临床治疗效果好于扩容效果,故建议适应证适宜时尽早穿刺。

4.多巴胺

肾衰竭或扩容并腹腔穿刺后仍少尿的患者可应用低剂量多巴胺静滴,用法为 20 mg＋5％ 葡萄糖 250 mL 静滴,速度为 0.18 mg/(kg·h),(不影响血压和心率),同时监测中心静脉压、肺楔压。但应注意的是大剂量多巴胺静滴作用于 α 受体,有收缩外周血管作用;而低剂量多巴胺作用于 β1 受体与 DA 受体,具有扩血管作用,特别是直接扩张肾血管,增加肾血流,同时抑制醛固酮释放,减少肾小管上皮细胞对水钠的重吸收,从而起到排钠利尿的作用。

也有文献报道口服多卡巴胺 750 mg/8 h,临床症状与腹水逐渐好转。也有人曾于腹腔穿刺时于腹腔内应用多巴胺,同样起到增加尿量作用。

5.利尿剂

已达到血液稀释仍少尿(HCT<38％)的患者可静脉应用呋塞米 20 mg。血液浓缩、低血容量、低钠血症时禁用。过早、过多应用利尿剂,将加重血液浓缩与低血容量而致血栓,视为禁忌。

6.肝素

个人或家族血栓史或确诊血栓者可静脉应用肝素 5 000 U/12 h,另外也有学者认为 48 h 扩容后仍不能纠正血液高凝状态,也应该静滴肝素。如妊娠则肝素用至早孕末,或依赖于 OHSS 病程及高危因素的存在与否。为了防止血栓栓塞综合征,对于各种原因需制动的患者,可以应用低剂量阿司匹林,但是腹腔穿刺时有出血风险。

7.卵巢囊肿抽吸

B 超下抽吸卵巢囊肿可以减少卵巢内血管活性物质的生成,但有引起囊肿破裂、出血可能,因此原则上不建议囊肿抽吸。促排卵后多个卵泡未破裂但妊娠的患者,如病情危重,卵巢>12 cm,放腹水后病情无改善时,可行 B 超指引下卵巢囊肿抽吸,术后应严密观察有无腹腔内出血征象。

8.终止妊娠

合并严重并发症,如血栓、ARDS、肾衰竭或多脏器衰竭,在持续扩容并反复多次放腹水后仍不能缓解症状时,也可考虑终止妊娠。终止妊娠是 OHSS 不得已而行的有效治疗方法,随着 HCG 的下降,OHSS 症状迅速好转。终止妊娠的方法首选人工流产术,同时应监测中心静脉压、肺楔压、尿量、血肌酐,以及肌酐清除率、血气分析。

八、预防

(一)个体化刺激方案

首先确认 OHSS 高危人群。对于瘦小、年轻、有 PCO 卵巢表现的患者,以及既往发生过 OHSS 的高危人群,在刺激方案上应慎重。对于 PCO 患者多采用 r-FSH 75~150 U 起始,同时可用去氧孕烯炔雌醇片(妈富隆)等避孕药物抑制卵巢反应性。促排卵后一定要 B 超监测卵泡生长,并应根据个体对药物的敏感性不同及时调整药物剂量。需注意长方案、短方案与拮抗剂方案都可能发生 OHSS,即使氯米芬促排卵也有可能。

(二)HCG 的应用

因 OHSS 与 HCG 密切相关,故 HCG 的应用与否、应用剂量及使用时间与 OHSS 的发生密切相关。

1.不用 HCG 促卵子成熟

在高危人群中不用 HCG,可抑制排卵与卵泡黄素化,避免 OHSS 的发生;但是未应用 GnRH 激动剂降调节的患者,停用 HCG 并不能避免自发性 LH 峰的出现,不能完全防止 OHSS 的发生。

2.减少 HCG 量

HCG 剂量减至 5000 U 甚至 3000 U,与 10000 U 相同,均可达到促卵泡成熟效果,并可减少 OHSS 的发病率并减轻病情,但不能完全避免 OHSS 的发生。

3.GnRH-a 替代 HCG 促排卵

对未用 GnRH 激动剂降调节患者,或应用 GnRH 拮抗剂的患者,可用短效 GnRH-a 代替 HCG 激发内源性 LH 峰,促卵泡成熟。因其作用持续时间明显短于 HCG,从而减少 OHSS 的发生。但 GnRH-a 有溶黄体作用,未避免临床妊娠率下降,应相应补充雌、孕激素,同时监测血中 E_2 与 P 水平,及时调整雌孕激素剂量,维持 $E_2 > 200$ pg/mL,$P > 20$ ng/mL,文献报道临床妊娠率较 HCG 组无显著性降低。也有文献报道在使用 GnRH-a 同时加用小剂量 HCG 1000~2000 U,使得临床妊娠率可不受影响。GnRH-a 可用 Triptorelin(商品名达菲林)0.2~0.4 mg,或 Buserelin 200 mg×3 次。

4.Coasting

对于 OHSS 高危人群,当有 30%卵泡直径超过 15 mm,血 $E_2 > 3000$ pg/mL,总卵泡数>20 个时,停止促性腺激素的使用,而继用 GnRH-a,此后每日测定血中 E_2 浓度,当 E_2 再次降到 3000 pg/mL 以下时,再应用 HCG,可明显降低 OHSS 的发生率。其理论是根据 FSH 阈值学说,停用促性腺激素后,部分小卵泡因为"饥饿"而闭锁,但大卵泡生长不受影响,从而使得活性卵泡数量减少,以及生成血管活性因子的颗粒细胞数量减少,因而 OHSS 发生率降低。Coasting 的时间如过长则会影响卵母细胞质量、受精率、胚胎质量及妊娠率,因此一般不超过 3 d。

(三)GnRH 拮抗剂方案

对易发生 OHSS 高危人群,促排卵可采用 GnRH 拮抗剂方案,因为此方案可用短效 GnRH-a 代替 HCG 促卵泡成熟,以降低 OHSS 发生。

(四)黄体支持

HCG 的应用增加了 OHSS 的发病率,因而对于高危人群不用 HCG 支持黄体,仅用孕激素支持黄体,可降低 OHSS 发病率。

（五）静脉应用白蛋白

对于高危患者在取卵时静脉应用有渗透活性的胶体物质可以降低 OHSS 的危险与严重程度。对于雌激素峰值达到 3 000 pg/mL 的患者，或大量中小卵泡的患者，推荐在取卵时或取卵后即刻静脉应用清蛋白（25 g）。基于 meta 分析，估计每 18 个清蛋白治疗的患者，有 1 例患者将避免 OHSS。然而对高危患者预防性应用清蛋白仍存在争议，就像关于它的花费与安全性问题存在争议一样。

（六）静脉应用贺斯

取卵后应用贺斯 500～1 000 mL 替代清蛋白静滴，同样可以减少 OHSS 的发生。在我们的随机对照研究中，取卵后静滴贺斯 1 000 mL×3 d，与静滴清蛋白 20 g×3 d，同样起到了减少 OHSS 发病的作用。因其为非生物制品，可避免应用清蛋白所致的感染问题。

（七）选择性一侧卵泡提前抽吸术（ETFA）

应用 HCG 后 10～12 h 行选择性一侧卵泡提前抽吸，可降低 OHSS 发生率，但因结果的不确定性并不过多推荐使用。

（八）多巴胺激动剂

文献报道 VEGF 是参与 OHSS 病理生理机制的重要血管活性因子，内皮细胞上的 VEGFR-2 是其引起血管通透性增加的作用受体；经研究证实多巴胺激动剂可以减少 VEGFR-2 酪氨酸位点的磷酸化，而磷酸化对于 VEGFR-2 的下游信号传导至关重要；因此多巴胺激动剂通过抑制了 VEGF 的生物学活性而起到减少 OHSS 发病的作用。因此文献报道高危患者自 HCG 应用日开始使用多巴胺激动剂卡麦角林 0.5 mg/d×8 d，OHSS 的发病率、腹水与血液浓缩显著性降低，而着床率与妊娠率并未受影响。

（九）二甲双胍

对于有胰岛素抵抗的 PCOS 患者，口服二甲双胍 1 500 mg/d，可以降低胰岛素与雄激素水平，相应地降低了 OHSS 发病率。

（十）腹腔镜 PCOS 患者卵巢打孔

对于 OHSS 高危的 PCOS 患者可以采用腹腔镜进行双侧卵巢打孔的方法，术后血中雄激素与 LH 水平下降，从而在超促排卵后 OHSS 的发病率得以下降，且妊娠率增加，流产率降低，打孔时应注意控制打孔操作的时间与电功率，避免过度损伤卵巢组织。

（十一）单囊胚移植

对于已有中度 OHSS 的患者可以观察到取卵后 5～6 天，如症状未加重，可行单囊胚移植，以避免多胎妊娠对 OHSS 发病的影响。

（十二）未成熟卵体外成熟培养（IVM）

此技术最早于 1991 年由 Cha 等提出并报道了妊娠个案。其将卵巢中不成熟卵母细胞取出，使之脱离高雄激素环境于体外培养，成熟后应用 ICSI 技术使之受精，从而避免了超排卵所致 OHSS 的发生。

（十三）冷冻胚胎

OHSS 高危者可冷冻胚胎，从而避免因妊娠产生的内源性 HCG 的作用，避免了晚发型 OHSS 的发生。虽然不可以完全避免早发型 OHSS 的发生，但因其避免了妊娠致病情的进一步加重，从而缩短了病程。

（韦昕芳）

第九节　女性性早熟

一、性早熟的发生机制和分类

对女孩来说,8岁之前出现第二性征就称为性早熟。根据发病机制,性早熟可分为 GnRH 依赖性性早熟和非 GnRH 依赖性性早熟两大类。

(一)正常青春期的启动机制

了解正常的青春期启动机制是理解性早熟发生机制的基础。正常女孩的青春期启动发生在8岁以后,临床上表现为8岁以后开始出现第二性征的发育。性早熟患儿在8岁前就出现青春期启动。

正常青春期启动是由两个生理过程组成,它们分别被称为性腺功能初现和肾上腺皮质功能初现。女性性腺功能初现是指青春期下丘脑—垂体—卵巢轴(H-P-O 轴)被激活,卵巢内有卵泡的发育,卵巢性类固醇激素分泌显著增加,临床上表现为乳房发育和月经初潮。肾上腺皮质功能初现是指肾上腺皮质雄激素分泌显著增加,临床上主要表现为血脱氢表雄酮(DHEA)和硫酸脱氢表雄酮(DHEAS)水平升高及阴毛出现,青春期阴毛出现称为阴毛初现。目前认为性腺功能初现和肾上腺功能初现是两个独立的过程,两者之间不存在因果关系。对女性来讲,青春期启动主要是指卵巢功能被激活。

青春期出现的最主要的生理变化是第二性征的发育和体格生长加速。女性第二性征的发育表现为乳房发育、阴毛生长和外阴发育。乳房是雌激素的靶器官,乳房发育反映的是卵巢的内分泌功能,Tanner 把青春期乳房发育分成5期(表16-10)。阴毛生长是肾上腺皮质分泌的雄激素作用的结果,因此反映的是肾上腺皮质功能初现,Tanner 把青春期阴毛生长也分成5期。Tanner2 期为青春期启动的标志。一般来说,肾上腺皮质功能初现的时间较性腺功能初现的时间早,月经初潮往往出现在乳房开始发育后的2～3年内。

表 16-10　女孩青春发育分期(Tanner 分期)

女性	乳房发育	阴毛发育	同时的变化
1期	青春前	无阴毛	
2期	有乳核可触及,乳晕稍大	有浅黑色阴毛稀疏地分布在大阴唇	生长速度开始增快
3期	乳房和乳晕继续增大	阴毛扩展到阴阜部	生长速度达高峰,阴道黏膜增厚角化,出现腋毛
4期	乳晕第二次凸出于乳房	类似成人,但范围小,阴毛稀疏	月经初潮(在3期或4期时)
5期	成人型	成人型	骨骺闭合,生长停止

青春期体格生长加速又称为生长突增,女孩青春期生长突增发生的时间与卵巢功能初现发生的时间一致,临床上表现为生长突增发生在乳房开始发育的时候。青春期启动前女孩生长速度约为每年5cm,生长突增时可达9～10cm。生长突增时间持续2～3年,初潮后生长速度明显减慢,整个青春期女孩身高可增加25cm。

(二)性早熟的发生机制及病因分类

性早熟的病因分类见表16-11。GnRH 依赖性性早熟又称为真性性早熟或中枢性性早熟(CPP),是由下丘脑—垂体—卵巢轴提前激活引起的。其中未发现器质性病变的 GnRH 依赖性性早熟,称为特发性GnRH 依赖性性早熟。非 GnRH 依赖性性早熟又称为假性性早熟或外周性性早熟,该类性早熟不是由下丘脑—垂体—卵巢轴功能启动引起的,患者体内性激素水平的升高与下丘脑 GnRH 的作用无关。所谓同性性早熟是指提前出现的第二性征与患者的性别一致,如女性提前出现乳房发育等女性第二性征。异性性早熟是指提前出现的第二性征与其性别相反或不一致,如女性提前出现男性的第二性征。不完全性性早熟又称为部分性性早熟。单纯乳房早发育可以认为是正常的变异,其中一部分可以发展为中枢性性早熟,因此需要长期随访。单纯性阴毛早现是由肾上腺皮质功能早现引起的,多数单纯的月经初潮早现与分泌雌激素的卵巢囊肿自然消退有关。

表 16-11　性早熟的病因分类

GnRH 依赖性性早熟

　1.特发性

　2.中枢性神经系统异常

　　先天性:如下丘脑错构瘤、中隔神经发育不良、蛛网膜囊肿等

　　获得性:化疗、放疗、炎症、外伤、手术等

　　肿瘤

　3.原发性甲状腺功能减退

非 GnRH 依赖性性早熟

　1.女性同性性早熟

　　McCune-Albright 综合征

　　自律性卵泡囊肿

　　分泌雌激素的卵巢肿瘤

　　分泌雌激素的肾上腺皮质肿瘤

　　异位分泌促性腺激素的肿瘤

　　外源性雌激素

　2.女性异性性早熟

　　先天性肾上腺皮质增生症

　　分泌雄激素的卵巢肿瘤

　　分泌雄激素的肾上腺皮质肿瘤

　　外源性雄激素

不完全性性早熟

　1.单纯性乳房早发育

　2.单纯性阴毛早现

　3.单纯性月经初潮早现

McCune-Albright 综合征是一种少见的 G 蛋白病,临床上以性早熟、多发性骨纤维异常增殖症及皮肤斑片状色素沉着为最常见的症状,病因是胚胎形成过程中的鸟嘌呤核苷酸结合蛋白(G 蛋白)α 亚基(Gsα)基因发生突变,使 α 亚基的 GTP 酶活性增加,引起腺苷酸环化酶活性持续被激活,导致 cAMP 水平升高,最后出现卵巢雌激素分泌。McCune-Albright 综合征是一个典型的假性性早熟,它还可以有其他内分泌异常:结节性甲状腺增生伴甲状腺功能亢进、甲状旁腺腺瘤、多发性垂体瘤伴巨人症或高泌乳素血症、肾上腺结节伴 Cushing 综合征等。

原发性甲状腺功能减退引起性早熟的机制与促甲状腺素释放激素(TRH)有关。一般认为 TRH 水平升高时不仅使促甲状腺素(TSH)和泌乳素分泌增加,也可使 FSH 和 LH 分泌增加,这可能是原发性甲状腺功能减退引起性早熟的原因。有学者认为原发性甲状腺功能减退引起性早熟的机制与过多的 TSH 和 FSH 受体结合,导致雌激素分泌有关。

(三)诊断及鉴别诊断

8 岁之前出现第二性征就可以诊断为性早熟。为区别性早熟的类型和病因,临床上要做一系列辅助检查。

1.骨龄测定

骨龄超过实际年龄 1 年或 1 年以上就视为提前,是判断骨质成熟度最简单的指标。

2.超声检查

可了解子宫和卵巢的情况。卵巢功能启动的标志是卵巢容积＞1mL,并有多个直径＞4mm的卵泡。另外盆腔超声可鉴别卵巢肿瘤,肾上腺超声可鉴别肾上腺肿瘤。

3.头颅 MRI 检查

对 6 岁以下的女性性早熟者应常规做头颅 MRI 检查,目的是除外中枢神经系统病变。

4.激素测定

性早熟儿体内的雌激素水平明显升高,升高程度与 Tanner 分期相关。另外肿瘤患者体内的激素水平异常升高,21-羟化酶患者体内的睾酮水平常≥2ng/mL,17-羟孕酮水平超过正常水平的数十倍或数百倍。

非 GnRH 依赖性性早熟者体内的促性腺激素水平通常不升高,但异位分泌促性腺激素的肿瘤患者例外。从理论上讲,GnRH 依赖性性早熟患者体内的促性腺激素水平升高,但临床上测定时却可能发现 GnRH 依赖性性早熟患者体内的促性腺激素水平并无升高。这与青春期启动早期促性腺激素分泌存在昼夜差别有关,在青春期早期促性腺激素分泌增加只出现在晚上。因此,白天测定出来的促性腺激素水平并无增加。

测定甲状腺功能对鉴别甲状腺功能减退是必要的。

5.促性腺激素释放激素(GnRH)兴奋试验

该试验是鉴别 GnRH 依赖性性早熟和非 GnRH 依赖性性早熟的重要方法:GnRH50～100 μg 或 2.5～3.0μg/kg 静脉注射,于 0、30、60 和 90 分钟分别采集血样,测定血清 FSH 和 LH 浓度。如果 LH 峰值＞12 IU/L,且 LH 峰值/FSH 峰值＞1,则考虑诊断为 GnRH 依赖性性早熟。

(四)性早熟的处理原则

性早熟的处理原则是去除病因,抑制性发育,减少不良心理影响,改善最终身高。对由中枢神经系统病变引起的 GnRH 依赖性性早熟,有手术指征者给予手术治疗,无手术指征者治疗原则同特发性 GnRH 依赖性性早熟。特发性 GnRH 依赖性性早熟主要使用 GnRH 类似物(GnRH-a)治疗,目的是改善成年身高,防止性早熟和月经早初潮带来的心理问题。甲状腺功能减退者需补充甲状腺素。

二、特发性 GnRH 依赖性性早熟的治疗

特发性 GnRH 依赖性性早熟的治疗目的是阻止性发育,使已发育的第二性征消退;抑制骨骺愈合,提高成年身高;消除不良心理影响,避免过早性交。目前,临床上常用的药物有孕激素、GnRH 类似物、达那唑和生长激素等,首选 GnRH 类似物。

(一)孕激素

用于治疗特发性 GnRH 依赖性性早熟的孕激素有甲羟孕酮、甲地孕酮和环丙孕酮。

1.甲羟孕酮

主要作用机制是通过抑制下丘脑-垂体轴抑制促性腺激素的释放,另外甲羟孕酮还可以直接抑制卵巢类固醇激素的合成。可使用口服或肌内注射给药。口服,10～40mg/d;肌内注射 100～200mg/m²,每周 1 次或每 2 周 1 次。临床上多选口服制剂。

长期大量使用甲羟孕酮的主要不良反应有:①皮质醇样作用,能抑制 ACTH 和皮质醇的分泌。②增加食欲,使体重增加。③可引起高血压和库欣综合征样表现。

2.甲地孕酮

其作用机制和不良反应与甲羟孕酮相似。用法:甲地孕酮 10～20mg/d 口服。

3.环丙孕酮

环丙孕酮有抗促性腺激素、孕激素活性,作用机制和不良反应与甲羟孕酮相似。环丙孕酮最大的特点是有抗雄激素活性。用法:每天 70～100mg/m² 口服。

由于孕激素无法减缓骨龄增加速度,因此对改善最终身高没有益处。另外,许多患儿不能耐受长期大量使用孕激素。目前临床上更主张用 GnRH 类似物来代替孕激素。

(二)达那唑

达那唑能抑制下丘脑-垂体-卵巢轴,增加体内雌二醇的代谢率,因此能降低体内的雌激素水平。临床上常用达那唑治疗雌激素依赖性疾病,如子宫内膜异位症、子宫内膜增生症和月经过多等。有作者用达那唑治疗 GnRH 依赖性性早熟也取得了不错的疗效。北京市儿童医院李文京等用 GnRH 激动剂治疗特发性 CPP 1～2 年后,改用达那唑治疗 1 年,剂量为 8～10mg/kg,结果发现达那唑药物治疗可以促进骨龄超过 12 岁的性早熟患儿身高生长。另外,达那唑还可以作为 GnRH 激动剂停药后继续用药的选择(表 16-12)。

表 16-12　GnRH 激动剂治疗最后 1 年与达那唑治疗 1 年后的比较

项目	GnRH 激动剂治疗的最后 1 年	达那唑治疗 1 年后
生物年龄(CA)(岁)	9.76±1.7	10.6±1.7
骨龄(BA)(岁)	11.85±0.99	12.81±0.78
△BA/△CA	0.58±0.36	0.95±0.82
身高增长速度(cm/年)	4.55±2.63	6.78±3.11
预测身高(PAH)(cm)	156.79±7.3	158.01±6.66

达那唑的主要不良反应有:①胃肠道反应:恶心、呕吐等不适。②雄激素过多的表现:皮脂增加、多毛等。③肝功能受损。由于达那唑的不良反应比较明显,因此许多患儿无法耐受。事实上,在临床上达那唑也很少用于治疗性早熟。

(三)GnRH 类似物

根据作用机制可以将 GnRH 类似物分为 GnRH 激动剂和 GnRH 拮抗剂两种,它们均可用于治疗 GnRH 依赖性性早熟。目前临床上最常用的是长效 GnRH 激动剂,如亮丙瑞林、曲普瑞林、戈舍瑞林等,一般每 4 周肌肉或皮下注射一次。长效 GnRH 激动剂对改善第二性征、抑制下丘脑-垂体-卵巢轴有非常好的疗效。另外,由于它能延缓骨龄增加速度,增加骨骺愈合时间,所以能改善最终身高。

1.GnRH 激动剂治疗规范

关于 GnRH 激动剂的使用,中华医学会儿科学分会内分泌遗传代谢学组提出以下建议供参考。

(1)GnRH 激动剂的使用指征:为改善成年身高,建议使用指征为:①骨龄:女孩≤11.5 岁,骨龄>年龄 2 岁或以上。②预测成年身高:女孩<150cm。③骨龄/年龄>1,或以骨龄判断身高的标准差积分(SDS)≤-2 。④发育进程迅速,骨龄增长/年龄增长>1。

(2)慎用指征:有以下情况时,GnRH 激动剂改善成年身高的疗效差,应酌情慎用:①开始治疗时骨龄:女孩>11.5 岁。②已有阴毛显现。③其靶身高低于同性别、同年龄正常身高平均值 2 个标准差($\bar{x}$-2S)。

(3)不宜使用指征:有以下情况不宜应用 GnRH 激动剂,因为治疗几乎不能改善成年身高:①骨龄:女孩≥12.5 岁。②女孩月经初潮。

(4)不需应用的指征:因性发育进程缓慢(骨龄进展不超越年龄进展)而对成年身高影响不大的 CPP 不需要治疗,但需定期复查身高和骨龄变化。

(5)GnRH 激动剂使用方法。

剂量:首剂为 80～100μg/kg,2 周后加强 1 次,以后每 4 周 1 次,剂量为 60～80μg/kg,根据性腺轴功能抑制情况(包括性征、性激素水平和骨龄进展)而定,抑制差者可参照首次剂量,最大剂量为每次 3.75 mg。为确切了解骨龄进展的情况,临床医师应自己对治疗前后的骨龄进行评定和对比,不宜只按放射科的报告。

治疗监测:首剂 3 个月末复查 GnRH 激发试验,LH 激发值在青春前期水平说明剂量合适,以后对女孩只需定期复查基础血清雌二醇(E_2)浓度判断性腺轴功能抑制状况。治疗过程中每 2～3 个月测量身高和检查第二性征。每6个月复查骨龄,同时超声复查子宫和卵巢。

疗程:为改善成年身高,GnRH激动剂的疗程至少需要2年。一般在骨龄12～12.5岁时可停止治疗。对年龄较小开始治疗者,在年龄已追赶上骨龄,且骨龄已达正常青春期启动年龄时可停药,使其性腺轴功能重新启动。

停药后监测:治疗结束后第一年内应每6个月复查身高、体重和第二性征。

2.GnRH激动剂的不良反应

GnRH激动剂没有明显的不良反应。少部分患者有过敏反应及注射部位硬结或感染等。临床上人们最关心的是GnRH激动剂对患者的远期影响,目前的研究表明长期使用GnRH激动剂不会给下丘脑—垂体—卵巢轴造成永久性的抑制。一旦停用GnRH激动剂,受抑制的下丘脑—垂体—卵巢轴会很快恢复活动。另外,有患者担心使用GnRH激动剂可造成将来的月经失调,目前尚无证据说明患者以后的月经失调与GnRH激动剂治疗之间存在着联系。

3.GnRH拮抗剂

GnRH拮抗剂也可用于治疗GnRH依赖性性早熟,它与GnRH激动剂的区别在于开始使用时就会对下丘脑—垂体—卵巢轴产生抑制作用。

(四)生长激素

生长激素(GH)是由垂体前叶生长激素细胞产生的一种蛋白激素,循环中的生长激素可以单体、二聚体或聚合体的形式存在。80%为分子量22×10^3单体,含有191个氨基酸,20%为分子量20×10^3单体,含有176个氨基酸。GH对正常的生长是必需的。青春期性激素和GH的水平同步增加提示这两类激素之间存在着相互调节作用,一般认为是性激素驱动GH的分泌和促生长作用。

GnRH激动剂可以减慢生长速率及骨骼成熟、提高患儿最终身高,但一部分患儿生长速率过缓,以致不能达到成年预期身高。近年来为了提高CPP患者的最终身高,采取了与生长激素联合治疗的方案。Pasquino等用曲普瑞林治疗20例ICCP 2～3年后发现这些患儿的身高比正常同龄儿童低25个百分点,随后他们把这些患儿平均分成两组,一组继续单用曲普瑞林,而另一组同时加用GH继续治疗2～4年后发现,GnRH激动剂加生长激素组的平均成年身高比治疗前预期成年身高高(7.9 ± 1.1cm),而单用GnRH激动剂组只比治疗前预期成年身高高(1.6 ± 1.2cm)。国内一些学者的研究也得出了类似的结果。这说明GnRH激动剂联合生长激素治疗可提高患者的成年身高。

临床上使用的生长激素是用基因重组技术合成的,与天然生长激素具有完全相同的药效学和药代学的人生长激素(HGH)。HGH半衰期为3小时,皮下注射后4～6小时出现GH峰值。用法:每周皮下注射0.6～0.8IU/kg,分3次或6次给药,晚上注射。一般连续治疗6个月以上才有意义。

不良反应:①注射部位脂肪萎缩,每天更换注射部位可避免。②亚临床型甲状腺功能减退,约30%的用药者会出现,此时需要补充甲状腺素。③少数人会产生抗rGH抗体,但在多数情况下抗体不会影响生长速度。

(五)心理教育

青春期过早启动可能会对儿童的心理产生不利影响。为了避免这种情况的发生,家长和医生应告诉患儿有关知识,让她们对性早熟产生正确的认识。另外,还应对患儿进行适当的性教育。

三、其他性早熟的治疗

对于除特发性GnRH依赖性性早熟以外的性早熟治疗来说,治疗的关键是去除原发病因。

(一)颅内疾病

包括颅内肿瘤、脑积水及炎症等。颅内肿瘤主要是下丘脑和垂体部位的肿瘤,这些肿瘤可以引起GnRH依赖性性早熟,治疗主要采用手术、放疗或化疗。脑积水者应行引流减压术。

（二）自律性卵泡囊肿

自律性卵泡囊肿是非 GnRH 依赖性性早熟的常见病因。青春期前儿童卵巢内看到生长卵泡属于正常现象，但这些卵泡直径通常＜10mm。个别情况下，卵泡增大成卵泡囊肿，直径可＞5cm。如果这些卵泡囊肿反复存在且分泌雌激素，就会导致性早熟的出现。

自律性卵泡囊肿发生的具体机制尚不清楚，有研究提示部分患者可能与 FSH 受体或 LH 受体基因突变，导致受体被激活有关。

自律性卵泡囊肿有时需要与卵巢颗粒细胞瘤相鉴别。另外，自律性卵泡囊肿与其他卵巢囊肿一样，也可出现扭转或破裂，临床上表现为急腹症，此时需要手术治疗。

自律性卵泡囊肿的处理：可以在超声监护下行卵泡囊肿穿刺术。另外，也可口服甲羟孕酮抑制雌激素的合成。

（三）卵巢颗粒细胞瘤

青春期儿童可以发生卵巢颗粒细胞瘤，由于卵巢颗粒细胞瘤能分泌雌激素，因此这些儿童会发生性早熟。一旦诊断为卵巢颗粒细胞瘤，应立即手术，术后需要化疗。

卵巢颗粒细胞瘤能分泌抑制素和抗苗勒管激素（AMH），这两种激素被视为卵巢颗粒细胞瘤的肿瘤标志物，可用于诊断和治疗后随访。

（四）McCune-Albright 综合征

McCune-Albright 综合征的发病机制和临床表现见前面所述。治疗为对症处理。对性早熟可用甲羟孕酮治疗。

（五）先天性肾上腺皮质增生症

导致肾上腺皮质雄激素分泌过多的先天性肾上腺皮质增生症患者会发生女性异性性早熟，临床上表现为女性儿童有男性化体征。这些疾病中最常见的是 21-羟化酶缺陷。

（六）芳香化酶抑制剂的使用

芳香化酶是合成雌激素的关键酶，其作用是将雄激素转化成雌激素。芳香化酶抑制剂可以抑制芳香化酶的活性，阻断雌激素的合成，从而降低体内的雌激素水平。目前临床上有作者认为可用芳香化酶抑制剂如来曲唑等，治疗非 GnRH 依赖性性早熟，如 McCune-Albright 综合征等。

（韦昕芳）

第十七章

妊娠滋养细胞疾病

第一节 葡萄胎

葡萄胎是指妊娠后胎盘绒毛滋养细胞增生,终末绒毛转变成水泡,水泡间相连成串,形如葡萄得名,亦称水泡状胎块。葡萄胎是良性疾病,有时具有恶性倾向,成为发生恶性滋养细胞肿瘤的前身。

一、病因及分类

(一)病因

葡萄胎的真正发病原因不明。病例对照研究发现葡萄胎的发生与营养状况、社会经济及年龄有关。病因学中年龄是一显著相关因素,年龄大于 40 岁者葡萄胎发生率比年轻妇女高 10 倍,年龄小于 20 岁也是发生完全性葡萄胎的高危因素,这两个年龄阶段妇女易有受精缺陷。部分性葡萄胎与孕妇年龄无关。

通过细胞遗传学结合病理学研究证明两类葡萄胎——完全性葡萄胎与部分性葡萄胎各有遗传学特点。完全性葡萄胎的染色体基因组是父系来源,即卵子在卵原核缺失或卵原核失活的情况下和精原核结合后发育形成。染色体核型为二倍体,其中 90% 为 46,XX,由一个"空卵"(无基因物质卵)与一个单倍体精子(23,X)受精,经自身复制恢复为二倍体(46,XX),再生长发育而成,称为空卵受精。其少数核型为 46,XY,这是两个性染色体不同的精子(23,X 及 23,Y)同时使空卵受精,称为双精子受精。部分性葡萄胎核型常是三倍体,80% 为 69,XXY,其余是 69,XXX 或 69,XXY,来自一个正常卵子与双精子受精,由此带来一套多余的父方染色体成分;也可由于一个正常的单倍体卵子(或精子)与减数分裂失败的二倍体配子结合所致。

(二)分类

葡萄胎可分为以下两类。

1.完全性葡萄胎

整个子宫腔内充满水泡,胎盘绒毛全部受累,无胎儿及其附属物可见。

2.部分性葡萄胎

仅部分胎盘绒毛发生水泡状变性,胎儿多已死亡。部分性葡萄胎很少转化为恶性。

二、诊断

(一)病史

停经后有不规则阴道出血、腹痛,妊娠呕吐严重且出现时间较早,妊娠早期出现妊娠期高血压疾病征象,尤其在妊娠 28 周前出现先兆子痫,有双侧卵巢囊肿或甲状腺功能亢进征象。

（二）临床表现

典型的临床表现如下。

1.阴道流血

阴道流血是葡萄胎的重要症状。一般于停经后 2～3 个月，或迟至 3～4 个月开始少量、断续的褐色或暗红色阴道流血。量渐增多，常伴贫血。在胎块排出时常大量出血，可致休克，甚至死亡。在排物中可见到水泡。

2.子宫迅速增大

由于葡萄胎生长快及宫腔内出血，多数患者子宫增大较快，大于停经月份，子宫下段宽软饱满。完全性葡萄胎时，摸不到胎体，查不到胎心、胎动。

3.黄素化囊肿

由于大量绒毛膜促性腺激素（HCG）的刺激，一侧或双侧卵巢可出现大小不等的黄素化囊肿。

4.妊娠呕吐及高血压征象

由于增生的滋养细胞产生大量的 HCG，葡萄胎患者妊娠呕吐往往比正常妊娠者为重。因为子宫增长快，宫内张力大，在孕早、中期即可出现妊娠高血压疾病的表现，甚至发生心力衰竭或子痫。

5.其他症状

患者可有轻重不等的下腹痛。少数患者有咯血，多于清宫后自然消失。个别患者可有甲状腺功能亢进的表现。

（三）辅助检查

血 β-HCG 在 100U/L 以上，常超声检查见子宫增大，有"落雪状"或"蜂窝状"宫腔声像图，或子宫无明显增大，宫腔内含有水泡样结构及一部分正常胎盘组织，有时可见完整胎儿。

（四）病理检查

1.大体所见

葡萄样水泡大小不一，直径数毫米至 3 cm，水泡壁薄，透亮，内含黏液性液体，绒毛与之将其相连，水泡间空隙充满血液及凝血块。

2.组织学特点

①滋养细胞呈不同程度增生。②绒毛间质水肿。③间质内血管消失或仅有极稀少的无功能血管。

三、鉴别

（一）流产

不少病例最先被误诊为先兆流产。流产有停经史及阴道流血症状，妊娠试验可阳性，而葡萄胎患者子宫多大于同期妊娠子宫，孕期超过 12 周时 HCG 水平仍高。B 型超声图像显示葡萄胎特点。

（二）双胎妊娠

子宫较同期单胎妊娠大。HCG 水平亦稍高，易与葡萄胎混淆，但双胎妊娠无阴道出血，B 型超声显像可确诊。

（三）羊水过多

羊水过多可使子宫迅速增大，虽多发生于妊娠后期，但发生在中期妊娠者需与葡萄胎鉴别，羊水过多时不伴阴道流血，HCG 水平较低，B 型超声显像可确诊。

四、规范化治疗

（一）清除宫腔内容物

葡萄胎确诊后应及时清除宫腔内容物，一般采用吸宫术迅速排空宫腔，即使子宫增大至妊娠 6 个月左右大小,仍可使用负压吸引。注意在输液、配血准备下,充分扩张子宫颈管,用大号吸管吸引。待子宫缩小后轻柔刮宫,在宫口扩大后可以应用缩宫素。一般尽量一次吸刮干净,子宫过大者可在1周后第二次刮宫,每次刮出物均需送病理检查。

(二)黄素囊肿的处理

因囊肿可自行消退,一般无须处理。

(三)预防性化疗

葡萄胎恶变率为10%~25%,为防止葡萄胎恶变,应对高危患者进行预防性化疗:①年龄大于40岁.②葡萄胎排出前HCG值异常升高。③滋养细胞高度增生或伴有不典型增生。④葡萄胎清除后,HCG下降曲线不呈进行性下降,而是降至一定水平后即持续不再下降,或始终处于高值。⑤出现可疑转移灶者。⑥无条件随访者。一般选用氟尿嘧啶或放线菌素D单药化疗1~2个疗程。

(四)葡萄胎处理后

应避孕1~2年,宜用阴茎套或阴道隔膜避孕,一般不宜采用宫内节育器,因可混淆子宫出血原因。而含有雌激素的避孕药有促进滋养细胞生长的作用,亦不应用。

(五)随访

定期随访极重要,可早期发现持续性或转移性滋养细胞疾病。葡萄胎清除后每周一次作HCG定量测定,直到降至正常水平。开始3个月内仍每周复查一次,此后3个月每半月一次,然后每月一次持续半年,第2年起改为每半年一次,共随访2年,随访内容除每次必须监测HCG外,应注意有无阴道异常流血、咳嗽、咯血及其他转移灶症状,并作妇科检查,盆腔B超及X线胸片检查也应重复进行。

(杨秀玮)

第二节　侵蚀性葡萄胎

侵蚀性葡萄胎指葡萄胎组织侵入子宫肌层局部,少数转移至子宫外,因具恶性肿瘤行为而命名。侵蚀性葡萄胎来自良性葡萄胎,多数在葡萄胎清除后6个月内发生。侵蚀性葡萄胎的绒毛可侵入子宫肌层或血管或两者皆有,起初为局部蔓延,水泡样组织侵入子宫肌层深部,有时完全穿透子宫壁,并扩展进入阔韧带或腹腔,半数病例随血运转移至远处,主要部位是肺和阴道。预后较好。

一、病理

大体可见水泡状物或血块,镜检时有绒毛结构,滋养细胞过度增生及不典型增生的程度不等,具有过度的侵蚀能力。组织学分为3型:①1型:肉眼见大量水泡,形态似葡萄胎,但已侵入子宫肌层或血窦,很少出血坏死。②2型:肉眼见少量或中等量水泡,滋养细胞中度增生,部分细胞分化不良,组织有出血坏死。③3型:肿瘤几乎全部为坏死组织和血块,肉眼仔细观察才能见到少数水泡,个别仅在显微镜下找到残存肿大的绒毛,滋养细胞高度增生并分化不良,形态上极似绒癌。

二、临床表现

(一)原发灶表现

最主要症状是阴道不规则流血,多数在葡萄胎清除后几个月开始出现,量多少不定。妇科检查子宫复旧延迟,葡萄胎排空后4~6周子宫未恢复正常大小,黄素化囊肿持续存在。若肿瘤组织穿破子宫,则表现为腹痛及腹腔内出血症状。有时触及宫旁转移性肿块。

（二）转移灶表现症状、体征

视转移部位而异。最常见部位是肺，其次是阴道、宫旁，脑转移少见。在肺转移早期，胸片显示肺野外带单个或多个半透明小圆形阴影为其特点，晚期病例所见与绒癌相似。阴道转移灶表现为紫蓝色结节，溃破后大量出血。脑转移典型病例出现头痛、呕吐、抽搐、偏瘫及昏迷，一旦发生，致死率高。

三、诊断

（一）病史及临床表现

根据葡萄胎清除后半年内出现典型的临床表现或转移灶症状，结合辅助诊断方法，临床诊断可确立。

（二）HCG 连续测定

葡萄胎清除后 8 周以上 HCG 仍持续高水平，或 HCG 曾一度降至正常水平又迅速升高，临床已排除葡萄胎残留、黄素化囊肿或再次妊娠，可诊断为侵蚀性葡萄胎。

（三）超声检查

B 型超声宫壁显示局灶性或弥漫性强光点或光团与暗区相间的蜂窝样病灶，应考虑为侵蚀性葡萄胎或绒癌。

（四）组织学诊断

单凭刮宫标本不能作为侵蚀性葡萄胎的诊断依据，但在侵入子宫肌层或子宫外转移的切片中，见到绒毛结构或绒毛退变痕迹，即可诊断为侵蚀性葡萄胎。若原发灶与转移灶诊断不一致，只要任一标本中有绒毛结构，即应诊断为侵蚀性葡萄胎。

四、治疗

治疗原则以化疗为主，手术为辅。侵蚀性葡萄胎化疗几乎已完全替代了手术，但手术治疗在控制出血、感染等并发症及切除残存或耐药病灶方面仍占重要地位。

（一）化学药物治疗

1.所用药物

药物包括氟尿嘧啶（5-FU）、放线菌素 D（Act-D）、甲氨蝶呤（MTX）及其解救药亚叶酸钙（CF）、环磷酰胺（CTX）、长春新碱（VCR）、依托泊苷（VP-16）、顺铂（CDDP）等。

2.用药原则

Ⅰ期通常用单药治疗；Ⅱ～Ⅲ期宜用联合化疗；Ⅳ期或耐药病例则用 EMA-CO 方案，完全缓解率高，不良反应小。

3.不良反应

以造血功能障碍为主，其次为消化道反应，肝功能损害也常见，严重者可致死，治疗过程中应注意防治。脱发常见，停药后可逐渐恢复。

4.停药指征

化疗须持续到症状、体征消失，HCG 每周测定一次，连续 3 次在正常范围，再巩固 2～3 个疗程，随访 5 年无复发者为治愈。

（二）手术治疗

病变在子宫、化疗无效者可切除子宫，手术范围主张行次广泛子宫切除及卵巢动静脉高位结扎术，主要切除宫旁静脉丛。年轻未育者尽可能不切子宫，以保留生育功能；必须切除子宫时，仍应保留卵巢见绒癌处理。

五、预后

一般均能治愈,个别病例死于脑转移。病理分型中 3 型常发展为绒癌,预后较差。

六、随访

临床痊愈出院后应严密随访,观察有无复发。第 1 年内每月随访 1 次,1 年后每 3 个月随访 1 次,持续至 3 年,再每年 1 次至 5 年,此后每 2 年 1 次。随访内容重点同葡萄胎。

(杨秀玮)

第三节　绒毛膜癌

绒毛膜癌是一种高度恶性的肿瘤,继发于葡萄胎、流产或足月分娩以后。其发病情况为 0.0001%～0.36%,少数可发生于异位妊娠后,多为生育年龄妇女。偶尔发生于未婚妇女的卵巢,称为原发性绒毛膜癌。在 20 世纪 50 年代前,病死率很高,近年来应用化学药物治疗,使绒癌的预后有了显著的改观。

一、病因

目前尚不清楚,有以下几种诱因。

(1)与营养缺乏、多次分娩、近亲结婚有关:尚缺乏足够证据。

(2)病毒学说:尚未得到进一步的证明。

(3)染色体异常:可能是病变的后果,尚难以肯定是病因。

(4)免疫学方面的异常:与本病的发生有一定关系,但亦有待于寻找更多的证据。

(5)其他:滋养细胞在一定条件下由隐匿型非增殖细胞进入增殖状态,形成肿瘤。患者年龄大,与前次妊娠间隔时间长,HCG 水平极高,肿瘤大,有肝、肾、脑转移,曾行过化疗者,夫妇双方为单一血型 A、B、及 AB 型,均属绒毛膜癌高危因素,发生的绒毛膜癌恶性度高,难以治愈,预后差。

二、诊断

(一)病史及症状

1.前次妊娠性质

在妊娠性绒毛膜癌中,前次妊娠性质可以为葡萄胎,也可以为流产(包括宫外孕、人工流产、自然流产、稽留流产)或足月产(包括早产)。

2.潜伏期

从前次妊娠之后至发病,中间相隔的时间自数月至数年不等,偶尔亦可与妊娠同时存在,此时称妊娠合并绒毛膜癌。文献报道的直接绒毛膜癌即妊娠一开始就是绒毛膜癌,中间无间隔期。

3.临床症状

(1)阴道流血:在产后,流产后,特别在葡萄胎清宫后。有不规则流血,量多少不定。如绒毛膜癌已侵入子宫肌壁间而子宫内膜病变较轻者,可无阴道流血。

(2)腹部包块:因增大的子宫或阔韧带内形成血肿,或增大的黄色囊肿,患者往往主诉为下腹包块。

(3)腹痛:癌组织侵蚀子宫壁或子宫腔积血所致,也可因癌组织穿破子宫或内脏转移所致。

(二)盆腔检查

阴道分泌物极臭。子宫增大,柔软,形状不规则。患侧的子宫动脉有明显搏动。如有盆腔动静脉瘘存在,可触到像猫喘样的血流感觉。有时可摸到双侧黄素化囊肿,但不常见,如破入阔韧带,则在其内形成血肿。

（三）转移症状

绒毛膜癌的滋养细胞最早侵入宫旁组织的静脉内,由此逆行而转移到阴道,上行经右心而至肺,再由肺继发转移而扩散至全身各主要器官,如脑、肝、肾、胃肠等。

1.肺转移

绒毛膜癌主要以血行转移,其中肺部转移的发生率占第一位,转移灶侵犯支气管黏膜时可造成咯血;侵犯胸膜时可出现胸痛、胸腔积液、积血。如广泛的微血管内出现细胞栓塞,可引起呼吸困难。

2.阴道转移

阴道转移仅次于肺,占第二位。其特征为紫蓝色的结节,突出于阴道黏膜面,为实质的肿块,如表面破裂,可引起大出血,也易感染。

3.脑转移

脑转移常继发于肺转移之后,是绒毛膜癌患者常见的死亡原因之一。在最早期,是脑动脉内瘤栓期,造成局部缺血,出现一过性症状,如突然跌倒、失语,失明,过几秒或几分钟后恢复。以后血管内瘤细胞继续生长发展,产生破坏性症状,造成蛛网膜下隙及附近脑组织出血,主要的症状为头痛、偏瘫、呕吐、平衡失调、视觉障碍、失语、高热、抽搐,以至昏迷,如引起脑疝,患者可突然死亡。

4.肝转移

肝区压痛,肝大,破裂时可引起内出血。

（四）血或尿内 HCG 测定

滴定度升高或者血、尿 HCG 阴性后又出现阳性。

（五）X 线胸片

X 线胸片可见肺部有球样阴影,分布于两侧肺野,有时仅为单个转移病灶。或几个结节融合成棉球,团块状病变。

（六）病理诊断

子宫肌层内或其他切除的脏器中,可见大片坏死组织和凝血块,在其周围可见大量活跃的滋养细胞,不存在绒毛结构。

三、鉴别

绒毛膜癌和侵蚀性葡萄胎的临床鉴别要点如下。

（一）前次妊娠性质

根据经病理证明的病例资料总结,继流产（包括宫外孕,稽留流产和人工流产）或足月产（包括早产）发生恶变的,几乎全部为绒毛膜癌（只有极个别的继人工流产后发现为侵蚀性葡萄胎,但病史不清,刮出物亦未经病检,很可能流产前已是葡萄胎）。继葡萄胎后发生恶变的,则可能是侵蚀性葡萄胎,也可能是绒毛膜癌。可依据下述葡萄胎排出时间进行区分。

（二）葡萄胎排出时间

凡葡萄胎排出后在 6 个月内,96.6% 为侵蚀性葡萄胎。凡葡萄胎排出后已超过 1 年者,92.0% 为绒毛膜癌。葡萄胎排出在 6 个月至 1 年之间者,侵蚀性葡萄胎和绒毛膜癌的可能性各占一半。在这些病例中,有时进行鉴别还有困难,一般说来间隔时间越长,绒毛膜癌的几率越大。

四、规范化治疗

(一)治疗原则

以化疗为主,手术为辅,年轻未育者尽可能不切除子宫,以保留生育功能,如不得已切除子宫,卵巢仍可保留。

(二)化学药物治疗

在一般早期病例,可单用一种药物,以氟尿嘧啶(5-FU)为首选。如病情急或已到晚期则需两种或两种以上药物合用。常用的为氟尿嘧啶(5-FU)加放线菌素 D。氟尿嘧啶、放线菌素 D 疗效最好,不良反应小,对肺、消化道、泌尿道及生殖道的转移均有效。可用作静脉给药、动脉灌注、腔内或瘤内注射,也可口服。

(1)单药治疗:所用剂量比多种用药时要大,如氟尿嘧啶 $28 \sim 30$ mg/(kg·d)。

(2)联合治疗:剂量较单药治疗略小,疗程较短,如氟尿嘧啶为 26 mg/(kg·d),放线菌素 D 为 6 μg/(kg·d)。

(3)药物剂量:要获得满意效果,各种药物的用量必须达到患者最大耐受量,尤其是第一、二疗程更为重要,药物选择合适,用量足够,则多数病例可以迅速见效。

(三)手术治疗

自从证明化学药物治疗有较多的效果后,手术治疗已较少应用。

(四)放射治疗

绒毛膜癌及恶性葡萄胎对放疗敏感。若肺部、盆腔、腹腔等孤立性病灶,手术有困难或经多个疗程化疗消退不明显者,可考虑放射治疗,用 ^{60}Co 或深部 X 线照射,脑转移者可行全脑照射,不能切除的阴道转移结节亦可用镭局部治疗。绒毛膜癌适宜剂量为 $3\,000 \sim 4\,000$ cGy/$3 \sim 4$ w,恶性葡萄胎为 $2\,000 \sim 3\,000$ cGy/$2 \sim 3$ w。

(五)外阴及阴道出血的处理

转移瘤未破溃,除氟尿嘧啶静脉滴注外,可加用氟尿嘧啶 $250 \sim 500$ mg 转移瘤内注射。隔 $2 \sim 3$ d 注射一次,至转移瘤明显缩小为止。若转移瘤已破溃出血,可用纱布条压迫止血,或纱布条上涂上无菌出血药物,如云南白药也有效。如经过以上方法仍不能止血时,可考虑手术切除或缝合。

(六)腹腔内出血的处理

如有急性明显腹腔内出血时,应立即剖腹手术,切除子宫。术后继续全身化疗。

(七)脑转移的处理

(1)全身化疗:首选药物是常用的氟尿嘧啶与放线菌素 D 联合化疗。

(2)对症治疗:使化疗发挥作用,降低颅内压用甘露醇或山梨醇 250 mL,每 $4 \sim 6$ 小时 1 次,半小时滴完。

(3)镇静:控制抽搐可用地西泮、巴比妥或哌替啶等药物。

(4)防止并发症:昏迷、抽搐跌倒、咬伤、吸入性肺炎等,要做好护理工作,同时要及时纠正电解质紊乱及酸碱平衡失调。

(八)咯血的处理

一旦发生大咯血时应及时处理。①垂体后叶素:20 U 加入 5% 葡萄糖液 500 mL 静脉滴注。②止血药物:可用氨甲苯酸及对羧基苄胺等。③手术:如能确定出血部位,条件及时间许可,考虑行肺叶切除术。④注意抗休克。纠正贫血,抗感染及防止咯血而引起窒息。

(杨秀玮)

第四节　胎盘部位滋养细胞肿瘤

胎盘部位滋养细胞肿瘤（placental site trophoblastic tumor,PSTT）指来源于胎盘种植部位的一种特殊类型的、较为罕见的滋养细胞肿瘤。本病一般为良性,但也可以为恶性。

一、病理

肿瘤呈实性,一般局限于子宫,多突向宫腔,呈息肉状生长,也可侵入肌层,甚至穿破子宫壁。肿瘤切面呈白色或黄色,质软,偶见小出血灶。PSTT 在镜下主要由中间型滋养细胞（intermediate cell）构成,肿瘤细胞呈圆形、多角形或梭形,胞浆丰富,呈异染性,核分裂相少见。无广泛性出血及坏死,也无绒毛结构。肿瘤细胞可产生 HCG 及 HPL（人胎盘生乳素）。

二、病情分析

(一)病史

一般继发于足月产(或早产)、流产或葡萄胎后,或与妊娠同时存在。

(二)症状

主要表现为不规则阴道流血,有时闭经,可伴有贫血。少数病例以转移症状为首发症状,转移部位以肺为主,也可经血行多处转移。

(三)妇科检查

子宫可呈均匀或不规则增大。一般如 8～16 周大小。其他体征有贫血貌、肾病综合征者可有水肿、蜘蛛痣、脾肿大、高雄激素体征等。

(四)辅助检查

(1)血 HCG 测定:仅 1/3～1/2 患者 HCG 升高,通常低于 3 000 IU/L。

(2)血 HPL 测定。

(3)超声检查:B 超提示子宫肌层内肿块,有时类似子宫肌瘤回声,彩色多普勒超声显示为舒张期成分占优势的低阻抗富血流肿块图像。

(4)胸片检查:以诊断肺转移。

(5)MRI:以诊断子宫病灶。

(6)诊断性刮宫:许多胎盘部位滋养细胞肿瘤（PSTT）常通过刮宫首先做出诊断,一般根据刮宫标本已可进行 PSTT 病理组织学诊断。

三、诊断

PSTT 的诊断必须依靠病理。其特点如下。

(1)单一类型的中间型滋养细胞,缺乏典型的细胞滋养细胞和合体滋养细胞,无绒毛结构,出血坏死较少见。

(2)免疫组化染色,大多数肿瘤细胞 HPL 阳性,仅少数 HCG 阳性。

(3)临床上可以通过刮宫标本诊断 PSTT。但若准确判断 PSTT 侵蚀子宫肌层的深度,必须靠子宫切除标本。

(4)血 β-HCG 可轻度升高或正常,血 HPL 可有轻度升高。

(5)B 型超声显示子宫肌层内低回声区。彩色多普勒超声可见肿瘤部位呈现血流丰富、低阻抗血流图像。

(6)鉴别诊断。①稽留流产:宫内刮出物有胎囊及绒毛。②绒癌:有典型的细胞滋养细胞和合体滋养细胞,常伴大量出血和坏死。③合体细胞子宫内膜炎:胎盘部位浅肌层有合体细胞浸润,并混有不等量的炎细胞。④当 PSTT 的肿瘤细胞呈梭形时需与平滑肌肉瘤相鉴别,PSTT 核分裂相少,其临床表现也不同于平滑肌肉瘤。

四、预后

大多数 PSTT 表现为良性,仅 10%～15% 预后不良。影响 PSTT 的预后因素如下。

(1)先行妊娠至临床诊断间隔时间大于 2 年者预后不良。

(2)先行妊娠为足月妊娠者易发生转移。

(3)核分裂相高者尤其伴大片出血坏死者预后差。

(4)子宫外转移者预后差。

五、治疗

(一)手术

手术是首选治疗方法,手术范围一般为全子宫加双侧附件切除术。对疑有淋巴转移者可加行盆腔淋巴结清扫术。年轻妇女,无卵巢转移证据者可保留卵巢。

(二)化疗

化疗主要适用手术后辅助化疗及年轻要求保留生育功能患者刮宫后。一般主张联合用药。

(三)诊断性刮宫

诊断性刮宫适用于年轻要求保留生育功能,组织学检查可提示核分裂相等,影像学检查子宫增大不明显,且有条件随访者。

(四)放疗

放疗主要适用于转移瘤,对孤立、局部复发病变最有效。

(杨秀玮)

第十八章

子宫内膜异位症和子宫腺肌病

第一节　子宫内膜异位症

当具有生长功能的子宫内膜组织出现在子宫腔被覆黏膜以外的身体其他部位时,称为子宫内膜异位症。病变出现在盆腔内生殖器官和其邻近器官的腹膜面时,称为盆腔子宫内膜异位症;子宫内膜出现和生长在子宫肌层时,称为子宫腺肌病。

子宫内膜异位症为目前常见的妇科疾病之一,它是激素依赖性疾病,因此主要见于育龄妇女,发病高峰年龄为 30～40 岁。近年来,其发病率越来越高,其为良性病变,但具有类似恶性肿瘤远处转移和种植生长的能力。在妇科剖腹手术中可发现 20％～25％的患者患有子宫内膜异位症。由于它与不孕症和盆腔痛的关系,在这些女性人群中,其患病率明显要高。据报道,其患病率不孕症妇女为 25％～35％,盆腔痛的妇女达 39％～59％。而内异症患者 50％的患者有明显的痛经,30％合并不孕,严重地影响中青年妇女的健康和生活质量。

一、病因

子宫内膜异位症的病因至今不十分清楚,其主要学说为子宫内膜种植、上皮化生、血道和淋巴道转移等,但以种植学说最受重视例如,由于经血倒流,经血中所含的内膜间质和腺细胞经输卵管进入腹腔,形成盆腔子宫内膜异位症。手术后导致的腹壁及外阴切口的子宫内膜异位症,无疑都为手术时将子宫内膜带至切口直接种植所致。除此以外,近年来发现免疫因素和遗传等因素均可能参与子宫内膜异位症的发生。

二、病理

子宫内膜异位症的主要病理变化为异位内膜随卵巢激素的变化而发生周期性出血,伴有周围纤维组织增生和粘连形成,在病变区出现紫褐色斑点或小泡,最终可发展为大小不等的紫色实质结节或包块。如果累及卵巢,可因病灶反复出血形成单个或多个囊肿,称为卵巢子宫内膜异位囊肿,也可发生于宫骶韧带、直肠子宫陷凹、子宫后壁下段等部位,并可波及子宫颈、阴道、外阴。除此之外,脐、膀胱、肾、输尿管、肺、胸膜、乳腺、淋巴结,甚至手、臂、大腿处均可发生,但罕见,病变可因发生部位不同和程度不同而有所差异。

镜下典型结构为:病灶周围可见子宫内膜上皮、腺体或腺样结构、内膜间质及出血。有时临床表现典型,但子宫内膜异位症的组织病理特征极少,镜检时能找到少量内膜间质细胞即可确诊。异位子宫内膜可出现不典型增生,少数发生恶变,多为卵巢子宫内膜样癌或透明细胞癌。

三、诊断及鉴别诊断

(一)临床表现

1.症状

(1)痛经和持续性下腹痛:为主要症状,多为继发性、进行性逐渐加剧的痛经,以下腹及肛门坠张痛为主,可于经前1～2天开始,月经干净后消失,疼痛的程度与异位的部位有关,但与病灶的大小不成正比。25%左有可无痛经。

(2)月经失调:15%～30%的患者有经量增多或经期延长,或点滴出血,与卵巢功能失调及合并子宫腺肌病或子宫肌瘤等有关。

(3)不孕:子宫内膜异位症患者不孕率高达40%,多为继发性不孕,主要为子宫内膜异位症后造成盆腔粘连,使输卵管功能及卵巢功能障碍所致。多认为子宫内膜异位症患者的不孕还可能与黄体功能不足及未破卵泡黄素化综合征等因素有关,也有认为与自身免疫反应有关。

(4)性交痛:30%左右的患者可出现性交痛,多由于发生于直肠子宫陷凹、直肠阴道隔的子宫内膜异位症使周围组织肿胀,性交时子宫颈受到碰撞及子宫收缩向上升提而发生疼痛。

(5)其他症状:如果异位灶位于直肠子宫陷凹及直肠附近时,患者经期可有排便痛、便秘或腹泻,甚至周期性少量便血。严重肠道子宫内膜异位症可因直肠或乙状结肠肠腔受压出现肠梗阻症状。异位灶位于膀胱时可有周期性尿频、尿痛症状,侵犯膀胱黏膜时可发生周期性血尿。身体其他部位发生子宫内膜异位种植和生长时,均在病变部位出现周期性疼痛、出血或肿块增大。如果卵巢子宫内膜异位囊肿发生破裂,可出现急性腹痛的症状,多发生于经期前后。

2.体征

随着病变部位、范围以及程度而有所不同。典型的盆腔子宫内膜异位症表现为子宫粘连,致后屈固定,子宫可增大,一般不超过鹅蛋大。子宫一侧或两侧附件处可扪及与子宫相连的不活动囊性肿块。直肠子宫陷凹或子宫骶骨韧带、子宫后壁下段等部位可有不规则的米粒大小至蚕豆大小的硬节,单个或多个,触痛明显。如在阴道、子宫颈或手术瘢痕处见到紫蓝色结节,月经期更为明显,则可确诊。

(二)实验室检查

1.血清卵巢相关抗原CA125值测定

CA125是一种存在于胚胎体腔上皮、中肾旁管衍生物及其赘生物组织中的一种糖蛋白,能与单克隆抗体OC125发生特异性结合。作为一种肿瘤相关抗原,对卵巢癌有一定的诊断价值,但在子宫内膜异位症患者血清CA125值可升高,但一般不超过200 U/mL,且随子宫内膜异位症期别的增加,阳性率也上升。其敏感性和特异性都很高,因此对于子宫内膜异位症的诊断有一定的帮助,也可用于监测子宫内膜异位病变活动的情况,同时也可以监测子宫内膜异位症的疗效。

2.抗子宫内膜抗体(EMAb)

血清EMAb的检测为子宫内膜异位症患者诊断及疗效观察的有效检查手段。子宫内膜异位症患者子宫内膜抗体的检测率为70%～80%。

(三)特殊检查

(1)B型超声检查:可以根据囊肿B超声图像的特点诊断卵巢子宫内膜异位囊肿并确定其位置、大小、形状,发现妇科检查时未扪及的包块。

(2)腹腔镜检查:为诊断子宫内膜异位症的最佳方法,是借助腹腔镜直接窥视盆腔,见到异位病灶即可明确诊断,并可根据镜检情况决定分期,确定治疗方案。子宫内膜异位症的分期如下,具体内容详见表18-1。

表 18-1　美国生育协会修订子宫内膜异位症分期　　　（单位：分）

			异位病灶	<1cm	1~3cm	>3cm
腹膜			表浅	1	2	4
			深层	2	4	6
卵巢	右		表浅	1	2	4
			深层	4	16	20
	左		表浅	1	2	4
			深层	4	16	20
子宫直肠窝封闭				部分		完全
				4		40
粘连				<1/3 包裹	1/3~2/3 包裹	>2/3 包裹
卵巢	右		轻	1	2	4
			重	4	8	16
	左		轻	1	2	4
			重	4	8	16
输卵管	右		轻	1	2	4
			重	4 *	8 *	16
	左		轻	1	2	4
			重	4 *	8 *	16

注：* 如伞端完全闭锁，更改为16，分期：Ⅰ期（微小）1~5 分，Ⅱ期（轻）6~15 分，Ⅲ期（中）16~40 分，Ⅳ期（重）>40 分。

（3）X 线检查：可做单独盆腔充气造影、子宫输卵管碘酒造影辅助诊断盆腔子宫内膜异位症。

（4）CT 和 MRI 检查：一般以超声诊断为主，但对卵巢、直肠阴道隔、阴道周围、直肠乙状结肠之间子宫内膜异位显示较好。

（四）诊断要点

根据病史、症状、体征和辅助检查进行诊断，具体标准如前所述。

（五）鉴别诊断

（1）卵巢恶性肿瘤：患者一般情况差，病情发展快，常常伴持续性腹痛、腹胀；检查时可扪及盆腔包块，同时常伴有腹水。B 超显示肿瘤为实性或混合性，形态不规则。

（2）盆腔炎性包块：患者多有急性盆腔感染和反复感染发作史，表现为经期疼痛，且平时也有腹部隐痛，常伴发热，抗感染治疗有效。

（3）子宫腺肌病：患者也有痛经，但疼痛可更剧烈。子宫一般呈均匀性增大，质硬；经期检查，子宫压痛明显；B 超检查，可见子宫肌层内不规则的回声增强。但往往与盆腔子宫内膜异位症并存。

（4）直肠癌：直肠癌患者大便经常带血或便血，且症状不受经期影响，肛诊时手指有血染，但当盆腔子宫内膜异位病情严重时，可侵犯直肠导致直肠狭窄，伴大便坠胀，甚至大便带血，一般症状的出现与月经周期有关。需与直肠癌相鉴别，可行钡剂灌肠或者内镜检查确诊。

（5）与妇科、外科急腹症相鉴别：如与妇科异位妊娠、黄体破裂、卵巢囊肿蒂扭转等相鉴别。同时，也应与外科急性阑尾炎相鉴别。由于目前子宫内膜异位症的发生率不断上升，相应卵巢子宫内膜异位囊肿破裂的发生也成为妇产科临床的一个新问题。如发生破裂应立即进行手术处理。

四、治疗

治疗原则应根据年龄、症状轻重、病变部位及程度、对生育的要求全面考虑，治疗包括非手术、手术治疗、药物与手术联合治疗。

（一）非手术治疗

1.随访观察

适用于病变轻微、无症状或症状轻微的患者。应定期进行妇科检查，以了解病情变化。

2.性激素治疗。

（1）孕激素疗法：可暂时缓解症状，并防止病情继续发展。常用药物为炔诺酮（妇康片）、甲地孕酮（妇宁片）、甲羟孕酮（安宫黄体酮）等，自月经周期第 6～25 天服药，每天 4～8 mg，以抑制排卵，连续服用 3～6 个周期。

（2）假孕疗法：长期口服大量高效孕激素，辅以大剂量雌激素防止突破性出血以造成类似妊娠的人工闭经，称为假孕疗法。临床上常用高效或长效孕酮类药物，如己酸孕酮、甲地孕酮、甲羟孕酮等，并加用一定量的雌激素。如选用炔诺孕酮 0.3 mg/d 和炔雌醇0.03 mg/d 口服，连续用药 6～12 个月。若出现突破性出血，则可增加剂量。

（3）假绝经疗法：口服达那唑，暂时减少卵巢激素的分泌，使子宫内膜萎缩，导致短暂绝经的疗法。达那唑 400～800 mg/d，一般于月经第 1 天开始，持续不间断用药 6 个月。

（4）孕三烯酮 2.5 mg，每周 2 次，月经第 1 天开始，连服 3～6 个月。

（5）他莫昔芬 10～20 mg/d，月经第 5 天开始，连服 20 d 为 1 个周期，可连用 3～6 个周期。

（6）促性腺激素释放激素类似物（GnRHa）：使用 GnRHa 以后，可使病灶萎缩和消失、症状改善等，其制剂种类有多种，但多为皮下和喷鼻给药的短效制剂，如 GnRHa 100 μg/d，皮下注射，月经周期的第 1 天开始，连续应用 3～6 个月。另外，缓释长效制剂戈舍瑞林 3.6 mg/次，月经周期第 1 天皮下注射一针，以后每隔 28 d 再注射一针，共用药 3～6 次。为防止骨质丢失，目前主张用药 3 个月以上者给予反加疗法，即用药同时每天给予补佳乐 1 mg 及甲羟孕酮 2 mg。

（7）Ru486（米非司酮）：主要应用其抗孕激素作用，用药后造成闭经，使病灶萎缩、疼痛缓解，每天 10 mg，连续应用 3～6 个月。

（二）手术治疗

手术治疗用于药物治疗症状不缓解、局部病变加剧或生育功能未恢复者；卵巢子宫内膜异位囊肿直径 >5 cm，特别是迫切希望生育者可行手术治疗。根据手术范围不同可分为保留生育功能手术、保留卵巢功能手术和根治性手术三种。

1.保留生育功能的手术

年轻需保留生育功能的患者，可根据病情施行保守性手术，尽量去除病灶，行异位病灶切除或电凝、卵巢子宫内膜异位囊肿剔除手术、输卵管周围粘连分离术、骶前神经切除术等，保留子宫及双侧附件或一侧附件。

（1）腹腔镜手术：在腹腔镜下切除病灶，分离粘连或行子宫内膜异位囊肿穿刺抽液，然后冲洗，注入无水乙醇、黄体酮等进行治疗，或行囊肿切除术或附件切除术。

（2）B 超监测下经腹或后穹隆囊肿穿刺抽液，然后冲洗，注入无水乙醇或黄体酮。术后继续药物治疗，适用于单纯卵巢子宫内膜异位囊肿，且囊肿直径在 5 cm 以上者。

（3）剖腹手术：适用于粘连广泛、病灶巨大的患者。应在直视下手术，尽量切除病灶，分离粘连，提高生育功能。

2.保留卵巢功能的手术

病变范围较广泛，临床症状重，无法保留生育功能或者无生育要求者，年龄在 45 岁以下，行全子宫及盆腔病灶切除术，仅保留一侧卵巢或部分卵巢以维持患者内分泌功能。

3.根治性手术

对于重症患者，年龄在 45 岁以上或尽管年轻，但由于盆腔病灶广泛，卵巢受累严重，无法保留者，行全子宫及双侧盆腔肉眼可见病灶的切除术。卵巢切除后，即使残留部分病灶，也可逐渐自行萎缩退化。

4.局部病灶切除术

对于手术瘢痕部位及脐部等局部异位病灶,应进行相应的病灶切除术。

(三)药物与手术联合治疗

手术治疗前可先用药物治疗3～6个月以使内膜异位灶缩小、软化,使其有可能适当缩小手术范围和有利于手术操作。

手术后也可给予药物治疗3～6个月以使残留子宫内膜异位病灶萎缩退化,降低术后复发率。

五、疗效及预后

根据文献报道,保留生育功能的手术术后复发率为12％～45％,保留卵巢功能者手术后复发率则为5％左右。

六、随访

子宫内膜异位症患者进行保留生育功能和保留卵巢功能的手术后,均存在复发的危险性,因此术后应进行随访,且术后3～6个月内进行药物巩固治疗,以防复发。可3～6个月随访一次。

(雷红丹)

第二节　子宫腺肌病

子宫腺肌病也为妇科的常见疾病之一,多发生于30～50岁经产妇。据报道妇科手术切除的标本中6％～40％有子宫腺肌病。子宫腺肌病的特点为子宫内膜异位于子宫肌层生长,常常与盆腔子宫内膜异位症同时存在。约半数患者同时合并子宫肌瘤,约15％的患者合并子宫内膜异位症。

一、病因

子宫腺肌病的发病理论很多,但其确切的发病机制尚不完全清楚,但通过对子宫腺肌病标本的连续切片检查发现。子宫肌层中的内膜病灶与子宫腔面的子宫内膜有些直接相连,故认为多次妊娠和分娩所致子宫壁的创伤可能为导致此病的主要原因,其次刮宫时过度的搔扒及多次人工流产造成肌壁的损伤,以及子宫手术(如肌瘤剔除手术、子宫畸形整形手术及剖宫产等)将子宫内膜种植于子宫肌层,造成子宫腺肌病。除此以外,也认为卵巢功能失调,雌激素过度刺激,可使子宫内膜向肌层生长,也可通过淋巴道、血道将子宫内膜移至肌层。

二、病理

子宫多呈均匀性增大,很少超过12周妊娠子宫大小,子宫内膜侵入肌层后以两种方式生长,一种为弥漫型生长。内膜侵入整个子宫肌壁内,以后壁为多见,剖开子宫壁可见子宫肌层明显增厚且硬,在肌层中可见到粗厚的肌纤维和微囊腔,腔中部分可见陈旧性血液;另一种为局限型生长,异位内膜侵及某部分肌壁,形成团块及结节,与周围正常组织无分界,称为子宫腺肌瘤。镜下:在子宫深部肌层内有散在的、形态大小不等的呈岛状分布的子宫内膜腺体及间质。

三、诊断

(一)临床表现

1.症状

(1)痛经:出现继发性的、逐渐加剧的痛经为子宫腺肌病的主要症状,约30％可无痛经症状。

335

(2)月经量增多:约 2/3 的患者有月经过多及经期延长。这是由于子宫体积增大。子宫腔内膜面积增加及子宫肌壁间异位子宫内膜影响子宫肌纤维的收缩所致。

2.体征

妇科检查时子宫呈均匀性增大或局限性结节,质硬而有压痛,经期压痛更为显著。

(二)特殊检查

(1)B超检查:声像图特点为子宫增大,子宫肌壁回声不均,有多个散在的无回声反射,局限性的子宫腺肌症或子宫腺肌瘤,表现为子宫壁肿块与正常子宫肌层界限不清,病灶多位于子宫后壁。

(2)CT、MRI 及子宫输卵管造影:可作为诊断的参考。

(三)诊断要点

(1)症状:经量增多,经期延长,呈继发性、进行性加剧的痛经。

(2)体征:子宫均匀性增大或局限性结节隆起,质硬,有压痛。

(3)根据 B 超、CT、MRI 及子宫输卵管造影检查,协助诊断。

(四)鉴别诊断

(1)盆腔子宫内膜异位症:患者有痛经,同时在盆腔可扪及包块,子宫正常大小,后倾固定。

(2)子宫肌瘤:一般不伴痛经,子宫增大,结节不平。

(3)功能性子宫出血:不伴痛经,月经不规则,量多或经期过长,但妇科检查子宫无异常。

四、治疗

治疗方法的选择应视患者年龄和症状而定。

(一)非手术治疗

对年轻患者或近绝经期的妇女,若症状轻可行非手术治疗。一般选用能降低体内雌激素水平的药物,如达那唑、孕三烯酮、他莫昔芬、GnRHa 等,均有一定的治疗效果,其药物的用法、用量可参考盆腔子宫内膜异位症的治疗,由于子宫腺肌病的异位内膜对孕激素缺乏反应,因此用孕激素及假孕疗法治疗一般效果较差。可行对症治疗,减轻疼痛症状,如布洛芬、萘普生等。

(二)手术治疗

对于无生育要求,且症状严重者行子宫全切术,尽可能保留卵巢。对年轻患者且要求生育者也可考虑病灶切除,但往往由于病灶周围界限不清,使手术无法彻底,症状无法完全解除,故术后易复发。

(雷红丹)

第十九章

女性性传播疾病

第一节　获得性免疫缺陷综合征

一、病因及传播

艾滋病亦称获得性免疫缺陷综合征(acquired Immuno-Deficiency Syndrome,AIDS)是由人类免疫缺陷病毒(Human Immuno Deficiency Virus,HIV)引起的一种以人体免疫功能严重损害为临床特征的高度传染性疾病,患者机体完全丧失抵御各种微生物侵袭的能力,极易遭受各种机会性感染及多种罕见肿瘤,死亡率极高,确诊后 1 年病死率为 50%。HIV 是一种逆转录病毒,即一种含 RNA 的病毒,它能将遗传物质转移到宿主细胞的 DNA 中去。HIV 结构简单,有一个被内部的基质蛋白(18P)包裹的核,其外再被一层糖蛋白膜所包裹,其中被称作信封蛋白的 gp^{120} 负责封闭辅助淋巴细胞(CD4$^+$)受体,促使 HIV 感染淋巴细胞。这一蛋白具有高度的可变性,因此可逃避免疫监视。

HIV 主要存在于人类的血液、体液、精液、眼泪、唾液、阴道分泌物、胎盘和乳汁中,故其主要传播途径为:①通过性关系直接传播(异性恋、同性恋)。②感染 HIV 的注射器和血制品的血行传播。③母婴通过胎盘垂直传播,分娩时经阴道传播和出生后经母乳传播等途径。

二、流行病学

HIV 感染是目前世界范围内流行最严重的性传播疾病(STD),在美国自 1981 年 6 月正式报告第 1 例艾滋病患者以来,10 年间,异性接触感染率由 1.9% 上升至 9%,AIDS 妇女上升了近 3 倍,每年有 7 000 例 HIV 阳性孕妇分娩,其中 1 000～2 000 名新生儿因垂直传播而感染 HIV。

在非洲,东非和中非是最大的流行区域,有 20%～30% 的孕妇感染,在亚洲以泰国 HIV 感染率最高,泰国孕妇感染率为 8%,有 25.7% 的垂直传播率。世界卫生组织预测分析至 2000 年,全世界将有 4 000 万人携带 HIV,其中大部分在发展中国家。非洲的绝对感染数最高,亚洲的感染率上升最快。今后亚洲将是继非洲之后又一艾滋病严重流行地区。

三、临床表现

最初感染 HIV 后,超过半数的人有类似普通感冒的症状出现,多易被忽视而成为 HIV 携带者。艾滋病潜伏期不等,儿童最短,妇女最长。小于 5 岁儿童潜伏期为 1.97 年,大于 5 岁者平均为 6.23 年。男性潜伏期为 5.5 年,女性可长达 8 年以上。

艾滋病早期常无明显异常,部分患者早期有原因不明的淋巴结肿大,以颈、腋窝最明显,而成为 AIDS 先兆。

AIDS 发病后,由于 HIV 对宿主免疫系统,特别是细胞免疫系统的进行性破坏,造成宿主的免疫缺陷而致病。多为全身性、进行性病变,主要表现在以下几个方面:

(一)机会性感染

本病突出的特征是感染的范围广,发生频率高,引起感染的病原体多是正常宿主中罕见的、对生命有威胁的,与患者有限的免疫反应及无能力控制感染相符合,主要类型有四种。

1.肺型

卡氏肺囊虫性肺炎占 51%,是致死性感染,最常见,其他感染源为巨细胞病毒、真菌、隐球菌及分支杆菌,主要表现为发烧、咳嗽、胸痛、呼吸困难、排痰。

2.中枢神经型

脑脓肿、脑炎、脑膜炎等由鼠弓形体、隐球菌、白色念珠菌等引起,表现为头痛、人格改变、意识障碍、局限性感觉障碍及运动神经障碍。

3.胃肠型

常由隐球菌、鞭毛虫、阿米巴、分支杆菌引起,主要表现为慢性腹泻,每日大便由数次至数十次,排粪量大于 3 000 mL,伴有腹痛,吸收不良,体重下降,严重者因腹泻电解质紊乱,酸中毒死亡。

4.发热型

发热型为原因不明的发烧、乏力、不适、消瘦。骨髓、淋巴结、肝活检证实为鸟型结核分枝杆菌的细胞内感染。

AIDS 患者的条件性感染可能是一种致病菌接着另一种致病菌的连续感染,也可能是多种病原体的重复混合感染。

(二)恶性肿瘤

在欧美 30% 以上患者为卡波氏(kaposi)肉瘤,表现为广泛的红褐色或蓝色的斑疹,结节或斑块,半数胃肠黏膜受累,全身淋巴结肿大,多于 20 月内死亡,患者往往伴有机会性感染。恶性肿瘤中还包括未分化非何杰金氏 B 细胞淋巴瘤,原发性中枢神经系统淋巴瘤,口或直肠的鳞癌等。

(三)皮肤表现

1.真菌感染

口腔、咽、食管、腹股沟及肛周念珠菌及真菌感染。

2.病毒感染

多核巨细胞病毒所致的慢性、溃疡性肛门周围疱疹及人乳头瘤病毒引起的肛门周围巨大尖锐湿疣。

3.细菌感染

AIDS 患者皮肤对葡萄球菌及链球菌极易感染,也可引起隐球菌性播散性感染。

4.非感染性皮肤表现

非感染性皮肤表现为多发性瘢痕及溃疡,脂溢性皮炎,紫癜等。

上述各种临床表现中,以卡氏肺囊虫性肺炎、卡波氏肉瘤、中枢神经并发症、慢性腹泻最易危及生命,在欧美以 Kaposi 肉瘤及卡氏肺囊虫性肺炎最多见。在非洲以腹泻、消瘦、真菌感染、播散性结核、中枢神经系统弓形体病较多。

四、HIV 与妇产科的关系

(一)HIV 与 STD、妇科病

在感染 HIV 的妇女中,无症状的 HIV 感染常被一般的妇科症状所掩盖,而被临床医师所忽视。当 HIV 感染加重时,淋巴细胞亚群中 CD4$^+$ 细胞明显下降至低于 50/mm^3,患者可有无法解释的大量阴道分泌物,严重的阴道疼痛和阴道溃疡:性传播性疾病与 AIDS 的关系已引起人们的关注,其原因是 STD 有利于 HIV 传播,而 HIV 又易增加 STD 的发生,文献报道淋菌与 HIV 感染有明显相关性。HIV 阳性妇女易反复发生生殖道真菌和病毒感染。HIV 感染加速了宫颈上皮内瘤样病变（CIN）的发展，文献报道 HIV 阳性妇女宫颈癌发病率明显高于普通人群。患宫颈癌的 HIV 阳性者中，肿瘤的发展速度也明显增加。为此，1992 年美国疾病控制中心将浸润性宫颈癌包括在 AIDS 监测范围之内。

（二）HIV 与妊娠

HIV 对妊娠的影响十分不利，可引起流产、早产、低体重儿，死胎，但关于胚胎病（Embryopathy）和先天畸形尚未见报道（Tenwerman，1994 年）。HIV 感染可增加自然流产率（Miotti，1992 年），可能是由于 HIV 感染者的蜕膜免疫细胞发生变化，进而影响胚胎着床和滋养细胞层生长发育而致流产。HIV 感染及不正常的胎盘功能引起的胎儿宫内发育迟缓可致低体重儿。感染进程的发展可引起绒毛膜羊膜炎导致早破水及宫内死胎。

（三）HIV 的垂直传播

与 HIV 病毒的量和母亲的免疫功能状况有关，垂直传播率为 15％～35％，妊娠期以下列三阶段易引起垂直传播：①妊娠 20 周至孕 40 周。②分娩过程中。③母乳喂养期。

（1）分娩前后血清中 HIV RNA 水平与垂直传播明显相关，当病毒 RNA＞50 000 拷贝/mL 时，常可导致垂直传播的发生，而病毒 RNA＜20 000 拷贝/mL 时，其传播率减少。也与母体免疫状况有关，当 $CD4^+$ 计数小于 $200/mm^3$ 易发生垂直传播，$CD4^+$ 计数大于 $500/mm^3$ 时，传播几率明显减少。此外孕期损伤性检查，如经腹羊膜腔穿刺或羊膜镜检查均与 HIV 传播有关。

（2）约 2/3 的 HIV 垂直传播发生在分娩时，此时产道出血，胎儿暴露于母血中。此外胎盘剥离，使 HIV 通过胎盘导致感染，胎膜破裂时间与 HIV 垂直传播呈正相关、剖宫产是否降低 HIV 感染率，目前尚有争论。但分娩时大出血、羊膜破裂持续时间及早产与 HIV 在分娩时传播有关，多数人已达共识。传播与分娩状态关系的研究还表明，分娩时 HIV 的垂直传播不仅通过胎盘而且可经上行途径感染。

（3）产后 HIV 传播主要通过母乳喂养，HIV 阳性母亲的母乳喂养可使 HIV 的感染率增加7％～22％。

五、诊断

（1）早期患者可有外周血白细胞计数降低，中性粒细胞降低及淋巴细胞升高，结核菌素试验呈无反应状态。

（2）AIDS 的免疫缺陷主要表现在细胞免疫系统中，T 细胞的两种主要亚群，辅助侦导淋巴细胞（$CD4^+$）减少及抑制/细胞毒性淋巴细胞（$CD8^+$）的升高，以及 $CD4^+$/$CD8^+$ 比值的降低。正常人的 $CD4^+$ 细胞总数应大于 $1\ 000/mm^3$。在临床前期无症状患者，由于每天要有上百万的病毒被复制和消灭，大量淋巴细胞被破坏和消耗，当 $CD4^+$＜500/mL 便逐渐出现 AIDS 症状。B 细胞系统被激活，表现为 IgA、IgM 及 IgG 升高。

（3）在感染初期 P24 抗原试验和聚合酶链反应（PCR）检测 HIV RNA 可阳性，但因抗体尚未产生，酶联免疫吸附试验（EILSA）和蛋白印迹法检测结果呈阴性。

（4）抗体检测要在感染后 2～6 个月才出现阳性，EILSA 常为筛选试验，当结果阳性时，需用蛋白印迹法判定 HIV 抗原和抗体结合带，来确定诊断。

（5）对 HIV 血清学（＋）或病毒学（＋）患者定为 HIV 携带者，当确诊有下列疾病之一时可诊为 AIDS：①播散性组织胞浆菌病。②隐孢子虫病引起的腹泻。③支气管或肺念珠菌感染。④弥漫性或未分化的非何杰金氏淋巴瘤。⑤年龄小于 60 岁，组织学证实为淋巴肉瘤。⑥年龄＜13 岁组织学上证实有慢性淋巴样间质肺炎。⑦在诊断 AIDS 为标志的条件性感染后 3 个月，发生淋巴网状恶性肿瘤。

六、治疗

无特效药，多为对症治疗，主要治疗目标是攻击破坏 HIV 及纠正改善宿主免疫缺陷。

(1)抗病毒药物:苏拉明及三氮唑核苷。

(2)α-干扰素:治疗 Kaposi 肉瘤效果是暂时的。

(3)免疫刺激剂:白细胞介素-2,γ-干扰素,免疫球蛋白。

(4)对感染的特异性治疗。

(5)HIV 疫苗及免疫球蛋白正在研制中。

（袁运水）

第二节　尖锐湿疣

尖锐湿疣(condyloma acuminata)是由人乳头瘤病毒(HPV)在两性生殖器、会阴或肛门周围等皮肤黏膜所致的病毒感染,主要经性接触传染,或与污染的物品如内裤、浴盆、浴巾等密切接触传染,胎儿经感染的产道传染。我国尖锐湿疣的发病逐年上升,已居性传播疾病的第三位,并仍有扩大蔓延的趋势。此外,研究表明,尖锐湿疣的慢性感染直接导致了宫颈癌的发病,对此应引起重视。

一、病史采集

(一)现病史

在阴道口、肛周、会阴和阴阜出现单个或多个散在或密集成片的小丘疹,逐渐发展为指头或粟子大小。皮损可孤立存在,也可互相融合形成大片肿块,皮损间的裂隙内可溢出有臭味的分泌物。患者多无不适,如合并感染,可有痒痛感。

(二)过去史

有不洁性交史,配偶有感染史。

二、体格检查

对于大多数典型的尖锐湿疣,肉眼就可以诊断。表现为在生殖器、会阴、肛门等经常发生尖锐湿疣部位出现乳头状、蒂状、指状、鸡冠状、半球状、菜花状或鸡冠状增生物,表面为灰白色密集颗粒。

三、辅助检查

对于肉眼不能确诊的病变,可以采用醋酸白试验或阴道镜检查。

(1)醋酸白试验的具体做法是,在病变部皮肤处涂上 5%醋酸,3~5 min 后,可疑部位的皮肤若变白,表明该处可能有 HPV 感染。醋酸白试验的敏感性很高,特异性较低,故仅对病变区域有提示作用,没有确诊作用。

(2)对于阴道、宫颈上的病变,可以在阴道镜指引下进行活检。也可以先涂上醋酸后,再在阴道镜指导下进行活检,阳性率较高。

(3)病理组织学检查有较大的诊断价值,目前是诊断尖锐湿疣的基本方法和标准。在显微镜下,尖锐湿疣部位的上皮呈假性上皮瘤样增生。表皮角化不全,角化不全细胞核增大,浓染,有不典型增生倾向。棘层肥厚,皮突延长。基底细胞也增生,层次增多。表皮各层内可见特征性挖空细胞。挖空细胞体积大,核大深染或双核,核固缩或不规则,核周有空晕,呈环状,核周胞浆淡、空化或有少许细丝状结构。真皮层有血管周围炎性细胞浸润。绝大多数病变经组织学检查都可以确诊。

(4)由于 HPV 感染和宫颈癌的发生密切相关,因此对于尖锐湿疣患者应当常规进行宫颈刮片检查,以期早期发现宫颈癌变。

四、诊断

(一)病史

患者可能有不洁性交史或配偶感染史,在阴道口、肛周、会阴和阴阜可有小丘疹、瘙痒、分泌物增多等。

(二)临床表现

在阴道口、肛周、会阴和阴阜发现形状为蒂状、指状、鸡冠状、半球状,表面为灰白色密集颗粒的增生物,状如菜花。

(三)辅助检查

①阴道脱落细胞涂片呈特征性变化。②阴道镜检查见泡状、山峰状、结节状指样隆起。③病理组织学检查可见典型表现。

五、鉴别诊断

(一)外阴肛周恶性肿瘤

皮损体积大,呈肿块状,多态性浸润,病理检查有核异形变。

(二)扁平湿疣

扁平湿疣好发于肛周及会阴等皱褶潮湿部位,其丘疹密集成片,表面潮湿,刮取液镜检查到大量梅毒螺旋体,梅毒血清试验阳性。

(三)绒毛状小阴唇

绒毛状小阴唇又称假性湿疣,皮损多发于小阴唇内侧,对称分布,大量密集,如针头大小,醋酸白试验阴性。

(四)其他疣

也有扁平疣、寻常疣、传染性软疣等发生于外阴部,但多伴有身体其他部位的皮损。

六、治疗

(一)一般治疗

现在主要使用干扰素或其类似物对尖锐湿疣进行治疗。干扰素具有调节免疫功能、抗增殖和抗病毒作用,可在皮损内、肌内及皮下注射,每次 100 万～300 万 U,一周 3 次,10 次为一疗程。在局部治疗的基础上,加用干扰素全身治疗,可以提高疗效、降低复发率。

(二)药物治疗

1.三氯醋酸

传统的方法是使用三氯醋酸对局部病变进行腐蚀。其作用机制是通过使蛋白质沉淀而杀死细胞,使疣体脱落,临床常用 50% 三氯醋酸溶液外擦,每周一次,3 次为一疗程,可重复用药 2～3 个疗程。对微小的病变效果非常好。

2.鬼臼毒素

传统的治疗药物,其作用机制是抑制受 HPV 感染细胞的有丝分裂,有致畸作用,所以禁止用于孕妇。也只能治疗病变较小的疣,对于大的、融合成片的病变无效。临床用 0.5% 酊剂,每日 2 次外用,连续 3 d,停用 4 d,为一疗程,可用 1～3 个疗程。

3.5-氟尿嘧啶(5-FU)

在治疗 HPV 感染方面被广泛的认同接受,最大的优点就是可以用于阴道内,或者外用。也能用于较大面积的病变,减少亚临床复发。在药理机制上,它是抑制 HPV 病毒的 DNA 合成酶,选择性地抑制病毒 DNA 的合成。有 5％霜剂和 2.5％溶液两种剂型,每日 2 次外用,7 天为一疗程。但是也不能用于孕妇。

(三)手术治疗

对于体积大、孤立的尖锐湿疣病变,可以手术切除病变。但是当病变广泛或妊娠时,也有困难。因为病变广泛或孕期时,血管增加,血液供应丰富,手术会引起失血过多、术后水肿。由于激光气化在治疗尖锐湿疣方面更加优越,所以有条件时,最好选用激光气化。

(四)其他治疗

1.激光气化

在治疗生殖道 HPV 病变方面,二氧化碳激光是一个有利的工具。其优点是准确性高,可以去除面积较大的病灶,治疗阴道上部和宫颈病变。激光治疗具有痛苦小、瘢痕少、愈合时间短等优点。

2.冷冻治疗

冷冻治疗的优点就在于它不会使母婴双方产生任何并发症,并且不需要麻醉,但复发率高。

3.电凝与微波治疗

电凝与微波治疗属于局部治疗方法,前者主要用于治疗病灶比较小的尖锐湿疣,其原理与外科手术刀切除、气化病灶的原理一样;后者的适用范围与前者基本相同,但是主要是利用微波产生的高热凝固局部的病变组织,使病变部位的组织产生蛋白质凝固、变性和坏死。这两种方法与激光治疗一样,对肉眼看不到的亚临床感染病灶都无法进行治疗。在妊娠合并尖锐湿疣的患者,比较小的病灶也可以使用电凝或微波进行治疗。

（袁运水）

第三节　淋　病

淋病(gonorrhea)是指由淋病奈瑟菌(neisseria gonorrheae),又称淋球菌或淋病双球菌引起的急性或慢性传染病,主要引起泌尿生殖器黏膜的化脓性炎症,也可侵犯眼、咽喉、直肠,甚至全身各脏器,引起相应的损害。

淋病是我国最常见的性传播性疾病,发病率占传统性病之首。在妇科门诊经常可以见到,每一个妇产科医师对其都应该熟悉。它是一种古老的性病,最早记载于《圣经旧约》。1879 年 Albert Neisser 从 35 个急性尿道炎、阴道炎及新生儿急性结膜炎患者分泌物中找到淋球菌,并相继为许多学者所证实,淋菌的病原学诊断获得突破性进展。1882 年,Leistikow 和 Loeffler 首次在体外培养淋球菌获得成功。1885 年,Bumm 在人、牛或羊的凝固血清上培养淋菌成功,接种于健康人尿道亦产生同样症状,从而确定了淋球菌为淋病的病原体。淋病在新中国成立前流行甚广,新中国成立后,取缔娼妓、禁止卖淫,仅 15 年时间就基本消灭了性病。但从 20 世纪 80 年代初开始,随着国际交往增多及旅游事业的迅速发展,淋病再次在我国死灰复燃,成为危害人们身体健康的最主要性病。

一、微生物学

淋病的病原体是淋病双球菌,属奈瑟菌属,与同属的脑膜炎双球菌在微生物学上十分接近。人类对淋球菌普遍易感,无先天免疫性。虽然多数人在感染后经治疗或自然恢复,但获得性免疫力很低,所以再感染和慢性感染普遍存在。淋病双球菌为严格的人体寄生菌,对其他动物不致病。

在形态上,淋球菌外形呈肾形、卵圆形或豆形,常成双排列,故称淋病双球菌。两球菌邻近面扁平或略凹陷,$0.6 \sim 0.8 \mu m$ 大小,革兰染色阴性。从感染机体内直接取样涂片形态较典型,急性淋病的脓液标本涂片,可见淋球菌多位于多核白细胞胞浆内,而慢性感染患者标本涂片,淋菌多在多核白细胞外。若从人工培养的菌落上取材涂片,由于自溶作用,可见菌体大小和染色深浅差异较大。淋菌表面有菌毛,无鞭毛,无荚膜,不形成芽孢。

在体外,淋球菌对培养的营养要求较复杂,在普通培养基上不易生长,需在含有动物蛋白及细菌生长所需各种因子的特殊培养基,如 Thayer-Martin(T-M)培养基、New York City(NYC)培养基和 Martin-Lewis(mL)培养基等上培养。最适宜的培养温度为 35 ℃~36 ℃,pH 以 7.5 为宜。淋球菌为需氧菌,但最初从人体分离时,为促进其生长发育,需在 5%~10%二氧化碳环境中培养,湿度以 70%为宜。淋球菌能分解葡萄糖,产酸不产气,但不分解麦芽糖、蔗糖、乳糖和果糖,不产生靛基质及硫化氧,不还原硝酸盐。氧化酶阳性,过氧化物酶阳性。

淋菌对外界的抵抗力很弱,对热作用很敏感,不耐干燥,干燥环境下 1~2 h 就死亡,加热至 55 ℃时 5 min 可灭活,42 ℃时存活 15 min,室温下可存活 1~2 d。在温暖潮湿的环境中存活时间较长,如附着于衣裤、被褥和潮湿的毛巾上存活 10~24 h,在脓液中可生存数天,在马桶座圈上存活 18 h。对各种消毒剂的抵抗力也极差,易被灭活,1∶4000 硝酸银能使淋球菌在 2 min 内死亡,在 1%石炭酸溶液中 1~3 min 死亡。

二、流行病学

人对淋球菌有易感性,而且人是淋球菌唯一的天然宿主,主要通过性接触传染,但是也可以通过污染的衣裤、寝具、毛巾、浴盆、马桶和手等间接传染。成年人淋病几乎都由性行为引起,极少数通过间接方式感染。幼女常通过间接途径受感染。新生儿主要是分娩时通过接触污染的分泌物而感染。口交或肛交可使患者咽喉及直肠受到直接感染,导致淋菌性咽喉炎和淋菌性直肠炎。

淋病经历了第二次世界大战时期及 20 世纪 70 年代两个发病高峰。20 世纪 80 年代以来,淋病发病率呈逐年下降趋势,但是仍然是美国的第 1 位传染性疾病。在病因,1991 年淋菌的年发病率为233/10 万。美国在非性病门诊筛查出的淋菌感染率为 2.7%,在公立医院的妇产科门诊 5%,而在性病门诊的检出率为 25%,妊娠期淋病发病率为 0.5%~7%。东南亚国家和非洲国家,淋病的流行情况较为严重。泰国的淋病年发病率为 400/10 万,非洲撒哈拉南部国家一些城市淋病年发病率高达(3 000~10 000)/10 万不等。虽然总体上呈下降趋势,但是在某些人群中仍然在不断上升。据世界卫生组织(WHO)估计,1995 年全球新发性病病例 3.4 亿,其中淋病感染 6 200 万。

解放初期,淋病在我国占性病的第 2 位,到 20 世纪 60 年代中期,已经基本绝迹。20 世纪 70 年代末重新出现,其发病率不断上升。1991—1995 年全国上报性病病例共 1 279 196 例,其中淋病 804 994 例,淋病在性病中的构成比为 62.93%,占性传播疾病的第 1 位。1995 年,全国淋病患者已超过 20 万,城市及农村淋病发病率分别为 81.6/10 万和 31/10 万,好发年龄为 20~29 岁。全国性病控制中心对 1997 年全国性病疫情进行流行病学分析后发现,全国性传播疾病仍然呈上升趋势,1997 年报告性病 461 510 例,较 1996 年增长 15.81%,报告总发病率 37.34/10 万。由于梅毒在 8 种性病中增幅大,淋病的构成比降低,非淋病性尿道炎上升为第 1 位,从而使得淋病成为发病率第 2 位的性传播疾病。人群中淋病的检出率以暗娼和嫖客为最高。尽管淋病发病率逐年上升(年增长率 28.1%),但其在性病中所占比重却呈下降趋势(1987 年构成比为76.9%,1995 年为 56.4%)。女性淋病增加明显,男女淋病发病比例逐年缩小,1995 年下降至 1.7∶1。淋病在我国的流行特点是,南方高于北方,沿海高于内地。并且有逐步向青少年、老年人蔓延,家庭内部感染上升、儿童淋病明显增加、高学历和文盲人群同时增加等趋势。

三、发病机制

淋球菌的细胞外层是淋球菌致病的最重要结构,在发病过程中起关键作用。淋球菌细胞外膜主要成分为膜蛋白、脂多糖和菌毛,其中膜蛋白分为蛋白Ⅰ、Ⅱ及Ⅲ。蛋白Ⅰ为外膜主要蛋白,占外膜蛋白的60%。不同菌株的蛋白Ⅰ不同,其抗原性也不同,但抗原性稳定,故可制成单克隆抗体对淋球菌进行分型。当淋球菌黏附于人体黏膜后,蛋白Ⅰ的分子迅速转移至人体细胞膜,淋球菌即被吞食,被吞食后的淋球菌再从细胞内排至细胞外黏膜下引起感染。蛋白Ⅰ也可在细胞膜上形成孔道,能使嗜水性物质如糖及某些抗生素通过细胞膜进入细胞内。蛋白Ⅱ能使淋球菌与宿主上皮细胞、白细胞及淋球菌本身相互黏合。蛋白Ⅱ性质不稳定,在不同环境下易发生改变。蛋白Ⅲ的性质不明。外膜结构中的脂多糖为淋球菌的内毒素,它在人体黏膜下与体内补体协同作用,引起炎症反应,使上皮细胞坏死脱落,与多核白细胞形成脓液。从淋菌表面伸出的菌毛由1 000个相同的蛋白亚单位(菌毛蛋白)组成,呈单丝状结构,在致病过程中起重要作用。有学者报告,有菌毛的淋球菌比无菌毛的淋球菌更易黏附到人的黏膜细胞而引起感染。

淋球菌感染人体以黏附过程开始。淋球菌外膜的菌毛、蛋白Ⅰ、蛋白Ⅱ使淋球菌黏附于柱状上皮细胞(泌尿生殖道、直肠、口咽及眼结合膜上皮细胞)上,淋球菌被上皮细胞吞饮,并在细胞内繁殖直至充满整个细胞。与此同时,淋球菌外膜释放脂多糖内毒素,介导免疫反应,引起黏膜细胞受损、免疫细胞聚集,黏膜上皮脱落、溶解,微脓疡形成,淋球菌随之侵入黏膜下间隙,引起黏膜下组织感染(图19-1)。

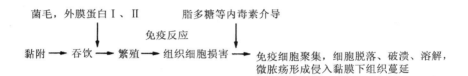

图19-1　淋球菌致病过程示意图

淋球菌感染后,黏膜上皮及黏膜下组织充血、水肿、渗出,上皮脱落,白细胞聚集形成脓液。炎症严重时,泌尿生殖道腺体开口阻塞形成脓肿,如女性前庭大腺脓肿。淋球菌沿泌尿道黏膜感染形成急性尿道炎、尿道旁腺炎;淋球菌沿生殖系统黏膜上行感染,在女性引起阴道炎、前庭大腺炎、急性宫颈炎和急性盆腔炎性疾病。孕妇感染淋病后,可发生胎膜早破、羊膜腔内感染、早产。宫内及分娩过程中感染胎儿,可引起新生儿淋菌性眼炎,若治疗不当,可致新生儿失明。约1%淋病可经血行扩散引起播散性淋病,引起全身其他器官感染,造成中毒性休克等严重后果。急性淋病治疗不当引起迁延不愈或反复发作,在男性演变成慢性尿道炎、慢性前列腺炎和慢性精囊炎等,被破坏的黏膜上皮可由结缔组织所替代,结缔组织纤维化可引起尿道狭窄,输精管狭窄或闭锁,最后引起继发性不育。在女性引起慢性盆腔炎、输卵管粘连、阻塞、积水,导致不孕、异位妊娠、盆腔内器官粘连以及下腹疼痛等。另外,若治疗不彻底,淋球菌可长期潜伏在腺体(如尿道旁腺、宫颈腺体)深部而反复发作,迁延不愈。

四、临床类型与表现

感染淋球菌后,潜伏期一般为3～7 d,在女性侵犯部位常为尿道旁腺、宫颈管、前庭大腺等,最早往往始于宫颈。但40%～60%的妇女无明显症状,称为亚临床感染,有传染性,是容易忽略的淋病"感染库"。临床上对这一部分病例,应该予以更多注意。

(一)女性单纯性淋病(无合并症淋病)

1.女性急性淋病

(1)淋菌性宫颈炎:症状有白带增多,常为黄绿脓性,有时白带中带血,伴有外阴瘙痒或灼热感。妇科检查会发现宫颈口有脓性分泌物流出,宫颈红肿、糜烂,有触痛,触之易出血。

(2)淋菌性尿道炎:表现为尿频、尿急、尿痛,妇科检查外阴尿道口充血,有脓性分泌物自尿道口溢出,挤压后有脓液流出。

(3)淋菌性前庭大腺炎:外阴部疼痛,双侧多见。检查可见腺体开口处红肿、触痛、溢脓。

女性急性淋病常常首先出现尿频、尿急、尿痛等急性尿道炎症状,并有白带增多,外阴瘙痒及前庭大腺炎。但是很多妇女的病变并不局限于某一部位,而是多器官、多部位发病,在临床上很难区分出某一部位为主。另外,由于亚临床感染在女性中尤其多见,所以在临床上对无症状的妇女,要高度重视。

2.女性慢性淋病

急性淋病未经治疗或治疗不彻底,转为慢性。淋球菌潜伏在宫颈腺体、尿道旁腺、前庭大腺深处,反复发作,表现为下腹坠痛、腰酸、背痛或白带增多。实验室检查常常找不到病原体,但具有传染性。

3.幼女淋菌性外阴阴道炎

幼女生殖器自然防御功能不完善,阴道上皮由于缺乏雌激素而十分薄嫩,容易受淋球菌感染。临床表现为外阴红肿,常有抓痕,阴道口有较多脓性分泌物,常有尿痛、尿频、尿急及外阴瘙痒,严重时可见会阴及肛周红肿、糜烂。

4.其他部位的淋病

(1)淋菌性咽炎:多因口交所致,很少因接吻而感染。通常症状轻微,咽部轻度充血、咽痛、急性咽炎、扁桃体炎等,但80%～90%的患者不表现出任何症状,比较难以治疗。

(2)淋菌性直肠炎:多见于男性同性恋者。女性则因为会阴生殖部位的特殊性,系阴道分泌物感染所致,个别情况系肛交感染。女性患者大多无症状,少数患者可主诉肛门烧灼不适感、里急后重、脓血便等,并有黏液及脓性分泌物排出。

(3)肝周围炎:是由于盆腔感染衣原体或淋球菌后,炎症波及肝包膜及邻近腹膜所致。

(二)有合并症淋病

有合并症淋病是指单纯性淋病未经治疗而进一步发展,感染了女性盆腔脏器,在这些部位形成了炎症,主要类型有子宫内膜炎、输卵管卵巢炎、盆腔结缔组织炎,甚至形成输卵管脓肿、盆腔脓肿和腹膜炎等。女性淋病发生合并症的主要诱因有:经期卫生不良,如月经期性交、使用不洁月经垫;产后或流产感染;宫腔手术后感染等。10%～20%的单纯性淋病会发展为有合并症淋病,多在月经期或经后1周内发病。临床表现常为经期延长、月经过多,发热,体温38℃以上,伴寒战、头痛、食欲缺乏、恶心、呕吐或下腹痛等,白带量多,脓性;若盆腔内脓液积聚,可有肛门坠痛感。妇科检查两侧下腹有深压痛,若有盆腔腹膜炎则下腹出现肌紧张及反跳痛。妇科检查宫颈充血、水肿,有举痛、颈口有脓性分泌物溢出。扪诊两侧附件增厚或条索状增粗,有明显压痛;若有输卵管积脓或输卵管卵巢脓肿,可触及附件区包块,多为囊性,压痛明显;若有盆腔积脓,则后穹饱满、有波动感,压痛明显;若脓肿破裂,出现弥漫性腹膜炎表现。治疗不当,可形成输卵管粘连、阻塞、积液等,常造成不孕不育和异位妊娠,以及盆腔内脏器之间的粘连。

(三)淋病合并妊娠

妊娠期感染淋病,对母婴危害极大。宫内感染易致自然流产、早产及胎儿宫内发育迟缓。分娩时母婴垂直传播,可致新生儿淋菌性眼炎,治疗不及时可致盲。产妇抵抗力低,加上分娩时软产道损伤出血,淋病易扩散蔓延引起急性子宫内膜炎、子宫肌炎,成为产褥感染的重要病原菌,严重者可致产后败血症、感染性休克,甚至死亡。妊娠期淋病的临床表现与非孕期相同。妊娠期淋病也有部分患者无明显症状而呈亚临床感染状态。据符玉良等报道,在广州市妇产科门诊常规检查中随机抽取1697例孕妇,检出淋病8例,发病率0.5%。

新生儿淋菌性结膜炎:主要为分娩时胎儿经过母体软产道时感染所致。多在新生儿出生后2～3d发病,新生儿哭闹不安,检查时可见双侧眼睑红肿,有大量脓性分泌物,结膜充血,角膜呈云雾状。若治疗不当或不及时,可致角膜溃疡、穿孔,甚至失明。Kerr曾调查美国及加拿大盲人学校的351名学生,发现有23.9%的学生是由于淋球菌感染导致失明。淋菌性结膜炎也可以见于成年人,主要为自身接种所致。

(四)播散性淋病

播散性淋病是指淋球菌经血液传播,到达全身各个器官引起全身淋球菌感染,发病率为0.5%～3%。多见于女性月经期、月经后或妊娠期,特别是经期和产后更易导致淋球菌全身扩散。其主要原因是:经期及产后均有阴道流血,为淋球菌的繁殖提供了极为有利的条件;经期及产后宫颈口未很好关闭,也无黏液栓的保护,有利于病原体在宫腔内繁殖,月经期子宫内膜剥脱出血以及分娩时软产道创面的形成,有利于淋球菌直接进入血液而迅速播散。常见症状有寒战、高热、关节炎及皮疹等,典型皮疹为脓疱疹,常见于手指及踝等小关节附件,严重者可有心内膜炎及脑膜炎。

播散性淋病分菌血症和关节化脓两个阶段。菌血症阶段持续时间短,有寒战、高热(38 ℃～40 ℃)、关节痛、皮疹,多侵犯膝、腕、肘、踝关节。发病 2 d 内,关节液淋球菌培养多阴性而血培养阳性。也可发生腱鞘炎,多见于腿、臂的远端伸、屈肌肌腱的腱膜,表现为局部红肿、压痛。关节化脓阶段多在出现菌血症症状 4 d 以后,全身症状较菌血症阶段轻,很少有皮肤病变。一般侵犯某一个关节,也可侵犯多个关节,关节腔内渗出液较多。关节液中有大量白细胞,可找到淋球菌,但此时血培养阴性。关节化脓多发生在大关节,如膝关节,其次为肩、肘关节。化脓性关节炎如不治疗,关节面可被破坏而形成纤维性或骨性强直。播散性淋病的皮肤病变为出血型及水疱血疹型两种类型。出血型首先出现红斑,不痛不痒,1 d 内红斑中间隆起一小脓疱,可出血,破溃后形成溃疡,周围为红斑,3～4 d 后愈合,不留瘢痕,渐变成紫色。多见于手掌及足距部,也可见于躯干,很少见于面部。水疱血疹型则在红斑上先出现丘疹,后变成水疱再形成脓疱,多见于四肢被侵犯关节的四周,全身分布不对称,病变区有疼痛感,4～5 d 后隐退,如再发热仍可出现。皮肤损害涂片难以找到淋球菌,但直接荧光染色可找到染成草绿色的淋球菌上的抗原物质。

淋菌性脑膜炎较为少见,其症状与脑膜炎球菌引起的暴发性脑膜炎相似,有脑膜刺激症状,脑脊液中可培养出淋球菌。淋菌性心内膜炎也较少见,严重程度介于金黄色葡萄球菌与绿色链球菌心内膜炎之间。主动脉瓣和二尖瓣易受损,常伴皮肤斑丘疹,分批出现。可并发脑、肾及其他部位动脉栓子栓塞引起的相应病变。

五、诊断

淋病虽然是一个常见病,但是容易漏诊误诊。主要原因是 40%～60% 的女性患者表现为亚临床感染,没有任何症状,容易漏诊;另外,淋菌感染与非淋菌性感染的临床表现基本相同,单凭经验容易产生误诊。因此,女性淋病的正确诊断必须建立在病史、临床表现及实验室结果基础之上,其中实验室检查是确定病原体诊断的关键。

(一)淋病的实验室检查

实验室检查方法主要有涂片法、培养法、药敏试验和产青霉素酶的淋球菌菌株鉴定。

1.涂片法

依据细菌的形态,检测快速、简便,临床上比较常用,是基层医疗单位诊断淋病的主要手段。对男性淋病有较高的价值,敏感性和特异性均在 95% 以上,但对女性淋病,敏感性只有 50%～60%。因此,涂片法在女性仅仅只能作为一种筛查手段。涂片时切忌用力涂擦,应将棉签在玻片上轻轻滚动即可。涂擦过度会导致细胞破裂或变形,使淋球菌从细胞内逸出,造成诊断上的混淆,涂片厚度要合适,过厚容易造成假阳性。

在可疑部位取材涂片后,自然干燥,加热固定,将玻片迅速通过火焰二三次,消除玻片上的水汽,然后进行革兰染色。淋球菌为革兰染色阴性,呈卵圆形或圆形,成对排列,常位于中性粒细胞胞浆内,二菌接触面扁平或稍凹,像二粒黄豆并在一起。不少脓细胞中常含数对,甚至 20～50 对淋球菌。发现多形核白细胞内有革兰阴性双球菌者,为阳性。但在女性患者,符合率仅 50% 左右,故不能作为诊断手段。凡是发现可疑患者,或多形核白细胞的细胞外有革兰阴性双球菌,均需将标本送细菌培养,以证实诊断。

2.培养法

培养法是诊断淋病的标准方法,也是诊断淋病的"金标准",除了能确定淋球菌的病原学诊断外,还能行药敏试验。由于淋病菌耐药问题严重,原则上应对每一个患者都使用培养法确诊,并行药敏试验。

淋球菌对营养要求复杂,培养基中应含有动物蛋白及细菌生长所需的各种因子,目前国内常用的是血琼脂或巧克力琼脂。为抑制杂菌生长,通常在培养基中加入了抗生素如多黏菌素 B(25μg/mL)和万古霉素(3.3μg/mL)等。所用血液如羊血、兔血和人血均可,浓度 8%～10%,或冻干血红蛋白粉,避免在血液中含有抗凝剂。培养基 pH 以 7.4 为好。国外常用 Thayer-Martin(T-M)培养基、New York City(NYC)培养基和 Martin-Lewis(mL)培养基。T-M 培养基是在 GC 基础培养基中,加入 2% 血红蛋白,抗生素(万古霉素 5μg/mL、多黏菌素 7.5μg/mL 和制霉菌素 12.5μg/mL)和淋球菌增菌剂,使绝大多数杂菌被抑制,淋球菌在平皿中几乎呈纯培养,从而提高了淋球菌培养的阳性率。

为了保证培养成功,取材后应立即接种,标本离体时间越短越好。如离实验室较远,应将标本浸在运送培养箱中,以保证淋球菌存活,标本运送过程中要保温。接种用的培养基应先放在 37 ℃温箱中预温,最适宜温度为 35 ℃～36 ℃。淋球菌为需氧菌,但最初从人体分离时,为促进其生长发育,需在 5％～10％二氧化碳环境中培养,最适宜湿度为 70％。部分淋球菌对万古霉素敏感,因此可出现假阴性,所以培养中最好不要加万古霉素。淋球菌在血平板上培养 36 h 后,是最佳观察时间。培养 24 h 后,虽也能见到细小的菌落,但难以辨认其特点;超过 36 h,菌落特征会有较大改变,对于无任何细菌生长的培养基,应培养到 72h 后,方能报告为培养阴性。

无论是涂片还是培养,取材都是保证正确诊断的关键。在女性患者,取材时最好取膀胱截石位,暴露宫颈后,以无菌棉签拭去宫颈表面分泌物,以另一棉签插入宫颈管 1～2 cm,转动并停留 20～30 s,取出后作涂片并送培养,取标本时棉签勿碰阴道壁以免影响结果。对于疑有尿道炎的妇女,取材前 4 h 内避免排尿,以无菌生理盐水清洁外阴、尿道口后,然后以一手指插入阴道内,向尿道口方向挤压尿道,以无菌棉签自尿道口蘸取分泌物涂片和培养。对于盆腔积液患者,可在消毒下经后穹穿刺取穿刺液送涂片和培养。在腹腔镜手术过程中,怀疑患者有盆腔急性感染,或发现有肝周围炎征象时,应该在腹腔镜下取标本送检。对于疑有播散性淋病患者,或产褥感染者,应在发热时抽血作淋菌培养,一般应送检 4 次,以避免漏诊。对婴幼儿或少女,可采集阴道标本送检。

3.确证试验

培养出细菌后,根据菌落形态、氧化酶试验及革兰染色等,一般都可以做出诊断。但有少数患者标本难以诊断,应该进行确证试验。主要适用于菌落形态不典型;标本来自咽部、眼和非生殖道部位;就诊者为感染性病的低危人群,尤其是儿童等;涉及性犯罪的法医鉴定病例;治疗失败的病例标本。直接免疫荧光染色也常用来确证淋球菌。

4.药敏试验

主要用于选择抗生素。

(二)诊断与鉴别诊断

由于性传播性疾病的诊断在我国是一个比较复杂而又敏感的问题,所以对淋病的诊断必须采取谨慎的态度,诊断一定要建立在确凿可信的实验室结果之上,并尊重患者隐私,为患者病情保密。否则会造成夫妻不和、家庭解体、医患纠纷,甚至面临司法诉讼等诸多问题。多聚酶链式反应因其质控难以保证,存在较高的假阳性,卫生部已明令禁止。

在成人,凡是有不洁性交史者,加上典型的症状与体征和实验室结果,诊断并不难。对于其配偶或性伴侣,即使没有症状与体征,也要高度怀疑,加强检查。由于家庭中淋病的患病率不断上升,家中幼女有白带增多等症状时,要考虑到淋病的可能。凡是新生儿眼结膜炎患者,都要取分泌物送检。对无症状感染及有合并症淋病患者,有条件时应在普通淋球菌培养的同时行淋球菌 L 型培养和药敏试验,以避免误诊和漏诊,并提高治疗效果。

在鉴别诊断方面,主要与非淋菌性尿道炎、滴虫性阴道炎、念珠菌性阴道炎及细菌性阴道病等相鉴别,其中最主要的是与非淋菌性尿道炎鉴别。后者主要由生殖道衣原体和支原体感染所致。需要特别指出的是,临床上沙眼衣原体生殖感染常与淋球菌感染混合存在。

六、治疗

淋病的治疗以抗生素治疗为主。1935 年,仅用磺胺药百浪多息就能治愈淋病。青霉素问世后,更是以其疗效确切、治愈率高、不良反应小而一直是治疗的首选药物。1944 年,10 万 U 的青霉素便可治愈90％的淋病。但自 20 世纪 70 年代中期分离出 PPNG 后,发现 PPNG 菌株在全世界迅速蔓延。我国1983 已有 PPNG 的报道,1987－1992 年全国性病耐药协作组监测青霉素对淋球菌 MIC≥1 μg/mL 的菌株,平均阳性率高达 56.83%。对四环素的耐药也达到 70%,大观霉素也有 1.2%,耐药菌株并且逐年递增。耐药菌株的传播蔓延,给淋病的治疗带来了麻烦。为了有效治疗淋病,控制淋病的蔓延,正确掌握淋病的治疗原则和合理选择抗生素十分重要。目前,WHO 已不再把青霉素列为淋病治疗的首选药。

(一)治疗原则

(1)按淋病的临床类型,特别是有无合并症,进行针对性治疗。

(2)及时、足量、规范、彻底。

(3)同时治疗配偶及性伴侣。

(4)鉴于淋球菌耐药情况日益严重,故有条件的话,用药前应作药敏试验,或边培养边治疗。久治不愈的患者,均应先培养,并行药敏试验后,根据药敏试验结果用药。

(5)治疗结束后及时复查,判定治疗效果。

(6)治疗其他性传播疾病。

(二)亚临床感染与无合并症淋病

WHO1993 年推荐治疗方案如下:①环丙沙星 500 mg,一次口服(孕妇、儿童忌用)。②头孢曲松 250 mg,一次肌注(儿童按 25~50 mg/kg,一次肌注,最大量不超过 125 mg)。③头孢克肟 400 mg,一次口服。④大观霉素 4 g,一次肌注(儿童 25 mg/kg,最大量为 75 mg)。如应用上述药物有困难,可根据耐药情况选用如下替代方案:卡那霉素 2 g,一次肌注(儿童 25 mg/kg,最大量 75 mg);复方磺胺甲基异噁唑,口服 10 片,每日 1 次,共 3 d(每片含 TMP 80 mg,SMZ 400 mg)。上述每种治疗之后应加服抗沙眼衣原体药物多西环素或米诺环素,均为 100 mg,每日 2 次,共 7 d。近年来文献报告阿奇霉素具有抗淋球菌、沙眼衣原体及支原体的作用,半衰期 68 h,一次口服 1 g,淋病治愈率 95%~97%,沙眼衣原体 99%,但此药一般不用于 15 岁以下儿童。

(三)有合并症淋病

所使用的药物及剂量同上,但疗程需延长至 10~15 d,并同时给予多西环素或米诺环素,100 mg,每日 2 次,2~3 周。

对于症状严重,体征明显的淋菌性盆腔炎性疾病,WHO(1993)推荐的方法强调同时对衣原体、支原体及某些厌氧菌有效的药物。对于住院治疗的患者,建议使用以下方案:①头孢曲松 500 mg,肌内注射,每日 1 次,加多西环素 100 mg,口服或静脉滴注,每日 2 次,或四环素 500 mg,每日 4 次,再加甲硝唑 400~500 mg,口服或静脉滴注,每日 2 次。②克林霉素 900 mg,静脉滴注,每 8 小时 1 次,加庆大霉素 1.5 mg/kg 静脉滴注,每 8 小时 1 次。③环丙沙星 500 mg 口服,每日 2 次;或大观霉素 1 g,肌内注射,每日 2 次,加多西环素 100 mg,口服或静脉滴注,每日 2 次,或多西环素 500 mg,口服,每日 4 次,再加用甲硝唑 400~500 mg,每日 2 次,口服或静滴。多西环素或四环素,在患者治疗明显好转后 2 d 再应用,至少 2 周。前者为 100 mg 口服,每日 2 次,后者 500 mg 口服,每日 4 次。

对于无法住院,在门诊治疗的患者,推荐采用无合并症淋病单剂量药物再加多西环素口服,每日 2 次,或四环素 500 mg 口服,每日 4 次,均为 14 d。还需加服甲硝唑 400~500 mg,每日 2 次,共 14 d。也可以采用替代方案,即复方磺胺甲基异噁唑,每日 1 次口服 10 片,连续 3 d,然后改为每次 2 片,每日 2 次,连服 10 d。并加用多西环素 100 mg 口服,每日 2 次,或四环素 500 mg 口服,每日 4 次,均连用 14 d。再加甲硝唑 400~500 mg,每日 2 次,共 14 d。有宫内节育器的患者,建议取出宫内节育器(IUD),因为 IUD 是诱发盆腔炎性疾病的危险因素。

对于播散性淋病患者,WHO(1993)推荐使用头孢曲松 1 g,肌注或静注,每日 1 次,共 7 d;也可用其他第三代头孢菌素替代,但每日需用数次,或大观霉素 2 g,肌注,每日 2 次,共 7 d。淋菌性心内膜炎同上述头孢曲松之剂量,但应静注,疗程 4 周。

对于淋病合并妊娠患者,应按有合并症淋病方案选择药物。但忌用四环素族类、喹诺酮类和甲硝唑等药物。新生儿娩出后,以 1%硝酸银溶液、0.5%红霉素眼膏或 1%四环素眼膏预防新生儿淋菌性眼结膜炎。发生新生儿眼结膜炎后，使用头孢曲松 50mg/kg，一次肌注，最大量为 125 mg；或卡那霉素或大观霉素，均为 25 mg/kg 肌注，每日 1 次，最大 75 mg，应用时间以 5～7 d 为宜，并以 1% 硝酸银溶液点眼或 1% 四环素眼膏涂眼。使用卡那霉素时，注意药物对肾脏功能和听力的损害，最好在能够检测药物浓度的情况下使用。没有条件检测药物浓度的，最好使用其他药物。

对于淋菌性咽炎患者，使用头孢曲松 250 mg，一次肌注；或环丙沙星 500 mg，一次顿服。淋菌性直肠炎患者，使用头孢曲松 250 mg，一次性肌注；或头孢克肟 400 mg，一次口服；或环丙沙星 500 mg，一次口服。

(四)治愈标准

治疗结束后 2 周内，在无性病接触史的情况下，符合如下标准，即判为治愈：①症状体征全部消失。②尿液常规检查阴性。③在治疗结束后第 4 日和第 8 日，分别对女性患者宫颈和尿道取材进行涂片和培养，两次均阴性。

七、特殊淋球菌感染的诊断与处理

(一)L 型淋球菌

临床上，主要依靠分离培养加药敏试验来确诊。分离培养指除用常规培养外，还要行 L 型细菌培养。凡在 L 型细菌培养基上发现有呈多形态性、细胞壁缺损、染色不规则的菌落，就可以考虑为 L 型菌株。将 L 型菌落接种于血平板等传代返祖、直至恢复细胞壁。返祖后行糖发酵试验来鉴定是否为 L 型淋球菌，或者使用免疫染色抑制试验进行鉴定。

由于 L 型淋球菌缺乏细胞壁，所以治疗时应该联合应用作用于细胞壁与抑制蛋白质合成的药物，如头孢唑啉、头孢曲松加琥珀红霉素或阿米卡星等，或者在高渗培养的基础上行药敏试验，根据药敏结果使用药物。

(二)产青霉素酶的淋球菌

怀疑有产青霉素酶菌株时，应使用 Whatman Ⅰ号滤纸，检测淋球菌菌株是否对青霉素耐药。产青霉素酶阳性菌株会使其颜色由蓝变黄，表明菌株具有分解青霉素的 β-内酰胺酶。

治疗上最好是进行药敏试验后，根据药敏试验结果选择敏感药物。

（袁运水）

第四节　梅　毒

梅毒(syphilis)是由梅毒螺旋体引起的一种性传播疾病。早期主要侵犯皮肤、黏膜，晚期侵犯心血管系统和中枢神经系统。梅毒螺旋体只感染人类，人是梅毒的唯一传染源。梅毒螺旋体只有通过紧密的直接接触，经由皮肤黏膜处的破损或微小损伤，才能进入人体，造成感染，其中性接触感染占 95% 以上，通过间接途径如患者的污物、毛巾、食具、医疗器械等传播者，相当罕见。输入含有梅毒螺旋体的血液，可引起二期梅毒病变。梅毒螺旋体可通过胎盘传给胎儿，引起胎儿先天性梅毒或死胎，对胎儿危害极大，为此应当引起妇产科医师的高度重视。

一、病史采集

(一)现病史

1.一期梅毒

初期表现为在外阴、阴道处出现无痛性红色炎性硬结，称为硬下疳。经过 1 个月左右时间，可不治而愈，留下表浅瘢痕。在硬下疳出现 1～2 周后，局部淋巴结(多为腹股沟)肿大，多为单侧，较硬，表面无炎症,不化脓。

2.二期梅毒

硬下疳消失至二期梅毒疹出现前无明显症状,在感染后7~10周或硬下疳出现后4~12周,出现流感样综合征以及全身无痛性淋巴结肿大,皮肤出现斑疹、丘疹、脓疱疹等。二期梅毒疹经2~3个月后可自行消退。

3.三期梅毒(晚期梅毒)

在感染后3~4年,出现结节性梅毒疹、树胶肿,累及骨、眼、心血管和神经系统时,出现相应的症状。

4.先天梅毒(胎传梅毒)

先天梅毒指经胎盘传染的梅毒,孩子出生后在早期(2岁以内)出现类似于成人二期梅毒的症状,晚期(2岁以上)出现类似成人三期梅毒的症状。

(二)过去史

有婚外性行为,不洁性交史,配偶感染史,新生儿母亲感染史。

二、体格检查

(一)一期梅毒

硬下疳90%发生在外阴、阴唇、阴道、宫颈或肛周,也可以出现在口腔、乳房、眼等处。呈圆形或椭圆形,直径1~2 cm,边界清楚,周围堤状隆起,基底平整,呈肉红色。上有少量浆液渗出物,内含大量梅毒螺旋体,传染性强。边缘毛细血管扩张成红晕,与周围表皮分界明显。

(二)二期梅毒

皮疹形态多样,表现多种多样如斑疹、丘疹、斑丘疹或脓疱疹,常出现在躯干前面和侧面、四肢屈侧、手掌等处,也可出现在面部与前额部。在肛门、外阴等皮肤摩擦和潮湿部位,可见丘疹性梅毒疹的特殊类型即扁平湿疣,其形态为扁平或分叶的疣状损害,基底宽而无蒂,直径1~3 cm,周围有暗红色浸润。颜面部毛发或阴毛受到螺旋体浸润性损伤后,发生梅毒性秃发,表现为0.5 cm左右大小的虫蛀状秃发斑。此外,在50%~85%的患者,有全身淋巴结肿大,但不痛、不化脓、不破溃。

(三)三期梅毒

皮肤黏膜损害有结节性梅毒疹和树胶肿,前者多发生于感染后3~4年内,好发于头、面、肩、背及四肢伸侧,表现为直径0.3~1.0 cm大小的结节,质硬,有浸润,结节可吸收,留下小的萎缩斑,愈后可留下表浅瘢痕。后者多在感染后3~5年内发生,多发生在皮肤黏膜,开始为无痛性皮下结节,暗红色,逐渐增大,而后中心破溃,形成特异性马蹄形溃疡,边界清楚,基底紫红,无疼痛,分泌黏稠脓汁似树胶,故为树胶肿。

(四)先天梅毒

早期先天梅毒相当于后天二期梅毒,但病情较重,出生后1~3周才出现临床症状,新生儿发育营养差,老人貌,梅毒疹与成人二期梅毒疹相似。晚期先天梅毒一般在5~8岁才开始发病,13~14岁才表现出多种症状,如间质性角膜炎、神经性耳聋、畸形牙、梅毒疹、鼻中隔穿孔、马鞍鼻等。早期先天性梅毒的特点是没有硬下疳,有传染性,病变较后天梅毒为重,晚期先天性梅毒病变较轻,无传染性,心血管受累少,骨骼、感官系统如耳、眼、鼻受累多见。

三、辅助检查

(一)梅毒螺旋体检查

梅毒螺旋体检查包括暗视野显微镜检查、免疫荧光染色检查、活体组织检查,均可以见到梅毒螺旋体。

(二)梅毒血清学检查

梅毒血清学检查主要包括非螺旋体抗原血清试验和梅毒螺旋体抗原血清试验。非螺旋体试验有快速血浆反应素试验(RPR),螺旋体试验有苍白螺旋体颗粒凝集试验(TPPA)。RPR操作简便,但特异性低,适用于普查。TPPA可以作为确诊试验,适用于RPR阳性患者。

四、诊断

(一)病史

有婚外性行为,不洁性交史,梅毒感染史,配偶感染史,生母患梅毒等,梅毒患者临床表现比较复杂,早期梅毒的表现不典型,可以出现各种各样的皮疹,晚期可有结节性梅毒疹和树胶肿的出现。

(二)临床表现

1.一期梅毒

主要在外阴、阴唇、阴道、宫颈或肛周出现硬下疳。

2.二期梅毒

全身出现斑疹、丘疹、斑丘疹或脓疱疹,有全身淋巴结肿大,但不痛、不化脓、不破溃。

3.三期梅毒

皮肤黏膜损害有结节性梅毒疹和树胶肿。

4.先天梅毒

早期先天梅毒的症状相当于后天二期梅毒,晚期先天梅毒的症状相当于后天三期梅毒。

(三)辅助检查

①暗视野显微镜检查见梅毒螺旋体。②梅毒血清学检查呈阳性。

五、鉴别诊断

(1)一期梅毒应与软下疳、生殖器疱疹、急性女阴溃疡等鉴别。

(2)二期梅毒应与银屑病、玫瑰糠疹、病毒疹、药疹、脂溢性皮炎、扁平苔藓、汗斑、伤寒玫瑰疹等鉴别。

(3)三期梅毒应与寻常性狼疮、慢性下肢溃疡、麻风、结节病、孢子丝菌病、着色真菌病等鉴别。

不同期别的梅毒与其他疾病的鉴别诊断,除了在临床表现方面有一定不同以外,最主要的鉴别手段还是实验室检查。看到梅毒螺旋体,或者是梅毒血清学检查呈阳性是鉴别的最重要标准。

六、治疗

梅毒治疗最有效的方法是药物治疗,以青霉素为首选,要早期、足量、正规使用,妊娠期梅毒与非妊娠期梅毒治法基本相同。

(1)对于一期、二期梅毒患者及早期潜伏梅毒患者,治疗上使用:①苄星青霉素240万U(皮试阴性后),分两侧臀部肌内注射,一期患者一次性肌内注射即可。对于二期及早期潜伏梅毒患者,则每周1次,连续2~3周。②或普鲁卡因青霉素80万U,肌内注射,每日一次,连续10~15 d。对青霉素过敏者选用四环素或红霉素,0.5 g,每日4次,连用15 d。③或口服多西环素100 mg,每日2次,连续15 d。

(2)晚期患者使用:①苄星青霉素240万U(皮试阴性后),分两侧臀部肌内注射,每周1次,连续3周。②或普鲁卡因青霉素80万U,肌内注射,每日一次,连续20 d。对青霉素过敏者选用四环素或红霉素,0.5 g,每日4次,连用30日;或口服多西环素100 mg,每日2次,连续30 d。

(3)妊娠期梅毒或潜伏梅毒患者,治疗上以青霉素为主,剂量和疗程与非妊娠期相同。青霉素治疗可有效阻止和治疗胎儿感染,常规应用青霉素治疗后,婴儿先天性梅毒发生率极低。相反,70%~100%未治疗患者的胎儿发生宫内感染,其中1/3发生死产。首选苄星青霉素治疗,推荐对早期梅毒在治疗后1周再予苄星青霉素G240万U肌内注射1次。对青霉素过敏孕妇,应在有抢救条件下脱敏处理(如重复青霉素皮试或口服青霉素)后应用青霉素治疗。多西环素和四环素对胎儿发育有影响,不能用于孕妇。

(4)对于先天梅毒,可采取水溶性青霉素G每日10~15万U/kg(皮试阴性后),最初7 d,每次

5万 U/kg,静脉注射,每12小时1次,以后每8小时1次,总疗程10 d。或苄星青霉素G5万 U/kg,肌内注射1次。对青霉素过敏者,可用红霉素治疗。8岁以下儿童禁用四环素。

青霉素是高效抗梅毒螺旋体的药物,血清浓度高于0.03 U/mL时,即可杀灭梅毒螺旋体。由于青霉素注射后引起大量的螺旋体死亡放出异性蛋白,可引起Herxheimer反应,在早期患者这种反应常在注射后3~12 h出现发热、乏力及皮肤损害或骨膜炎疼痛等症状加重,一般可于24 h左右缓解。但在晚期梅毒偶可引起病灶性反应,如注射后心血管梅毒患者出现心绞痛、心律不齐,甚至发生主动脉瘤破裂等;亦可使神经梅毒症状加重,如耳聋加重或出现头痛症状。有人主张在用青霉素治疗心血管或神经梅毒前2~3 d开始用强的松,可减轻Herxheimer反应。具体用法为,每日20~30 mg口服,治疗开始2~3 d后,如无反应或反应较轻即逐渐减量,然后停药。

(袁运水)

第五节　生殖器疱疹

一、病因

生殖器疱疹(genital herpes)是由单纯疱疹病毒(HSV)引起的性传播疾病。特点是引起生殖器及肛门皮肤溃疡,易复发。HSV属双链DNA病毒,分HSV-1及HSV-2两型。70%~90%原发性生殖器疱疹由HSV-2引起,由HSV-1引起者占10%~30%。复发性生殖器疱疹主要由HSV-2引起。

生殖器疱疹感染后,经过一定的静止期复发。引起复发的因素有发热、月经期、精神创伤等。

二、传播途径

由于HSV在体外不易成活,主要由性交直接传播。有疱疹病史而无症状的带菌者也是传染源。孕妇合并HSV感染时,HSV可通过胎盘造成胎儿宫内感染(少见)或经软产道感染新生儿(多见)。

三、发病机制

HSV是嗜神经病毒,经破损的皮肤黏膜进入角质形成细胞,在细胞内复制,细胞肿胀、变性、坏死,产生皮肤损害。感染细胞可与未感染细胞融合,形成多核巨细胞。HSV也可不产生临床症状而沿感觉神经轴索迁移到骶神经节,形成潜伏感染。HSV感染后1周血中出现特异性IgM抗体,2周左右出现特异性IgG抗体,抗体可中和游离病毒,阻止病毒扩散,但抗体不能清除潜伏的病毒,也不能防止疱疹复发。在机体免疫力降低或某些因素如日晒、月经、寒冷、发热、劳累等可激活潜伏的HSV,病毒沿感觉神经轴索下行到末梢而感染邻接的皮肤黏膜细胞并进行增殖,导致局部疱疹复发。

四、临床表现

(一)原发性生殖器疱疹

潜伏期为3~14 d。原发病灶是外阴部出现一个或多个小而瘙痒的红色丘疹,丘疹很快形成水疱,疱液中可有病毒。2~4 d疱疹破裂形成溃疡,伴有疼痛,随后结痂自愈,若未继发细菌感染,不留痕迹。好发部位为大阴唇、小阴唇、阴道口、尿道口、阴道、肛门周围、大腿或臀部,约90%累及宫颈。亦有原发疱疹仅累及宫颈,宫颈表面易破溃而产生大量排液。发病前可有全身症状如发热、全身不适、头痛等。有骶2~4节段神经细胞感觉异常。几乎所有患者均出现腹股沟淋巴结肿大、压痛。部分患者出现尿急、尿频、尿痛等尿道刺激症状。病情平均经历2~3周缓慢消退,但预后容易复发。

(二)复发性生殖器疱疹

50%~60%原发性感染患者在半年内复发。发病前局部烧灼感、针刺感或感觉异常,随后群簇小水疱很快破溃形成糜烂或浅溃疡。复发患者症状较轻,水疱和溃疡数量少,面积小,愈合时间短,病程7~10 d,较少累及宫颈,腹股沟淋巴结一般不肿大,无明显全身症状。

(三)妊娠妇女感染

孕妇感染 HSV-2 型后,可导致流产、死产、胎儿畸形,主要是阴部疱疹引起的病毒血症造成。患阴部疱疹的孕妇,易发生早产或流产,其中所生的婴儿 40%～60% 在通过产道时感染,新生儿可出现高热、呼吸困难和中枢神经系统症状,约有 60% 的新生儿死亡,幸存者也常留后遗症,如胎儿畸形、眼部及中枢神经系统疾病。

五、诊断

根据病史、典型临床表现可做出临床诊断,若下列实验室检查中的 1 项阳性即可确诊。

(一)细胞学检查

将水泡疱疹顶除去,用一刮板在新暴露出的溃疡边缘(不包括底)取材,取玻璃片用蜡烛划一圆圈,圈内滴少许 95% 乙醇,将所取材料迅速放在玻璃片内与乙醇混合,乙醇蒸发 5 min,再用巴氏(Whight-Giemsa)染色,加盖玻片后镜下观察。如显微镜下见到具有特征性的多核巨细胞或核内嗜酸性包涵体,对 HSV 感染有诊断意义。

(二)病毒抗原检测

从皮损处取标本,以单克隆抗体直接免疫荧光试验或酶联免疫吸附试验检测 HSV 抗原,是临床常用的快速诊断方法。

(三)病毒培养

取皮损处标本进行病毒培养、分离、鉴定、分型,是诊断 HSV 感染的金标准方法,注意准确取材和尽快接种,是获得病毒分离的成功关键。

(四)核酸检测

已有报道应用核酸杂交技术及 PCR 技术诊断生殖器疱疹,可提高诊断的敏感性,并可进行分型。

(五)免疫荧光检查

常用皮损细胞涂片,丙酮固定后,用 FITC 标记的抗 HSV 抗体染色,在荧光显微镜下观察,HSV 感染细胞可见亮绿色荧光。

六、治疗

生殖器疱疹为易复发疾病,尚无彻底治愈方法。治疗目的是减轻症状,缩短病程,减少 HSV 排放,控制其传染性。

(一)一般治疗

(1)保持疱疹壁完整、清洁与干燥。阴部用生理盐水冲洗,每日 2～3 次,无菌巾吸干水分,防止继发感染。

(2)合并细菌感染时,应用敏感抗生素。

(3)局部疼痛明显,可外用盐酸利多卡因软膏或口服止痛药。

(4)宫颈病变反复发作的患者,应早期做宫颈细胞涂片检查,除外子宫颈癌,减少思想负担,避免精神恐惧,积极治疗本病。

(二)抗病毒治疗

1.原发性生殖器疱疹

阿昔洛韦 200 mg,每日 5 次,口服,连用 7～10 d;或伐昔洛韦 300 mg,每日 2 次,口服,连用7～10 d;

或伐昔洛韦 250 mg,每日 3 次,口服,连用 5～10 d。

2.复发性生殖器疱疹

最好在出现前驱症状或损害出现 24 h 内开始治疗。阿昔洛韦 200 mg,每日 5 次,连服 5 d;或伐昔洛韦 300 mg,每日 2 次,连服 5 d;或伐昔洛韦 125～250 mg,每日 3 次,连服 5 d。

3.频繁复发患者(1 年内复发 6 次以上)

为减少复发次数,可用抑制疗法。阿昔洛韦 400 mg,每日 2 次口服;或伐昔洛韦 300 mg,每日 1 次口服;或伐昔洛韦 125～250 mg,每日 2 次口服。这些药物需长期服用,一般服用 4 个月至 1 年。

4.严重感染

严重感染指原发感染症状严重或皮损广泛者。阿昔洛韦每次 5～10 mg/kg 体重,每 8 小时 1 次,静脉滴注,连用5～7 d或直至临床症状消退。

(三)局部治疗

保持患处清洁、干燥。皮损处外涂 3%阿昔洛韦霜、喷 1%阿昔洛韦乳膏或酞丁胺霜等。

(四)早期妊娠妇女

患生殖器疱疹,应终止妊娠。晚期妊娠感染 HSV 者,应做剖宫产,避免传染新生儿。

(袁运水)

第六节　衣原体感染

生殖道衣原体感染是指由沙眼衣原体引起的泌尿生殖道的炎症,如宫颈炎、盆腔炎、尿道炎、附睾炎和前列腺炎等,以及由 L 型血清型引起的性病性淋巴肉芽肿(第四性病)。就目前所知,沙眼衣原体共有 15 个血清型,其中 A、B、Ba 和 C 型引起沙眼,D、E、F、G、H、I、J、K 8 个型引起泌尿生殖道的炎症、肝周炎和 Reiter 综合征等,而 L$_1$、L$_2$ 和 L$_3$ 引起性病性淋巴肉芽肿。可见,虽然在分类学上同属于沙眼衣原体属,但由于血清型不同,所引起的疾病在症状和体征上也有很大差别。

一、病因

衣原体感染是由衣原体引起的。早期人们曾将衣原体视为细菌,后来发现它的某些性状和细菌有显著不同。现在的分类方法是 20 世纪 70 年代建立的,衣原体被列为独立的目即衣原体目,它含一个科即衣原体科,一个属即衣原体属。同处于衣原体属的微生物,除沙眼衣原体外,还有鹦鹉热衣原体和肺炎衣原体。在沙眼衣原体中又可分为 3 个生物变种,即沙眼变种(含 A、B、Ba、C 和 D～K12 个血型)、LGV 变种(L$_1$、L$_2$ 和 L$_3$ 3 个血清型)和鼠肺炎变种。引起泌尿生殖道感染的为 D～K 血清型和 L 型,其中 D、E 和 F 型最为常见。新近由于单克隆技术的发展,除上述 15 个型以外,还鉴定出 Ia、Da、L$_{2a}$、D-和 I-等血清型。

沙眼衣原体由于缺少某些酶系统,需由宿主细胞提供能量,因而它是严格的细胞内寄生物。它的生命周期可分为原体和始体(网状体)两个阶段。原体呈球形,直径为 0.2～0.4 μm,代谢缓慢。它具有一层保护性细胞壁,使其能在细胞外存活。它具有感染性,能吸附于敏感细胞表面的受体蛋白,进而侵入敏感细胞。进入细胞后原体体积增大,胞浆变松成为始体(网状体)。网状体体积稍大,直径为 0.6～1.5 μm,代谢活跃,能在细胞内行二分裂增殖,但它无细胞壁。多个原体进入同一细胞后,它们可相互融合,形成一个含多个原体的吞噬体。随着增殖复制,吞噬体体积越长越大,填充了整个胞浆,将细胞核挤在一边。吞噬体内原体和始体可同时存在,因而又称为包涵体。包涵体有糖原产生,因而在碘染色时呈红棕色。通常在吸附后的 18～24 h,网状体开始转化为原体,原体释放出来再去感染新的细胞。从原体到始体再到原体整个生长周期需48～72 h才得以完成。

衣原体的细胞壁缺乏胞壁酸,但含有青霉素结合蛋白。在体外试验中青霉素可抑制衣原体的增殖,但不能将它杀死。衣原体能通过细菌滤器,且为多途径感染。因而操作时应该小心谨慎,把一切未知标本都当成阳性标本对待。衣原体对常用消毒剂敏感,加热能将其迅速杀死,这为医院和实验室的污物处理提供了方便条件。

L 型衣原体的生物学性状和 D~K 型类同,唯其侵袭力较强,能侵入多种不同类型的细胞,可在巨噬细胞中增殖,因而在细胞内培养 L 型衣原体较培养 D~K 型衣原体容易。

二、流行病学

目前,在经典性病如梅毒和淋病的发病趋于稳定的情况下,衣原体生殖道感染却迅速上升。在某些工业化国家已超过淋病占据各种 STD 的首位。但由于检测手段的匮乏和相当数量无症状感染者的存在,衣原体感染的人数尚难精确统计,在很多情况下只能用 NGU 的年发病数来估计衣原体感染的发病情况(NGU 中近一半是由衣原体引起)。在英格兰和威尔士,1960~1986 年上报的 NGU 病例数已从 2.2 万上升到 11 万,而淋病在 1971 年达到高峰后已逐年下降。在美国,1972 年到私人诊所就医的 NGU 人数首次超过了淋病。1993 年发表的一份资料表明,衣原体感染的发病率已从 1987 年的 91.4/10 万上升到 1991 年的 197.5/10 万,36 个州报告的病例为 282 810 例,但实际发病例数可能远远大于这个数字,估计 1990 年就已为 400 万例,成为最常见的 STD。也有一些国家用实验室报告系统来估计衣原体感染的发病情况。如在瑞典,1983 年检查 16.7 万份标本,阳性达 3.8 万份,但实际年发病数预计在 10 万例以上。近年来由于艾滋病流行,人们的性行为和性态度发生改变,在部分人群中多性伴和随便的性接触已减少,避孕套使用增多,医生们也比以往更加重视衣原体感染,积极治疗患 NGU 的男性及其性伴,给予积极的咨询和教育,使衣原体感染有下降的趋势。

生殖道衣原体感染率在不同人群中变化很大。在女性中,年轻和性活跃者是生殖道衣原体感染的好发人群。妓女对衣原体的传播起着核心人群的作用。作人流的孕妇中感染率也相当高。男性中除年轻者感染率较高外,其他因素对衣原体感染率的影响常不易确定,原因是沙眼衣原体不是法定传染病,医生尚不够重视,或不易做微生物学检查,以及无症状者较多等。

泌尿生殖道衣原体感染在我国呈逐年上升趋势。当然,病例构成比的上升也与医务工作者和患者对该病的重视和诊断手段的逐步改进有关。

国内不同人群中衣原体感染率有所差别,各地报告结果也迥异,但总起来说要低于国外。广州报告男性 NGU 患者中衣原体感染率为 16.1%;女性中,婚外性行为者为 12.2%,宫颈炎者为 14.8%,有尿道炎者为 8.3%,阴道炎者为 7.9%,早孕人流者为 5.7%。从性病门诊或劳教人员中分离的衣原体株以 B 组(B、D、E 型)占优势,为 54.2%,GF 型为 18%,C 组(C、LH、I 型)为 18%。血清型分布与国外报道基本一致,提示这些病原多为境外传入。南京地区的调查材料也表明,生殖道衣原体感染在 STD 门诊的男性为 8.7%,女性为 8.7%,妇科门诊患者为 3.0%,卖淫妇女为 20.8%,性活跃男性为 1.3%。感染的危险因素为年轻(小于 30 岁)、多性伴、有性病史和合并有其他性病。此外,在重庆、上海、南宁等地所进行的衣原体感染和 HIV 感染之间关系的调查表明,在 456 例 STD 门诊患者和卖淫嫖娼人员中,衣原体感染为 22.2%。

LGV 在东西非、印度、东南亚的部分国家和南美与加勒比地区呈地方性流行。在北美、欧洲、澳大利亚和南美与亚洲的部分地区呈散在发生。在非流行区,患者多为海员、士兵和旅游者,常因去过流行区而感染。患者多为性乱者及低经济收入阶层人员。我国自 20 世纪 80 年代以来偶有报告,但多为临床诊断,未做实验室检查,因而其真实程度有待考证。

三、临床表现

男女性生殖道沙眼衣原体感染的表现有所不同。在男性主要引起 NGU、附睾炎、直肠炎、不育和 Reiter 综合征。NGU 最为常见,好发于 15~25 岁的年轻人。潜伏期为 2~35 d,常为 7~21 d。尿道炎的症状有尿急、尿频、尿痛和尿道分泌物。但症状比淋病时轻或缺如,分泌物较少且较清稀,多为黏液性、浆液性和黏液脓性。附睾炎是男性 NGU 最重要的合并症,在衣原体性尿道炎就诊者中,约 1% 同时患有附睾炎。衣原体性附睾炎常为单侧。其主要表现为附睾肿大、变硬和触痛,输精管常增粗和疼痛。睾丸被累及时可有疼痛和触痛。Reiter 综合征多发生于男性,其主要临床表现为非特异性生殖道感染(主要为NGU)、多发性关节炎和眼结膜炎,目前认为是沙眼衣原体感染激发了具有某种遗传素质(HLA-B$_{27}$)的人而发生此种综合征。

女性生殖道衣原体感染的症状不如男性典型,开始时常无症状,但可分离出衣原体,并可通过性接触传染给他们的性伴。尿道炎和宫颈炎是其主要表现。患者可有尿频、排尿困难和尿道分泌物增多等症状,但往往不明显。衣原体性宫颈炎时,宫颈常有肥大和滤泡样外观,有水肿、红斑、黏膜易碎,宫颈内有黏液脓性分泌物流出。因感染只发生在宫颈柱状上皮,不感染阴道的复层鳞状上皮,故不引起阴道炎。衣原体的上行感染可引起子宫内膜炎、输卵管炎和盆腔炎。输卵管炎是女性最常见的合并症,约有 10% 衣原体感染的女性发生上行性感染,可出现输卵管炎。输卵管炎如不积极控制,可导致盆腔炎,这是下生殖道感染中最严重的并发症,包括子宫内膜炎、卵巢炎、卵巢输卵管脓肿和盆腔腹膜炎等。近 10 年来的研究还证实,衣原体可引起肝脏表面和邻近腹膜的局限性纤维性炎症,可导致肝和隔肌粘连,引起右上腹疼痛,临床上表现为发热、盆腔痛和肝区痛。此外,衣原体感染尚可引起流产和不孕症。

LGV 时主要侵犯的是淋巴组织。初疮为阴茎上或阴道内的一过性无症状溃疡,也可为尿道炎或宫颈炎。第二期表现为发热、急性淋巴腺炎,腹股沟横痃形成。横痃多为单侧,有疼痛或触痛,可形成"沟槽征"和喷水壶状瘘管,并可伴急性出血性肠炎。部分患者进而发展成慢性炎症、瘘管、直肠狭窄和生殖器橡皮肿。

四、诊断

(1)有婚外性行为或配偶感染史,潜伏期常为 1~3 周。

(2)典型的临床表现为尿道刺痛、刺痒,伴有或轻或重的尿急、尿痛和排尿困难。女性有白带增多,宫颈水肿和下腹疼痛等。而 LGV 主要是淋巴结肿大、淋巴结炎,及由此而产生的横痃形成、瘘管和生殖器橡皮肿。

(3)实验室检查:男性尿道分泌物涂片,平均每油镜视野(1 000 倍)中脓细胞数≥5 个,女性宫颈分泌物涂片中≥30 个有诊断意义;尿道或宫颈取材作衣原体培养或衣原体抗原检查阳性。国外目前用连接酶联试验(LCR)检查患者的尿沉淀,避免了侵袭性取材方法,试验的敏感性和特异性均好。但由于试剂和仪器较贵,还不可能作常规使用。

五、治疗

衣原体对四环素敏感,目前仍为治疗沙眼衣原体感染的首选药物。红霉素为次选药物,且可用于孕妇及儿童。此外,多西环素、米诺环素、环丙沙星及复方新诺明等均有良好效果。

治疗方案主要有以下几种。

(1)四环素:口服,每次 0.5 g,每日 4 次,共 7~10 d。

(2)红霉素:口服,每次 250~500 mg,每日 4 次,共 5~7 d。

(3)多西环素:口服,每次 100 mg,每日 2 次,共 7~10 d。

(4)米诺环素:口服,每次 100 mg 每次 2 次,共 10 d。

(5)环丙沙星:口服,每次 500 mg 每日 1~2 次,共 7 d。

(6)交沙霉素:口服,每次 400 mg,每日 4 次,共 10 d。

(7)阿齐霉素:口服,每次 1 g。

(8)罗红霉素:口服,300 mg,每日 1 次,或 150 mg,每日 2 次,共 7 d。

如有合并症,可适当加大剂量或延长疗程。治疗结束 1 周后应复查,如症状、体征消失,衣原体检查转阴,即可判为治愈。

六、预防和控制

生殖道沙眼衣原体感染及其产生的合并症给人们的健康造成很大危害,尤其是隐性感染和不典型症状患者的存在更加重了预防工作的难度。归纳起来,预防和控制措施大致有以下几点。

(1)提倡性行为改变以降低获得和传播感染的危险性。包括推迟首次性交的年龄,减少性伴数,慎重选择性伴及使用避孕套。这种行为学的改变不仅对衣原体感染有效,也对控制其他性病起着重要作用。

(2)对已受感染者应预防合并症的发生。主要措施是筛选和治疗无症状感染者;治疗感染的性伴;对可疑的临床征象进行确诊和治疗。工作重点应放在易发生盆腔炎的年轻妇女。

此外,还应考虑预防衣原体感染的某些特殊策略。如在社区开展有效的宣传,使公众知道衣原体及其合并症和及时诊疗的重要性;父母、教师和卫生工作者需要知道年轻的性活跃者中衣原体的高发病率和不良后果;在制订和实施 HIV 和 STD 预防方案时应特别强调衣原体感染的高度危险性,达到有效改变行为;HIV 和 STD 的宣教材料中应包括衣原体感染;在体检项目中应增加衣原体检查并进行治疗;卫生保健人员应该了解衣原体的流行情况和疾病表现,参与筛查无症状者、治疗患者和性伴;医生应经培训,以掌握生殖道衣原体感染的诊断和治疗。

（袁运水）

第二十章

女性生殖器官损伤性疾病

第一节　子宫脱垂

子宫脱垂是子宫从正常位置沿阴道下降，宫颈外口达坐骨棘水平以下，甚至子宫全部脱出阴道口以外。子宫脱垂常伴有阴道前壁和后壁脱垂。

一、临床分度与临床表现

（一）临床分度

我国采用 1981 年全国部分省、市、自治区"两病"科研协作组的分度，以患者平卧用力向下屏气时，子宫下降最低点为分度标准。将子宫脱垂分为 3 度（图 20-1）。

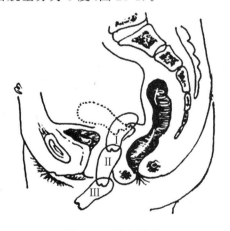

图 20-1　子宫脱垂

Ⅰ度：轻型，宫颈外口距处女膜缘小于 4 cm，未达处女膜缘；重型，宫颈外口已达处女膜缘，阴道口可见子宫颈。

Ⅱ度：轻型，宫颈已脱出阴道口外，宫体仍在阴道内；重型，宫颈及部分宫体脱出阴道口。

Ⅲ度：宫颈与宫体全部脱出阴道口外。

（二）临床表现

1.症状

Ⅰ度：患者多无自觉症状。Ⅱ、Ⅲ度患者常有程度不等的腰骶区疼痛或下坠感。

Ⅱ度：患者在行走、劳动、下蹲或排便等腹压增加时有块状物自阴道口脱出，开始时块状物在平卧休息时可变小或消失。严重者休息后块状物也不能自行回缩,常需用手推送才能将其还纳至阴道内。

Ⅲ度:患者多伴Ⅲ度阴道前壁脱垂,易出现尿潴留,还可发生压力性尿失禁。

2.体征

脱垂子宫有的可自行回缩,有的可经手还纳,不能还纳的,常伴阴道前后壁脱出,长期摩擦可致宫颈溃疡、出血。Ⅱ、Ⅲ度子宫脱垂患者宫颈及阴道黏膜增厚角化,宫颈肥大并延长。

二、病因

分娩损伤,产后过早体力劳动,特别是重体力劳动;子宫支持组织疏松薄弱,如盆底组织先天发育不良;绝经后雌激素不足;长期腹压增加。

三、诊断

通过妇科检查结合病史很容易诊断。检查时嘱患者向下屏气或加腹压,以判断子宫脱垂的最大程度,并分度。同时注意观察有无阴道壁脱垂、宫颈溃疡、压力性尿失禁等,必要时做宫颈细胞学检查。如可还纳,需了解盆腔情况。

四、处理

(一)支持疗法

加强营养,适当安排休息和工作,避免重体力劳动,保持大便通畅,积极治疗增加腹压的疾病。

(二)非手术疗法

1.放置子宫托

子宫托适用于各度子宫脱垂和阴道前后壁脱垂患者。

2.其他疗法

其他疗法包括盆底肌肉锻炼、物理疗法和中药补中益气汤等。

(三)手术疗法

手术疗法适用于国内分期Ⅱ度及以上子宫脱垂或保守治疗无效者。

1.阴道前、后壁修补术

其适用于Ⅰ、Ⅱ度阴道前、后壁脱垂患者。

2.曼氏手术

曼氏手术包括阴道前后壁修补、主韧带缩短及宫颈部分切除术。适用于年龄较轻、宫颈延长、希望保留子宫的Ⅱ、Ⅲ度子宫脱垂伴阴道前、后壁脱垂患者。

3.经阴道子宫全切术及阴道前后壁修补术

其适用于Ⅱ、Ⅲ度子宫脱垂伴阴道前、后壁脱垂、年龄较大、无需考虑生育功能的患者。

4.阴道纵隔形成术或阴道封闭术

其适用于年老体弱不能耐受较大手术、不需保留性交功能者。

5.阴道、子宫悬吊术

阴道、子宫悬吊术可采用手术缩短圆韧带,或利用生物材料制成各种吊带,以达到悬吊子宫和阴道的目的。

五、预防

推行计划生育,提高助产技术,加强产后体操锻炼,产后避免重体力劳动,积极治疗和预防使腹压增加的疾病。

(邹路遥)

第二节　阴道脱垂

阴道脱垂包括阴道前壁脱垂与阴道后壁脱垂。

一、阴道前壁脱垂

阴道前壁脱垂常伴有膀胱膨出和尿道膨出,以膀胱膨出为主(图 20-2)。

(一)病因病理

阴道前壁的支持组织主要是耻骨尾骨肌、耻骨膀胱宫颈筋膜和泌尿生殖膈的深筋膜。

若分娩时,上述肌肉、韧带和筋膜,尤其是耻骨膀胱宫颈筋膜、阴道前壁及其周围的耻尾肌过度伸张或撕裂,产褥期又过早从事体力劳动,使阴道支持组织不能恢复正常,膀胱底部失去支持力,膀胱及与其紧连的阴道前壁上 2/3 段向下膨出,在阴道口或阴道口外可见,称为膀胱膨出。膨出的膀胱随同阴道前壁仍位于阴道内,称Ⅰ度膨出;膨出部暴露于阴道口外称Ⅱ度膨出;阴道前壁完全膨出于阴道口外,称Ⅲ度膨出。

若支持尿道的耻骨膀胱宫颈筋膜严重受损,尿道及与其紧连的阴道前壁下 1/3 段则以尿道外口为支点,向后向下膨出,形成尿道膨出。

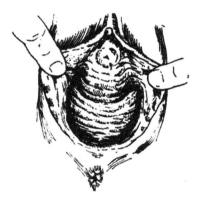

图 20-2　阴道前壁脱垂

(二)临床表现

轻者可无症状。重者自觉下坠、腰酸,并有块物自阴道脱出,站立时间过长、剧烈活动后或腹压增大时,阴道"块物"增大,休息后减小。仅膀胱膨出时,可因排尿困难而致尿潴留,易并发尿路感染,患者可有尿频、尿急、尿痛等症状。膀胱膨出合并尿道膨出时,尿道膀胱后角消失,在大笑、咳嗽、用力等增加腹压时,有尿液溢出,称张力性尿失禁。

(三)诊断及鉴别诊断

诊断及鉴别诊断主要依靠阴道视诊及触诊,但要注意是否合并尿道膨出及张力性尿失禁。患者有上述自觉症状,视诊时阴道口宽阔,伴有陈旧性会阴裂伤。阴道口突出物在屏气时可能增大。若同时见尿液溢出,表明合并膀胱膨出和尿道膨出。触诊时突出包块为阴道前壁,柔软而边界不清。如用金属导尿管插入尿道膀胱中,则在可缩小的包块内触及金属导管,可确诊为膀胱或尿道膨出,也除外阴道内其他包块的可能,如黏膜下子宫肌瘤、阴道壁囊肿、阴道肠疝、肥大宫颈及子宫脱垂(可同时存在)等。

(四)预防

正确处理产程,凡有头盆不称者及早行剖宫产术,避免第二产程延长和滞产;提高助产技术,加强会阴保护,及时行会阴侧切术,必要时手术助产结束分娩;产后避免过早参加重体力劳动;提倡做产后保健操。

（五）治疗

轻者只需注意适当营养和缩肛运动。严重者应行阴道壁修补术；因其他慢性病不宜手术者，可置子宫托缓解症状，但需日间放置、夜间取出，以防引起尿瘘、粪瘘。

二、阴道后壁脱垂

阴道后壁脱垂常伴有直肠膨出。阴道后壁脱垂可单独存在，也可合并阴道前壁脱垂。

（一）病因病理

经阴道分娩时，耻尾肌、直肠-阴道筋膜或泌尿生殖膈等盆底支持组织由于长时间受压而过度伸展或撕裂，如在产后未能修复，直肠支持组织消弱，导致直肠前壁向阴道后壁逐渐脱出，形成伴直肠膨出的阴道后壁脱垂（图 20-3）。

若较高处的耻尾肌纤维严重受损，可形成子宫直肠陷凹疝，阴道后穹隆向阴道内脱出，内有肠管，称肠膨出。

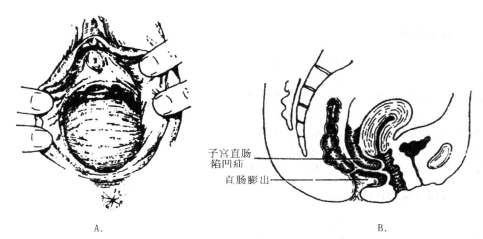

子宫直肠陷凹疝

直肠膨出

A.　　　　　　　　　　　　　　　B.

图 20-3　阴道后壁脱垂
A.直肠膨出；B.直肠膨出矢状面观

（二）临床表现

轻者无明显表现，严重者可感下坠、腰酸、排便困难，甚至需要用手向后推移膨出的直肠方能排便。

（三）诊断与鉴别诊断

检查可见阴道后壁呈球形膨出，肛诊时手指可伸入膨出部，即可确诊。

（四）预防

同阴道前壁脱垂。

（五）治疗

轻度者不需治疗，重者需行后阴道壁及会阴修补术。

（邹路遥）

第三节　粪　瘘

粪瘘是指肠道与生殖道之间有异常通道,致使粪便由阴道排出,以直肠阴道瘘居多。

一、病因和发病机制

(1)阴道直肠瘘是由于难产时胎头压迫阴道后壁及直肠过久所致,由于骶骨凹陷缓解了胎头对软组织的压迫,所以发生机会少,粪瘘发生也低于尿瘘。

(2)会阴Ⅲ度裂伤未缝合或缝合未愈,也可引起粪瘘。

(3)会阴修补时肠线穿透直肠黏膜感染后形成瘘管。

(4)由于晚期癌症或癌症放疗后引起。

二、病情分析

(1)自阴道排出稀薄粪便,自阴道内排气。

(2)粪瘘高位者,大便可积于阴道内,使阴道不洁及感染。

(3)合并尿瘘时,尿及粪同时由阴道排出发生外阴皮炎。

三、诊断要点

(1)阴道内可见粪便,瘘孔位于阴道后壁。

(2)瘘孔小时仅于阴道后壁见鲜红肉芽组织,子宫探针可通过此处到达直肠,肛诊时在直肠内可触及探针。

四、治疗要点

粪瘘的治疗为手术修补。修补效果比尿瘘佳。其损伤后自愈的机会也比尿瘘多。新鲜创伤(如手术或外伤),应立即进行修补,陈旧性粪瘘,如为部位较高的直肠阴道瘘,则按尿瘘修补的原则方法及手术需求,分离瘘孔的周边组织,使阴道壁与直肠壁黏膜分离,先缝直肠壁(不透黏膜),后缝合阴道壁。如直肠阴道壁近于肛门,则首先从正中剪开肛门与瘘孔之间的阴道直肠壁,使会阴Ⅲ度裂伤,再行修补。

如系粪瘘与尿瘘两者并存,宜同时修补。如粪瘘较大,或瘢痕组织较多,估计手术困难者可先作腹壁结肠造瘘及尿瘘修补,待尿瘘愈合后,间隔4周,再进行粪瘘修补。成功后再使造瘘之结肠复位。

直肠阴道瘘的瘘孔巨大,瘢痕组织过多,瘘孔经多次修补失败,可考虑做永久性人工肛门手术。

确诊之小肠或结肠阴道瘘宜经腹修补或行肠切除吻合术。粪瘘的术前准备及术后护理,对粪瘘修补的愈合关系较大。故术前3～5 d开始进无渣半流质,并给予甲硝唑(灭滴灵)0.2 g,每日3～4次;共服3～4 d,庆大霉素8万U,肌内注射,1日2次,用3～4 d,或术前口服新霉素1 g,或每日口服链霉素1 g,3～4 d,以减少肠道感染机会。术前1口服番泻叶15 g(冲饮),或术前晚清洁灌肠,并冲洗阴道。术后继续给予无渣半流质饮食并控制排便3～5 d,可给予5％鸦片酊5 mL,每日3次;继给甲硝唑(灭滴灵)等预防感染,促进伤口愈合。自术后第4日起每晚服液体石蜡30～40 mL,或每日服番泻叶15 g,使粪便变稀软化易于排出(排便次数过多时可停服)。此外,术后还应保持外阴清洁。

五、预防

产时处理避免第二产程过长;注意保护会阴,避免会阴Ⅲ度裂伤;会阴裂伤缝合后应常规肛查,发现有缝线穿透直肠黏膜时,应立即拆除重缝;避免长时间放置子宫托不取出;生殖道癌肿放射治疗时,应掌握放射剂量和操作技术。

(邹路遥)

第四节　尿　瘘

尿瘘是指生殖道与泌尿道之间形成的异常通道。根据泌尿生殖瘘的发生部位,可以分为膀胱阴道瘘、膀胱宫颈瘘、尿道阴道瘘、膀胱尿道阴道瘘及输尿管阴道瘘等。临床上以膀胱阴道瘘最多见。

一、病因和发病机理

(一)产伤

产伤引起尿瘘以往在我国农村常见。产伤所致的尿瘘多因为难产处理不当引起,有坏死型和创伤型两种。

(二)妇科手术损伤

通常是由于手术时组织粘连误伤输尿管或因输尿管末端游离过度导致的输尿管阴道瘘,也可以误伤膀胱造成膀胱阴道瘘。经阴道手术时,可以误伤膀胱、尿道而形成膀胱阴道瘘和尿道阴道瘘。

(三)其他

如膀胱结核、生殖器放射治疗后,晚期生殖道或膀胱癌肿长期放置子宫托等,均能导致尿瘘,但并不多见。

二、临床症状

(一)漏尿

漏尿为主要症状,尿液不断自阴道流出,不能自主。病因不同,出现漏尿的时间也不同。分娩时压迫及手术时组织剥离过度所致的坏死型尿瘘,多在产后及手术后 3～7 d 开始漏尿。手术直接损伤者,术后立即开始漏尿。漏尿的表现形式因瘘孔部位不同而不同。如膀胱阴道瘘通常不能控制排尿,尿液均由阴道流出;尿道阴道瘘仅在膀胱充盈时才漏尿,一侧性输尿管阴道瘘因对侧尿液仍可进入膀胱,在漏尿同时仍有自主排尿;膀胱内瘘孔极小或瘘道曲折迂回者,在某种体位可能不漏尿,变更体位后出现漏尿。

(二)外阴皮炎

由于尿液长期刺激,外阴部甚至臀部及大腿内侧常出现皮炎,范围较大。

1.尿路感染

伴有膀胱结石者多有尿路感染,出现尿频、尿急、尿痛症状。

2.闭经

不少患者长期闭经或月经稀少,可能与精神创伤有关。

(三)体征

用窥阴器检查或经阴道指诊,可查到阴道前壁上的瘘孔即可确诊。瘘孔小,无法找到可用探针或金属导尿管插入尿道,与阴道内手指配合探查瘘孔。

三、诊断与鉴别诊断

根据病史症状、体征及亚甲蓝试验,腚胭脂试验,排泄性尿路造影辅助检查,可初步确诊。

(一)实验室检查

1.亚甲蓝试验

将尿道导管向膀胱注入稀释消毒亚甲蓝溶液 100～200 mL,然后夹紧导尿管,扩开阴道进行检查。如见到有蓝色液体从阴道前壁小孔流出者,为膀胱阴道瘘;子宫颈外口流出者,为膀胱宫颈瘘或膀胱子宫瘘;

阴道内流出清亮尿液,则为输尿管阴道瘘。

2.腚胭脂试验

静脉推注腚胭脂 5 mL,阴道内置干纱布观察,约 5～7 min 可见蓝色液体由瘘孔流出。本实验用于亚甲蓝试验阴性患者,以进一步确诊瘘孔部位。

3.膀胱镜检查

帮助了解瘘孔数目、位置、大小以及与输尿管口和尿道口的关系。

(二)排泄性尿路造影

又称静脉肾盂输尿管造影,即经静脉注入泛影葡胺后摄片,以了解双肾功能及输尿管有无异常。

本病应与输尿管开口异位、张力性尿失禁、女性尿道下裂相鉴别。

四、治疗原则

均需手术治疗。结核、癌肿所致尿瘘者,应针对病因治疗;产后和妇科手术后 7 日内发生的尿瘘,经尿道放较粗的保留尿管,开放引流 4～6 周,小的瘘孔有可能愈合,较大者可减少其孔径。年老体弱不能耐受手术者,考虑采用尿收集器保守治疗。

(一)手术时间选择

(1)直接器械损伤新鲜清洁瘘孔,可在发现后立即手术修补。

(2)缺血坏死或伴感染的瘘孔,应等 3～6 个月待炎症消失、局部血供恢复后再行手术。

(3)瘘孔修补失败后,至少等三个月再行手术。

(4)膀胱内有结石伴炎症者,应在控制炎症后行取石和修补术。

(二)手术途径选择

有经阴道、经腹和经阴腹联合手术之分。原则上应根据瘘孔类型和部位选择不同途径。绝大多数膀胱和尿道瘘经阴道手术为宜,输尿管瘘均采取经腹途径。

(三)术前准备

目的在于为手术创造条件,以促进伤口的愈合:①术前 3～5 d 用 1：5 000 高锰酸钾坐浴。有外阴湿疹者,在坐浴后局部涂搽氧化锌油膏,待痊愈后再行手术。②老年妇女或闭经患者,应每晚口服乙烯雌酚 1 mg,连服 20 d,以促进阴道上皮增生,有利于伤口愈合。③有尿路感染者,应先控制感染,再行手术。

(四)术后护理

修补手术是否成功,除手术本身外,术后护理也是重要环节之一。术后保留导尿管或耻骨联合上膀胱造瘘,应保证膀胱引流持续通畅,发生阻塞及时处理,一般 7～14 d 不等。术后每天进液量不少于 3 000 mL,大量尿液可起到冲洗膀胱的作用,有利于防止尿路感染。每天应将阴道擦洗,术后继续用抗生素预防感染。

(邹路遥)

第五节　压力性尿失禁

一、定义

压力性尿失禁(SUI)是指腹压的突然增加导致尿液不自主流出,不是由逼尿肌收缩压或膀胱壁对尿液的张力压引起的。其特点是正常状态下无遗尿,而腹压突然增高时尿液自动流出,也称真性压力性尿失禁、张力性尿失禁、应力性尿失禁。压力性尿失禁在绝经后妇女的发生率为 17.1%。

二、病因

压力性尿失禁分为两型。90%以上为解剖型压力性尿失禁,为盆底组织松弛引起。盆底松弛的原因:①妊娠与阴道分娩损伤。②绝经后雌激素减低或先天发育不良所致的支持薄弱。③尿道、阴道手术。④盆腔巨大肿物等原因。不到10%的患者为尿道内括约肌障碍型,为先天发育异常所致。

三、临床表现

几乎所有的下尿路症状及许多阴道症状都可见于压力性尿失禁。腹压增加下不自主溢尿是最典型的症状,而尿急、尿频、急迫尿失禁和排尿后膀胱区胀满感亦是常见的症状。80%的压力性尿失禁患者伴有膀胱膨出。

四、分度

客观分度主要基于尿垫试验,临床常用简单的主观分度。
(1)轻度:尿失禁发生在咳嗽和打喷嚏时,至少每周发作2次。
(2)中度:尿失禁发生在快步行走等日常活动时。
(3)重度:在站立位时即发生尿失禁。

五、诊断

无单一的压力性尿失禁的诊断性试验。以患者的症状为主要依据,压力性尿失禁除常规查体、妇科基础知识篇检查及相关的神经系统检查外,还需相关压力试验、指压试验、棉签试验和尿动力学检查等辅助检查,排除急迫性尿失禁、充盈性尿失禁及感染等情况。

(一)压力试验

压力试验是将一定量的液体(一般为300 mL)注入膀胱后,嘱患者取站立位,用力咳嗽8~10次,观察阴部有无尿液漏出。如有尿液流出,为阳性。

(二)指压试验

检查者把中、食指放入阴道前壁的尿道两侧,指尖位于膀胱与尿道交接处,向前上抬高膀胱颈,再行诱发压力试验,如压力性尿失禁现象消失,则为阳性。

(三)棉签试验

患者仰卧位,将涂有利多卡因凝胶的棉签置入尿道,使棉签头处于尿道膀胱交界处,分别测量患者在静息时及 Valsalva 动作(紧闭声门的屏气)时棉签棒与地面之间形成的角度。在静息及做 Valsalva 动作时该角度差小于15°为良好的结果,说明有良好的解剖学支持;如角度差大于30°,说明解剖学支持薄弱;15°~30°时,结果不能确定。

六、鉴别诊断

在症状和体征最易混淆的是急迫性尿失禁,可通过尿动力学检测来鉴别诊断。

七、治疗

(一)非手术治疗

用于轻、中度压力性尿失禁治疗和手术治疗前后的辅助治疗。非手术治疗包括盆底肌肉锻炼、盆底电刺激、膀胱训练、尿道周围填充物注射、α-肾上腺素能激动药和雌激素替代药物治疗。非手术治疗患者有30%~60%能改善症状。

（二）手术治疗

压力性尿失禁的手术方法很多。种类有 100 余种。目前公认有效的手术方法为阴道无张力尿道中段悬吊带术和耻骨后膀胱尿道悬吊术，为一线治疗方法。

1.阴道无张力尿道中段悬吊带术

除解剖型压力性尿失禁外，尿道内括约肌障碍型压力性尿失禁和合并有急迫性尿失禁的混合性尿失禁均是悬吊带术适应证。悬吊带术可用自身筋膜或合成材料，有经耻骨后路经和经闭孔路径。近年来以聚丙烯材料为主的合成材料的悬吊带术因方便、微创、疗效肯定，已得到普遍认同和广泛应用，治愈率在 90％左右，尤其对年老和体弱患者增加了手术安全性。

2.耻骨后膀胱尿道悬吊术

术式很多，有经腹和"缝针法"途径。所有术式遵循 2 个基本原则，仅在应用上有所差别。缝合尿道旁阴道或阴道周围组织，以提高膀胱尿道交界处；缝合至相对结实和持久的结构上，最常见为髂耻韧带，即 Cooper 韧带（称 Butch 手术）。Butch 手术目前在耻骨后膀胱尿道悬吊术应用最多，有开腹途径完成和腹腔镜途径完成。手术治愈率为 85％～90％。

3.阴道前壁修补术（Kelly 手术）

通过对阴道前壁的黏膜修剪和筋膜缝合达到增加膀胱尿道后壁的支持作用，以往曾用于压力性尿失禁的治疗。该手术方法比较简单，但解剖学和临床效果均较差，术后 1 年治愈率约为 30％，并随时间推移而下降。目前认为阴道前壁修补术不适用于压力性尿失禁的治疗。

（邹路遥）

第六节　子宫损伤

一、子宫穿孔

子宫穿孔（uterine perforation）多发生于流产刮宫，特别是钳刮人工流产手术时，但诊断性刮宫、安放和取出宫腔内节育器（intrauterine device，简称 IUD）均可导致子宫穿孔。

（一）病因

1.术前未作盆腔检查或判断错误

刮宫术前未做盆腔检查或对子宫位置、大小判断错误，即盲目操作，是子宫穿孔的常见原因之一。特别是当子宫前屈或后屈，而探针、吸引头或刮匙放入的方向与实际方向相反时，最易发生穿孔。双子宫或双角子宫畸形患者，早孕时误在未孕侧操作，亦易导致穿孔。

2.术时不遵守操作常规或动作粗暴

初孕妇宫颈内口较紧，强行扩宫，特别是跳号扩张宫颈时，可能发生穿孔。此外，如在宫腔内粗暴操作，过度搔刮或钳夹子宫某局部区域，均可引起穿孔。

3.子宫病变

以往有子宫穿孔史、反复多次刮宫史或剖宫产后瘢痕子宫患者，当再次刮宫时均易发生穿孔。子宫绒癌或子宫内膜癌累及深肌层者，诊断性刮宫或宫腔镜检查时，可导致或加速其穿孔或破裂。

4.萎缩子宫

当体内雌激素水平低落，如产后子宫过度复旧或绝经后，子宫往往小于正常，且其肌层组织脆弱、肌张力低，探针很容易直接穿透宫壁，甚至可将 IUD 直接放入腹腔内。

5.强行取出嵌入肌壁的 IUD

IUD 已嵌入子宫肌壁，甚至部分已穿透宫壁时，如仍强行经阴道取出，有引起子宫穿孔的可能。

(二)临床表现

绝大多数子宫穿孔均发生在人工流产手术,特别是大月份钳刮手术时。子宫穿孔的临床表现可因子宫原有状态、引起穿孔的器械大小、损伤的部位和程度,以及是否并发其他内脏损伤而有显著不同。

1.探针或 IUD 穿孔

凡探针穿孔,由于损伤小,一般内出血少,症状不明显,检查时除可能扣及宫底部有轻压痛外,余无特殊发现。产后子宫萎缩,在安放 IUD 时,有时可穿透宫壁将其直接放入腹腔而未察觉,直至以后 B 型超声随访 IUD 或试图取出 IUD 失败时方始发现。

2.卵圆钳、吸管穿孔

卵圆钳或吸管所致穿孔的孔径较大,特别是当穿孔后未及时察觉仍反复操作时,常伴急性内出血。穿孔发生时患者往往感突发剧痛。腹部检查,全腹均有压痛和反跳痛,以下腹部最为明显,但肌紧张多不显著,如内出血少,移动性浊音可为阴性。妇科检查宫颈举痛和宫体压痛均极显著。如穿孔部位在子宫峡部一侧,且伤及子宫动脉的下行支时,可在一侧阔韧带内扣及血肿形成的块状物;但也有些患者仅表现为阵性颈管内活跃出血,宫旁无块状物扣及,宫腔内亦已刮净而无组织残留。子宫绒癌或葡萄胎刮宫所导致的子宫穿孔,多伴有大量内、外出血,患者在短时间内可出现休克症状。

3.子宫穿孔并发其他内脏损伤

人工流产术发生穿孔后未及时发现,仍用卵圆钳或吸引器继续操作时,往往夹住或吸住大网膜、肠管等,以致造成内脏严重损伤。如将夹住的组织强行往外牵拉,患者顿感刀割或牵扯样上腹剧痛,术者亦多觉察往外牵拉的阻力极大,有时可夹出黄色脂肪组织、粪渣或肠管,严重甚至可将肠管内黏膜层剥脱拉出。因肠管黏膜呈膜样,故即使夹出亦很难肉眼辨认其为何物。肠管损伤后,其内容物溢入腹腔,迅速出现腹膜炎症状。如不及时手术,患者可因中毒性休克死亡。

如穿孔位于子宫前壁,伤及膀胱时可出现血尿。当膀胱破裂,尿液流入腹腔后,则形成尿液性腹膜炎。

(三)诊断

凡经阴道宫腔内操做出现下列征象时,均提示有子宫穿孔的可能。

(1)使用的器械进入宫腔深度超过事先估计或探明的长度,并感到继续放入无阻力时。

(2)扩张宫颈的过程中,如原有阻力极大,但忽而阻力完全消失,且患者同时感到有剧烈疼痛时。

(3)手术时患者有剧烈上腹痛,检查有腹膜炎刺激征,或移动性浊音阳性;如看到夹出物有黄色脂肪组织、粪渣或肠管,更可确诊为肠管损伤。

(4)术后子宫旁有块物形成或宫腔内无组织物残留,但仍有反复阵性颈管内出血者,应考虑在子宫下段侧壁阔韧带两叶之间有穿孔可能。

(四)预防

(1)术前详细了解病史和作好妇科检查,并应排空膀胱。产后三月哺乳期内和宫腔小于6 cm者不放置 IUD。有剖宫产史、子宫穿孔史或哺乳期受孕而行人工流产术时,在扩张宫颈后即可注射子宫收缩剂,以促进子宫收缩变硬,从而减少损伤。

(2)经阴道行宫腔内手术是完全凭手指触觉的"盲目"操作,故应严格遵守操作规程,动作轻柔,安全第一,务求做到每次手术均随时警惕有损伤的可能。

(3)孕 12~16 周而行引产或钳副术时,术前 2 天分四次口服米菲司酮共 150 mg,同时注射利凡诺100 mg至宫腔,以促进宫颈软化和扩张。一般在引产第三天,胎儿胎盘多能自行排出,如不排出时,可行钳刮术。钳刮时先取胎盘,后取胎体,如胎块长骨通过宫颈受阻时,忌用暴力牵拉或旋转,以免损伤宫壁。此时应将胎骨退回宫腔最宽处,换夹胎骨另一端则不难取出。

(4)如疑诊子宫体绒癌或子宫内膜腺癌而需行诊断性刮宫确诊时,搔刮宜轻柔。当取出的组织足以进行病理检查时,则不应再作全面彻底的搔刮术。

（五）治疗

手术时一旦发现子宫穿孔，应立即停止宫腔内操作。然后根据穿孔大小、宫腔内容物干净与否、出血多少和是否继续有内出血、其他内脏有无损伤、以及妇女对今后生育的要求等而采取不同的处理方法（图 20-4）。

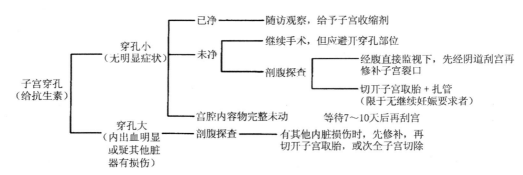

图 20-4　人工流产导致子宫穿孔的处理方法

（1）穿孔发生在宫腔内容物已完全清除后，如观察无继续内、外出血或感染，三天后即可出院。

（2）凡穿孔较小者（用探针或小号扩张器所致），无明显内出血，宫腔内容物尚未清除时，应先给予麦角新碱或缩宫素以促进子宫收缩，并严密观察有无内出血。如无特殊症状出现，可在 7～10 d 后再行刮宫术；但若术者刮宫经验丰富，对仅有部分宫腔内容物残留者，可在发现穿孔后避开穿孔部位将宫腔内容物刮净。

（3）如穿孔直径大，有较多内出血，尤其合并有肠管或其他内脏损伤者，则不论宫腔内容物是否已刮净，应立即剖腹探查，并根据术时发现进行肠修补或部分肠段切除吻合术。子宫是否切开或切除，应根据有无再次妊娠要求而定。已有足够子女者，最好作子宫次全切除术；希望再次妊娠者，在肠管修补后再行子宫切开取胎术。

（4）其他辅助治疗：凡有穿孔可疑或证实有穿孔者，均应尽早经静脉给予抗生素预防和控制感染。

二、子宫颈撕裂

子宫颈撕裂（laceration of uterine cervix）多发生于产妇分娩时，一般均在产后立即修补，愈合良好。但中孕人流引产时亦可引起宫颈撕裂。

（一）病因

多因宫缩过强但宫颈未充分容受和扩张，胎儿被迫强行通过宫颈外口或内口所致。一般见于无足月产史的中孕引产者。加用缩宫素特别是前列腺素引产者发生率更高。

（二）临床表现

临床上可表现为以下三种不同类型。

1.宫颈外口撕裂

与一般足月分娩时撕裂相同，多发生于宫颈 6 或 9 点处，长度可由外口处直达阴道穹隆部不等，常伴有活跃出血。

2.宫颈内口撕裂

内口尚未完全扩张，胎儿即强行通过时，可引起宫颈内口处黏膜下层结缔组织撕裂，因黏膜完整，故胎儿娩出后并无大量出血，但因宫颈内口闭合不全以致日后出现习惯性流产。

3.宫颈破裂

凡裂口在宫颈阴道部以上者为宫颈上段破裂，一般同时合并有后穹隆破裂，胎儿从后穹隆裂口娩出。如破裂在宫颈的阴道部为宫颈下段破裂，可发生在宫颈前壁或后壁，但以后壁为多见。裂口呈横新月形,但宫颈外口完整。患者一般流血较多。窥阴器扩开阴道时即可看到裂口,甚至可见到胎盘嵌顿于裂口处。

(三)预防和治疗

(1)凡用利凡诺引产时,不应滥用缩宫素特别是不应采用米索前列醇加强宫缩。引产时如宫缩过强,产妇诉下腹剧烈疼痛,并有烦躁不安,而宫口扩张缓慢时,应立即肌内注射哌替啶100 mg及莨菪碱0.5 mg以促使子宫松弛,已加用静注缩宫素者应尽速停止滴注。

(2)中孕引产后不论流血多少,应常规检查阴道和宫颈。发现撕裂者立即用人工合成可吸收缝线修补。

(3)凡因宫颈内口闭合不全出现晚期流产者,可在非妊娠期进行手术矫正,但疗效不佳。现多主张在妊娠14～19周期间用10号丝线前后各套2 cm长橡皮管绕宫颈缝合扎紧以关闭颈管。待妊娠近足月或临产前拆除缝线。

(邹路遥)

第七节　外生殖器损伤

外生殖器损伤主要指外阴(包括会阴)和阴道损伤,以前者为多见。在外阴损伤中,又包括处女膜裂伤和外阴血肿或裂伤。本节主要介绍外阴血肿或裂伤。

一、病因

由于外阴部血供丰富且皮下组织疏松,当骑车、跨越栏杆或坐椅、沿楼梯扶手滑行、乘公交车突然刹车或由高处跌下时,外阴部直接撞击到硬物,均可引起外阴部皮下血管破裂,而皮肤破裂很小或无裂口时,易形成外阴血肿(vulvar hematoma),特别是当患者合并局部静脉曲张,或者损伤到前庭球或阴蒂静脉时,更易发生外阴血肿。有时外阴血肿很大,或撞击时,外阴皮肤错位撕裂,常合并外阴裂伤(vulvar laceration)。

二、临床表现

外阴血肿或外阴裂伤多发生于未成年少女或年轻女性。受伤后,患者当即感到外阴部疼痛,伴有或不伴有外阴出血。如血肿继续增大,患者除感到外阴剧烈疼痛和行走困难外,还扪及会阴块物。甚至因巨大血肿压迫尿道而导致尿潴留。

检查可见外阴部一侧大小阴唇明显肿胀隆起,呈紫蓝色,有时血肿(hemaloma)波及到阴阜,压痛明显。血肿伴有裂伤时,可见皮肤黏膜破损、渗血或活动性出血。

三、诊断

患者有明显的外阴撞击史,伤后外阴疼痛,检查外阴局部隆起呈紫蓝色,伴有或不伴有皮肤破损即可诊断外阴血肿或外阴裂伤。但在检查时应特别注意有无尿道、直肠和膀胱的损伤。如外阴为尖锐物体所伤,可引起外阴深部穿透伤。严重者可穿入腹腔、肠道和膀胱。

四、治疗

外阴血肿的治疗应根据血肿大小、是否继续增大以及就诊时间而定。

血肿小,无增大趋势,可行保守治疗。嘱患者卧床休息,可采用臀部垫高的方法,降低会阴静脉压。最初24小时内宜局部冷敷(冰敷),以降低局部血流量和减轻外阴疼痛。24小时后,可改用热敷或超短波远红外线等治疗,以促进血肿吸收。血肿形成4～5 d后,可在严密消毒情况下抽出血液,以加速血肿的消失。但在血肿形成的最初 24 小时内,特别是最初数小时内切忌抽吸血液,因渗出的血液有压迫出血点而达到防止继续出血的作用,早期抽吸可诱发再度出血。

血肿大,特别是有继续出血者,应在良好的麻醉条件下(最好骶管麻醉或鞍麻),切开血肿、排出积血,结扎出血点后再缝合。术毕应在外阴和阴道内同时用纱布加压以防继续渗血。同时放置导尿管开放引流。

止血同时,应使用有效抗生素预防感染,适当补液,必要时输血。对合并有脏器损伤者应先治疗关键性的损伤,暂时做简单的生殖器官损伤的止血处理,待重要器官损伤止血处理后,生命体征平稳,再处理外阴损伤。如果同时有多量出血,又可以同时处理者,应进行外阴清创缝合,以免失血过多,手术需在全麻下进行。

(邹路遥)

第二十一章

女性生殖器官发育异常

第一节　外生殖器的发生

一、未分化期

人胚第 9 周前,外生殖器不能分辨性别。第 3 周时,来自原条的间充质细胞增殖迁移至泄殖腔膜周围,形成头尾走向的两条弧形皱褶,称泄殖腔褶。第 6 周时,伴随泄殖腔和泄殖腔膜的分隔,泄殖腔褶被分隔为腹侧较大的尿生殖褶和背侧较小的肛褶。泄殖腔膜被分隔为腹侧的尿生殖窦膜和背侧的肛膜。尿生殖褶之间的凹陷为尿生殖沟,沟底为尿生殖窦膜,约于第 9 周破裂。尿生殖褶在头端靠拢,增殖隆起为生殖结节。继之,间充质增生,左、右尿生殖褶外缘又出现一大的纵行隆起,为阴唇阴囊隆起(图 21-1)。第 12 周以后,外生殖器才可分辨性别。

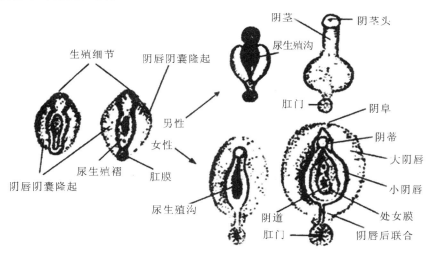

图 21-1　外生殖器发生示意图

二、男性外生殖器的分化

在雄激素的作用下,生殖结节细胞增殖,明显伸长增粗,形成阴茎。左、右尿生殖褶随生殖结节生长,在腹侧中线闭合,形成尿道海绵体部,参与阴茎的形成。左、右阴唇阴囊隆起向尾端牵拉,于中线愈合,形成阴囊。

三、女性外生殖器的分化

无雄激素作用,外生殖器自然分化为女性。生殖结节稍增大为阴蒂。左、右尿生殖褶发育为小阴唇。两侧阴唇阴囊隆起继续增大隆起,形成大阴唇,头端合并为阴阜,尾端合并与会阴相连。

(于 燕)

第二节 女性生殖器官发育异常

一、处女膜闭锁

(一)病因

处女膜是阴道腔与尿生殖窦之间的环状薄膜,由阴道上皮、泌尿生殖窦上皮及间质组织构成。若泌尿生殖窦上皮未能贯穿前庭部,则导致处女膜闭锁,又称无孔处女膜。在生殖道发育异常中比较常见。

(二)病理

青春期初潮后由于处女膜无孔,经血最初积在阴道内,逐渐致子宫腔积血、输卵管积血,甚至经血倒流进入腹腔,可引发子宫内膜异位症,亦可引发盆腔炎性改变。

(三)诊断

1.临床表现

(1)症状:女婴出生时若见其外阴洁净,无分泌物,分开其阴唇未见阴道口时,多能发现,但常被忽视而漏诊。绝大多数患者典型的症状后是青春期出现进行性加剧的周期性下腹痛及阴部坠痛,但无月经初潮,且第二性征基本发育良好。

(2)体征:妇科检查时在阴道口处可见一个膨出的紫蓝色触痛明显的球形包块,肛腹诊在盆腔正中可扪及一个囊状包块,子宫在其上方,按压子宫时,可见处女膜向外突出更明显。根据症状和肛腹诊多能确诊。

(3)盆腔超声检查:子宫及阴道内有积液。

2.鉴别诊断

需与阴道闭锁相鉴别,详见阴道闭锁节段。

(四)治疗

确诊后均应手术治疗。若在出生后已发现,在初潮前切开为好。

1.手术切除

若已出现阴道积血,应及时在局部麻醉、骶麻或静脉麻醉下行处女膜切开手术。即用粗针穿刺处女膜中央,抽见积血证实诊断后,由穿刺点行"×"形切开并修整。排出积血后,切除多余的处女膜瓣使切口呈圆形,再用 3-0 可吸收线缝合切口边缘黏膜止血,以保持引流通畅和防止创缘粘连。

2.CO_2 激光处女膜切开术

在局部麻醉下。用 CO_2 激光行处女膜切开,该手术方便迅速,出血少。

术后应常规用小号窥阴器检查子宫颈情况。手术多在门诊施行,术后注意保持阴部卫生,术后应用广谱抗生素和硝唑类预防感染至积血引流干净为止。术中注意防止意外伤及尿道和直肠。

(五)疗效标准及预后

经血排流通畅为治愈标准。若未并发子宫内膜异位症或盆腔炎,术后患者可无任何临床症状。

二、阴道发育异常

病因:在胚胎时期,副中肾管最尾端与泌尿生殖窦相连。并同时分裂增殖,形成一实质性圆柱状体称为阴道板,随后其由下向上腔化穿通,形成阴道。若在演化的过程中,受到目前尚未明了的内在或外界因素的干扰,或由于基因突变,均可导致各种类型的阴道发育异常。

(一)先天性无阴道

1.病理

先天性无阴道为双侧副中肾管发育不全所致,故绝大多数患者合并先天性无子宫或痕迹子宫,但卵巢发育及功能正常,第二性征发育正常。极少数患者可有发育正常的子宫,具有功能性子宫内膜,青春期由于子宫积血,输卵管积血、甚至经血倒流进入腹腔,可引发子宫内膜异位症或盆腔炎,表现为周期性腹痛。

2.诊断

(1)临床表现:①症状:患者青春期后无月经来潮,少数患者因有子宫积血出现周期性下腹痛并进行性加重。若已婚者,可出现性交困难。②体征:检查可见外阴和第二性征发育正常,但无阴道口或仅在阴道外口处见一浅凹陷,个别可见由泌尿生殖窦内陷所形成的短于 3 cm 的盲端阴道。个别已婚者,可见尿道口扩张或肛门松弛。肛腹诊绝大多数仅在盆腔中央相当于子宫位置扪及轻度增厚的条索状组织,有周期性下腹痛者,可扪及增大而有压痛的子宫。

(2)实验室检查:染色体核型检查为 46,XX。根据上述病史、临床表现和实验室检查多可确诊:同时应注意有无合并泌尿系统畸形。

3.鉴别诊断

本病主要与完全型雄激素不敏感综合征相鉴别,后者其阴毛、腋毛稀少,腹股沟管或腹腔内有睾丸,染色体核型为 46,XY。

4.治疗

(1)机械扩张法:适用于先天性无阴道、无子宫且有泌尿生殖窦内陷成凹者,在此陷凹内用一阴道模具向盆腔方向施加机械性压力,每日扩张,使凹陷加深,以解决性生活困难。

(2)阴道成形术:主要是在尿道膀胱与直肠之间分离,造成一人工腔道,再应用不同的腔穴覆盖物封闭创面,重建阴道。覆盖物主要有中厚游离皮片、下推的腹膜、乙状结肠段、羊膜、胎儿皮肤、带血管蒂的肌皮瓣等,但各有利弊,可根据患者条件和医师的技术能力酌情选用最合适的方法。目前多选用乙状结肠段代阴道成形术,其次选择腹腔镜辅助下盆底腹膜代阴道成形术。手术时机:无子宫者,应在婚前半年左右施行;有子宫者,应在青春期施行,以引流子宫腔积血,保存子宫的生育能力。无法保留子宫者,应予切除子宫。

5.疗效标准及预后

术后能完成性交过程为治愈标准。乙状结肠代阴道成形术或盆底腹膜代阴道成形术者,佩戴阴道模具 3 个月,其他方法的人工阴道成形者,要定时配带阴道模具一段时间(3~6 个月),以防人工阴道或阴道口处挛缩。有子宫者受孕后,需行剖宫产术结束分娩。

(二)阴道闭锁

1.病理

阴道闭锁为泌尿生殖窦未参与形成阴道下段所致。闭锁位于阴道下段。长 2~3 cm,其上为正常阴道。青春期后出现阴道中上段积血、子宫腔积血和输卵管积血等病变。

2.诊断与鉴别诊断

(1)症状:绝大多数患者在青春期出现周期性下腹痛并进行性加重,而无月经初潮。

(2)体征:检查阴道前庭无处女膜结构,表面色泽正常,亦无向外突起。肛腹诊在肛管上方可扪及向直肠突出的阴道积血所形成的球状物,位置较处女膜闭锁者高,按压其上方的子宫,处女膜处不向外膨出。

据以上临床表现可作出诊断。需与处女膜闭锁相鉴别。

3.治疗

确诊后及时手术。术时在阴道前庭相当于处女膜位置,先行浅层"X"状切开,向周围游离形成黏膜片后,再切开积血包块,排净积血后,利用闭锁上段的阴道黏膜和预先分离的黏膜片覆盖创面,要求新形成的阴道口能容2指松,术后定期扩张阴道,以防瘢痕挛缩。

4.疗效标准与预后

以经血排流通畅和能进行性生活为治愈标准。由于患者手术在青春期施行,距结婚尚有10年左右的时间,若不定期扩张阴道,原闭锁段可因瘢痕而挛缩,导致婚后性生活困难,甚至经血排流不畅,需再次手术。由于患者手术时均未成年,自控能力差,这一注意事项一定要向其母亲或监护人交代清楚,以便督促。

(三)阴道横隔

1.病理

阴道横隔为阴道板自下而上腔化时受阻,未贯通或未完全腔化,即两侧副中肾管会合后的尾端与泌尿生殖窦相接处未贯通或部分贯通所致。阴道横隔可位于阴道内任何部位,最常见位于阴道中上1/3的交界处。厚的为1~1.5cm,薄的如纸。部分阴道横隔较为多见,无孔者少见。

2.诊断

(1)临床表现:①症状:无孔者可出现周期性下腹痛而无月经初潮;孔小者可出现经血排流不畅的症状;阴道横隔位于阴道中下段者可致性生活不满意。部分患者可无临床症状。②体征:检查时首先注意阴道横隔所在部位,位置低者少见,其次注意阴道横隔上(常在中央部位)有无小孔,有孔者可用宫腔探针插入孔内,探查小孔上方的阴道腔的宽度及深度。无孔者可用粗针穿刺,注意穿入多深即可抽出积血,以估计隔膜厚度,再用外科探针由穿刺孔插入了解阴道隔膜上方阴道腔的宽度及深度,以明确诊断。

(2)特殊检查:对于阴道横隔位于阴道顶端,接近阴道宫颈,不易与宫颈发育异常相鉴别时,B超检查(尤其是应用阴道探头)往往可提供明确的影像学资料,以明确诊断。

3.治疗

(1)无症状者或隔膜较薄者可暂不行手术治疗。

(2)位置低、性生活不满意或不孕者,以小孔为据点,向四周做"×"形切开并分离黏膜片,切开后修整创面,利用分离的黏膜片,犬齿交错覆盖创面,间断缝合,以防术后出现环状狭窄。

(3)无孔者明确诊断后及时手术,以穿刺针为中心,做"×"形切开并修整,注意事项同上。

(4)若系分娩时发现阴道横隔阻碍胎先露下降,阴道横隔薄者,当先露部将隔膜鼓起撑得极薄时,放射状切开后,胎儿即能经阴道娩出,阴道横隔厚者应及时剖宫产和做相应处理,以防产露引流不畅。

4.疗效标准与预后

以经血排流通畅和性生活满意为治愈标准。

隔膜厚者术后受孕分娩时,应注意原阴道横隔部位能否顺利扩张。若估计扩张困难者,应行剖宫产术结束分娩。

(四)阴道纵隔

1.病理

阴道纵隔为双侧副中肾管融合后,其中隔未消失或未完全消失所致。阴道纵隔一般附着在阴道前壁、后壁的正中线上,纵向行走,可分为不完全纵隔和完全纵隔两种,后者形成双阴道,常合并双宫颈、双子宫。

2.诊断

(1)症状:绝大多数阴道纵隔无症状,部分患者因婚后性交困难或因其他妇科疾病行妇科检查时发现,另一些迟至分娩时,胎先露下降受阻或产程进展缓慢方才发现。

(2)体征:体检时注意阴道纵隔是完全性的还是不完全性的,后者注意其长度。还应注意是否合并子宫颈、子宫畸形。根据检查不难诊断。

3.治疗

(1)无症状者可暂不手术治疗。

(2)手术治疗:①有症状者行阴道纵隔切除,术时注意避免损伤尿道和直肠,创缘用 3-0 可吸收线缝合止血即可。②若已临产阻碍胎先露下降者,可沿阴道纵隔的中线切断,分娩后稍加修整,缝合创缘止血。③对于不孕症患者,切除阴道纵隔可提高受孕机会。

4.疗效标准与预后

以消除症状为治愈标准。合并子宫颈及子宫畸形者,可能为不孕因素,单一阴道纵隔切除难以消除不孕因素,还需子宫纵隔切除或子宫畸形矫正术。

(五)阴道斜隔

1.病理

为双侧副中肾管融合后,其中隔未消失所致,发病机制同阴道纵隔。多伴有双宫颈,双子宫畸形。隔膜起于两个宫颈之间,向尾侧端偏离中线斜行,与阴道外侧壁融合,形成一侧阴道腔盲端。多在隔的尾侧端有一小孔。

阴道斜隔有三种类型。

一型:无孔斜隔,隔后阴道腔及同侧子宫颈:子宫体与对侧完全无通道。

二型:有孔斜隔,一般在隔的远侧端有一个直径数毫米的小孔,两侧阴道腔由此相通,这一类型相对多见。

三型:无孔斜隔合并宫颈管瘘,隔膜无孔,但盲端侧宫颈管与对侧宫颈管或阴道间有瘘管存在,以此相通。

2.临床表现

(1)症状:阴道内时常有陈旧性血液排出,淋漓不净。合并感染后有脓血液排出。无孔者斜隔内积血导致痛经及性生活困难。

(2)体征:多伴有双宫颈、双子宫畸形,阴道上段变窄,一侧增厚隆起。检查时该侧有小孔溢出黑色血液或脓血。无孔者可在阴道一侧扪及一囊性包块,上界达阴道穹隆以上,穿刺可抽出陈旧性血液。

3.鉴别诊断

应与阴道壁囊肿相鉴别。后者囊肿一般为 2～3 cm 直径,壁薄,多数位于阴道上段的前侧壁,内含澄清或浅褐色液体,多不伴有子宫畸形。

4.治疗

手术治疗。有小孔者用探针插入小孔,顺探针纵形切除斜隔;无孔者先用注射器针在"囊肿"最突出处穿刺,抽吸出陈旧性积血后,再顺针头纵行切除斜隔,充分显露宫颈,创缘用 3-0 可吸收线缝合止血。若用激光手术,创缘可不缝合。无孔斜隔合并宫颈管瘘者的手术较复杂,除了切除阴道斜隔外,还要根据宫颈瘘管的位置高低,经腹或经阴道修补宫颈管瘘孔,必要时还需子宫纵隔切除或子宫畸形矫正术。

5.疗效标准与预后

经血排流通畅为治愈标准。患侧子宫常发育不良,若受孕足月分娩以剖宫产结束分娩为宜。

三、子宫发育异常

病因:两侧副中肾管的中段、尾段在发育、融合演化形成子宫的过程中,若受到现仍未明了的某种或多种因素的干扰,便可在此过程中的不同阶段停止发育,从而形成了各种各样的子宫发育异常。

(一)先天性无子宫和始基子宫

1.病理

先天性无子宫系两侧副中肾管中段及尾段未发育和融合所致,卵巢发育正常,第二性征不受影响,盆腔仅见输卵管和卵巢;始基子宫又称痕迹子宫,是两侧副中肾管融合后不久便停止发育所致,子宫极小,盆腔中央相当于子宫位置仅一索状结缔组织。无宫腔,但双侧输卵管、卵巢正常。

2.诊断

(1)临床表现:①症状:青春期后无月经初潮,也不伴有周期性下腹痛。②体征:第二性征发育正常。肛腹诊,前者在盆腔中央相当于子宫的部位扪不到子宫;后者可扪及直径 1.3 cm 圆索状体,内无宫腔。两者几乎均合并先天性无阴道。

(2)特殊检查:B 超检查盆腔见卵巢回声而未探及子宫回声影像,有利于明确诊断。

3.治疗

无特殊治疗方法。若合并先天性无阴道者准备结婚或婚后,可行人工阴道成形术,解决性生活问题。

(二)婚后未生育

1.病理

子宫发育不良/幼稚子宫为两侧副中肾管融合后,在短期内即停止发育所致。子宫呈幼女期模样。

2.诊断

(1)临床表现:①症状:患者青春期或成年后多因月经量极少而就诊。②体征:第二性征发育正常。肛腹诊可扪及小而活动的子宫,子宫颈呈圆锥形,子宫体与子宫颈之比为 1∶1 或 2∶3,常呈极度前屈或后屈。

(2)特殊检查:B 超检查可探及发育不良的子宫,前屈者子宫内膜线回声往往偏向于前壁,后屈者则往往偏向于后壁。

3.治疗

明确诊断后,可用雌激素、孕激素周期序贯疗法治疗。如在月经第 5d 开始口服倍美力 0.625 mg 或戊酸雌二醇片(补佳乐)1 mg,每天 1 次,连服 20d,月经第 16d 始加服甲羟孕酮片 8 mg,每天 1 次,连服 5d,共服 4～6 个周期。

4.疗效标准及预后

疗效不确切。婚后无生育者占多。

(三)双子宫

1.病理

双子宫是指两侧副中肾管发育后完全未融合,各自发育形成两个子宫和两个子宫颈,阴道也完全分开。左、右两侧子宫的角部各有单一的输卵管和卵巢。常合并双阴道。临床上可分为双子宫双阴道和双子宫单阴道两种。

2.诊断

(1)临床表现:①症状:多无任何自觉症状,多因人工流产、产前检查或分娩时而发现,部分患者可有经量增多及经期延长等症状。妊娠后易出现流产等症状。部分患者因阴道纵隔出现性交困难或性交痛。②体征:第二性征发育正常,妇科检查可扪及双宫体,可窥见双阴道、双宫颈。

(2)特殊检查:B 超检查可见双子宫回声图像,有利于明确诊断。

3.治疗

无症状者可不必手术。反复流产者可行子宫整形术。

4.疗效标准与预后

早期人工流产易发生漏吸,妊娠者在妊娠晚期胎位异常率增加,剖宫产率随之增加。

(四)双角子宫

1.病理

双角子宫是指两侧副中肾管尾端已大部分融合,末端中隔可吸收或未吸收,因相当于子宫底部融合不全而呈双角。两角各有单一的输卵管和卵巢。轻度者仅子宫底部稍下陷呈鞍状,称为鞍形子宫。

2.诊断

(1)临床表现:①症状:一般无症状,妊娠后常伴流产及早产等症状。②体征:第二性征发育正常,妇科检查可扪及子宫底凹陷呈双角,程度不一。子宫颈和阴道可有纵隔。

(2)特殊检查:B超检查、子宫输卵管碘油造影检查、宫腔镜和腹腔镜联合检查,有利于明确诊断。

(3)鉴别诊断:双角明显分开、子宫体部融合较少的双角子宫有时与双子宫难以鉴别,上述特殊检查方法有利于鉴别诊断。

3.治疗

无症状者可不必处理。反复流产者可行子宫整形术。

4.疗效标准与预后

对称型双角子宫整形疗效较好。手术后妊娠者应严密监护,以防子宫自发性破裂,必要时以剖宫产终止妊娠为宜。

(五)纵隔子宫

1.病理

两侧副中肾管融合不全,在子宫腔内形成纵隔。子宫外形正常,但从子宫底至子宫颈内口或外口有纵隔。根据分隔子宫腔的程度可分为不全性及完全性纵隔子宫,后者常合并阴道纵隔。

2.诊断

(1)临床表现:①症状:非妊娠期多无症状,妊娠后好发流产、早产、胎位异常及胎盘滞留等,部分患者易发生不孕症。②体征:子宫外形正常,部分伴有阴道纵隔,宫腔探针检查可探知阴道纵隔的存在,但长度及厚度难以确定。

(2)特殊检查:①三维超声影像检查(尤其是应用阴道探头):可见子宫外形正常,子宫腔内有阴道纵隔而诊断,但宫腔内对比度不足时,确定阴道纵隔的形状、长短及厚度有困难。②子宫腔镜检查:可明确阴道纵隔形状等情况,但有子宫穿孔的危险性。③宫腔镜与B超检查联合应用:可明显提高诊断的准确性和检查的安全性。④子宫输卵管碘油造影:可提供明确的影像学资料,但阴道纵隔达宫颈外口者,造影有一定的困难。

3.治疗

无症状者可不必处理。对有不孕和反复流产者,可行B超监视下宫腔镜手术或宫腔镜和腹腔镜联合手术切除子宫腔纵隔。无条件者,可经腹手术。术后行雌激素、孕激素周期序贯疗法治疗3个周期,以利子宫内膜的修复。

4.疗效标准与预后

内镜手术疗效较好,因子宫肌层损伤小,并发症少。纵隔厚、子宫较小者,宜经腹手术。术后妊娠应严密监护。以防子宫自发性破裂,适时以剖宫产中止妊娠。内镜术后妊娠经阴道分娩者,应警惕胎盘滞留,未手术者人工流产时注意防止漏吸。

(六)单角子宫

1.病理

仅一侧副中肾管发育,形成该侧的单角子宫,具有同侧发育良好的输卵管和卵巢,而另一侧副中肾管未发育或未形成管道,致对侧子宫完全未发育,伴对侧输卵管、卵巢、肾脏往往同时缺如,阴道可正常。

2.诊断

(1)临床表现:①症状:未妊娠时可无症状,妊娠后反复流产、早产等较多见。②体征:妇科检查子宫形态失常,子宫底呈偏向一侧的圆弧形,对侧盆腔空虚。

(2)特殊检查:①B超检查可辅助诊断,彩色超声尤其三维彩超诊断准确率更高。②子宫输卵管碘油造影可提供有价值的诊断依据。③宫腔镜和腹腔镜联合检查可确诊。④必要时可行分泌性肾输尿管造影了解泌尿系统有无畸形。

3.治疗

无特殊治疗。因妊娠反复流产、早产较多,应予以对症治疗。

4.疗效标准与预后

部分患者经对症治疗后,可至足月妊娠。分娩时手术产的可能性较大。

（七）残角子宫

1.病理

一侧副中肾管发育正常,而对侧副中肾管发育不全,就形成了不同程度的残角子宫,可伴有同侧泌尿道发育畸形。多数残角子宫与对侧正常子宫腔不相通,仅有纤维带相连。残角子宫可有或无子宫内膜。有内膜且与对侧宫腔相通者有可能出现残角子宫妊娠。

2.诊断

（1）临床表现:①症状:若残角子宫无功能性子宫内膜者,一般无症状。若子宫内膜有功能,且与对侧子宫腔不相通者,可出现痛经及子宫腔积血,可并发子宫内膜异位症;若有内膜且与对侧子宫腔相通者,可出现残角子宫妊娠破裂或人工流产无法刮出胚胎组织。②体征:妇科检查子宫形态失常,在偏向一侧发育较好的单角子宫对侧,可扪及一大小不等,质地同子宫的结节,两者间往往可有界限。

（2）特殊检查:①子宫输卵管碘油造影:可明确残角子宫是否与对侧子宫腔相通。②B超检查:可辅助诊断,检查时向子宫腔推注1%过氧化氢溶液对诊断有帮助。③宫腔镜与腹腔镜联合检查:可确诊不同程度的残角子宫,有利于确定治疗方案。

（3）鉴别诊断:需与卵巢肿瘤、卵巢子宫内膜囊肿及浆膜下子宫肌瘤相鉴别。

3.治疗

（1）无子宫内膜的残角子宫可不处理。

（2）残角子宫腔积血者行残角子宫切除。

（3）与对侧子宫相通的残角子宫,因有残角子宫妊娠的可能,倾向于残角子宫切除。

（4）若残角子宫妊娠,一经确诊立即行残角子宫切除。

4.疗效标准与预后

残角子宫妊娠16～20周时往往发生破裂,形同典型的输卵管间质部妊娠破裂,出现致命性的内出血,若发现或治疗不及时,死亡率高。残角子宫手术切除后与单角子宫的预后类似。

四、输卵管发育异常

（一）病理

输卵管发育异常有以下四种类型。

1.单侧输卵管缺如

系因该侧副中肾管未发育,常合并同侧子宫缺如。

2.双侧输卵管缺如

常见于先天性无子宫或始基子宫患者,常合并先天性无阴道。

3.副输卵管

单侧或双侧,为输卵管分支,在正常输卵管上有一条较小的输卵管,具有伞端,近侧端管腔与主输卵管腔相通或不相通,可导致副输卵管妊娠。

4.输卵管发育不全、闭塞或中段缺失

类似结扎术后的输卵管。输卵管憩室,多见于输卵管壶腹部,成因尚不清楚。

（二）诊断

临床罕见,几乎均为手术时偶然所见而诊断。输卵管发育异常可能是不孕的原因,也可能导致输卵管妊娠,可出现输卵管妊娠的典型临床表现。

（三）治疗

（1）副输卵管应予以切除。

（2）输卵管中段缺失,如两端组织正常且相加长度大于 6 cm,可切除缺失的中段,行显微吻合术复通。伞端缺失可行造口术。

（3）输卵管憩室,由于孕卵容易在此种植。易发生输卵管壶腹部妊娠流产或破裂,可根据患者有无生育要求,行输卵管整形术或输卵管切除术。

（4）其他类型则无法治疗。

（四）疗效标准与预后

输卵管复通后可受自然受孕。但易发生输卵管妊娠。

五、卵巢发育异常

（一）病理

卵巢发育异常以下五种临床病理类型。

（1）单侧卵巢缺如:见于单角子宫。

（2）双侧卵巢缺如:极少,一般为卵巢发育不全,卵巢外观细长而薄,色白质硬,见于 45,X 特纳综合征患者。

（3）多余卵巢:即除双侧卵巢外,发生第三个卵巢,极为罕见,一般在远离卵巢的部位。在正常卵巢附近者称副卵巢。

（4）卵巢异位:可在肾下极附近,或位于腹膜后,或下降过度合并腹股沟疝,位于疝囊内。

（5）卵巢分裂成几个部分,如花瓣状。

（二）诊断

本病临床罕见。除单或双侧卵巢缺如、因单角子宫或特纳综合征检查时发现外,几乎均在手术时偶然发现而诊断。

（三）治疗

异位卵巢和多余卵巢,一经发现应予切除。双侧卵巢缺如,可行性激素替代疗法。

（四）疗效标准与预后

异位卵巢和多余卵巢有发生肿瘤的倾向。双侧卵巢缺如施行性激素替代疗法。有助于内外生殖器及第二性征发育,对精神有安慰作用,但对性腺发育无作用,不可能恢复生育功能。

（于　燕）

第三节　两性畸形

男女性别可根据性染色体、性腺结构、内外生殖器形态和第二性征加以区别。若生殖器官,尤其是外生殖器同时具备某些男女两性特征,称为两性畸形。两性畸形为先天性生殖器官发育畸形的一种特殊类型,可影响患儿的心理、生活、工作和婚姻,必须及早诊治。

一、病因

多数为染色体基因突变,少数为母亲在妊娠早期服用具有雄激素作用的药物,而导致胚胎期性别分化异常。外生殖器出现两性畸形,均是胚胎或胎儿在子宫腔内接受异常雄激素刺激所致。

二、病理

据其发病原因可将两性畸形分为女性假两性畸形、男性假两性畸形和生殖腺发育异常三类,其中生殖腺发育异常包括真两性畸形、混合型生殖腺发育不全和单纯性生殖腺发育不全三类。

(一)真两性畸形

患者体内同时存在睾丸和卵巢两种性腺,是两性畸形最罕见的一种,但发育不全。以每侧性腺内同时含有卵巢及睾丸组织的卵睾为多;或一侧为卵巢,另一侧为睾丸;或一侧为卵睾,另一侧为卵巢或睾丸;染色体核型多为 46,XX,其次为 46,XX/46,XY 嵌合型。外生殖器多为混合型,往往具有能勃起的阴茎,乳房几乎均为女性型。

(二)女性假两性畸形

性腺为卵巢,染色体核型均为 46,XX,内生殖器包括子宫、卵巢和阴道均存在,但外生殖器部分男性化。以先天性肾上腺皮质增生症(CAH,又称肾上腺生殖综合征)最为常见,系常染色体基因突变所致的隐性遗传性疾病。

(三)男性假两性畸形

染色体核型为 46,XY,性腺为睾丸,无子宫,阴茎极小,生精功能异常,无生育能力。多为外周组织雄激素受体缺乏,临床上将此病称为雄激素不敏感综合征,系 X 连锁隐性遗传性疾病,常在同一家族中发生,可分为完全型和不完全型两种。完全型其外表及外生殖器、部分或全部呈女性型。

三、诊断

(一)病史

应首先询问何时发现生殖器发育异常、异常的程度有无变化和躯体发育情况。还应详细询问患者母亲在妊娠早期有无服用过什么药物,如人工合成的孕激素、甲睾酮(甲基睾丸酮)和达那唑类等,家族中有无类似畸形史。

(二)临床表现

两性畸形除外生殖器同时具有某些男、女两性特征外,青春期后第二性征可更趋向男性或女性,可有或无月经来潮。体检时应注意体格发育、体毛分布、乳房发育情况、腹股沟部和大阴唇内有无结节状物、阴蒂(茎)大小、尿道口的位置、有无阴道和子宫及其形态、大小,盆腔有无肿块。

(三)实验室检查

(1)染色体核型为 46,XX,血雌激素呈低值,血雄激素呈高值,尿 17-羟及 17-α-羟孕酮均呈高值者,为先天性肾上腺皮质增生所致的女性假两性畸形。血雄激素和尿 17-α-羟孕酮值均在正常范围,可能为胚胎期医源性所致的女性假两性畸形。

(2)染色体核型为 46,XY,且 FSH 值正常,LH 值升高,血睾酮在正常男性范围,而血雌激素高于正常男性但低于正常女性值者,为雄激素不敏感综合征。

(3)真两性畸形实验检查难以诊断。

(四)特殊检查

体检和实验室检查难以诊断者可通过剖腹探查或腹腔镜行性腺活检加以明确。B 型超声检查肾上腺是否有肿瘤。

四、治疗

应根据患者原社会性别、本人愿望及畸形程度予以矫治。原则上除阴茎发育良好,且同时具有能推纳入阴囊内的睾丸者外,均宜向女性矫治,按女性养育为宜,其次针对不同类型,给予相应激素治疗。

（1）先天性肾上腺皮质增生症：一经确诊，应即开始并终身服用可的松类药物，常用泼尼松，10～30 mg/d，以后根据尿 17α-羟孕酮的复查值调整剂量至尿 17α-羟孕酮值正常的最小维持量，这样既可以防止肾上腺皮质功能衰竭而死亡，又可促进女性生殖器官发育和月经来潮，生殖器整形术，可待青春期后或婚前施行，切除过大的阴蒂、矫治外阴部融合畸形及其阴道成形。

（2）性激素引起的女性男性化的程度多不严重，且部分患儿生后增大的阴蒂可以逐渐缩小，必要时切除部分阴蒂或切开囊合闭的部分，显露尿道口及阴道，稍加整形即可。

（3）雄激素不敏感综合征：均按女性抚养为宜。完全性者待青春期发育成熟后切除双侧睾丸以防恶变，术后长期应用雌激素，如倍美力 0.625 mg/d 或戊酸雌二醇片 0.5～1 mg/d，婚前酌情行外阴整形术和阴道成形术。不完全性患者有外生殖器男性化畸形，应提前整形术并切除双侧睾丸。阴道过短影响性生活者应行阴道成形术。

（4）真两性畸形：性别的确定主要取决于外生殖器功能状态，应将不需要的生殖腺切除，保留与其性别相适应的生殖腺。按女性养育者，在青春期前切除睾丸或卵睾，以防青春期男性化及睾丸组织恶变，个别有子宫者，可能有生育能力。外阴、阴道畸形者，婚前行外阴整形术或阴道成形术。

五、疗效标准与预后

疗效取决于能否早期诊断和治疗，性别最好能在 2～3 岁前确定，以免影响患者的心身健康。男性假两性畸形者无生育可能。

（于　燕）

第二十二章

不孕症

一、概述

(一)病因病理

从卵子生成到受精是个极其复杂的生理过程,但必须具备三个条件:①有正常的卵子;②卵子与精子结合;③受精卵着床。若其中任何一个环节发生障碍,均可影响受孕。

1.排卵障碍

许多因素都可能引起排卵障碍。主要有以下几种情况。

(1)中枢性因素:下丘脑-垂体-卵巢轴功能紊乱,引起月经失调、闭经或无排卵性月经等,垂体肿瘤引起卵巢功能失调或精神因素、过度焦虑、过度紧张等,都可影响排卵。

(2)全身因素:如重度营养不良、过度肥胖,或饮食中缺乏维生素 E、A 等,都可影响到卵巢功能。内分泌代谢方面的疾病,如甲状腺及肾上腺的功能亢进或低下、重度糖尿病等,都可能影响到卵巢功能而致不孕。

(3)卵巢因素:先天性卵巢发育不全、多囊卵巢综合征、肿瘤、炎症以及子宫内膜异位症等,都可影响卵巢排卵而致不育。

2.影响卵子运行因素

输卵管炎症、子宫内膜异位引起输卵管粘连扭曲或瘢痕挛缩,或先天性输卵管发育不良等,都能影响卵子运行,使其不能与精子相结合而致不孕。

3.影响受精卵着床因素

子宫发育不良、子宫内膜结核、子宫肌瘤、病原体感染、宫腔粘连等,都能影响到子宫腔的改变而影响受精卵着床,引起不孕。此外,孕酮分泌不足亦可使子宫内膜分泌不良,影响受精卵着床而致不孕。

4.影响精子进入宫腔的因素

先天性无孔处女膜、阴道纵隔、无阴道、后天性阴道损伤后粘连、瘢痕粘连等,可影响精子进入宫腔。严重的阴道炎可影响精子的活动力,缩短其生存时间而致不孕。子宫颈因素,如感染、息肉、肿瘤、重度后屈等,均可影响精子进入宫腔,减少受孕机会。另外,雌激素分泌不足可以改变宫颈黏液的性质和量,也可影响精子的活动而减少受孕机会。

5.免疫因素

精液在阴道内可作为一种抗原,被阴道或宫颈上皮吸收后,女方血液中产生抗体,使精子凝集或使精子失去活动能力,以至造成不孕。通过对生殖活动免疫学的研究,已证实整个受精过程存在着复杂的免疫学现象。有人认为,精子的抗原性来自精囊液,即精子与精囊液接触时包被上一层有抗原成分的外膜,即所谓"精子包膜形成的精子抗原",抗体存在于血清、精囊液和男女生殖道内。有人研究,血清的抗体以 IgG、IgM 为主,生殖道内抗体以 IgA、IgG 为主,这些抗原可以诱发机体产生抗精子的抗体,这种抗体在体内存在时,可抑制精子的运动,干扰受精过程。

(二)临床表现

1.症状

不同的原因引起者伴有不同的症状。如排卵功能障碍引起的不孕症者,常伴有月经紊乱、闭经等。生殖器官病变引起的不孕症者,又因病变部位不同而症状不一:如输卵管炎引起的不孕症,常伴有下腹痛、白带增多等;子宫内膜移位症引起的不孕,常伴有痛经、经量过多或经期延长;宫腔粘连引起的不孕常伴有周期性下腹痛、闭经或经量少。免疫性不孕症患者可无症状。

2.体征

因致病原因不同,体征各异。如输卵管炎症引起的不孕者,妇科检查可见有附件增厚、压痛;子宫肌瘤者,可伴有子宫增大;多囊卵巢综合征者常伴有多毛、肥胖或扪及胀大的卵巢等。

3.实验室检查和特殊检查

通过详细询问病史和体格检查,在初步掌握病情的基础上,可以选择下列检查,以确定病因。

(1)卵巢功能检查:主要检查有无排卵及黄体功能情况。常用的方法:基础体温(BBT)测定;宫颈黏液(CM)检查;阴道细胞学检查;子宫内膜活组织检查或诊断性刮宫。刮宫除了解卵巢功能外,还可了解宫腔大小以及有无器质性病变,如黏膜下肌瘤、子宫内膜结核等。

(2)内分泌学检查:根据病情可做如下检查:垂体促性腺激素(FSH、LH)、泌乳素(PRL)、雄激素(T)、雌激素(E_2)、孕激素(P)以及肾上腺皮质激素和甲状腺功能检查。其目的是了解下丘脑-垂体-性腺轴的功能以及其他内分泌腺对性腺的影响。

(3)输卵管通畅检查:如果有排卵,或有过输卵管炎可以做此项检查。常用的方法有输卵管通气、通水以及子宫输卵管造影。输卵管通液除检查输卵管通畅与否外,还可起治疗作用。造影能明确输卵管阻塞部位,还可了解子宫有无畸形,肿瘤以及子宫内膜结核、输卵管结核等情况。近几年发展起来的还有声学造影及腹腔镜下输卵管通液试验。声学造影是在 B 超下将 2%～3% 的过氧化氢注入管腔,经 B 超观察有无连续发生的小气泡自宫腔向输卵管进入并自伞部逸出。如有,证明通畅;如没有,则疑为阻塞,可按规定反复试验 2～3 次,然后下结论,以免被输卵管痉挛引起的假象所掩盖。

(4)B 超检查:可以诊断盆腔肿瘤、子宫病变,还可监测卵泡发育及排卵情况,是诊断无排卵滤泡黄素化综合征的非常重要的检查方法。

(5)腹腔镜检查:在有关检查的基础上,如怀疑有器质性病变而又不能确诊时,可做腹腔镜检查,直接观察子宫、输卵管、卵巢有无病变或粘连,并可直接观察输卵管通液试验的情况。

(6)宫腔镜检查:主要了解宫腔内的病变,如肿瘤、息肉、畸形等。

(7)性交后试验:主要了解精子对子宫颈黏液的穿透性能力,在夫妇双方无特殊异常的情况下可做此试验。应选在排卵期进行,受试前 2 天禁止性交。亦勿行阴道用药或冲洗,于性交后 2～3 小时检查。一般认为,1 个高倍镜视野下有 10 个或 10 以上活精子,为有生育能力;少于 5 个为生育能力差;若为死精子或精子活动力弱,说明阴道环境或宫颈黏液对精子不利。需反复试验 3 次,才能确诊。

(8)其他:测定血清或宫颈黏液抗精子抗体,或抗卵透明带抗体。疑有先天异常者,可做染色体检查。疑有垂体肿瘤者,可测定血清催乳素,做蝶鞍 X 线检查或 CT 检查,以明确诊断。

二、输卵管性不孕

(一)概述

自然受孕必须要有正常的输卵管功能,包括输卵管平滑肌的蠕动及其上皮细胞纤毛的推动,输卵管也必须通畅。多项流行病学的调查显示,在女性不育中,输卵管因素约占 40%。近年来,输卵管性不育有增加的趋势,可能与性传播疾病,如淋病、沙眼衣原体、支原体感染;子宫腔内操作,如多次人工流产等有关。

(二)诊断

1.病史

患者可有慢性、钝性、间断发作的下腹部隐痛或坠痛,有时感腰骶部酸痛。这种疼痛常于月经期、性交后或劳累后加重。慢性输卵管炎急性发作时,可有剧烈下腹部疼痛,并伴有发热、白细胞增高等急性感染的症状。月经可以正常或失调。月经不调常表现为经量增多或不规则阴道出血。原因多为盆腔脏器和组织充血或卵巢功能障碍。不孕,多为继发不孕。其他:白带增多、全身无力等。

结核性输卵管炎:不少结核性输卵管炎患者就诊的首要症状为不孕,可无任何症状。亚临床可有疲劳、盗汗、低热、食欲差等全身症状,常不能引起患者的注意。月经正常或有周期紊乱,月经量多或过少,甚至闭经。症状的轻重与子宫内膜被损伤程度及病变早晚有关。少数患者可有轻度的下腹坠胀感和(或)腰骶部疼痛,无特异性。即使输卵管结核积脓或腹腔积脓也不一定有疼痛、体温升高等炎性症状,故称为寒性脓肿。当输卵管结核下行感染了子宫内膜,甚至结核性宫颈炎时,则分泌物呈脓性或脓血性,临床表现为白带增多。

2.查体

慢性静止性输卵管炎,多无明显体征。部分患者可有下腹部压痛,压痛点以髂凹处最明显。妇科检查大部分患者合并有慢性宫颈炎,子宫体大小正常,但常呈后位或偏向患侧,活动度欠佳。双侧附件有慢性炎症时,子宫多固定于后位,有触痛。如炎症粘连、增生明显时,可触及一侧或双侧附件炎性包块,此包块表面不规则,质地中等硬度,不活动,有触痛。结核性输卵管炎时,常规全身查体,腹部检查有或无揉面感。包块可为囊性、半实质性或实质性,有或无压痛,边界多不清楚。腹部叩诊有或无移动性浊音或局限性包块浊音。双合诊注意外阴、阴道和宫颈,子宫的大小和活动度,附件区包块,以及大小租活动度,压痛和质地。严重者可形成冷冻骨盆,双合诊和三合诊检查时子宫固定,宫旁因纤维化而致宫旁组织增厚。

若子宫内膜异位症或子宫肌瘤造成的输卵管性不育则有原发病的临床表现。

3.辅助检查

实验室检查:怀疑特异性感染如结核、沙眼衣原体、解脲支原体的患者需要做病原体的培养或血清学诊断等特殊检查。胸部 X 线和腹部 X。线片以确定有无慢性结核病钙化灶,B 超进一步检查有无包块,并判断其性质。

输卵管通畅性检查:输卵管通畅性检查一般于月经干净后 3～7 d 进行。患者自月经来潮日禁性生活。术前 30 min 可肌内注射阿托品 0.5 mg,以减少输卵管痉挛发生。排空膀胱,行妇科检查了解子宫大小、位置及双附件情况。术前常规消毒外阴、阴道、宫颈并探宫腔。通常采用双腔气囊硅胶软导管,对于插管困难者可以采用金属制锥形硬导管或杯形导管。术后可酌情应用抗生素;患者应禁性生活及盆浴半个月。

常用的方法如下。

(1)输卵管通液检查:通常用抗生素溶液(注射用水 20 mL 加地塞米松 5 mg、庆大霉素 8 万 U)或生理盐水 20～30 mL 注入宫腔,根据推注液量、阻力大小、有无反流及患者的感觉可做出输卵管通畅、通而不畅、阻塞三种诊断。输卵管通液检查虽然操作简便、价格便宜,但由于其诊断标准主要靠主观感觉,判断输卵管通畅性的准确率只有 84.2%～85%。只可作为年轻原发不育患者的初步筛查方法,有时也可对轻度粘连起到疏通作用。

(2)B 超下输卵管通液检查:行子宫输卵管通液,同时行 B 超监测,根据注入液体流经宫腔与输卵管时出现的声象变化,观察其动态变化,判断输卵管的通畅程度。可以作为输卵管检查的首选方法。

(3)X 线下子宫输卵管造影(HSG):造影前首先要进行妇科检查,检查白带常规正常,碘过敏试验阴性。操作方法:常规消毒外阴阴道与宫颈,在 X 线荧光屏下将 76% 复方泛影葡胺 10～20 mL 经宫颈缓慢注入宫腔,随着造影剂的推入,可见子宫及输卵管显影并摄片;造影可观察到宫腔和输卵管腔有无扩张、充盈缺损以诊断有无子宫畸形、子宫黏膜下肌瘤、息肉等病变以及输卵管是否通畅,但不能准确反映盆腔内病变及粘连程度。操作时应轻柔缓慢,避免推注过快或压力过大造成痉挛或损伤。

（4）腹腔镜下输卵管染色通液：术前准备及手术操作按照诊断性腹腔镜常规，置入腹腔镜后先做盆腔扫视，然后依次观察子宫及周围腹膜、输卵管、卵巢。注意有无子宫内膜异位症、子宫输卵管发育异常、输卵管形态柔软抑或僵硬、有无粘连扭曲和充血，卵巢外观是否正常。最后做稀释宫腔美蓝通液。

4.诊断要点

（1）病史：原发或继发不孕同时具有前述急、慢性输卵管炎，或结核性输卵管炎的症状。

（2）查体：具有前述急、慢性输卵管炎，或结核性输卵管炎的体征。

（3）辅助检查：通过输卵管通畅性检查，证实输卵管不通。

（三）治疗

1.一般治疗及药物治疗

对于轻度的慢性输卵管炎，不育年限较短，可先试用保守治疗。包括抗生素治疗、理疗与中药治疗。由于支原体、衣原体引起的感染已很常见，所以应尽量分离、鉴定致病病原体。在使用抗生素时常联合应用广谱抗生素药与抗厌氧菌药物。同时注意选用抗支原体与衣原体的药物，还可小剂量应用肾上腺皮质激素。

2.手术治疗

（1）宫腔镜输卵管口插管加压注液术：适用于输卵管不通或通而不畅的患者。在宫腔镜下找到输卵管开口，将输卵管导管插入管口2～3 mm，加压注入抗生素溶液 20～40 mL。对于推注有阻力、有反流者说明输卵管仍不通畅，可于下周期重复治疗，连续 2～3 次。

（2）宫、腹腔镜联合治疗：对于确诊的输卵管性不育患者，可采用宫、腹腔镜联合治疗。首先腹腔镜观察盆腔，分离盆腔或输卵管、卵巢粘连，必要时行伞端成形术或造口术；然后宫腔镜检查宫腔，分离粘连并行诊刮，然后行美蓝通液试验，对于同时合并宫腔病变者进行相应的镜下治疗。对管内型通而不畅或不通的患者使用抗生素溶液加压通液或使用输卵管导管进行疏通，以分离粘连或狭窄，达到通畅的目的。

（3）输卵管造口术及伞端成形术：可选用显微外科技术或腹腔镜技术进行。腹腔镜手术损伤小，恢复快。输卵管造口术用于严重的输卵管末端梗阻，伞部结构已破坏者，通常合并粘连。伞端成型术用于单纯伞部粘连，但尚未破坏解剖结构者。

（4）输卵管粘连松解术：随着腹腔镜盆腔再造技术的出现，不育的诊断和治疗用一种手术方法即可完成。腹腔镜下可进行输卵管与周围组织器官的粘连分离，其目标是游离附件并恢复输卵管与卵巢的正常解剖关系。

（5）辅助生育技术：用于经检查与治疗后输卵管功能仍然不能恢复的患者，如结核性输卵管炎、严重的输卵管粘连等。有时输卵管虽然有通畅的管道，但缺乏完善的功能，仍然不能完成拾卵、受精、运送配子与胚胎的工作。在这种情况下，可借助助孕技术，将卵子取出，经体外受精培养后移植入宫腔，原来需要输卵管完成的工作改为在体外培养环境中或宫腔内完成。包括体外受精－胚胎移植（IVF-ET）及宫腔内配子移植等衍生技术。

（四）转院要求

1.病情要求

对于输卵管性不孕，在诊断明确的情况下，可采取基层医院可给予的治疗，如治疗 3～6 个月无效，可考虑转至条件好的更高级医院治疗。

2.途中要求

无特殊要求。

（五）诊疗体会

1.诊断方面

通过典型的病史，体征，及辅助检查，即可诊断。其中比较重要的是辅助检查，因为有输卵管性不孕患者可没有临床其他症状，仅仅表现为不孕。根据患者的具体病情，其中输卵管通畅性检查尤为重要。对于检查手段的选择,可根据医院具有的条件做出具体选择,输卵管通液不需要特殊设备,基层医院可常规采用,如有 B 超可选择 B 超下输卵管通液术,一般基层医院都有 X 线设备,可行 X 线下子宫输卵管造影。宫腹腔镜对于设备和技术有特殊要求,基层医院可能不具有实施该技术的条件。

2.治疗方面

对于输卵管性不孕治疗先考虑一般治疗,包括输卵管炎的治疗,应用有效的抗生素。对于诊断明确输卵管不通者,可转至有条件的医院治疗,包括腔镜治疗和辅助生殖技术。

（六）健康指导

输卵管性不孕患者,大部分患者经过一般治疗、腹腔镜、宫腔镜等及时积极治疗是可以自然受孕的。如经上述治疗仍未受孕者,具有实施辅助生殖技术指征,可到有资质有条件的医院,接受相应的技术治疗。

三、卵巢性不孕

排卵系女性下丘脑－垂体－卵巢轴(hypothalamo-pituitary-ovarianaxis,HPOA)间相互调节及制约的结果。HPOA 中任何环节异常,均可因无排卵或卵细胞的质量异常而致不孕,简称卵巢性不孕。卵巢性不孕是女性不孕症的首要原因,占 20％～40％。其中包括下丘脑性不排卵、垂体性不排卵、多囊卵巢综合征(PCOS)、黄素化未破裂卵泡综合征(LUF)、黄体功能不足等。

（一）下丘脑性不排卵

除局部肿瘤、外伤及全身疾患外,多见于应激(如疲劳、环境改变等)、精神因素(如神经性厌食症、精神创伤等)、药物(氯丙嗪、避孕药)引起的继发性闭经。实验室检查见 FSH、LH、E_2 均低于正常,而垂体兴奋试验为阳性。大多在消除诱因、治疗原发疾患后即恢复正常。必要时给予 GnRH 治疗,或直接使用 HMG/FSH＋HCG 治疗。患者对药物反应好,预后佳。

（二）垂体性不排卵

1.高催乳素血症

催乳激素(prolactin,PRL)分泌异常是一种常见的生殖内分泌障碍性疾病。无论是男性还是女性,成人还是儿童,非妊娠、非哺乳状态下血中 PRL 持续增高,超过 25 $\mu g/L$,就称为高催乳激素血症。缺氧锻炼、性生活、进食、麻醉、疼痛、低血糖、手术、乳头刺激等可以使 PRL 一过性增高,并非异常。但非妊娠和非哺乳状态下,慢性持续的高催乳激素血症,即认为是病理状态。PRL 分泌异常的重要原因是垂体和下丘脑功能异常。在不排卵的患者中,15％～23％有高 PRL 血症,其中近半数高 PRL 血症患者为垂体微腺瘤。在继发闭经患者中,10％～15％有高 PRL 血症。高催乳素血症常可致月经周期延长、继发闭经、溢乳、不孕等症状。高泌乳素血症的治疗包括:①药物治疗。选用的药物如溴隐亭、诺果宁等。②手术治疗。如患者出现压迫症状、垂体卒中可手术治疗。手术方式首选经蝶窦选择性垂体肿瘤切除术。

2.席汉综合征

本征因产后大出血、休克而导致腺垂体出血性坏死。主要表现为下丘脑释放激素不足,如排卵障碍、闭经、生殖器萎缩等,还可出现甲状腺、肾上腺功能不足等表现。除其他对症治疗外,可采用 HMG/FSH＋HCG 治疗,一方面可恢复排卵及月经,另外还能避免生殖器官的萎缩。

（三）多囊卵巢综合征

多囊卵巢综合征(polycystic ovary syndrome,PCOS)是育龄女性最常见的内分泌紊乱性疾病,表现为高雄激素血症和(或)高胰岛素血症。临床表现为闭经、肥胖、多毛、不孕和双侧卵巢呈多囊性增大的综合征,患病率为育龄妇女的 5％～10％,是引起不排卵性不孕的主要原因,占神经内分泌不排卵患者的半数以上,其病理生理十分复杂,至今仍然有许多环节没有研究清楚。近年来,关于 PCOS 的病因、病理生理,以及 PCOS 不孕的治疗,PCOS 的远期并发症的预防越来越引起广泛关注。

早在 1935 年,Stein 和 Levehthal 首先报道一组 7 例患者具有下列表现:月经紊乱、闭经、多毛、肥胖、不孕,查有双侧卵巢增大及多囊性变、不排卵。上述临床表现曾一度作为 PCOS 的诊断标准。由于组织学、激素测定、阴道超声及腹腔镜等技术的广泛应用,人们对之有了较为全面的认识,目前研究发现,胰岛素抵抗、高胰岛素血症及高雄激素血症在 PCOS 的发病中起重要作用。

1.临床表现

(1)不排卵、月经失调与不孕:不排卵是 PCOS 内分泌障碍产生的最为常见的结果之一,也是导致不孕的原因;患者月经失调表现为月经量少、月经稀发、功能性子宫出血、闭经等。月经失调多由于无排卵所致,但部分 PCOS 患者也可有排卵。

(2)多毛、痤疮:多毛主要是指性毛的异常生长,表现为耻骨联合与脐间的腹中线上阴毛生长,为异常的雄激素作用的结果。有时,异常阴毛的生长可以延至肛周和腹股沟。

(3)卵巢的多囊化:LH/FSH 的异常比值,导致了卵巢的增大和多囊化表现。卵巢增大明显时,盆腔检查有时可触及一侧或双侧卵巢。但多数卵巢的多囊性变是通过 B 超检查发现的。B 超显示卵巢内有多个直径在 1 cm 以内的囊性区,贴皮质排列,一侧卵巢上常超过 10 个以上,呈车轮状。患者卵巢间质/卵巢体积超过 25%,有时在非高雄激素血症月经正常妇女中卵巢也可能发生类似的改变,称为多囊状卵巢,其中有部分患者发展成为 PCOS。

(4)肥胖与代谢紊乱:50%～60% 的 PCOS 患者有肥胖表现。虽然肥胖不是每个患者的必然表现,但经过体重指数(body mass index,MBI)校正后,多数患者受到了肥胖的危害。另外,黑棘皮症,可发生在颈背部、腋下及阴唇,呈灰褐色,皮肤增厚。

(5)高催乳激素血症:有些 PCOS 的患者伴有 PRL 的增高。值得一提的是,PCOS 的患者应当注意子宫内膜癌、非胰岛素依赖型糖尿病(NIDDM)、心肌梗死和动脉粥样硬化等远期危害。

2.诊断

PCOS 的诊断需要结合临床、超声、激素测定和其他生物化学检查。包括:①月经减少、月经稀发和(或)闭经;②超声检查卵巢多囊化改变;③高雄激素血症和(或)多毛;④MBI＜30 kg/m² 时,LH/FSH 比率在 1～1.5;⑤在青春期前后发病。另外注意与卵巢男性化肿瘤、先天性肾上腺皮质增生、甲状腺功能亢进或减低相鉴别。

3.治疗

PCOS 对于受孕的不利影响不是导致绝对的不孕,而是受孕概率低下,应当帮助患者树立信心。在治疗前,需要常规地进行精液分析,输卵管检查、生殖免疫学检查。对于肥胖的妇女(BMI＞30 kg/m²)降低体重有利于改善内分泌状态、受孕和正常妊娠。

(1)纠正内分泌紊乱:常用的方法如下:①短效口服避孕药。短效口服避孕药是雌孕激素合剂,通过其对下丘脑的负反馈作用,可降低垂体的 LH 和 FSH 的分泌,使卵泡停止生长。复方醋酸环丙孕酮中,环丙孕酮不但对垂体的抑制作用较强,而且具有抗雄激素作用,对多毛、痤疮及高雄激素血症有较好的效果,并且在停药后有一定的受孕率,更适合用于 PCOS 的治疗。一般用药 3～6 个周期后,可促排卵或自然受孕。常用的有达英-35、去氧孕烯(妈富隆)、敏定偶等,于月经的第 3～5 天服用,共用 21 d。②孕激素。应用孕激素类药品也可通过抑制 LH 的分泌,降低卵巢的雄激素的产生。在应用孕激素时注意补充雌激素,可给予补佳乐 1 mg/d 或炔雌醇 0.05 mg/d,共用 21 d。最后 3～10 d 加孕激素。③促性腺激素释放激素激动剂(GnRHa),如长效达菲林、长效达必佳。GnRHa 的作用是双方面的。在用药的初期短暂的几天内表现为促进垂体的 LH 和 FSH 的分泌。随后,表现为十分强的 LH 和 FSH 分泌的抑制作用,称为药物去垂体作用。由于 PCOS 高雄激素血症是 LH 依赖性的,GnRHa 的去垂体作用对于多毛和高雄激素血症有良好的效果。一般用药后可产生良好的降低 LH 和 FSH、降低雄激素,减轻痤疮和多毛的作用,但不能改善抗胰岛素作用。④胰岛素增敏剂。如二甲双胍等。⑤抗雄激素治疗。糖皮质激素、螺内酯都可有效的降低雄激素。⑥溴隐亭。对于 PRL 增高患者,需要给予溴隐亭治疗。

(2)药物促排卵:首选氯米芬(CC)。在 PCOS 治疗中,氯米芬作用于下丘脑,抑制雌激素对于下丘脑的负反馈作用,从而阻断持续的单一雌激素对于下丘脑产生的不正常反馈,阻断 PCOS 高雄激素血症产生的内分泌恶性循环,使 FSH 增高,卵泡生长。氯米芬的用法:从月经第 3～5 天应用氯米芬50 mg/d,每天晚上睡前半小时服用,连用 5 d。在氯米芬促排卵中,其雌激素的拮抗作用对受孕率有一定的影响,但由于方法简单、费用低廉、患者方便,且效果良好,仍为广大医师和患者接受。可以在应用氯米芬后注意补充雌激素,如补佳乐 1 mg/d,共 5 d。

外源性的促性腺激素(GnH),如人绝经期促性腺激素(HMG),人绒毛膜促性腺激素(HCG)、纯化的 FSH 和基因重组的人 FSH(r-hFSH)、重组的人 LH(r-hLH)。常用法分为两种,一种是应用 CC ＋HMG＋HCG 方案。即月经第 3～5 天,睡前半小时口服氯米芬 50 mg,连用 5 d。于月经第 8 天和月经第 10 天,分别注射 HMG150U,另一种方法是 HMG＋HCG 方案,从月经第 5 天开始,每天注射 HMG 150 U,检测卵泡后再调整用量。PCOS 的卵巢对 GnH 的反应性较为特殊,或是敏感,或是不敏感,安全范围较小,用药应当特别谨慎,避免卵巢过度刺激综合征(OHSS)的发生。如果卵巢对药物反应不良,可加用生长激素,一般 2～4 U/d,可以使卵泡生长速度加快,雌激素水平增高,子宫内膜改善,促排卵时间缩短。

在 PCOS 应用 GnH 促排卵多卵泡生长的情况下,较其他患者更容易出现卵泡成熟前的 LH 峰,应当特别注意检测尿中的 LH。为了避免这种情况的发生,可以使用"降调长方案递增给药促超排卵,以避免 OHSS 发生。

PCOS 患者用 GnH 促排卵受孕率、多胎率、OHSS 等高于氯米芬促排卵。选择治疗方案时,应当充分考虑受孕机会、年龄、卵泡监测条件和经验、是否同时实施辅助生殖技术、患者的经济状况等多方面的因素。

多次的诱发排卵治疗未能受孕和同时伴有其他的实施人工辅助生殖技术的指征,如输卵管因素、免疫因素、男方因素等、PCOS 患者可实施人类辅助生殖技术。

(3)手术治疗。①卵巢楔形切除术:PCOS 患者实施卵巢楔形切除术后,雄激素明显下降,排卵恢复。其治疗效果的机制不十分清楚,可能与切除了产生雄激素的部分组织有关,或者与卵泡产生的抑制素减少有关。手术有恢复排卵的可能,但也有产生盆腔粘连的机会。如切除组织过多,有继发卵巢功能衰退的可能。②卵巢穿刺:腹腔镜下对 PCOS 卵巢的卵泡穿刺、电凝或激光灼烧打孔都有一定的疗效,其效果与卵巢楔形切除术相似。

(4)其他:如患者已生育或无妊娠愿望,对月经稀发和闭经的患者,建议用药,如口服避孕药、促排卵药等,至少每 3 个月有一次子宫内膜脱落。当患者年龄超过 35 岁,或月经持续达到 10 d 以上及淋漓出血时,也应积极进行诊断性刮宫,以排除子宫内膜病变。

(四)卵泡黄素未破裂综合征

卵泡黄素未破裂综合征(luteinized unruptured follicle syndome,LUFS)在不孕患者中有较高的发病率,常无明确的临床症状。往往有正常的月经周期,BBT 亦为双相,B 超亦提示有正常的卵泡生长、发育。但卵泡透声差、直径偏大、卵泡壁明显增厚。常规使用 HCG 后,复查阴道 B 超,见卵泡未能排出。该综合征尤其多见于使用 CC 促排卵,其发病机制不清。未排出卵泡往往在随后的 1～2 个月经周期内自行吸收,否则可行阴道 B 超导引下穿刺治疗。穿刺后可使用妈富隆或达英－35,使卵巢处于相对"静息"状态。2～3 个月经周期后首先 HMG/FSH＋HCG 促排卵。

(五)黄体功能不足

正常情况下,子宫内膜在雌、孕激素(P)的作用下形成周期性月经。黄体功能不足(luteal phase defect,LPD)指由于卵泡发育异常,致排卵后黄体分泌的 P 减少,或由于子宫内膜孕激素受体(PR)降低,导致子宫内膜发育迟缓,继而引起不孕症或反复流产。其临床表现除不孕、反复流产外,还可查有 BBT 温差小于 0.3 ℃,高温期持续时间小于 12 d,相对月经周期,黄体早期子宫内膜活检提示子宫内膜发育迟缓或提前(Noyes 分期)。

LPD 的治疗以补充孕酮,维持黄体为主,常用方法:于排卵后每日肌内注射黄体酮 20 mg,第 14 日查尿 HCG,如妊娠,继续用药至排卵后 70 d;如无受孕则停药。或排卵后每 3 d 肌内注射 HCG,2 000 U,共

5 次,停药 5 d 查是否妊娠,应当注意动态观察 HCG,以区分药物 HCG。鉴于卵泡发育不良常可导致 LPD,应选择适宜的促排卵药物及方法。

四、子宫性不孕

(一)概述

子宫性不孕占女性不孕症的 30%～40%。子宫作为生殖生理与生殖内分泌的重要器官,其功能有储存运输精子、孕卵着床、孕育胎儿、分娩等。造成子宫性不孕的原因包括子宫畸形、宫腔粘连、子宫内膜炎、子宫肌瘤和子宫内膜息肉及异物等。

(二)诊断

1.子宫畸形

患者有原发性闭经、不孕、痛经、复发性流产、胎位不正及胎盘附着异常等病史,应首先考虑到有生殖道畸形的可能。进一步询问病史并行妇科检查,必要时探宫腔或行子宫输卵管造影(HSG)、内镜检查(包括宫腔镜、腹腔镜、膀胱镜等)以明确诊断。生殖道畸形常合并泌尿系统及下消化道畸形,必要时可做静脉。肾盂造影或钡剂灌肠。

主要临床表现:①原发闭经或月经不调,如月经稀发或过少、痛经、功能失调性子宫出血等。②原发或继发不孕。③生殖道畸形,如外阴、阴道、宫颈和子宫畸形等。④卵巢功能低下,如无排卵、月经失调、功能失调性子宫出血和痛经等。⑤性交困难或性功能障碍,如性交痛、阴道痉挛、性冷漠等。⑥盆腔包块史,见于双子宫、残角子宫等。⑦病理妊娠史,如复发性自然流产、早产、胎位异常、胎盘位置异常或死胎等。⑧泌尿系统畸形,如多囊肾、马蹄肾、游走肾等。

2.感染因素引起的子宫性不孕

(1)临床表现:急性子宫内膜炎起病较急,多有明显诱因,如经期不卫生、经期不洁性交、宫腔操作、阑尾炎和全身感染等。表现为寒战,发热(体温 38 ℃～40 ℃),全身无力,下腹剧痛、下坠、腰酸,大量血性、脓性或水样白带,并有恶臭。患者下腹压痛,宫颈举痛,宫体柔软胀大,压痛明显。由于宫腔有良好的引流条件及周期性内膜剥脱,使炎症极少有机会长期存在于内膜,但如急性期治疗不彻底,或经常存在感染源,则可导致慢性子宫内膜炎。临床上最常见的不孕因素是慢性结核性内膜炎和子宫内膜息肉,可表现为原发或继发性不孕,月经失调,白带增多,下腹坠痛。轻者双合诊可无异常发现,若有宫腔积脓,则子宫呈球状增大,柔软压痛,可见血性脓液自颈管排出,常并存急性阴道炎。

(2)诊断:根据病史、症状和体征并不难诊断,结合对阴道、宫颈和宫腔分泌物行细胞学、细菌学和其他病原体检查,可发现病原体类型;行 B 超、HSG、宫腔镜等检查可了解宫腔内病变范围及程度;诊断性刮宫可了解内膜组织学变化,如内膜结核、内膜息肉等。

3.宫腔粘连引起的子宫性不孕

宫腔粘连(Intrauterine adhesion,IUA)也称 Asherman 综合征,其发病率逐年增高,是引起子宫性不孕的重要因素。

(1)临床表现:依粘连部位和范围而异,表现为原发或继发性不孕、闭经、月经稀少、痛经、月经过多(也有月经正常者)、复发性自然流产、早产、胎盘早剥及前置胎盘等。合并颈管粘连者可引起经血潴留,宫腔积血、积液或积脓。

(2)诊断。①病史、症状和体征:询问患者有无刮宫和妇科手术史、感染史、继发性不孕或闭经和月经不调等。②妇科检查和诊刮:行宫腔探针检查、宫颈扩张和诊刮,以了解内膜改变情况。③子宫输卵管造影:了解宫腔情况。④宫腔镜:宫腔镜是 IUA 最可靠的诊断手段,同时还可进行治疗。宫腔镜下可根据宫腔闭塞的程度进行分度。轻度:少于 1/4 宫腔,有致密粘连,宫底和输卵管开口仅少许粘连或未波及。中度:约 3/4 宫腔有粘连,但宫壁未粘着,宫底及两侧输卵管开口部分闭锁。重度:3/4 以上宫腔厚实粘连,宫壁粘着,输卵管开口及宫底粘连。

4.子宫肌瘤引起的子宫性不孕

子宫肌瘤是最常见的妇科良性肿瘤,其合并不孕的概率达27%。但作为不孕的唯一因素,仅占2%左右。子宫肌瘤多发于孕龄女性,故其在不孕症治疗中仍值得注意。

(1)临床表现:有月经失调(包括月经过多、经期延长、月经频发等,多见于黏膜下或肌壁间肌瘤)、下腹痛(坠痛、腰背痛、急腹症)、压迫症状(尿频、便秘等)、不孕及自然流产、盆腔包块、继发性贫血,以及较为罕见的红细胞增多症和低血糖症。

(2)诊断:结合病史、症状、体征和超声检查,可以对绝大多数肌瘤做出正确诊断。此外,常规的诊断性刮宫可以帮助了解宫腔情况,并了解子宫内膜的病理性质。通过宫腔镜可在直视下观察宫腔内病变,并切除黏膜下肌瘤。在诊断不明确时,可行腹腔镜检查以明确诊断。磁共振(MRI)对子宫肌瘤的诊断尤为得力,优于B超和CT。它能清楚地显示肌瘤的部位及数目,对小肌瘤(0.5～1 cm)也可辨别清楚,还可显示肌瘤退行性变性,如玻璃样变性、钙化等,但价格昂贵。

5.子宫内异物引起的子宫性不孕

(1)临床表现:有相应的宫腔操作史或病理性妊娠史,如流产、胎盘粘连、植入史等;原发或继发性不孕;月经失调,如月经过多、经期延长、经间期出血、痛经等;下腹坠痛,白带增多,性交后出血;子宫正常或轻度增大,有压痛。

(2)诊断:根据病史、症状、体征,应考虑到有宫腔异物残留的可能,进一步行超声检查及HSG,可发现宫腔内异常实性强回声光团或充盈缺损、宫腔形态异常、内膜线不规整等表现。探宫腔可初步了解宫腔内情况;宫腔镜可在直视下观察病变;诊断性刮宫可进行病理诊断。

(三)鉴别诊断

不同原因引起的子宫性不孕之间的鉴别诊断。鉴别方法参考诊断内容。

(四)治疗

1.子宫畸形

(1)手术矫形:子宫畸形修复手术的最常见和效果最好的适应证是对称型双角子宫。凡反复流产的这类患者均应及早施术。把两个分开的子宫角,从一侧宫角至对侧宫角做一横切口,对半切开肌壁,将左右两侧切口面对缝一起。术后分娩活婴者可达60%～85%。Makino对233例患者行子宫重建术,术后妊娠成功率达84%。残角子宫内有积血引起临床症状时,可切除残角。子宫畸形经手术治疗后妊娠者,应注意避免流产,并应严密观察,以防止子宫自发破裂。分娩时根据胎位及产程进展等情况,选择分娩方式,应大大放宽剖宫产指征。应注意防止产后流血和产褥感染。阴道分娩时要警惕胎盘滞留。同时合并泌尿系统、下消化道畸形也可行相应的矫形手术。

(2)内分泌治疗:采用性激素人工周期疗法、促排卵疗法、甲状腺素和抗泌乳素等,以促进生殖器官发育。

(3)孕期严密监测:子宫畸形患者,特别是矫形术后患者,如已妊娠,应加强孕期保健,如卧床休息、加强营养、保胎治疗、抑制宫缩等。

2.感染因素引起的子宫性不孕

(1)若有明显诱因,则将其去除。

(2)抗生素,针对病原体和药敏试验选择敏感抗生素,必要时联合用药。子宫内膜炎以全身治疗为主。对于慢性内膜炎、颈管炎有粘连、积脓者,应行颈管扩张、引流及宫腔抗生素注药或低压灌注。

(3)对于子宫内膜息肉,可行直视下、宫腔镜下或手术切除。对于发生宫颈管或宫腔粘连者,应行宫颈扩张或宫腔镜下粘连分解术。

3.宫腔粘连引起的子宫性不孕

可在宫颈扩张后用探针或在宫腔镜直视下,钝性或锐性分离粘连,之后放置IUD或Folley导尿管扩张宫腔并留置10 d,以防止再粘连。术后除抗生素预防感染外,还可加用雌—孕激素人工周期治疗。2个月后复查 HSG 或宫腔镜。

4.子宫肌瘤引起的子宫性不孕

子宫肌瘤性不孕的治疗需根据患者的年龄和生育要求,肌瘤的大小、数目、部位及患者的全身情况而定。

1)保守治疗。

(1)适应证:年龄小于 35 岁,希望生育,浆膜下肌瘤,子宫小于 10 周妊娠大小,肌瘤生长缓慢,双侧输卵管通畅或可望疏通者,肌瘤直径小于 6 cm 而无变性,月经改变不明显者。

(2)方法:包括期待疗法和药物治疗。对于子宫不到 10 周妊娠大小,无临床症状,尚不急于妊娠者可采用定期随访观察的期待疗法。有临床症状者应给予药物治疗。

(3)常用药物。①米非司酮(RU-486):20 世纪 80 年代研究成功的抗孕激素药物。它可与靶细胞内孕激素受体和肾上腺素受体竞争结合,导致孕激素受体下调,抑制子宫肌瘤及子宫肌细胞的生长。近年来国内外学者对其使用剂量做了多项试验,多认为每日口服 10 mg,连续 3 个月为较理想的治疗剂量,且适宜于术前用药以缩小瘤体,纠正贫血,减轻盆腔充血。②促性腺激素释放激素激动药(GnRHa):大剂量连续或长期非脉冲式给药可产生垂体功能的降调节,抑制 FSH 和 LH 的分泌,降低雌二醇水平,造成药物性闭经,抑制肌瘤生长并使其缩小。给药方式有鼻腔喷洒、皮下注射、肌内注射或植入等。常用药物有醋酸戈舍瑞林,3.6 mg 皮下注射,每 4 周 1 次,共 6 次;醋酸亮丙瑞林,3.75 mg 肌内注射,每 4 周 1 次,共 6 次;醋酸曲普瑞林,3.75 mg 肌内注射,每 4 周 1 次,共 6 次。

2)介入治疗:运用 Seldinger 技术行经皮股动脉穿刺,超选择栓塞双侧肌瘤供应血管,使肌瘤缺血萎缩、坏死并吸收,可达到保留子宫、保留生育能力的目的,且创伤及不良反应小。目前已有此方面的许多经验报道,但临床上仍需积累更多经验,以观察其近远期效果、适应证及优缺点等。

5.子宫内异物引起的子宫性不孕

用抗生素治疗子宫炎症,经宫腔镜或手术取出或切除异物。

(四)疗效评定标准

治愈:2 年内受孕者。

好转:虽未受孕,但与本病有关的症状、体征及实验室检查有改善。

未愈:症状、体征及实验室检查均无改善。

(五)预防与调护

(1)提倡计划生育,避免多次人工、药物流产和引产。

(2)注意卫生,积极防治生殖道炎症。

(3)积极治疗月经失调,预防和治疗癥瘕。

(4)注意情志调摄,保持心情舒畅。

(5)饮食有节,忌生冷肥甘厚味,戒酒,避免不适当的节食减肥。

(6)对男女双方进行宣教,和睦相处,增加受孕机会。

五、免疫性不孕

(一)概述

生殖系统和免疫系统在很多水平上是相互渗透、相互影响的,整个受孕过程就像是同种异体移植。精子和卵子紧密结合产生了合子,它继承了来自父母双方的遗传基因,而合子和胎盘的发育是相当复杂的。理论上讲,合子应该会引起母体的免疫应答;但事实上,合子并不被母体免疫系统所排斥,可能与精液中的非特异性免疫抑制因子和母体的免疫耐受有关。而异常的免疫反应会导致生殖力和繁殖力的下降。其中一些免疫学的因素已被完全证实,而另一些因素也在实验中得到了证实。免疫性不孕也可能是由生殖腺的自身免疫反应引起的。免疫系统免疫系统在人体内扮演着屏障的角色,对外来物或抗原,它有破坏、记忆、产生多种应答的功能。它能识别遇到的所有抗原并产生应答。在生殖的全过程中,男性不会与配子发生组织不相容性反应,所以,男性的免疫异常多是自然发生的自体免疫。精子的自身免疫会导致男性不育,而同种异体免疫会导致女性不孕。自然发生的精子自身免疫反应是很少见的,但在输精管切除术后会发生。

1.细胞免疫

许多免疫细胞的类型与该细胞的免疫力有关,其中最重要的一些是单核细胞、巨噬细胞、T淋巴细胞、NK细胞、MAST细胞。当抗原进入机体后,淋巴细胞、嗜中性粒细胞以及其他免疫细胞发生增生,并将抗原呈递给淋巴细胞,通过主要组织相容性抗原或MHC分子识别表面受体,正式启动免疫应答。细胞免疫应答需要一个相对较长的时间,接触抗原36 h后,免疫反应才达到最大强度。

免疫系统清除细胞内的病原体,如细菌、病毒以及癌细胞等,通过细胞毒素来调节免疫应答的程度和规模。机体主要通过以下几种方式来清除抗原:①直接接触;②通过抗体与外宋细胞结合;③免疫调理和免疫黏附途径。

2.体液免疫

在体液免疫应答中,B细胞被激活迅速增生,并产生特异性抗体与抗原结合,发生免疫应答。B细胞来源于造血干细胞,在骨髓中发育成熟,人类每天要产生大约10^9个B细胞。

克隆选择时,B细胞识别某种抗原,这种抗原和B细胞表面的免疫球蛋白结合。体液免疫主要是清除细胞外的病原体。B细胞结合病原体后,通过以下方式清除它:①细胞溶解;②受调理素作用和吞噬作用;③MAST细胞去颗粒作用和炎症反应;④淋巴细胞附着和直接的特异性细胞杀伤作用。

另一个体液因素——细胞因子,辅助产生和发出免疫信号。在免疫分子家族中,现已有30多种介素。最近的研究表明,免疫系统止是通过免疫介素作用于生殖系统的。

(二)卵巢和睾丸

1.睾丸

男性睾丸中的单倍体生殖细胞直到青春期才发育成熟为精子,而此时男性的自身免疫机制已建立。正常情况下,精子自身抗原被强大的血-睾丸屏障分隔保护,处于隐蔽状态。然而,男性睾丸精子的免疫特权不完整,特殊情况下会发生改变。

2.卵巢

女性卵巢和睾丸不一样,它没有免疫特权,卵巢抗原能引起自身免疫性疾病。卵巢组织间隙中有大量的巨噬细胞,当排卵时,大量的白细胞聚集;在卵泡破裂后,大量的巨噬细胞聚集。排卵中的一些反应与炎症反应有相似之处。排卵时产生的IL-1b对卵巢细胞分裂有毒性作用。

(三)不孕症的免疫学背景

我们对多种生物包括人类自身进行研究,发现可以诱发自身免疫性睾丸炎,无精子和附睾炎。睾丸炎和无精子是由单基因控制的。人类自身免疫性睾丸炎还未被完全证实。研究者已经发现了一些与睾丸病变相关的临床疾病都有一个免疫学基础。

1.活检提示不孕与次级精母细胞的关联

睾丸功能缺陷可能是由睾丸前,睾丸自身或睾丸后的原因造成的。睾丸自身的因素是最常见的,大约占到75%。睾丸活检结果表明这些疾病都有一个免疫学背景。在因睾丸原因引起不育的140名男性患者中,有56%存在成熟障碍。据估计,有40%睾丸功能缺陷是自发的。最近有关睾丸组织活检的研究进一步证实了免疫因素在这些疾病中所起的作用。免疫组化和免疫荧光技术被用于该项研究,在对一组大样本病例的研究中,免疫组化技术取得了可靠的证据。另一项研究采用了超微免疫过氧化物酶技术,通过对不育患者的睾丸组织活检,发现其微观结构和膜性肾小球肾炎的超微结构很相似,而众所周知,膜性肾小球肾炎是一种由免疫复合物沉积引起的疾病。在沉积的电子致密物中发现IgG和(或)C_3是很有价值的。用免疫荧光技术来标记睾丸深部组织,可以检测到IgG,补体成分C_3或IgM。组织病理学也证实睾丸组织中有免疫沉积物。通过实验还发现了高滴度的精子抗体。

2.非特异性睾丸炎与系统的病毒感染

在组织学上,细胞组织间隙结构发生了改变:小管内的炎性细胞聚集,生殖腺上皮细胞的丢失,间质细胞增多,这些改变说明是肉芽肿性的睾丸炎。它是一种定义不明确的临床疾病,又被称为假性睾丸肿瘤或过敏性睾丸炎。附睾精子在无感染或外伤时也能发生肉芽肿病变。

3.实验性的卵巢自身免疫性疾病

实验诱发的卵巢自身免疫性疾病和人类自身的卵巢自身免疫性疾病是相似的,我们可以用它来解释和说明卵巢的自身免疫。和睾丸的自身免疫性疾病一样,卵巢的自身免疫性病变已被证实。卵巢早衰(POF)是其最常见的临床病因。POF 的临床表现是 40 岁以前绝经、低水平的雌激素和高水平的促性腺激素。卵巢早衰常和其他的自身免疫性疾病共存,特别是那些发生在分泌器官的疾病。有报告说,卵巢早衰患者体内的卵巢自身抗体滴度升高,该抗体能与粒层细胞和卵泡细胞发生反应。另据报道,在一些卵巢早衰的病例中,患者血中的激素因素阻止 FSH 和颗粒细胞结合,使卵巢不能接受 FSH 的作用而退化衰竭,而促黄体生成素(LH)不受影响。

40 岁以前卵巢功能衰竭者占女性人数的 1％,这些患者多有以下病史:免疫功能紊乱、感染、接受辐射或服用细胞毒药物以及遗传因素。还有一些 POF 是先天性的。

在 1/3 患者的体内发现有交叉反应的抗甲状腺抗体,而抗磷脂抗体大约是前者的两倍。促性腺激素疗法或用皮质类固醇和 γ 球蛋白抑制免疫反应的疗法都没有取得令人满意的效果。

4.子宫内膜异位与不孕

有些患者不明原因的不孕,而又没有表现出任何症状,通过诊断性的宫腔镜检查,常常会发现她们有不同程度的子宫内膜异位。轻度的子宫内膜异位并不会造成受孕率的降低。当病情进一步发展时,盆腔里的器官都紧密的粘连在一起,由于机械因素导致的不孕。生理上,逆流的月经碎片被免疫系统清除,腹膜中的巨噬细胞、T 淋巴细胞和 NK 细胞参与厂这个过程。然而,当这些细胞不能完全清除碎片时,随月经流出的子宫内膜形成异位灶,子宫内膜异位就发生了。

子宫内膜异位症患者的细胞免疫(T 细胞分为 CD4$^+$ 和 CD8$^+$)异常,同时也和产生细胞毒素的 NK 细胞的活性有关。子宫内膜异位症患者血液和腹腔液体中有抗子宫内膜抗体,提示可能存在免疫功能紊乱。子宫内膜异位症已被认为是一种自身免疫性疾病,患者体内特异性抗体的滴度升高也证实了这点。子宫内膜异位症会引起妇女不孕,它是一种与抗体相关的不孕因素。子宫内膜异位症的自身免疫病理和很多其他自身免疫性疾病相似,如 SLE 和它有相似的抗体变化,异常的抗体能降低受孕率。

(四)抗精子免疫性不孕

精子作为一种独特的抗原,与抗体免疫接触后,可引起自身或同种免疫反应,产生抗精子抗体(AsAb)。研究资料表明,体内若存在 AsAb 可导致不孕。这类情况占不孕患者的 10％～30％以上。因此,AsAb 所导致的免疫性不孕在临床上已受到广泛关注。

1.精子抗原

在过去的 10 年里,我们已经积累了不少有关免疫途径的资料。在睾丸里,精子受扯睾丸屏障的保护,当精子通过附睾时获得了免疫性抗原,并获得了自动能力,逐渐成熟。在动物模型中,我们用单克隆技术来识别一些睾丸和附睾的抗原。在人体精子中也发现了相似的抗原,可分为精浆抗原、精子抗原和精子核抗原。

2.精子抗体

被调查的不育男性中,3％～12％患者抗体阳性。抗体主要存在于血清、精浆以及精子中,目前发现有 IgM、IgG、IgA。抗体的关键要素包括抗体存在的位置,活动途径,抗体形成的原因以及治疗方法。因为缺乏优良的实验设计和有效的治疗,很多临床专家拒绝承认抗精子抗体在免疫性不孕中所扮演的角色。随着助孕技术的进步,抗精子抗体的作用越来越明确,同时出现了一些新兴的治疗方案。抗精子抗体能在不同阶段阻碍受孕,抗体直接作用于精子表面抗原,降低受孕率。我们还发现精子抗体能导致精子聚集,从而阻碍了精子迁移到子宫颈。

女性生殖道是很特殊的,因为它既能保护自己不受病原体的侵犯,同时又不对同种异基因的精子细胞和发育中的孕体产生破坏性的免疫作用。然而众所周知,女性生殖道并不是有免疫特权的器官,而是免疫局限。为了保胎,产生局限性免疫应答宋对抗感染,同时有抗精子抗体产生,会影响受精。免疫系统对阴道念珠菌和脊髓灰质炎的免疫应答主要是通过 IgG、IgA 实现的。不孕妇女体内的抗精子抗体活动的位置包括阴道、子宫颈、输卵管、子宫、卵泡液。抗体在受精前作用是:影响精子运行,导致精于死亡,阻碍获能和顶体反应以及精卵融合。抗体在受精后的作用:破坏受精卵,包括破坏受精后前期胚胎的发育,导致胚胎生存力降低。

3.抗精子免疫应答

女性的生殖道黏膜能发生免疫反应。在不孕妇女的生殖道中发现的抗体主要是 IgM、IgA、IgG 型。对子宫颈黏液进行检查,发现约 70% 的 IgA 是 IgA1。而大部分 IgG 是 IgG4,只有少部分是 IgG3。在抗体阳性的女性体内,抗精子抗体能激活致敏的淋巴细胞,使之释放细胞毒素,细胞毒素对精子功能、受精以及胚胎早期发育产生不良影响。

在阴道上部和子宫颈黏液中,抗精子抗体导致精子活动力降低,进而损害卵母细胞受精,体外精子表面的抗体在补体存在时,是导致精子细胞溶解或者激活巨噬细胞发挥吞噬溶解作用的主要原因。当精子到达受精的位置,抗体能阻碍了精子获能和顶体反应,干扰精卵融合,可能会抑制精子附着,降低其穿过透明带的能力,阻碍卵子卵磷脂膜的溶解。在体外受精时,女性血浆中抗精子抗体大大加强了受精的成功率。

据统计,抗体阳性的孕妇比抗体阴性的孕妇更易发生自然流产。

4.发病机制

抗精子免疫性下孕的发病机制还不清楚,可能与下列因素有关。

(1)血-睾屏障破坏:正常情况下,血-睾屏障阻碍了精子抗原与机体免疫系统的接触,因此不会产生抗精于的免疫反应。精子是隐藏起来的免疫原,它能引起对受精有害的免疫应答。当血—睾屏障遭到破坏时,导致精子漏出或巨噬细胞吞噬消化精子细胞,其精子抗原激活免疫系统,则可产生抗精子抗体。

(2)感染因素:正常情况下,在性交后精于细胞进入女性生殖道或子宫腔内,这样通常是不会引起强烈的免疫应答的。但是,如果将精细胞直接注入妇女的子宫腔内就会诱发免疫反应,还可能引起感染。对服用过口服避孕药人群的调查研究证实,抗精子抗体与抗衣原体抗体和抗念珠菌抗体之间存在着极大的相关性。盆腔炎患者的子宫颈黏液和血液中的抗精子抗体比正常妇女高,妓女体内抗体滴度也比普通人高。

感染引起黏膜炎症,巨噬细胞和淋巴细胞的活性增强,产生各种细胞毒素和白细胞,它们分布在整个生殖系统。女性生殖道内主要的抗原呈递细胞是巨噬细胞和朗格汉斯细胞,前者存在于组织黏膜下,当感染或外派陆抗原进入机体时产生;后者存在于阴道上皮。这些细胞有抗原呈递作用,它们表达了人类淋巴细胞抗原(HLA)Class II(DR+)抗原。另外,子宫内膜、子宫颈和输卵管的上皮细胞被炎性细胞活化为DR+细胞。还有另一些途径如细胞介导的免疫应答:抑制型 T 细胞、杀伤性 T 细胞和各种细胞因子都参与了女性生殖道中的免疫反应和免疫调节。

(3)细胞免疫功能改变:抑制性 T 细胞数量减少或活性下降,也可导致 AsAb 形成,引起不孕。

(4)精浆中免疫抑制物失效:正常精液中含有前列腺素、酸性磷酸酶等精浆抑制物质(seminal plasma immunosuppressive material,SPIM)。SPIM 随精子一起进入女性生殖道,抑制了局部和全身免疫应答,使精子和受精卵免遭排斥,保障受精卵着床发育。

生殖道的感染、创伤和阻塞可诱发机体产生抗 SPIM 抗体。有人通过 ELISA 方法检出 SPIM 的 IgG、IgA 抗体,并发现在不育男性的血清中,该抗体的检出率和水平均显著高于对照组。精浆中抗 SPIM 抗体水平增高者的精子密度、精子存活率、精子活动力均明显降低。

(5)女性体内抗精子抗体的形成:性交后,精子进入女性生殖道内。尽管对女性而言,精于是异己抗原,但仅有少数敏感的女性产生抗精子抗体,其原因目前尚不清楚。可能与免疫反应存在个体差异有关,也可能是丈夫精液中缺乏免疫抑制物质所致。在生殖道黏膜破损的情况下,精子抗原可通过破损的黏膜上皮屏障,与上皮下的 B 淋巴细胞相遇,产生抗精子抗体。

5.抗精子抗体对生殖的影响

我们可以通过体内和体外实验宋研究精子和子宫颈黏液的相互作用,主要有以下几种实验:精子穿透试验(SPT)、精子-子宫颈黏液接触试验(SCMCT)、去透明带卵子穿透试验、卵母细胞穿透试验(HOP)等。因为在描述实验结果时缺乏统一的标准,而无法达到共识,所以这些实验还具有争议性。

(1)阻止精子穿过宫颈黏液:抗精子抗体(AsAb)与精子接触后,将使精子运动特征发生改变。精子宫颈黏液榴蚀试验(SCMC)观察到精子的"颤动现象",是由于精液或宫颈黏液中抗体的 $F(ab)_2$ 段与精子表面抗原结合,而抗体的 Fc 段黏附于宫颈黏液的蛋白分子团上,使精于活动受限所致。

(2)阻止精子在女性生殖道内的运行:当性交后或精子随宫腔内人工授精(IUI)一同被射入子宫腔时,在正常情况下,女性体内的精子都不会引起强烈免疫应答。但在有些妇女很敏感,其体内抗精子抗体增多。抗体不仅限于阴道和宫颈,特殊的免疫荧光法证实,输卵管是含有免疫球蛋白最多的,并能充分发生局部免疫反应的唯一组织。即使精子通过了宫颈,在女性生殖道中的运行仍有重重障碍,因而妨碍受精。

(3)影响精子穿过透明带及精卵融合:抗精子抗体能干扰受精过程,导致受精率降低。取人卵与事先同 AsAb 孵育过的人精子进行精子-透明带相互作用实验证实,抗精子表面膜抗原(FA-1)的抗体可明显减少精子与透明带的结合,其作用机制目前还不清楚。可能是因为抗 FA-1 抗体降低了 FA-1 与透明带结合的活性,阻止精子穿过透明带,最终妨碍精卵融合。

(4)其他:AsAb 还可影响精子酶的活力,抑制透明带和放射冠的分散作用。

6.抗精子抗体免疫性不孕的诊断

目前认为抗精子抗体主要通过与精子细胞膜上的多种抗原决定簇的相互作用而引起不孕。目前临床上采用多种方法来检测血液、黏液分泌物和精液中的抗体含量,有助于抗精子抗体免疫性不孕的诊断。

1)检测抗精子抗体的适应证。

(1)男性:①精子自发凝集;②男性管道系统的梗阻性损害;③输精管切除术;④生殖道感染;⑤睾丸外伤。

(2)女性:①不明原因的不孕;②生殖道感染;③性交后试验异常;④口交或肛交史。

2)方法:精子的一些特征提示了抗体介导的免疫性不孕。精子的凝集可能是由抗体、细菌以及其他有机体的存在而引起的。在很多实验分析物中也找到了抗精子抗体,这些实验是:①胶体内凝集试验;②平板凝集试验;③精子制动试验;④交叉免疫球蛋白试验;⑤免疫荧光试验;⑥免疫珠试验;⑦流式细胞计数法;⑧放扑陆标记免疫球蛋白试验。

3)治疗对象的选择:对免疫性不孕的患者的选择必须非常慎重,抗精子抗体可以引起不孕,但它很少完全阻止受精。以下是受试男性的选择标准。①抗体阳性,并有解剖结构上梗阻的男性需要测试,其伴侣也要全面检查。②50%以上的精子和抗体结合的患者需要治疗,少于 50%的不需要治疗。③与精子头部和体部结合的抗体有临床意义,与尾部结合的不需要处理。④只要怀疑有生殖缺陷,就应检测患者体内是否存在自身抗体,即使有抗体也不应影响治疗的方法。⑤还需要考虑患者的全身健康状态和严重的躯体疾病。

(五)抗透明带免疫性不孕

1.透明带的生化特性

透明带(ZP)是围绕在哺乳动物卵细胞外的一层基质。精子与卵子结合之前,必须与 ZP 结合,并将其穿透。精子首先与 ZP 的特异性受体位点结合。而后,依靠精子的酶系统产生局部溶解作用将其穿透。卵细胞受精后,ZP 恢复完整性,保护受精卵的发育,防止受精卵在输卵管内溶解,并保证受精卵向宫腔内运送。哺乳动物的卵细胞一旦受精后,其他精子不能和 ZP 结合,并抵制蛋白溶解,使之不再发生 ZP 反应,这是因为受精卵膜的皮质颗粒释放某些物质,可以抑制再次受精。

据报道,它是一种复杂的硫酸化合物、中性黏多糖及蛋白质等,以糖蛋白形式与双硫键结合。

2.抗透明带抗体的产生机制及作用

卵母细胞的成熟及 ZP 的形成晚于机体免疫系统的形成和成熟。因此 ZP 可刺激机体,产生抗 ZP 抗体,引发自身免疫反应。正常情况下,每月仅排卵 1 次,极微量的 ZP 抗原反复刺激,将诱导机体免疫活性细胞对其产生免疫耐受。但当机体遭遇与 ZP 有交叉抗原性的抗原刺激或 ZP 抗原变性时,可激活免疫活性细胞,使其产生抗 ZP 抗体。

抗 ZP 抗体可阻碍精子与 ZP 结合,从而干扰受精。

(六)诊断

1.病史

孕产史:①多次流产;②不明原因的不孕。

既往史:①子宫内膜异位症;②子宫发育不良;③妊娠期高血压疾病;④自身免疫性疾病;⑤糖尿病;⑥甲状腺疾病。

家族史:自身免疫性疾病。

2.实验室检查

①抗磷脂抗体;②抗甲状腺抗体;③自身免疫性疾病引起的免疫异常;④免疫球蛋白总体水平异常。

3.应排除其他致病因素

需做精液常规、子宫内膜活检或血清 P 测定、输卵管通畅试验、子宫输卵管造影、腹腔镜检及性交后试验等。

4.抗体检测

检测出抗精子抗体或抗透明带抗体等抗生育抗体。

5.体外试验

试验证实,抗生育抗体干扰人精子与卵子结合。

(七)治疗

1.隔绝疗法

过去认为,在性交时应尽量减少精子抗原的暴露,使用避孕套可以减少妇女长时间和精子抗原接触,从而抑制妇女体内抗精子抗体的产生,增加受孕率,但这些作用有待进一步证实。

2.免疫抑制疗法

皮质类固醇通过抑制免疫反应来治疗免疫性不孕,它的作用途径目前还不是很清楚,但我们知道类固醇可以减轻炎症细胞聚集,减少细胞毒素的释放,减少抗体的生成和减弱抗原-抗体反应。皮质类固醇的使用剂量和疗程目前还没有统一的标准,有人主张大剂量,短疗程;而另一些人则认为应该用小剂量、长疗程。一个前瞻性的研究表明,激素治疗对抗体阳性的男性患者无效,大剂量的激素治疗会产生长期而严重的不良反应:臀部坏死、十二指肠溃疡恶化和心血管疾病等,因而极大的限制大剂量激素使用。因为激素不良反应与剂量相关,所以大剂量激素已被禁用。中等剂量的激素也能产生疗效。

3.精子洗涤

据报道,一些精子洗涤技术能够移去精液中和精子表面的抗体,其疗效尚不能肯定。快速稀释法洗涤可以去除精浆中的抗体,但黏附牢固、亲和力高的抗体不能被洗掉。

4.人工授精

由于子宫颈黏液中存在抗精子抗体,而导致的不孕,可以采用子宫腔内人工授精的治疗方法。对免疫性不孕的患者来说,抗精子抗体阻碍了精子的运动,精子不能穿过子宫颈黏液。人工授精避开了子宫颈黏液中抗体对精子的作用。有关该技术成功率的报道数据各不相同,15% 患者在数次尝试后能够受孕。

5.助孕技术

在治疗抗体阳性的不孕夫妇中,IVF-ET、GIFT 的适用范围和疗效似乎优于其他的方法。因为只需要很少量的精子就能在体外成功受精,所以即使有 80％的活动精子和 IgA 或 IgG 结合,IVF-EF 也能产生一个较低的受孕率。对有受精和孕育两方面问题的患者,IVF 的疗效比较差,受孕率为 14％～20％。

研究表明,母体血浆中的抗精子抗体对培养基中的精子和卵子产生有害的影响。

另一种形式的 IVF 已被成功用于治疗男性因素引起的免疫性不孕,其中包括合子和配子输卵管内移植。卵细胞质内单精子注射(ICSI)是一个新近开展的助孕技术,我们将它和 IVF 结合起来用于治疗男性不育,并取得了极大的成功。

六、反复早期流产

(一)病因

流产的发病率极高。常规检测生育年龄未避孕女性的血清 HCG-β,发现 30％～40％的生化妊娠均在正常月经周期前后无明显症状而流产,简称隐性流产。而早期自然流产(early spontaneous abortion,ESA)仅指临床妊娠在孕 20 周前非自愿性自行终止。早期自然流产连续发生 3 次或 3 次以上称为反复早期自然流产(early repetitive spontanous abortion,ERSA),既往又称复发性流产(habitual abortion,HA)。目前认为早期自然流产的发病率为 50％左右。

ERSA 的发病应首先考虑与遗传因素有关,如双亲一方、双亲或胚胎的染色体异常或基因突变;其次为母体的内分泌及免疫因素,如黄体功能不全,免疫因素如 ABO 血型不容、Rh 血型不容、抗精子抗体(AsAb)、抗心磷脂抗体(ACA)、抗核抗体(antinuclea rantibody,ANA)、抗甲状腺抗体(antithyroid antibody,ATA)的存在亦可导致反复早期流产。

有关病毒、细菌及支原体、衣原体等微生物的感染亦可引起反复早期流产。此类流产除缘于微生物直接损伤胚胎及附件外,还与其形成的代谢产物、免疫活性物质的间接损伤有关。

另外,子宫、宫颈及盆腔异常,如畸形、子宫肌瘤、子宫内膜异位症、子宫肌腺症、宫腔粘连、子宫内膜瘢痕、子宫颈功能不全等均可致反复早期流产。

(二)诊断

反复自然流产的病因较多,故在进行详细的病史询问及体格检查后,可选择性进行以下检查。

1.排除生殖道畸形及肿瘤等病变

进行阴道超声及 HSG,必要时应做宫腔镜或腹腔镜检查。

2.遗传学检查

如夫妇双方染色体核型分析,根据家族史做相关分子遗传学检查。

3.内分泌检查

如基础体温(BBT)测定、子宫内膜活检、血清 P、E2、LH、FSH、PRL、TSH、T_3、T_4 检查等,排除黄体功能不足及其他内分泌异常。

4.免疫学检查

如进行 ABO、Rh 血型分析,AsAb、抗心磷脂抗体(ACA)、抗甲状腺抗体(ATA)及抗核抗体(ANA)的检测。

5.感染方面的诊断

如寻找支原体、衣原体,TORCH 检测(弓形虫、风疹病毒、巨细胞病毒、疱疹病毒)等。

6.流产物的检查

应尽量收集流产物,常规做形态学、组织学、细胞染色体、微生物学检查,必要时做分子遗传学检测。

(三)治疗

早期反复流产确诊后,应尽可能寻找病因,对因治疗。

1.子宫、宫颈的畸形、肿瘤及炎症

进行整形、子宫肌瘤挖除、宫腔粘连分解术,对宫颈功能不全者行宫颈环扎术。

2.黄体功能不全

进行促排卵治疗,避免单用氯米芬(CC)促排卵,尽可能使用 CC＋HMG/FSH＋HCG 或 HMG/FSH＋HCG,以保证正常卵泡的形成。排卵后即给予 HCG 或黄体酮支持黄体。

3.遗传因素

进行遗传咨询,根据风险复发概率,结合夫妇双方的意愿决定是否妊娠。有条件时进行供精人工授精(AID)或供卵 IVF-ET。妊娠期应选择做绒毛活检、羊水穿刺等对胎儿进行遗传诊断。

4.感染因素

应选择较为广谱的抗生素,在非妊娠期间,药物选择范围大,如多西环素(强力霉素)、阿奇霉素、青霉素及红霉素,妊娠后禁用多西环素及阿奇霉素等。

5.免疫因素

如应用类固醇进行免疫抑制、免疫球蛋白进行被动免疫。另外,还有使用丈夫或第三者的淋巴细胞进行皮内注射的免疫脱敏疗法。但应注意此类治疗效果不稳定,对母体的免疫系统干预较大,另有增加胎儿畸形率、胎儿生长受限等趋势。

（于　燕）

参考文献

[1] 魏丽惠.妇产科[M].北京:中国医药科技出版社,2014.

[2] 谢庆煌,柳晓春.经阴道子宫系列手术图谱[M].北京:人民军医出版社,2012.

[3] 彭鹏,赵福亮,杨俊艺,等.基层医院妇产科手术学[M].上海:第二军医大学出版社,2011.

[4] 常美英.妇产科疾病与病例解析[M].石家庄:河北科学技术出版社,2013.

[5] 凌奕,金松.妇产科实践指南 英汉对照[M].杭州:浙江大学出版社,2013.

[6] 徐键.妇产科常见疾病诊治指南[M].杭州:浙江大学出版社,2010.

[7] 贾书荣,王泽菊,温晓辉.妇产科疾病诊疗思维[M].上海:第二军医大学出版社,2010.

[8] 贺朝.妇产科疾病介入治疗学[M].石家庄:河北科学技术出版社,2013.

[9] 胡丽娜,周容.妇产科查房病例点评[M].北京:人民军医出版社,2010.

[10] 单鸿丽,刘红.妇产科疾病防治[M].西安:第四军医大学出版社,2015.

[11] 周坚红.妇产科常见疾病诊治指南[M].杭州:浙江大学出版社,2012.

[12] 周伟生,赵萍.妇产科影像诊断与介入治疗[M].北京:人民军医出版社,2012.

[13] 林寒梅,李善霞.妇产科中西医结合诊疗手册[M].北京:化学工业出版社,2015.

[14] 林美华.妇产科诊疗掌中宝[M].武汉:华中科技大学出版社,2010.

[15] 张婷婷,王采文.妇产科中西药物治疗案例评析[M].北京:人民卫生出版社,2012.

[16] 沈宗姬,胡建铭.妇产科门急诊手册[M].南京:江苏科学技术出版社,2010.

[17] 吴素慧.新编妇产科住院医师问答[M].武汉:华中科技大学出版社,2015.

[18] 杨慧珍,张媛副.妇产科医生临床手册[M].太原:山西科学技术出版社,2013.

[19] 杨延冬.妇产科诊疗常见问题解答[M].北京:化学工业出版社,2013.

[20] 李继俊.妇产科内分泌治疗学[M].第3版.北京:人民军医出版社,2014.

[21] 李亚里,姚元庆.妇产科聚焦[M].北京:人民军医出版社,2011.

[22] 刘琦.妇科肿瘤诊疗新进展[M].北京:人民军医出版社,2011.

[23] 刘芸,黄吴键.妇产科医嘱速查手册[M].第2版.北京:化学工业出版社,2013.

[24] 刘东,马丁.慢性病用药指导丛书 妇产科疾病用药分册[M].武汉:湖北科学技术出版社,2015.

[25] 冯琼,廖灿.妇产科疾病诊疗流程[M].北京:人民军医出版社,2014.

[26] 冯文,何浩明.妇产科疾病的检验诊断与临床[M].上海:上海交通大学出版社,2012.

[27] 乐杰.妇产科误诊病例分析与临床思维[M].北京:人民军医出版社,2011.

[28] 史常旭,辛晓燕.现代妇产科治疗学[M].北京:人民军医出版社,2010.

[29] 史佃云.新编妇产科常见病防治学[M].郑州:郑州大学出版社,2012.

[30] 石一复,郝敏.子宫体疾病[M].北京:人民军医出版社,2011.

[31] 邓姗,郎景和,田秦杰,等.协和妇产科临床思辨录[M].北京:人民军医出版社,2015.

[32] 王晨虹,陈敦金.妇产科住院医师手册[M].长沙:湖南科学技术出版社,2012.

［33］王建六,古航,孙秀丽.临床病例会诊与点评 妇产科分册［M］.北京:人民军医出版社,2012.

［34］王宏丽,李玉兰,李丽琼.妇产科学［M］.武汉:华中科技大学出版社,2011.

［35］马丁.妇产科疾病诊疗指南［M］.第 3 版.北京:科学出版社,2013.

［36］(美)皮特·M.道比莱特,(美)卡罗尔·B.本森.妇产科超声图谱［M］.天津:天津科技翻译出版有限公司,2015.

［37］杨志平,雒旭,李彦军.妊娠期高血压疾病 96 例临床疗效分析［J］.中国医药科学,2014,4(4):214－216.

［38］杨浮琼.医用生物性可吸收降解缝合线在妇产科手术中的应用体会［J］.当代医学,2013,19(9):106－107.

［39］闫嘉营.妊娠期高血压疾病对新生儿脐血脂联素水平和围产儿生长发育的关系研究［J］.中国妇幼保健,2014,29(19):3100－3101.

［40］王玉萍.卡前列素氨丁三醇联合宫腔填纱治疗前置胎盘剖宫产产后出血的效果分析［J］.实用妇科内分泌杂志(电子版),2014,1(4):18－19.

［41］鲁红丽.B 超监视妇产科手术仪下针对妊娠囊＜20 mm 的患者行人工流产安全性的临床观察［J］.齐齐哈尔医学院学报,2013,4(34):552－553.

［42］李淑平.妊娠期高血压疾病产后出血应用米索前列醇治疗的效果观察［J］.医学理论与实践,2016,29(4):505－506.

［43］董青华,张秀娟.新斯的明穴位注射促进腹部术后肠功能恢复的疗效观察［J］.医学信息,2013,26(3):485－486.

［44］蔡惠春.剖宫产术后早期产后出血 138 例处置的临床分析［J］.福建医药杂志,2014,36(5):38－40.